Linguistik und Medizin

Sprache und Wissen

Herausgegeben von
Ekkehard Felder

Wissenschaftlicher Beirat

Markus Hundt, Wolf-Andreas Liebert,
Thomas Spranz-Fogasy, Berbeli Wanning,
Ingo H. Warnke und Martin Wengeler

Band 44

Linguistik und Medizin

Sprachwissenschaftliche Zugänge
und interdisziplinäre Perspektiven

Herausgegeben von
Marina Iakushevich, Yvonne Ilg
und Theresa Schnedermann

DE GRUYTER

Gefördert durch die Deutsche Forschungsgemeinschaft (DFG) – IA 78/1-1

ISBN 978-3-11-135552-8
e-ISBN (PDF) 978-3-11-068869-6
e-ISBN (EPUB) 978-3-11-068878-8
ISSN 1864-2284
DOI https://doi.org/10.1515/9783110688696

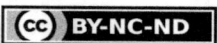

Dieses Werk ist lizenziert unter einer Creative Commons Namensnennung - Nicht-kommerziell - Keine Bearbeitung 4.0 International Lizenz. Weitere Informationen finden Sie unter http://creativecommons.org/licenses/by-nc-nd/4.0/.

Library of Congress Control Number: 2021945811

Bibliografische Information der Deutschen Nationalbibliothek
Die Deutsche Nationalbibliothek verzeichnet diese Publikation in der Deutschen Nationalbibliografie; detaillierte bibliografische Daten sind im Internet über http://dnb.dnb.de abrufbar.

© 2023 bei den Autorinnen und Autoren, Zusammenstellung © 2021 Marina Iakushevich, Yvonne Ilg und Theresa Schnedermann, publiziert von Walter de Gruyter GmbH, Berlin/Boston
Dieser Band ist text- und seitenidentisch mit der 2021 erschienenen gebundenen Ausgabe.
Dieses Buch ist als Open-Access-Publikation verfügbar über www.degruyter.com.

Satz: Integra Software Services Pvt. Ltd.
Druck und Bindung: CPI books GmbH, Leck

www.degruyter.com

Dank

In einer nicht vorauszuahnenden Weise haben uns allen die letzten beiden Jahre (2020/2021) unter Pandemiebedingungen bewusst gemacht, was ‚Gesundheit' und ‚Krankheit' bedeuten können und welche grundlegende Rolle Sprache und Kommunikation in diesem Zusammenhang spielen. Die Erfahrungen, die wir alle, individuell als einzelne Menschen und kollektiv als Gesellschaft, gesammelt haben, werden uns noch eine Zeit lang beschäftigen und vermutlich auch prägen. Die Corona-Pandemie hat darüber hinaus die Relevanz der Vermittlung wissenschaftlicher Ergebnisse und Methoden und deren Orientierungsfunktion für die Öffentlichkeit deutlich gemacht.

Auch vor dem Hintergrund dieser außergewöhnlichen Zeiten danken wir allen herzlich, die zum Gelingen dieses Buches unter erschwerten Bedingungen beigetragen haben: Den einzelnen Autor*innen für ihren Beitrag zur Konturierung und zum Ausbau des Forschungsfeldes „Linguistik und Medizin", den anonymen Gutachter*innen für ihre aufmerksame Lektüre und anregende Kritik, dem Reihenherausgeber Ekkehard Felder für die Möglichkeit der Publikation bei „Sprache und Wissen", Carolin Eckardt und Albina Töws für die umsichtige Betreuung des Bandes bei De Gruyter, Moritz Bensch für das sorgfältige Korrektorat und David Jüngst für das ansprechende Layout.

Der Deutschen Forschungsgemeinschaft DFG danken wir für die Möglichkeit, durch die umfassende Förderung ein wissenschaftliches Netzwerk zu gründen und zu pflegen – ohne das Netzwerk ›Linguistik und Medizin‹ hätte es dieses Buch nicht gegeben. Wir danken allen Netzwerk-Mitgliedern herzlich für die fruchtbaren Diskussionen und anregenden Begegnungen der letzten Jahre, den Universitäten Paderborn und Heidelberg und dem Leibniz-Institut für Deutsche Sprache für beste Tagungsbedingungen und freuen uns auf den weiteren Zuwachs und Austausch im Netzwerk ›Linguistik und Medizin‹.

Innsbruck, Zürich, Mannheim, im Sommer 2021
Marina Iakushevich, Yvonne Ilg und Theresa Schnedermann

Inhaltsverzeichnis

Dank —— VII

Marina Iakushevich, Yvonne Ilg, Theresa Schnedermann
Linguistik und Medizin: Einleitung —— 1

Ekkehard Felder, Britt-Marie Schuster, Thomas Spranz-Fogasy
Diagnosen (h)erstellen – Sprachwissenschaftliche Zugänge —— 11

Sprachwissenschaftliche Zugänge I: Spezifik von Sprach-/Diskurshandlungen in medizinisch-therapeutischen Zusammenhängen

Heike Ortner
Einleitung: Spezifik von Sprach-/Diskurshandlungen in medizinisch-therapeutischen Zusammenhängen —— 45

Renáta Halász, Rita Kránicz, Anikó Hambuch
Die Besonderheiten der Diskurshandlungen zwischen MedizinstudentIn und PatientIn. Interdisziplinäre Ansätze in der Vermittlung der Anamneseerhebung im Kontext des Auslandsstudiums —— 51

Susanne Günthner
Namentliche Anreden in onkologischen Aufklärungsgesprächen: Formen und Funktionen onymischer Anreden in der Interaktion —— 71

Nathalie Bauer, Isabella Buck
„nur dass sie_s mal geHÖRT ham;" – Eine Konstruktion zum Zwecke des Wissensmanagements in medizinischen Interaktionen —— 93

Isabella Buck, Juliane Schopf
Sprachliche Ressourcen zur Vorbereitung von Patientenentscheidungen in dienstleistungsorientierten medizinischen Settings —— 113

Wolfgang Imo
Die verbale Aushandlung von Auslösern/Ursachen und Verantwortlichkeiten bei Krebs —— 131

Heike Ortner
‚Therapeutischer' Widerspruch: Epistemische Rechte und Pflichten in physiotherapeutischen Interaktionen —— 151

Heike Knerich, Miriam Haagen
Jugendliche erzählen vom Tod ihres Vaters: Verfahren der Aktualisierung und Distanzierung —— 171

Sprachwissenschaftliche Zugänge II: Wechselwirkungen zwischen öffentlicher Kommunikation, subjektiven und fachlichen Krankheitstheorien

Yvonne Ilg
Einleitung: Wechselwirkungen zwischen öffentlicher Kommunikation, subjektiven und fachlichen Krankheitstheorien —— 191

Joachim Peters, Natalie Dykes
Die palliativmedizinische Fachkultur in Geschichte und Gegenwart – sprachwissenschaftliche Perspektiven —— 197

Yvonne Ilg
Medizinische Terminologie im öffentlichen Diskurs. Konjunkturen und Veränderungen von *Schizophrenie* —— 219

Sebastian Kleele, Marion Müller, Kerstin Dressel
Krankheits- und Risikokommunikation im medialen Diskurs. Eine wissenssoziologische Betrachtung der Berichterstattung zum Thema Hantaviren —— 241

Marie-Luis Merten
„Wer länger raucht, ist früher tot" – Construal-Techniken des (populärmedizinischen) Online-Positionierens —— 259

Daniel Knuchel
Diskurs-Latenz: Re-Aktivierungen von Stereotypen rund um HIV/AIDS in Onlineforen —— 277

Simon Meier-Vieracker
„immer noch chemo" – Zeitlichkeit in digitalen Krankheitserzählungen —— 295

Sprachwissenschaftliche Zugänge III: ‚Gesundheit'/ ‚Krankheit' und gesellschaftliche wie auch fachliche Vorstellungen von ‚Normalität'

Marina Iakushevich
Einleitung: ‚Gesundheit'/‚Krankheit' und gesellschaftliche wie auch fachliche Vorstellungen von ‚Normalität' —— 317

Ana Schenk
Die Konstruktion eines Verhältnisses zwischen „Normalität" und „Abweichung" im Fachdiskurs zu Autismus-Spektrums-Störungen —— 323

Alexandra Groß
Eine erfreuliche Normalität. Konversationelle Praktiken des *Normalisierens* und *Emotionalisierens* bei der Befundmitteilung in der HIV-Sprechstunde —— 339

Carolin Schwegler
Prädiktive Medizin als Gegenstand linguistischer Untersuchungen —— 359

Christian Schütte
„Ist das denn noch normal?" Diskurslinguistische Stichproben zur Aushandlung von ‚Normalität' in Online-Trauer-Foren —— 379

Marina Iakushevich
„Immer mehr Menschen fallen in Depressionen". Mediale Konstruktionen einer Volkskrankheit —— 399

Pavla Schäfer
Schulmedizinische und homöopathische Lehrbücher als Ort der
Verfestigung und Tradierung von Denkstilen —— 419

IV Interdisziplinäre Perspektiven

Ulrich Wiesmann
Das Überbringen ernster Nachrichten in der Medizin —— 441

Sandra Reimann
Sprachwissenschaftliche Analysen zur Kommunikation auf
medizinischen Selbsthilfe-Plattformen – ein Beitrag zur
Qualitätssicherung im interdisziplinären Kontext —— 455

Wolf-Andreas Liebert
Psychopathologie der Erleuchtung. Psychiatrisch-linguistische Lektüren
spiritueller Erwachenserzählungen —— 473

Heike Knerich, Joachim Opp
Medizinische und gesprächslinguistische Perspektiven auf Arzt-Patient-
Gespräche mit Kindern und Jugendlichen —— 491

GAT 2-Transkriptionskonventionen —— 509

Marina Iakushevich, Yvonne Ilg, Theresa Schnedermann
Linguistik und Medizin: Einleitung

1 Wissenschaftliches Netzwerk ›Linguistik und Medizin‹

Der vorliegende Band geht aus der Arbeit des DFG-Netzwerks ›*Linguistik und Medizin*‹ – *Patho- und Saluto-Diskurse im Spannungsfeld von objektivierter Diagnose, interaktiver Vermittlung und medialer Konstitution* (vgl. Iakushevich, Ilg & Schnedermann 2017) hervor, das Forscherinnen und Forscher aus Deutschland, der Schweiz, Österreich und Ungarn vereint (www.linguistik-medizin.net). Das Netzwerk wurde 2017 gegründet, um die Forschungstätigkeiten der verschiedenen linguistischen Disziplinen, die an den Verbindungslinien von „Sprache – Wissen – Medizin" arbeiten, zu bündeln und die interdisziplinäre Anschlussfähigkeit zwischen linguistischen und medizinischen, psychiatrischen und salutogenetischen Forschungsbereichen auf- und auszubauen. So benötigt man beispielsweise zur umfassenden Erforschung der Wechselwirkungen zwischen medialen Einflussfaktoren auf die Wissensbildung zu psychischen und somatischen Krankheitskonzepten einerseits und fachlichen, institutionellen und individuellen Wissensbeständen andererseits verschiedene methodische Zugänge und Daten der Gesprächs-, Korpus- und Diskursanalyse. Die Erarbeitung und Erforschung dieser Schnittstellen durch die Kombination der einzelnen Sichtweisen und Methoden in Fachbeiträgen und Forschungsprojekten oder durch die Gegenüberstellung von Forschungsergebnissen der Gesprächs-, Korpus- und Diskursanalyse im Rahmen von Kongressen und Publikationen trägt zu einer effektiveren und patientengerechteren Kommunikation bei, was den Behandlungserfolg beeinflusst und auch vor dem Hintergrund steigender Kosten im Gesundheitssektor gesamtgesellschaftliche Relevanz besitzt.

Die Erforschung der Schnittstelle zwischen Themen rund um Gesundheit, Krankheiten und Sprache umfasst diverse Aspekte von der innerfachlichen Kommunikation verschiedener Gesundheitsberufe über die Arzt-Patienten-Kommunikation und den Wissenstransfer zwischen Fachleuten und Laien bis hin zur gesellschaftlichen Diskussion über Risiken, Prophylaxe-Möglichkeiten sowie wirtschaftliche und ethische Aspekte. Das Fach Medizin steht im Spannungsfeld dieser

---

Marina Iakushevich, Universität Innsbruck, Institut für Germanistik, Marina.Iakushevich@uibk.ac.at
Yvonne Ilg, Universität Zürich, Deutsches Seminar, yvonne.ilg@ds.uzh.ch
Theresa Schnedermann, Leibniz-Institut für Deutsche Sprache, schnedermann@ids-mannheim.de

Open Access. © 2021 Marina Iakushevich et al., publiziert von De Gruyter. Dieses Werk ist lizenziert unter einer Creative Commons Namensnennung - Nicht-kommerziell - Keine Bearbeitung 4.0 International Lizenz.
https://doi.org/10.1515/9783110688696-001

Handlungsfelder. So benennen Busch & Spranz-Fogasy (2015) die folgenden drei Schwerpunkte dieses Forschungsbereichs, an die die Arbeit des Netzwerks ›Linguistik und Medizin‹ grundlegend anschließt:

1) Der Bereich „Gespräche in der Medizin und Therapie" stellt seit den frühen 1980er Jahren den Hauptforschungsgegenstand medizinischer Kommunikation in der germanistischen Linguistik dar (vgl. z. B. Lörcher 1983; Baus & Sandig 1985; Spranz-Fogasy 1987) und gilt als „zentrale Produktionseinheit des Gesundheitswesens" (Busch & Spranz-Fogasy 2015: 339). Thematisiert werden verschiedene Aspekte der Arzt-Patienten-Gespräche, wie z. B. Aufklärungsgespräche (Klüber 2015), ärztliche und psychotherapeutische Fragen (z. B. Rehbein 1993; Nowak 2010; Mack et al. 2016; Spranz-Fogasy 2010), Beschwerdenschilderungen (z. B. Spranz-Fogasy & Becker 2015), Krankheitserzählungen (z. B. Gülich 2005; Deppermann & Lucius-Hoene 2005) und subjektive Krankheitstheorien (z. B. Birkner & Vlassenko 2015).

2) In der medizinischen Wissenskommunikation werden Prozesse der Wissensaushandlung und -konstituierung in Fach- und Vermittlungskontexten (vgl. z. B. Becker 2001; Busch 2006; Brünner & Gülich 2002), die Handhabung der unterschiedlichen Wissensbestände (vgl. z. B. Busch 1994; Wichter 1994) und deren historische Genese (vgl. z. B. Riecke 2004; Schuster 2010) sowie Fachwortschätze, Textsorten und Schreib- und Definitionspraktiken (vgl. z. B. Steinig 1981; Wiese 2000; von Burg 1990; Schnedermann 2021) vor dem Hintergrund verschiedener Paradigmen der Medizingeschichte (vgl. Fleck 1980 [1935]; Kuhn 1973; Eckart 2009) untersucht.

3) Die mediale Medizinkommunikation untersucht unterschiedliche Akteure, Interessen und kulturelle Trends der medialen Krankheitsdarstellungen (Biere & Liebert 1997), der gesellschaftlichen Aufklärung zu Krankheiten und salutogenetischen Themen auf medialen Kanälen (Print, TV, Radio, Internet und aktuell insbesondere in den sozialen Medien) (z. B. Radeiski 2011; Brünner 2011). Text-, diskurs- und korpuslinguistische Studien untersuchen, wie medizinische Sachverhalte in öffentlichen Diskursen sprachlich und medial zubereitet werden und welche gesellschaftspolitisch relevanten Konsequenzen daraus folgen (z. B. Spieß (2011) und Müller (2015) zur Bioethikdebatte; Ilg & Maatz (2015) und Ilg (i. V.) zu Schizophrenie; Iakushevich (2020) zu Depression; Felder, Luth & Vogel (2016) zu Sterbehilfe).

Die Beiträge des Bandes basieren auf den Vorträgen im Rahmen der interdisziplinären internationalen Tagung *Linguistik und Medizin. Sprachwissenschaftliche Zugänge und interdisziplinäre Perspektiven*, die vom 27.–29. März 2019 an der Universität Paderborn stattgefunden hat (vgl. Iakushevich, Ilg & Schnedermann 2019). Der Tagung gingen vier Netzwerktreffen voraus, bei denen u. a. die

Präsentation medizinischer Themen im Wissenschaftsjournalismus im Austausch mit ZEIT Wissen beleuchtet, Verbindungslinien zwischen Diskurs- und Gesprächsanalyse zu vergleichbaren medizinischen Themen ausgelotet und die Frage der klinischen Relevanz von Sprache nicht nur aus der Sicht der Linguistik, sondern zusammen mit Wissenschaftler*innen und Praktiker*innen aus Psychotherapie, Medizin und Pflege von Grund auf diskutiert wurde.

2 Inhalt des Bandes

Die Beiträge des Bandes sind in vier Abschnitte gegliedert, welche zugleich Arbeitsweise und bisherige Ergebnisse des Netzwerkes ›Linguistik und Medizin‹ abbilden:
(I) Sprachwissenschaftliche Zugänge I: Spezifik von Sprach-/Diskurshandlungen in medizinisch-therapeutischen Zusammenhängen;
(II) Sprachwissenschaftliche Zugänge II: Wechselwirkungen zwischen öffentlicher Kommunikation, subjektiven und fachlichen Krankheitstheorien;
(III) Sprachwissenschaftliche Zugänge III: ‚Gesundheit'/‚Krankheit' und gesellschaftliche wie auch fachliche Vorstellungen von ‚Normalität';
(IV) Interdisziplinäre Perspektiven.

Die ersten drei Abschnitte vereinen genuin *sprachwissenschaftliche Zugänge*, die aus unterschiedlichen Perspektiven drei zentrale Themenfelder des Forschungsgebietes „Linguistik und Medizin" beleuchten: Abschnitt (I) ist dabei konversationsanalytisch geprägt: Es werden medizinische Gespräche und die sich darin zeigenden einerseits routinisierten und andererseits individuellen Formen sprachlichen und nicht-sprachlichen Handelns und die Aushandlung von Mustern, Rollen und Sachverhalten in den Mittelpunkt gestellt. Die Beiträge in Abschnitt (II) sind vornehmlich der Diskurs- und Korpuslinguistik zuzuordnen und beleuchten die sprachliche Verhandlung medizinischer Wissensinhalte in öffentlichen Diskursen sowie Schnittstellen und Wechselwirkungen zwischen öffentlicher Kommunikation, subjektiven und fachlichen Krankheitstheorien. In Abschnitt (III) schließlich finden sich Beiträge unterschiedlicher linguistischer Ausrichtungen, welche die Rolle und Form von Normen und Normalitätsvorstellungen in verschiedenen sozio-kulturellen Kontexten thematisieren. Jeder der drei Abschnitte wird mit einer inhaltlichen Zusammenfassung und kurzen Präsentationen der einzelnen Beiträge eingeleitet.

Den Abschnitten – und gleichsam dem gesamten Band – vorangestellt ist der Beitrag *Diagnosen (h)erstellen – Sprachwissenschaftliche Zugänge* von Ekkehard

Felder, Britt-Marie Schuster und Thomas Spranz-Fogasy, in welchem die drei Autor*innen aus drei unterschiedlichen linguistischen Perspektiven – aus jener der Gesprächsanalyse, der Text- und Kommunikationsgeschichte sowie der Diskurslinguistik – auf den Gegenstand der medizinischen Diagnostik blicken. In der Parallelisierung der drei Zugänge demonstrieren die Autor*innen dabei, was uns für das Netzwerk >Linguistik und Medizin< grundsätzlich, aber auch darüber hinaus für die Sprachwissenschaft allgemein als zentral erscheint: Gerade zur Erfassung solch vielschichtiger und komplexer Phänomene, wie wir sie in der medizinischen Kommunikation und der sprachlichen Fassung und Formung medizinischer Wissensinhalte vorfinden, greift die Perspektive *einer* sprachwissenschaftlichen Zugangsweise zu kurz. Mündliche Interaktion, schriftliche (V-)Erfassung und medial-öffentliche Diskursivierung sind eng verschränkt und sollten im Idealfall parallel betrachtet werden. Beispielsweise schildern Patient*innen in ihren Gesprächen mit Ärzt*innen Krankheitssymptome, die sehr individuell und subjektiv und für Betroffene (insbesondere bei psychischen oder neurologischen Störungen) manchmal schwer verbalisierbar sein können. Historisch betrachtet basiert z. B. die Herausbildung psychiatrischer Fachterminologie auf solchen symptombasierten Darstellungen (vgl. Feer 1987 und Schuster 2010). Die individuellen Krankheitserfahrungen sind aber auch durch das mediale Umfeld geprägt: Das aus verschiedenen Medien bezogene Wissen über Krankheiten beeinflusst den individuellen Umgang mit diesen Krankheiten und wirkt sich dadurch auch auf die Arzt-Patienten-Kommunikation aus. Die Betrachtung und Bewertung eines medizinischen Phänomens aus verschiedenen linguistischen Perspektiven würde damit nicht nur einen spezifischen intrafachlichen, sondern auch einen Mehrwert für das Verständnis bringen, wie medizinisches Wissen zwischen Patient*innen, der Gesellschaft und Ärzt*innen ausgehandelt wird.

Für die Linguistik als Disziplin bedeutet dies zugleich, dass es sich unabhängig vom hier verhandelten Forschungsgebiet lohnen könnte, eine vermehrt innerlinguistische Zusammenarbeit anzustreben und – nicht als Ersatz, sondern ergänzend zur heutigen sehr ausgeprägten Spezialisierung beispielsweise in Gesprächs-, Text- und Diskurslinguistik – die verschiedenen Einzelperspektiven wieder vermehrt zusammenzuführen.

Als genauso zentral wie die Zusammenführung unterschiedlicher sprachwissenschaftlicher Zugänge scheint uns die Zusammenarbeit über die Disziplinengrenzen hinaus, die gerade im Bereich „Linguistik und Medizin" unmittelbar evident und essenziell zugleich ist. Entsprechend werden die vornehmlich *sprachwissenschaftlichen Zugänge* der ersten drei Abschnitte in Abschnitt (IV) durch *interdisziplinäre Perspektiven* ergänzt:

Ulrich Wiesmann beschreibt in seinem Beitrag *Das Überbringen ernster Nachrichten in der Medizin* aus medizinsoziologischer Sicht sowie aus eigener fünfzehnjähriger Erfahrung in der vorklinischen Ausbildung mit Simulationspatient*innen im Medizinstudium ein patientenzentriertes Aufklärungsmodell zur Übermittlung ernster Nachrichten, das sich am sechs Schritte umfassenden „SPIKES-Protokoll" orientiert (Baile et al. 2000). Wiesmanns Beitrag vermittelt aus der Praxis, wie eine Lernumgebung gestaltet werden sollte, um Medizinstudierenden individuelle Rückmeldungen über ihr kommunikatives Verhalten zu geben und sie für die Schlüsselqualifikation Kommunikation als „lebenslange Aufgabe" zu sensibilisieren.

Sandra Reimann zeigt in ihrem Beitrag *Sprachwissenschaftliche Analysen zur Kommunikation auf medizinischen Selbsthilfe-Plattformen – ein Beitrag zur Qualitätssicherung im interdisziplinären Kontext* auf, was Sprachwissenschaft zur Qualitätssicherung auf medizinischen Selbsthilfeplattformen beitragen kann. Am Beispiel der interdisziplinären Regensburger Arbeitsgruppe „Der Patient im Netz" wird dargestellt, welche Rolle z. B. sprachliche Kürze beim Wissenstransfer spielt und wie in der Onlinekommunikation Wissen über fachliche Inhalte zwischen Laien konstituiert und kommuniziert wird. Vorschläge zur Verbesserung der Kommunikation aus der Sicht der Sprachwissenschaft werden im interdisziplinären Austausch mit Mediziner*innen erarbeitet.

Wolf-Andreas Liebert stellt in seinem Beitrag *Psychopathologie der Erleuchtung. Psychiatrisch-linguistische Lektüren spiritueller Erwachenserzählungen* – auch gerichtet an atheistische Psychiater*innen – die rein sachlich zu verstehende modifizierte Gretchenfrage: „Nun sag', wie hast du's *nicht* mit der Religion?" und berührt durch die Gegenüberstellung von „Religion" und „Wahnsinn" grundlegende Fragen psychiatrischer Diagnostik, welche die „Grenzen des Normalen" vor dem Hintergrund kultureller, gesellschaftlicher, religiöser und wissenschaftlicher Kontexte diskutiert und in Klassifikationsmanualen festlegt. Das von Liebert präsentierte Dialogische Experteninterview zwischen Psychiatrie und Religionslinguistik zu prominenten Erwachenserzählungen ist ein Verfahren praktizierter interdisziplinärer oder multiperspektivischer Lektüre mit dem Ziel, daraus Erkenntnis über den Begriff des Normalen bzw. der Normalität zu gewinnen.

Enge interdisziplinäre Zusammenarbeit zwischen Kinderneurologie/Epileptologie und klinischer Gesprächslinguistik, von der beide Fächer profitieren, beschreiben Heike Knerich und Joachim Opp in ihrem Beitrag *Medizinische und gesprächslinguistische Perspektiven auf Arzt-Patient-Gespräche mit Kindern und Jugendlichen*. Der Beitrag präsentiert Ausschnitte aus der Forschungskooperation des Projekts „Linguistische Differenzialtypologie von epileptischen und nicht epileptischen Anfällen bei jugendlichen Patienten". Knerich und Opp stellen exemplarisch und auszugsweise die mehrstufige interdisziplinäre Methode aus Einzelfallanalysen, Fallvergleichen und einer daran anschließenden Analyse mit einer Scoring-Tabelle vor, die aus früheren interdisziplinären Forschungsprojekten mit erwachsenen Anfallspatient*innen hervorgegangen ist. Sie beschreiben Unterschiede in den Anamnesegesprächen von erwachsenen und jugendlichen Anfallspatient*innen mit dem Ziel, ein neues linguistisch-gesprächsanalytisches Diagnoseinstrument für jugendliche Anfallspatient*innen zu entwickeln und diskutieren, inwiefern daraus Anschlussstudien auch bezogen auf andere Krankheitsbilder entstehen können.

Die Beiträge des vierten Abschnittes und damit der Einbezug der interdisziplinären Perspektive machen zum einen deutlich, dass das Interesse an Sprache und kommunikativen Zusammenhängen in medizinischen Kontexten und damit verbunden das Bewusstsein um deren Relevanz für die Medizin keineswegs nur von der Sprachwissenschaft ausgeht, sondern auch in medizinischen Fachkontexten eine Rolle spielt. Die Voraussetzung für erfolgreiches disziplinübergreifendes Arbeiten und für die interdisziplinäre Anschlussfähigkeit ist somit – wie dies auch die in den Beiträgen vorgestellten Projekte aufzeigen – gegeben. Zum anderen weisen die Beiträge darauf hin, dass das interdisziplinäre Arbeiten an der Schnittstelle von Linguistik und Medizin von einer Vielfalt linguistischer Methoden profitiert und auch selbst neue methodische Ausformungen hervorbringt, die wiederum die Ursprungsdisziplinen bereichern (vgl. auch Gülich 2006).

3 Das Forschungsfeld „Linguistik und Medizin" – Ausblick

Der vorliegende Band und die darin versammelten Beiträge machen unseres Erachtens das Potenzial des Forschungsfeldes „Linguistik und Medizin" deutlich. Sie verweisen auf die Relevanz der zugehörigen Fragen und Inhalte für die beteiligten (Sub-)Disziplinen der Medizin und Linguistik und beleuchten den Mehrwert des interdisziplinären Dialogs für beide Seiten. Das Forschungsfeld lässt sich dabei eingliedern in die *Medical Humanities*, in denen die Linguistik bisher erstaunlicherweise – wenn überhaupt – nur eine marginale Rolle spielt. Das interdisziplinäre Feld soll dabei explizit nicht – wie dies teilweise insbesondere im anglo-amerikanischen Raum geschieht – als Positionierung der *Humanities* als Hilfswissenschaften der somatischen und psychischen Medizin verstanden werden, sondern in der Lesart der *Critical Medical Humanities* als für beide Seiten fruchtbares Zusammentreffen jener Forschungsfelder und Disziplinen, die den Menschen, menschliches Handeln und Erleben in ihren Mittelpunkt stellen (vgl. u. a. Greaves & Evans 2000; McNaughton 2011; Viney, Callard & Woods 2015).

Die Beiträge des Sammelbandes zeigen die wesentliche Rolle der Sprache nicht nur in den genuin linguistischen Forschungs- und Anwendungsfeldern, sondern auch in zahlreichen medizinischen und gesellschaftlichen Bereichen. Weitere

Forschungen im Bereich „Linguistik und Medizin" können zu einer kritischen gesellschaftlichen Reflexion zu Themen rund um Gesundheit und Krankheit(en) beitragen und bieten der Linguistik so zugleich Gelegenheit, sich im öffentlichen Diskurs, in der öffentlichen Wahrnehmung (besser) zu positionieren. Unseres Erachtens ist es daher notwendig, die linguistische Fachexpertise zu den oben genannten drei Bereichen sowohl in interdisziplinären Dialog einzubringen als auch in die öffentlichen Diskurse hineinzutragen.

Aus dem Gesagten ergeben sich für das Forschungsfeld „Linguistik und Medizin" für die Zukunft gleichermaßen Herausforderungen wie auch Chancen, wobei uns die folgenden Aspekte als zentral erscheinen:
- *Verstärkte innerlinguistische und interlinguale Zusammenarbeit und Methodentriangulierung* zwischen Gesprächs-, Diskurs- und Korpuslinguistik an der Schnittstelle von „Sprache – Wissen – Medizin" unter verstärktem Einbezug multilingualer Kontexte wie auch kontrastiver sprach- und kulturvergleichender Studien;
- *Verstärkte interdisziplinäre Zusammenarbeit zwischen Medizin und Linguistik* in Forschung, Wissensvermittlung und Lehre;
- *Ausbau von Transfer und Anschließbarkeit gegenseitiger Forschung* durch den gezielten Austausch über Forschungsparadigmata, Terminologien, Publikationen und Vorträge von Linguist*innen in Kontexten der Medizin und der Medical Humanities sowie von Mediziner*innen und Forscher*innen aus Geistes- und Sozialwissenschaften in linguistischen Settings;
- *Vermehrtes Hineinwirken in die und vermehrter Austausch mit der Öffentlichkeit* u. a. durch Positionspapiere, Blog-Beiträge, Vorträge und die Entwicklung von Citizen-Science- sowie partizipativ ausgerichteten Projekten.

Literatur

Baile, Walter F., Robert Buckman, Renato Lenzi, Gary Glober, Estela A. Beale & Andrzej P. Kudelka (2000): SPIKES-A six-step protocol for delivering bad news: application to the patient with cancer. *Oncologist* 5 (4), 302–311.

Baus, Magdalena & Barbara Sandig (1985): *Gesprächspsychotherapie und weibliches Selbstkonzept. Sozialpsychologische und linguistische Analyse am Beispiel eines Falles*. Hildesheim, Zürich, New York: Olms.

Becker, Andrea (2001): *Populärmedizinische Vermittlungstexte. Studien zur Geschichte und Gegenwart fachexterner Vermittlungsvarietäten*. Tübingen: Niemeyer.

Biere, Bernd-Ulrich & Wolf-Andreas Liebert (1997): *Metaphern, Medien, Wissenschaft. Zur Vermittlung der AIDS-Forschung in Presse und Rundfunk*. Opladen: Westdeutscher Verlag.

Birkner, Karin & Ivan Vlassenko (2015): Subjektive Theorien zu Krankheit und Gesundheit. In Busch, Albert & Thomas Spranz-Fogasy (Hrsg.), *Handbuch Sprache in der Medizin*, 135–153. Berlin, Boston: De Gruyter.

Brünner, Gisela (2011): *Gesundheit durch Fernsehen. Linguistische Untersuchungen zur Vermittlung medizinischen Wissens und Aufklärung in Gesundheitssendungen.* Duisburg: Universitätsverlag Rhein-Ruhr.

Brünner, Gisela & Elisabeth Gülich (2002): Verfahren der Veranschaulichung in der Experten-Laien-Kommunikation. In Gisela Brünner & Elisabeth Gülich (Hrsg.), *Krankheit verstehen. Interdisziplinäre Beiträge zur Sprache in Krankheitsdarstellungen*, 17–93. Bielefeld: Aisthesis.

Burg, Engelina von (1990): *Die schriftliche Arbeitssprache der Medizin. Eine linguistische Untersuchung am Beispiel der Krankengeschichte.* Bern u. a.: Peter Lang.

Busch, Albert (1994): *Laienkommunikation. Vertikalitätsuntersuchungen zu medizinischen Experten-Laien-Kommunikationen* (Germanistische Arbeiten zur Sprach- und Kulturgeschichte 26). Frankfurt a.M.: Peter Lang.

Busch, Albert (2006): Semantische Kämpfe in der Medizin. Ansätze zu einer Typologie der Wissenskämpfe. In Ekkehard Felder (Hg.), *Semantic Kämpfe in den Wissenschaften. Macht und Sprache in den Wissenschaften*, 47–72. Berlin, New York: De Gruyter.

Busch, Albert & Thomas Spranz-Fogasy (2015): Sprache in der Medizin. In Ekkehard Felder & Andreas Gardt (Hrsg.), *Handbuch Sprache und Wissen*, 335–357. Berlin, Boston: De Gruyter.

Deppermann, Arnulf & Gabriele Lucius-Hoene (2005): Trauma erzählen – kommunikative, sprachliche und stimmliche Verfahren der Darstellung traumatischer Erlebnisse. *Psychotherapie und Sozialwissenschaft* 7 (1), 35–73.

Eckart, Wolfgang U. (2009): *Geschichte der Medizin. Fakten, Konzepte Haltungen.* Heidelberg: Springer.

Feer, Hans (1987): *Die Sprache der Psychiatrie. Eine linguistische Untersuchung.* Berlin: Springer.

Felder, Ekkehard, Janine Luth & Friedemann Vogel (2016): ‚Patientenautonomie' und ‚Lebensschutz'. Eine empirische Studie zu agonalen Zentren im Rechtsdiskurs über Sterbehilfe. *Zeitschrift für germanistische Linguistik* 44 (1), 1–36.

Fleck, Ludwik (1980 [1935]): *Entstehung und Entwicklung einer wissenschaftlichen Tatsache. Einführung in die Lehre vom Denkstil und Denkkollektiv.* Mit einer Einleitung hrsg. von Lothar Schäfer und Thomas Schnelle. Frankfurt a.M.: Suhrkamp.

Greaves, David & Martyn Evans (2000): Medical Humanities. *Medical Humanities* 26 (1), 1–2.

Gülich, Elisabeth (2005): Krankheitserzählungen. In Mechthild Neises, Susanne Ditz & Thomas Spranz-Fogasy (Hrsg.), *Psychosomatische Gesprächsführung in der Frauenheilkunde. Ein interdisziplinärer Ansatz zur verbalen Intervention*, 73–89. Stuttgart: Wissenschaftliche Verlagsgesellschaft.

Gülich, Elisabeth (2006): Das Alltagsgeschäft der Interdisziplinarität. *Deutsche Sprache* 34, 6–17.

Iakushevich, Marina (2020): Konstruktionen und ihre Leistungen in massenmedialen Patho- und Salutodiskursen: Depression und Burnout. In Michel Lefèvre & Katharina Mucha (Hrsg.), *Konstruktionen, Kollokationen, Muster*, 207–222. Tübingen: Stauffenburg.

Iakushevich, Marina, Yvonne Ilg & Theresa Schnedermann (2017): Wissenschaftliches Netzwerk "Linguistik und Medizin". Patho- und Saluto-Diskurse im Spannungsfeld von objektivierter Diagnose, interaktionaler Vermittlung und medialer Konstitution. *Zeitschrift für germanistische Linguistik* 45 (3), 422–427.

Iakushevich, Marina, Yvonne Ilg & Theresa Schnedermann (2019): Linguistik und Medizin – sprachwissenschaftliche Zugänge und interdisziplinäre Perspektiven. Bericht über die interdisziplinäre Arbeitstagung des DFG-Netzwerks ›Linguistik und Medizin‹ vom 27. bis 29. März an der Universität Paderborn. *Gesprächsforschung* 20, 167–177.

Ilg, Yvonne (i.V.): Schizophrenie *in der Alltagssprache. Eine linguistische Begriffsgeschichte 1908–2009*. Dissertation, Universität Zürich 2019.

Ilg, Yvonne & Anke Maatz (2015): Sprachliche Bilder von „Schizophrenie" zwischen Fach- und Alltagssprache. In Daniel Sollberger et al. (Hrsg.), *Bilder der Schizophrenie*, 65–85. Berlin: Frank & Timme.

Klüber, Maike (2015): Verstehenssicherung zwischen Anästhesist und Patient im Aufklärungsgespräch. In Albert Busch & Thomas Spranz-Fogasy (Hrsg.), *Handbuch Sprache in der Medizin*, 208–224. Berlin, Boston: De Gruyter.

Kuhn Thomas S. (1973): *Die Struktur wissenschaftlicher Revolutionen*. Frankfurt a.M.: Suhrkamp.

Lörcher, Helgard (1983): *Gesprächsanalytische Untersuchungen zu Arzt-Patienten-Kommunikation*. Tübingen: Niemeyer.

Mack, Christina, Christoph Nikendei, Johannes C. Ehrenthal & Thomas Spranz-Fogasy (2016): „[...] /hab ich glaub ich die richtigen fragen gestellt/". *Therapeutische Fragehandlungen in psychodiagnostischen Gesprächen*. Mannheim: Institut für Deutsche Sprache.

MacNaughton, Jane (2011): Medical humanities' challenge to medicine *Journal of Evaluation in Clinical Practice* 17 (5), 927–932.

Müller, Marcus (2015): *Sprachliches Rollenverhalten. Korpuspragmatische Studien zu divergenten Kontextualisierungen in Mündlichkeit und Schriftlichkeit*. Berlin, Boston: De Gruyter.

Nowak, Peter (2010): *Eine Systematik der Arzt-Patienten-Interaktion. Systemtheoretische Grundlagen, qualitative Synthesemethodik und diskursanalytische Ergebnisse zum sprachlichen Handeln von Ärztinnen und Ärzten*. Frankfurt a.M.: Peter Lang.

Radeiski, Bettina (2011) *Seuchen, Ängste und Diskurse. Massenkommunikation als diskursives Rollenspiel*. Berlin, Boston: De Gruyter.

Rehbein, Jochen (1993): Ärztliches Fragen. In Petra Löning & Jochen Rehbein (Hrsg.), *Arzt-Patienten-Kommunikation: Analysen zu interdisziplinären Problemen des medizinischen Diskurses*, 311–364. Berlin, New York: De Gruyter.

Riecke, Jörg (2004): *Die Frühgeschichte der mittelalterlichen medizinischen Fachsprache im Deutschen. Band 1: Untersuchungen*. Berlin, New York: De Gruyter.

Schnedermann, Theresa (2021): *Die Macht des Definierens. Eine diskurslinguistische Typologie am Beispiel des Burnout-Phänomens*. Berlin, Boston: De Gruyter.

Schuster, Britt-Marie (2010): *Auf dem Weg zur Fachsprache. Sprachliche Professionalisierung in der psychiatrischen Schreibpraxis (1800–1939)*. Berlin, New York: De Gruyter.

Spieß, Constanze (2011): *Diskurshandlungen. Theorie und Methode linguistischer Diskursanalyse am Beispiel der Bioethikdebatte*. Berlin, Boston: De Gruyter.

Spranz-Fogasy, Thomas (1987): Alternativen der Gesprächseröffnung im ärztlichen Gespräch. *Zeitschrift für germanistische Linguistik* (15) 3, 293–302.

Spranz-Fogasy, Thomas (2010): Verstehensdokumentation in der medizinischen Kommunikation: Fragen und Antworten im Arzt-Patient-Gespräch. In Arnulf Deppermann, Ulrich Reitemeier, Reinhold Schmitt & Thomas Spranz-Fogasy: *Verstehen in professionellen Handlungsfeldern*, 27–116. Tübingen: Narr.

Spranz-Fogasy, Thomas & Maria Becker (2015): Beschwerdenexploration und Diagnosemitteilung im ärztlichen Erstgespräch. In Albert Busch & Thomas Spranz-Fogasy (Hrsg.), *Handbuch Sprache in der Medizin*, 93–115. Berlin, Boston: De Gruyter.

Steinig, Wolfgang (1981): Psychologische Fachsprache und Alltagskommunikation. In Theo Bungarten (Hrsg.), *Wissenschaftssprache. Beiträge zur Methodologie, theoretischen Fundierung und Deskription*, 422–253. München: Fink.

Viney, William, Felicity Callard & Angela Woods (2015): Critical medical humanities: embracing entanglement, taking risks. *Medical Humanities* 41 (1), 2–7.

Wichter, Sigurd (1994): *Experten- und Laienwortschätze. Umriss einer Lexikologie der Vertikalität*. Tübingen: Niemeyer.

Wiese, Ingrid (2000): Textsorten des Bereichs Medizin und Gesundheit. In Klaus Brinker, Gerd Antos, Wolfgang Heinemann & Sven F. Sager (Hrsg.), *Text und Gesprächslinguistik*, 710–718. Berlin, New York: De Gruyter.

Ekkehard Felder, Britt-Marie Schuster, Thomas Spranz-Fogasy

Diagnosen (h)erstellen – Sprachwissenschaftliche Zugänge

Abstract: Im Beitrag werden drei sprachwissenschaftliche Zugänge zu Diagnosen vorgestellt: In der Gesprächsanalyse wird die Diagnoseherstellung in der mündlichen Arzt-Patienten-Interaktion beleuchtet. Diagnosen entstehen kollaborativ, indem Gesprächsphasen durchlaufen und charakteristische Handlungen in bestimmten Äußerungsformaten vollzogen werden. Im Blickpunkt der Text- und Kommunikationsgeschichte steht hingegen das schriftsprachliche Handeln. Das Herstellen einer Diagnose erfordert hier die nachträgliche Bearbeitung vorgängiger mündlicher Interaktionen gemäß einer etablierten Textsorte: dem Erhebungsbogen. Von diesen Formen der Diagnoseherstellung unterscheidet sich, wie ein diskurslinguistischer Zugriff zeigt, die massenmediale Faktizitätsherstellung in Diskursen wie dem Impfdiskurs, die auch für ein medizinisches Laienpublikum relevant sind. Mit dem Beitrag soll nicht nur deutlich gemacht werden, in welch engem Zusammenhang mündliche Interaktion und schriftliche Fixierung stehen, sondern auch betont werden, dass das massenmedial vermittelte medizinische Lai*innen in relative Expert*innen verwandeln kann

Keywords: Diagnose (h)erstellen, (prä)diagnostische Mitteilung, Erhebungsbogen, Faktizitätsherstellung, agonale Zentren

Einleitung

Das Erstellen von Diagnosen ist ein zentraler Bestandteil medizinischen Handelns und medizinischer Kommunikation. Unter einer Diagnose versteht man laut *Pschyrembel – Klinisches Wörterbuch* (2011) eine „Schlussfolgerung aus der Symptomkonstellation des Pat. i. S. einer Zuordnung zu bekannten Krankheitsbildern". Diagnosen fußen auf Informationen, die zumeist aus einer vorgängigen Arzt-Patienten-Kommunikation resultieren, und haben einen erheblichen Einfluss auf das

---

Ekkehard Felder, Universität Heidelberg, Germanistisches Seminar, ekkehard.felder@gs.uni-heidelberg.de
Britt-Marie Schuster, Universität Paderborn, Institut für Germanistik und Vergleichende Literaturwissenschaft, brittms@mail.upb.de
Thomas Spranz-Fogasy, Leibniz-Institut für Deutsche Sprache Mannheim, Abteilung Pragmatik, spranz@ids-mannheim.de

Open Access. © 2021 Ekkehard Felder et al., publiziert von De Gruyter. Dieses Werk ist lizenziert unter einer Creative Commons Namensnennung - Nicht-kommerziell - Keine Bearbeitung 4.0 International Lizenz.
https://doi.org/10.1515/9783110688696-012

nachfolgende ärztliche Handeln; sie basieren zudem auf der im jeweiligen Fachgebiet etablierten Diagnostik.

Der sprachliche Anteil bei der Er- und Herstellung einer Diagnose im Gespräch, bei der Identifikation, Mitteilung und Bezeichnung von Diagnosen, bei der Niederlegung in Patientenakten und Dateien oder in der medizinwissenschaftlichen und allgemeingesellschaftlichen Auseinandersetzung ist damit riesig. Entsprechend breit sind die linguistischen Fragestellungen, Paradigmen und Methoden, mit denen diagnostisches Geschehen untersucht werden kann. Angefangen bei der lexikografischen und lexikologischen Rekonstruktion der Fachterminologie über die sprach- und kommunikationsgeschichtliche Untersuchung diagnostischen Handelns in schriftlichen Texten und die gesprächslinguistische Analyse des interaktionalen Zustandekommens von Diagnosen bis hin zur diskursanalytischen Auseinandersetzung mit massenmedialer Faktizitätsherstellung von gesamtgesellschaftlich relevanten Diagnosen medizinischen Inhalts (z. B. Herdenimmunität bei Schutzimpfungen, Infektionsgefahren bei Epidemien oder Pandemien) spannt sich ein breiter Rahmen linguistischer Forschung, der linguistische Paradigmen-, Methoden- oder Erkenntnisentwicklung vorangetrieben, aber auch Einfluss auf die medizinisch-innerfachliche Auseinandersetzung zu sprachlichen und kommunikativen Phänomenen genommen hat.

In folgendem Beitrag wollen wir exemplarisch drei linguistische Untersuchungsfelder mit Bezug zur medizinischen Diagnose vorstellen, um eben diese Breite zu dokumentieren, aber auch die Faszination des Gegenstands zu vermitteln. Thomas Spranz-Fogasy wählt einen gesprächsanalytischen Blick auf das (H)Erstellen von Diagnosen im ärztlichen Gespräch. Britt-Marie Schuster beleuchtet das schriftsprachliche Handeln in der klinischen Psychiatrie des 19. und frühen 20. Jahrhunderts am Beispiel von Erhebungsbögen aus einer text- und kommunikationsgeschichtlichen Perspektive. Es wird insbesondere gezeigt werden, dass schriftlich fixierte Diagnosen vorgängige mündliche Kommunikationen nach institutionell eingespielten Relevanz-, Kohärenzgesichtspunkten und Versprachlichungstraditionen reorganisieren. Das Diagnostizieren ist hier zudem eng mit den Aufgaben verbunden, die sich aus der Textsorte ergeben. Die Aufgaben können unterschiedlich ausgeführt werden und zeigen ein über den jeweiligen Verschriftlichungsakt hinausweisendes soziales und fachliches Kontextualisierungspotential. Ekkehard Felder erweitert das gängige Diagnoseverständnis um die Entscheidung des Individuums für oder gegen bestimmte Impfungen, die auch von Massenmedien beeinflusst ist. Es geht dabei um die öffentliche Faktizitätsherstellung als Form des massenmedialen Diagnostizierens am Beispiel des (mehrsprachigen) Impfdiskurses. Im Fokus steht also die Frage, wie in Medien diverse Symptome medizinisch kategorisiert und Ursachen hinsichtlich ihrer Konsequenzen diskutiert werden, auf deren Grundlage medizinische Lai*innen ihre Impfentscheidung treffen.

Der Beitrag möchte auch dazu anregen, das (H)Erstellen von Diagnosen in Gespräch, Text und massenmedialem Diskurs in ihren Wechselwirkungen und Rückkoppelungen zu betrachten: Das gemeinsam im Gespräch Erarbeitete geht durch seine schriftliche Fixierung in institutionell-administrative, fachliche Zusammenhänge ein, die wiederum auf mündliche Interaktionen zurückwirken. So ließe sich etwa auch fragen, welchen Stellenwert schriftliche Notizen besitzen, inwieweit sie die medizinische Kommunikation leiten und den gemeinsamen Bezugspunkt für nachfolgende medizinische Gespräche bilden. Diagnosen eröffnen zudem für Lai*innen die Möglichkeit, Selbstkategorisierungen zu übernehmen oder sich von ihnen zu distanzieren und sich mit korrigierender Absicht im öffentlichen Diskurs eine Stimme zu verleihen, indem etwa von Behandlungen schriftlich berichtet wird. Die massenmedial geführten Diskussionen über Krankheiten, ihre Ursachen und Folgen und die möglichen Strategien, sich vor Erkrankung zu schützen, konstituieren ihrerseits (laien)medizinisches Wissen, das in der mündlichen Interaktion kontextualisiert werden kann.

1 Diagnosen (h)erstellen im Gespräch

In diesem Teil soll vorgestellt werden, wie die linguistische Gesprächsanalyse sich dem Prozess der Diagnose(h)erstellung im ärztlichen Gespräch mit Patient*innen nähert, welche interaktiven Praktiken dabei identifiziert werden und wie die Patient*innen an diesem Geschehen beteiligt sind.

Gesprächsanalyse ist eine vergleichsweise junge Disziplin in der Linguistik. Sie geht davon aus, dass Gesprächsteilnehmer*innen ihre Gespräche zweckgerichtet im und mit dem Prozess der Interaktion selbst mit multimodalen Mitteln und auf methodische Weise herstellen bzw. konstituieren. Die damit identifizierten Grundeigenschaften von Gesprächen: Pragmatizität, Prozessualität, Interaktivität, Multimodalität, Methodizität und Konstitutivität lassen sich für die empirische Analyse auch methodisch wenden: Die Herstellungsleistungen von Gesprächsteilnehmer*innen i. S. sprachlich-interaktionaler Äußerungen erlauben es, Gespräche aus deren Perspektive selbst heraus zu rekonstruieren.

Die Herstellungs- bzw. Konstitutionsleistungen lassen sich nun auf verschiedenen Ebenen der Interaktionskonstitution untersuchen:
- Auf der Ebene der Gesprächsorganisation muss der Gesprächsablauf geregelt werden
- Sachverhalte wie z. B. Beschwerden, Diagnosen oder Therapievorschläge müssen gemäß bestimmter Darstellungsmuster kommuniziert werden

- Handlungsaufgaben müssen etabliert und rollenspezifisch bearbeitet werden, und der Handlungsablauf eines Gesprächs muss hergestellt werden
- Identität und Beziehungen der Beteiligten müssen ausgehandelt und aktualisiert werden
- die Modalität des Gesprächs, der Realitätsbezug, die emotionale oder kommunikationsstilistische Beteiligung der Gesprächsteilnehmer muss verdeutlicht werden
- und ebenso muss stets die wechselseitige Verständigung gesichert werden (Reziprozitätskonstitution)

Das ärztliche Erstgespräch ist in diesen Hinsichten in den letzten Jahrzehnten vielfach untersucht worden.[1] Es ist, wie Epstein (2017) feststellt, das Herz der Medizin. Mehr als 75% aller Diagnosen werden immer noch qua Gespräch und einer kurzen körperlichen Untersuchung erstellt (Hampton et al. 1975; Washer 2009). Auch wenn historisch ausführliche methodische und praktisch orientierte Lehrbücher zur Diagnostik vorhanden sind (vgl. Schuster 2010 sowie Kap. 2 dieses Beitrags), so ist auffallend, dass keine medizin*theoretische* Auseinandersetzung mit dem Diagnosebegriff und -konzept gefunden werden konnte. Im *Pschyrembel* heißt es z. B. schlicht: Diagnose ist die „Schlussfolgerung aus der Symptomkonstellation des Pat. im Sinne einer Zuordnung zu bekannten Krankheitsbildern" (Pschyrembel 2011); im *Roche Lexikon Medizin* (2006) wird ausgeführt, sie sei eine „nosologisch systematische Benennung eines Krankheitsbildes, in der Praxis die Summe der Erkenntnisse, auf denen das ärztliche Handeln beruht".

Die Diagnose ist handlungslogisch ein Angelpunkt im ärztlichen Gespräch, dem der Input diagnostischer Information und Informationserhebung vorausgeht und das Outcome therapeutischen Handelns folgt, wie das fünfstufige Handlungsschema ärztlicher Erstgespräche zeigt:[2]
- Gesprächseröffnung
- Beschwerdenexploration
- *Diagnosestellung*

---

[1] Für einen umfassenden Überblick siehe Koerfer & Albus (2018) und Busch & Spranz-Fogasy (2015); darin auch Verweise auf die reichhaltige angelsächsische Literatur.
[2] Ausführlich dazu siehe Spranz-Fogasy (2010). In diesem Beitrag wird nur die Diagnosestellung im Rahmen eines vollständigen Arzt-Patient-Erstgesprächs behandelt. Bei spezifischen Krankheitsbildern wird das Diagnosemitteilungsgespräch auch ausgegliedert und bildet einen eigenen Gesprächstyp; siehe dazu aus medizinischer und psychologischer Perspektive Ditz (2006). Umgekehrt wird in vielen Arzt-Patient-Gesprächen vom*von der Arzt*Ärztin keine Diagnose formuliert, der*die Patient*Patientin muss sie sich, z. B. aus der Therapieverordnung oder später aus dem Beipackzettel eines verschriebenen Medikaments, selbst erschließen, wenn ihm/ihr das denn möglich ist.

- Therapieplanung
- Beendigung

Schon die Gesprächseröffnung ist diagnostisch von Bedeutung, manche Ärzt*innen geben viel auf den ersten Eindruck[3] und die nachfolgende Beschwerdenexploration unterscheidet sich sehr danach, welche direktive, weniger oder auch nicht-direktive Eröffnung der*die Arzt*Ärztin wählt (Robinson & Heritage 2006; Spranz-Fogasy 1987).

Während der Beschwerdenschilderung (als Bestandteil der Beschwerdenexploration) nimmt der*die Arzt*Ärztin auf verschiedenen Kanälen diagnostisch relevante Informationen auf und Einordnungen vor. Es folgt eine aktive Beschwerdenexploration mittels ärztlicher Fragen in unterschiedlichen Formaten: W-Fragen, Verberststellungs-Fragen und Deklarativsatzfragen (mit jeweils unterschiedlichen und aufeinander aufbauenden Verstehensimplikationen; vgl. Heritage 2010; Spranz-Fogasy 2010). Wichtiger als diese strukturellen Fragetypen auf syntaktisch-semantischer Ebene ist eine funktionale Unterscheidung in Präzisierungs- und Komplettierungsfragen (Spranz-Fogasy 2005). Arzt- bzw. wissensorientierte Komplettierungsfragen dienen dazu, das Wissen des*der Arztes*Ärztin über den*der Patienten*Patientin und seine*ihre Beschwerden gemäß professionellen Relevanzen zu vervollständigen, die in den bisherigen Äußerungen des*der Patienten*Patientin (noch) nicht erwähnt oder implizit relevant wurden. Für Patient*innen stellen sie oft ein Problem dar, weil nicht erkennbar ist, inwiefern sie an vorhergehende Äußerungen anschließen. Im Unterschied dazu nehmen Präzisierungsfragen direkt Bezug zu (meist unmittelbar) vorangegangenen Äußerungen. Ihre Formulierungsweise spiegelt wider, dass und wie der*die Arzt*Ärztin die Äußerungen des*der Patienten*Patientin verstanden hat und was er*sie demzufolge noch genauer erfahren will; Präzisierungsfragen könnten damit ggf. auch zur Empathie-Einübung genutzt werden.

Neben Fragen finden sich im Vorfeld einer Diagnosestellung ärztlicherseits aber auch noch Äußerungen im Deklarativsatzformat, mit denen Ärzt*innen den Patient*innen, ob intendiert oder nicht, den aktuellen Stand ihrer Diagnostik bekanntgeben: Prädiagnostische Mitteilungen, die eine diagnostische Schlussfolgerung antizipieren bzw. Online-Kommentare, d. h. Kommentare zur laufenden körperlichen Untersuchung ohne diagnostische Antizipation (siehe Stivers 1998; Heritage & Stivers 1999; Spranz-Fogasy 2014). Solche Mitteilungen sind nicht immer an den*die Gesprächspartner*in gerichtet, sondern dienen oft nur der Selbstverständigung des*der Arztes*Ärztin, sie fordern keine Reaktion des*der

---

3 Ausführlich dazu siehe Ripke (1994:17 ff).

Patienten*Patientin ein, lassen sie aber zu. Mitteilungen dieser Art sind extrem dicht gepackt und aufschlussreich in medizinischer, linguistischer, kognitiver und interaktiver Hinsicht; aus Platzgründen kann dies hier aber nur kurz ausgeführt werden.[4] In *medizinischer* Hinsicht werden in prädiagnostischen Mitteilungen vier Aussageformen relevant: Befunde, ätiologische, d. h. ursachenbezogene Aussagen, Ausschlussdiagnosen und vorläufige Diagnosen. Solche Aussagen beziehen sich auf medizinische Kategorien wie z. B. die betroffenen Körperteile und Organe, körpereigene Stoffe, Krankheitserreger und Schadstoffe oder physikalisch-mechanische Eigenschaften und Veränderungen am Körper, oder sie verweisen auf medizinsystematische Konzepte wie Symptom, Zeichen, Syndrom usw. Diese Kategorien und Konzepte indizieren, dass der*die Arzt*Ärztin medizinsystematische Zusammenhänge mit Befunden, Ursachen, Ausschlüssen oder vorläufigen Annahmen herstellt.

In *linguistischer* Hinsicht ist zunächst der Äußerungsmodus interessant: Es handelt sich in allen Fällen um ein Deklarativsatzformat, das aber z. B. prosodisch oft auch als Frage formatiert wird und eine Erläuterung einfordert, die mehr ist als eine Ja/Nein-Antwort. Pragmatische Funktionen können Feststellung, Bewertung und Erklärung bzw. Erläuterung sein.

Bei der Formulierung von prädiagnostischen Mitteilungen finden sich viele Formen der Modalisierung des Gewissheitsgrades des*der Arztes*Ärztin, wie z. B.: durch Eindeutigkeit oder Vagheit von Benennungen, Genus verbi (aktiv/passiv), Verbmodi (Indikativ/Konjunktiv), Modalverben, Modal- und Gradpartikel, Indefinitausdrücke, Adjektive, abschwächende Heckenausdrücke (engl. hedges) oder Verzögerungsphänomene.

Auffällig sind viele epistemische Sinnes- und Performativausdrücke, wie z. B. *fühlen, hören, sehen, glauben, vermuten, sagen, fragen, wünschen, hoffen*; Unsicherheitsmarkierungen wie *eigentlich, wahrscheinlich, vielleicht, könnte* oder auch egoreferenzielle Ausdrücke wie „*ich habe den Eindruck*" oder „*meines Erachtens*". Mit all diesen Formulierungen zeigt der*die Arzt*Ärztin an, dass er*sie sich im Hinblick auf eine endgültige Diagnose nicht sicher ist. Wahrscheinlichkeitsaussagen werden immer dann getroffen, wenn seitens des Arztes keine absolute Gewissheit bezüglich einer Diagnose besteht. Der*die Arzt*Ärztin nimmt dabei vielfach expliziten Bezug auf sich selbst als wahrnehmendes, erkennendes und kommunizierendes Subjekt, er*sie verweist auf eigene innere, kognitive Arbeit während der

---

4 Ausführlich dazu siehe Spranz-Fogasy (2014). Diese Untersuchung bezieht sich auf die Auswertung von 29 ärztlichen Gesprächen mit Patient*innen, ergänzt durch kursorische Durchsicht von 30 weiteren Gesprächen; im Kernkorpus fanden sich 138 prädiagnostische Mitteilungen (siehe Spranz-Fogasy 2014: Kap. 2.5).

laufenden Interaktion und dokumentiert sie damit zugleich auch für den*die Patienten*Patientin.

Laborbefunde gelten dabei als die „sichersten" Bezugnahmen, ihnen wird auch so gut wie nie widersprochen (siehe Peräkylä 1998). Der*die Arzt*Ärztin unterscheidet sein/ihr subjektives vom objektiven, professionellen Wissen und nähert sich erst nach und nach, aber immer dezidierter einer schließlichen Diagnose.

In *interaktiver* Hinsicht zeigt sich, dass es keinen festen Platz für solche prädiagnostischen Mitteilungen gibt, sie sind aber meist turninitial und initiativ. Es handelt sich um Resultate bisheriger Abklärungen, die im Verlauf der Beschwerdenexploration auch zunehmen. Die Reaktionen der Patient*innen sind meist nur sehr knappe Bestätigungen, gelegentlich gibt es Rechtfertigungen, vor allem bei negativen Bewertungen, und es finden sich ausführlichere Reaktionen auf unsichere Darstellungen von Ärzt*innen (Peräkylä 1998).

Wozu dienen nun solche prädiagnostischen Mitteilungen? Zum einen stellen solche Äußerungen eine Form der Selbstvergewisserung von Ärzt*innen über den Stand ihrer diagnostischen Anstrengungen dar. Der*die Arzt*Ärztin überführt alltagsweltliche Äußerungen des*der Patienten*Patientin, externe Informationen, eigene Beobachtungen oder Schlussfolgerungen in medizinsystematische Zusammenhänge.[5] Nebenbei informiert er*sie den*die Patienten*Patientin über den Stand seiner*ihrer diagnostischen Arbeit und schafft damit einen Status von Transparenz und Kompetenz, mit dem er*sie mehr oder weniger Vertrauen und Compliance befördert. Die vielfach beobachtbare Vagheit seiner*ihrer Äußerungen ist dabei funktional für den Zustand von Unsicherheit und erlaubt die Benennung diagnostisch relevanter Sachverhalte, ohne sich dabei zu stark festzulegen. Nebenbei kann der*die Arzt*Ärztin so auch Einfluss auf die Erwartungen von Patient*innen hinsichtlich der Therapiemaßnahmen nehmen, bspw. zur vorsorglichen Abwehr antibiotischer Behandlungen (Stivers 2007).[6]

Der Aufwand, der mit prädiagnostischen Mitteilungen vom*von der Arzt*Ärztin betrieben wird, ist dabei abhängig vom Schweregrad der zu diagnostizierenden Erkrankung. So zeigt der amerikanische Konversationsanalytiker Douglas Maynard, dass *no-problem*-Diagnosen bzw. *good news* interaktiv unkompliziert vorbereitet und mitgeteilt werden, während schwerwiegende Diagnosen, *bad news*, in der Regel vorsichtig, zögerlich und einfühlsam kommuniziert werden (Maynard 2003; Maynard & Frankel 2006).

---

5 Siehe dazu die o. a. Definitionen in Pschyrembel (2011) und Roche Lexikon Medizin (2006).
6 Im tiermedizinischen Kontext werden prädiagnostische Mitteilungen genutzt, um die Zustimmung von Tierhaltern*innen zu kostenträchtigen Untersuchungen und Behandlungen anzubahnen (Stivers 1998).

Die Diagnosemitteilung (*news delivery sequence*) erfolgt nach Maynard (2003) in einer Sequenz mit vier Schritten:
(1) der Ankündigung durch den*die Arzt*Ärztin (*announcement*),
(2) der Reaktion des*der Patienten*Patientin (*announcement response*),
(3) der Ausarbeitung der Diagnose durch den*die Arzt*Ärztin (*elaboration*) und
(4) deren Bewertung durch den*die Patienten*Patientin (*assessment*).

In medizinisch eher unproblematischen Fällen wird die Diagnosemitteilung meist flüssig formuliert, der Wortschatz ist dabei semantisch positiv und teilweise auch plakativ, und Patient*innen nehmen sie mit kurzen Rückmeldesignalen zur Kenntnis wie im folgenden Ausschnitt aus einem hausärztlichen Gespräch (AA_BI_03):[7]

```
01   A:   das is ne örtliche sache (0.4)
02        nich wahr
03        wobei man das also behandeln muss weil wie gesagt
04        katzen es gibt ja eine soge[nann]te
05   P:                              [ja  ]
06   A:   katzenkratzkrankheit [nich wahr]
07   P:                        [mhm      ]
08   A:   die is äh is eine nervenentzündung ganz unangenehmer
09        art (0.3)
```

Medizinisch heiklere Diagnosen werden dagegen erkennbar aufwändiger formuliert; sie werden nicht direkt mitgeteilt, sondern sind komplexer und semantisch eher neutral gestaltet. Auffällig sind eine stockende Formulierungsweise mit längeren Pausen, Verzögerungssignalen, Heckenausdrücken oder Äußerungsabbrüchen, die dem*der Patienten*Patientin die Möglichkeit eröffnen (sollen), die Schwere der Erkrankung selbst zu erkennen.[8] Dazu dient auch eine der eigentlichen Diagnosemitteilung oft vorangestellte *perspective display sequence* (Maynard 2003), in der der*die Arzt*Ärztin zentrale Erkenntnisse der bisherigen Untersuchung zusammenfasst und dem*der Patienten*Patientin damit den Zusammenhang der nachfolgenden Diagnose zu verdeutlichen sucht. Der*die Arzt*Ärztin achtet also darauf, mit den Patient*innen eine gemeinsame Verstehensbasis herzustellen,

---

7 Zum Korpus s. Spranz-Fogasy (2014, Kap. 2.5).
8 Aus Platzgründen kann hier kein Fallbeispiel diskutiert werden; ausführliche Fallanalysen finden sich in Maynard (2003, Kap. 5–7).

um darauf aufbauend die Diagnose selbst und die damit verbundenen therapeutischen Maßnahmen besser vermitteln zu können.

Nicht nur sprachlich unterscheiden sich Mitteilungen guter und schlechter Nachrichten, es zeigen sich auch Unterschiede in multimodaler Hinsicht. Die Gesprächspartner*innen zeigen bei unproblematischen Diagnosen proxemisch, gestisch und mimisch Konvergenz, Harmonisierung und andere Merkmale von Übereinstimmung, während sich die interaktive Aushandlung heikler Diagnosen durch Vermeidung von Augenkontakt und Divergenzen durch unkoordinierte(re) Bewegungen auszeichnen (Heath 1986). Dennoch lässt sich in beiden Fällen eine klare Ordnungsstruktur identifizieren, die in der Diagnosemitteilungssequenz zum Ausdruck kommt. Der*die Arzt*Ärztin versucht, seine*ihre Äußerungen für den*die Patienten*Patientin intersubjektiv nachvollziehbar zu machen, und beide Seiten bemühen sich um eine rationale und sachliche Haltung.

Bezüglich der eigentlichen Diagnosemitteilung rekonstruiert Peräkylä (1998; 2002) zwei zentrale Formulierungsmuster: die klare Feststellung (*straight factual assertion* bzw. *plain factual assertion*) und das Beweisformulierungsmodell (*evidence formulating pattern*). *Straight factual assertions* stellen eine direkte Beschreibung der Realität dar und werden dann geäußert, wenn eine Diagnose entweder durch die körperliche Untersuchung oder durch medizinische Dokumente wie Röntgenbilder klar erkennbar und unzweideutig ist. Im Beweisformulierungsmodell des *evidence formulating pattern* beschreibt der*die Arzt*Ärztin eigene Wahrnehmungen und behandelt diese als Beweisführung, bevor dann eine diagnostische Mitteilung gegeben wird.[9]

Zwischenfazit

Die linguistische Gesprächsanalyse entwickelt ihre Untersuchungsgegenstände aus Teilnehmersicht und aus den Daten selbst heraus. Sie nutzt die Aktivitäten der Teilnehmer*innen als analytische Instrumente und rekonstruiert so das Geschehen.

Diagnosen sind ein zentraler Baustein und die Voraussetzung medizinisch-therapeutischen Handelns. Ihre Er- und Herstellung beginnt mit der Begrüßung, setzt sich mit Zuhören, Explorieren und begleitenden prädiagnostischen Mitteilungen fort und kulminiert in der Mitteilung an den*die Patienten*Patientin, die

---

9 Bei Peräkylä stehen die Analysen der Diagnosemitteilung aber im Kontext seiner Analysen zur Konstitution fachlicher Autorität, indem er aufzeigt, wie Ärzt*innen sich im Gespräch für die sachliche Grundlage ihrer Diagnose verantwortlich zeigen (*accountable for the evidential basis*).

einfach und direkt ist bei unproblematischen Diagnosen und komplex, vage und indirekt bei schwerwiegenden Diagnosen.

Die sprachlich-interaktionale Arbeit im Vollzug der Diagnostik im Arzt-Patient-Gespräch ist enorm komplex, es stehen dafür vielfältige Mittel und sprachliche Praktiken bereit, die die professionell geschulte medizinische Wahrnehmung wie auch den Einsatz handwerklich-diagnostischer und medizintechnischer Verfahren begleiten und unterstützen. Daneben und durchaus mit diagnostischer und therapeutischer Wirksamkeit ist auch die Herstellung und Aufrechterhaltung der spezifischen Arzt-Patient-Beziehung eine wichtige Aufgabe für die Diagnostik, bei der Sprache, Sprechen und Interaktion von zentraler Bedeutung sind.[10]

2 Diagnosen (h)erstellen in Texten

In diesem Teil steht die Diagnostik in der schriftsprachlichen medizinischen Kommunikation, die „schriftliche Arbeitssprache der Medizin" (vgl. Burg 1990) im Vordergrund. Die ärztliche Dokumentations- und Aufzeichnungspraxis im klinischen Binnenraum, ihr Verhältnis zu vorausgehenden, zumeist mündlich erfolgten Anamnesen sowie ihr Stellenwert bei der Erzeugung professionellen Wissens, bspw. durch die Aufnahme von Fallberichten in Lehrbüchern, ist diachron und synchron von sprachwissenschaftlicher Seite gerade jenseits gedruckter Quellen kaum beleuchtet worden.[11] Als Beispiel soll der handschriftliche, in Krankenakten abgeheftete Erhebungsbogen, wie er in Psychiatrien seit dem letzten Drittel des 19. Jahrhunderts verwendet worden ist (vgl. ein Muster aus der Gießener Universitätspsychiatrie, Abb. 1), thematisiert werden, weil er sowohl für die Behandlung des*der Patienten*Patientin und deren Dokumentation als auch für die gesamte sich um diesen*diese rankende institutionelle Kommunikation eine zentrale Rolle besitzt. Dabei ist zu betonen, dass die „papiernen Spuren" ärztlichen Handelns (i. S.v. Gawlich 2015: 90), wie sie sich in (historischen) Krankenakten zeigen, nicht die einzige Quelle wären, anhand derer man das Herstellen von Diagnosen beleuchten könnte. So informieren psychiatrische Lehrbücher und insbesondere Lehrbücher der Diagnostik über Standards und Verfahren der Diagnoseermittlung.

---

10 Für tiefe und umfassende Einblicke in alle Aspekte medizinischer Kommunikation empfiehlt sich das Lehrbuch von Koerfer & Albus, das 2018 im Verlag für Gesprächsforschung erschienen und frei online zugänglich ist.
11 In der Textsortengeschichte ist die Entwicklung gedruckter medizinischer Texte häufiger Gegenstand der Betrachtung, zuletzt etwa bei Lindner (2018) das medizinische Gutachten im 17. und 18. Jahrhundert.

Psychiatrische Fallschilderungen, wie sie in großer Anzahl schon seit dem ersten Drittel des 19. Jahrhunderts vorliegen (vgl. Schuster 2010) und die insgesamt auf die wesentlich ältere medizinische Kasuistik zurückgehen, geben ferner Auskunft über den z. T. schwierigen Prozess der Diagnoseherstellung. Zudem sind Diagnose für gerichtsmedizinische Gutachten relevant.

Im Folgenden sollen wissens-, textsorten- und kommunikationsgeschichtliche Perspektiven skizziert werden, unter denen historische Krankenakten und insbesondere Erhebungsbögen betrachtet worden sind bzw. analysiert werden könnten. Damit verbinden sich folgende Fragen:
- Was für Arten von Wissen zeigen sich am Ausfüllen von Erhebungsbögen? Welche Wissensvoraussetzungen wiederum schafft der Erhebungsbogen?
- Welche Arten von kommunikativen Handlungen werden allein durch den Aufbau des Erhebungsbogens nahegelegt?
- Auf welche Weise werden die dem Eintrag vorausgehenden mündlichen Interaktionen reformuliert?
- Welche sprachlichen und kommunikativen Muster bilden sich heraus und inwieweit sind sie als Kontextualisierungshinweise (bspw. für soziale Rollen) zu deuten?

Eine Textsorte wie der Erhebungsbogen soll hier nicht als Anschauungsmaterial für die Entwicklung von Fachwortschätzen oder für theoretische Auseinandersetzungen um die Bezeichnung und Ursachen von Krankheiten, sondern als Teil einer ärztlichen Praxis (vgl. auch Gawlich 2015: 91) gesehen werden. Es soll insgesamt erkennbar werden, dass es sich bei den ausgefüllten Exemplaren von Erhebungsbögen um komplexe sprachliche Akte der Wirklichkeitskonstitution bzw. des Diagnoseherstellens handelt. Generell muss berücksichtigt werden, dass die in einer Krankenakte eingetragene Diagnose und die aufgeführten Befunde mehr als flüchtige handschriftliche Vermerke sind, die etwa nur eine Memorierungsfunktion erfüllten. Sie müssen sowohl die administrative als auch die medizinische Anschlusskommunikation gewährleisten. Die zur Diagnose führenden Befunde und die mit ihr verbundenen Hypothesen müssen so präsentiert werden, dass sie für das wechselnde, für die Behandlung und Kuration jeweils zuständige Klinikpersonal, jedoch auch für eine Weiterverwertung, bspw. in Gutachten, verständlich bleiben (vgl. Ledebur 2015: 32). Die Einträge des Erhebungsbogens sind insofern mehrfachadressiert und müssen eine kollaborative Fortschreibung der Krankenakte ermöglichen.

Journal=Nr.:		Jahrgang:
Klinik für psychische und nervöse Krankheiten		
Name: Geburtstag: Stand: Geburtsort: Wohnort: Eintrittsdatum: Austrittsdatum:	Diagnose	
	Entlassen als:	
Photographische Sammlung		
Datum		Bemerkungen

Abb. 1: Typisierter Aufbau eines Erhebungsbogens aus der Gießener Universitätsklinik (19./20. Jh.).

Voraussetzungen und Bedingungen schriftlicher Diagnosen

Bisher hat das schriftsprachliche Handeln in der Medizin in der germanistischen Sprachwissenschaft weniger Aufmerksamkeit als in der Geschichtswissenschaft, Wissensgeschichte oder in der Literaturwissenschaft erhalten. In letzterer werden insbesondere die „Wirklichkeitserzählungen" des ärztlichen Personals (Klein & Martínez 2009; vgl. auch Holz 2014) thematisiert. In der Wissensgeschichte werden das „psychiatrische Aufschreibesystem" (vgl. Borck & Schäfer 2015) bzw. die „Aufzeichnungsformate" (Hess 2010: 293) nicht nur als bloße Dokumentation ärztlicher Handlungen betrachtet. Durch das Notieren von Beobachtungen, durch die Einträge in einen Erhebungsbogen und den damit oft verbundenen Rekonstruktionen von Interaktionen mit einem*einer Patienten*Patientin wird Wissen bestätigt. Die Art und Weise, was und wie etwas schriftlich niedergelegt wird, dient der Formation des „ärztlichen Blicks" (sensu Foucault 1995[1973]) bzw. der institutionellen Ausformung der Arzt-Patienten-Rollen: „Die Erzählung bringt damit sowohl den Irrsinn als auch den Experten hervor, der über Irrsinn spricht" (Wübben 2012: 153). Dabei ist darauf hinzuweisen, dass die weiteren kontextuellen Gegebenheiten – Universitätsklinik vs. Landespflegeanstalt, Schreibkultur der Klink und insbesondere des Klinikdirektors, Art der Erkrankung und Zugänglichkeit von Informationen über den*die Patienten*Patientin – und die engeren kontextuellen Gegebenheiten, eben das Vorliegen von Formularen etc., die psychiatrische Aufzeichnung bedingen. Das erzeugte Wissen ist nicht nur der Klinikadministration nützlich, sondern steuert auch den Klinikalltag und letztlich auch die damit verbundene Fach- und Wissenschaftskommunikation: „[...] Notieren, Beobachten, Ordnen und Sortieren waren der implizite Kern der psychiatrischen Methodenlehre: Sie konstituieren psychiatrische Erkenntnisobjekte und strukturierten nicht zuletzt den Alltag in der Klinik" (Borck & Schäfer 2015: 18).

Der wissensgeschichtliche Zugriff, der Praktiken und Organisationsformen der Wissensherstellung und -tradierung thematisiert, kann durch einen sprachwissenschaftlichen Zugriff vielfältig ergänzt und perspektiviert werden. Dies ist nicht nur dann der Fall, wenn man sich fragt, wie sprachliche Einheiten zum enzyklopädischen und insbesondere fachspezifischen Wissen beitragen, was Grundfragen der historischen Semantik tangiert, sondern auch dann, wenn man das prozedurale Wissen, das Wissen um die Erstellung klinikrelevanter Texte und ihre Muster betrachtet. Die Wissensgeschichte flankierend, soll im Folgenden eine textsorten- und kommunikationsgeschichtliche Perspektive auf den Erhebungsbogen als einer repräsentativen Textsorte noch stärker profiliert werden. Dass eine solche Synthetisierung im aktuellen textlinguistischen Diskurs nicht ungewöhnlich ist, zeigen etwa wissenssoziologisch inspirierte Textmodelle (vgl. Habscheid 2010; Schuster 2016).

In textsortengeschichtlicher Hinsicht ist zunächst von Bedeutung, welche Textsorten sich für die psychiatrische Aufzeichnungspraxis herausgebildet haben. Formulare wie der Erhebungsbogen besitzen eine modular aufgebaute Textstruktur, die bestimmte Nutzungsmöglichkeiten vorgibt bzw. Affordanzen besitzt. Die entsprechenden Felder sind mit bestimmten Aufgaben verbunden, denen das medizinische Personal nachzukommen hat. Dabei zeigt die jeweilige Begrenzung des Raums schon den erwarteten Formulierungsaufwand an. In unterschiedlichen textpragmatischen Ansätzen wird die Ausbildung von Textmustern an sich wiederholende kommunikative Aufgaben gebunden (etwa Sandig 2006; Fandrych & Thurmair 2011). Eine solche Aufgabe ist etwa das IDENTIFIZIEREN einer Person durch die Ermittlung zentraler biographischer Daten, die insbesondere, jedoch nicht nur für die Klinikadministration wichtig ist. Durch die vorgegebenen lexikalischen Gliederungssignale, etwa *Diagnose*, wird indiziert, welche typischen Themen behandelt werden sollen. Das frei gehaltene Feld für die Anamnese, für das Notieren von Beschwerden und Befunden, erlaubt prinzipiell eine Vielzahl von Vertextungen, die hinsichtlich ihrer Musterhaftigkeit verfolgt werden können. Der Erhebungsbogen und verwandte Formulare ermöglichen also eine in der heutigen Textlinguistik übliche mehrdimensionale Betrachtung, die typische kommunikative Aufgaben, die mit ihnen verbundenen sprachlichen Handlungen und Themen profiliert und musterhafte sprachliche Gestaltungen erfasst. Eine textpragmatische Annäherung thematisiert zudem, wer mit wem unter welchen institutionellen Bedingungen miteinander kommuniziert.

Der textsortengeschichtliche kann durch einen kommunikationsgeschichtlichen Zugang ergänzt werden (Linke 2014; 2018), der sich als „Dynamisierung der historischen Pragmatik" (Linke 2018: 352) begreift. Für einen derartigen Zugang ist zum einen zentral, dass Kommunizieren für die Ausbildung von Identität, Selbst- und Fremdverständnis, für den Aufbau von Beziehungen, jedoch auch für die Etablierung bestimmter Deutungen von und Perspektiven auf Welt als grundlegend erachtet wird. Dies gilt ebenso für dialogische wie für monologische Texte. Zum anderen soll Kommunikation immer an einem Gegenüber orientiert sein. Textproduktion wird nicht nur durch Überlegungen zum erwarteten Kreis der Adressat*innen gesteuert, sondern die Analyse von Textprodukten kann die Orientierung an einer spezifischen Rezipientenschaft und an einem vermuteten, der Textproduktion nachgelagerten Handlungsverlauf sichtbar machen. Während die Textsortengeschichte den Kontext zumeist als etwas dem Text Äußerliches konzipiert, geht die Kommunikationsgeschichte davon aus, dass der Kontext auch am Produkt und v. a. an seinen sprachlichen Mustern ersichtlich wird. Dies ist mit der Annahme verbunden, dass Muster indexikalisch wirken bzw. als Kontextualisierungshinweise zu verstehen sind. Selbstdeutungen und Beziehungskonstellationen etwa ergeben sich nicht nur durch ihre explizite und vergleichsweise seltene Thematisierung in Krankenjournalen, sondern auch durch die Art und Weise, wie obligatorische Aufgaben durchgeführt werden. Gerade die Verbalisierungen von Symptomen und generell der Verhaltensweisen von Patient*innen, für die das mittlere Feld der Abb. 1 vorgesehen ist, erlauben wesentliche Rückschlüsse auf institutionelle Rollen. Sie zeigen zudem, wie eine vorgängige Interaktion gemäß institutionellen und fachlichen Routinen reformuliert wird. Insbesondere diese Rekonstruktionen rechtfertigen es, von einer Herstellungsleistung zu sprechen.

Das Diagnostizieren als eine Herstellungsleistung zu begreifen, bedeutet nicht, dass diese ähnlich, wie zuvor an Gesprächen dargestellt, auf Merkmale wie Pragmatizität, Interaktivität oder Prozessualität zu beziehen wäre. Die schriftliche Kommunikation, sei sie auch stark kontextuell eingebunden, ermöglicht eine andere Form der Bearbeitung und der Herstellung von Wirklichkeit, die sowohl durch die Aufzeichnungsformate bedingt ist, als auch von den Erwartungen an den*die zukünftige*n Rezipient*in gesteuert wird, was wiederum mit den Erfordernissen der klinischen Binnenkommunikation korrespondiert. Das Ausfüllen des Erhebungsbogens ist ein der Beschwerdenexploration und Befundermittlung in der face-to-face-Interaktion meist nachgelagerter Akt, bei dem der*die Eintragende vor der Aufgabe steht, sich von der erfahrenen Interaktionsdynamik zu entkoppeln und einen für ein Fachpersonal lesbaren Text zu erzeugen. Dabei ist zu berücksichtigen, dass sich für die mündliche Interaktion in diesem Rahmen nur besondere Gesprächssorten (etwa professionelle, prinzipiengelenkte Befragungen) anbieten, die sich durchaus an den Standards der Lehrbuchdiagnostik (s. u.) orientieren. Das schriftliche Fixieren ist also wesentlich mehr als das Erstellen eines Gesprächstransskripts mit einer genauen Darstellung („Abbildung') von Gesprächsverläufen: Die zuvor erfahrene Interaktion ist eine Ressource, die der*die Schreibende nutzt. Dabei gilt es sich vor Augen zu führen, „[...] dass der Schriftgebrauch, Verfahren des Schreibens und mit ihnen verbundene verwaltungstechnische Vorgänge einen wesentlichen Anteil bei den Nachweisverfahren und der spezifischen Codierung der psychiatrischen Krankheit bzw. Störung hatten" (Feer 1987: 183). Dies ist im Übrigen auch dann der Fall, wenn sich die erste Diagnose auf Arztbriefe stützt.

Mit dem schriftlichen Diagnostizieren ist nun anders als bei der Betrachtung der mündlichen Arzt-Patienten-Interaktion Folgendes verbunden:
- Die Überführung ins Schriftmedium steuert die Informationen in Hinsicht auf deren Relevanz für die Diagnose und die Weiterbearbeitung des Textes in der Klinik und ggfs. auch für deren Verwertung in der fachlichen oder wissenschaftlichen Kommunikation. Dies erfordert erhebliche, fachlich-institutionell geleitete Selektionen von Daten, die damit zu institutionell relevanten Fakten (i. S.v. Felder 2013) werden. Primärdiagnosen stehen dabei besonders unter einem Anschlussgebot.
- Ferner ist mit diesen Selektionen und Relevanzsetzungen auch das Erfordernis verknüpft, einen kohärenten Text zu erzeugen: Das, was als Symptom verbalisiert wird, muss zur Diagnose passen bzw. schlüssig auf diese bezogen sein. Bezeichnungen von Symptomen präjudizieren bestimmte Diagnosetermini und stehen mit diesen in einer Wechselwirkung. Insgesamt müssen die u. a. aus der Flüchtigkeit zwischenmenschlicher Interaktionen entnommenen Informationen in eine institutionell schlüssige Form überführt werden. Dabei kann es eine hohe Indexikalität, bspw. für die in einer Klinik üblichen Verbalisierungen, besitzen, wie Äußerungen von Patient*innen sprachlich behandelt werden, ob sie etwa mittels direkter Rede zitiert oder durch indirekte Rede wiedergegeben werden. Zudem ist zu betonen, dass die Art und Weise der schriftsprachlichen Fixierung von Patientenäußerungen und auch graphologische Schreibproben (vgl. Gaderer 2015; Könemann 2015) selbst schon als Symptom einer Erkrankung behandelt werden können. Ferner müssen die Informationen, wie schon betont, auch für das ärztliche oder das Pflegepersonal verständlich sein – der situationsgebundene, empraktische Charakter des Erfahrenen muss zurückgedrängt und die Intersubjektivität der Erfahrungen plausibel gemacht werden.
- Außerdem schafft die nachträgliche Verbalisierung eine spezifische Rhetorik, die mit einer bestimmten psychiatrischen Schule verbunden sein kann. Was für eine Krankheit vorliegt, ergibt sich „in einem Wechselwirkungsprozess zwischen Krankheitsverlauf, psychiatrischer Praxis und Aufschreibesystem" (Meier 2015: 261).

Durch die Diagnose wird auf Basis des individuell Erfahrenen und des paradigmatisch Gewussten ein bestimmtes Krankheitsbild konstruiert, das auf der Beziehungsdimension die erwartbaren sozialen Rollen bestätigt. Im Unterschied zur mündlichen Arzt-Patienten-Kommunikation werden in Krankenakten noch nicht einmal Spuren prädiagnostischer Mitteilungen sichtbar.

Im Bewusstsein, dass mit dem schriftsprachlichen Diagnostizieren eine nachgelagerte Rekonstruktion verbunden ist, sollen nachfolgend an Beispielen die linguistischen Blickpunkte gezeigt werden, die für die Untersuchung des Diagnoseherstellens zentral sind. Es handelt sich um:
- die Positionierung und materielle Gestaltung von Diagnosen, die textstrukturelle Dimension;
- die Aufgaben, die mit dem Durchführen von Diagnosen verbunden sind und die mit Handlungsmustern wie dem Berichten verknüpft sein können, die textpragmatische Dimension;
- die sprachliche Gestaltung der durch den Erhebungsbogen nahegelegten und mit dem Diagnostizieren verbundenen Handlungsschritte und deren Kontextualisierungspotential in Bezug auf Rollenkonstellationen, in Bezug auf die Erhebung von Daten und auch in Bezug auf wissenschaftliche Paradigmen, die soziofunktionale Dimension.[12]

Analyseperspektiven

Mit dem modularen Aufbau des Erhebungsbogens sind kommunikative Aufgaben verbunden. Diese sind das IDENTIFIZIEREN des*der Patienten* Patientin, das DIAGNOSTIZIEREN und das SAMMELN von Patient*innendaten, um einen spezifischen Befund zu plausibilisieren. Es handelt sich einerseits um biographische Daten, andererseits um Beobachtungen, die zum Status praesens geführt haben. Diese Aufgaben sind allein durch ihr bloßes Vorliegen institutionell ratifiziert, miteinander vernetzt und im Übrigen traditionsgebunden. Während die Schreibaufgabe „Diagnose" sich zumeist nur auf einen Fachterminus beschränkt und eine unsichere Diagnose am Fragezeichen oder an Überschreibungen durch eine andere behandelnde Person sichtbar wird, zeigt die Bewältigung anderer Schreibaufgaben eine größere Variabilität:

---

[12] Die mit der Analyse von Krankenakten auch zu verbindende diskursgeschichtliche Dimension, bspw. die Erkennbarkeit psychiatrischer Schulen und deren Meinungswettbewerb, wird hier ausgeblendet.

(1) Angaben der Tochter und des Ehemannes: Seit etwa zwei Jahren ist Pat. verstimmt, immer gedrückt, weint viel. Seit etwa einem Jahr macht sie Schwierigkeiten mit dem Essen, glaubt, sie äße ihren Angehörigen alles weg und meint, die Leute sprächen darüber, daß sie nichts mehr arbeitet. Bleibt dann oft im Bett sitzen, läßt sich nicht ankleiden. [...] Seit Weihnachten ist der Zustand der Pat. noch schlimmer geworden, insofern sie noch mehr weint als früher. [...] Äußerte auch einmal, wenn ihr Leben sich nicht bessere, wolle sie selbst Schluß machen. Hat bis jetzt aber keine Selbstmordversuche unternommen. [...]

Psychischer Befund: Örtlich und zeitlich orientiert. Deprimierter, gespannter Gesichtsausdruck. Die Antworten erfolgen zögernd, mit flüsternder Stimme. Bei der Aufnahme und beim Abschied von den Angehörigen lange anhaltendes, monotones Weinen, bricht auch jetzt gleich wieder in Tränen aus. [...] (KA zu einer depressiven Patientin 1931, Universitätspsychiatrie Gießen)

(2) [Der Patient glaubt vergiftet und dann verschleppt worden zu sein]: Wer gegeben?] Immer Ärzte, wer, wisse er nicht. Er sei immer so betäubt gewesen. – Die Ärzte haben gewusst, dass er das Gift vertragen konnte und gesund würde. Manche sind gekommen, die wollten ihn vergiften – und andere, die ihn wieder vergifteten. [...] Warum nach China?] Er sei immer so betäubt gewesen, konnte sich nicht bewegen, es sei dann verschleppt worden, [...] Wo jetzt?] In Böckenburg gewesen, jetzt glaube ich Giessen in Heilanstalt. Jetzt sei er gesund, denn die Giftwirkung sei vorbei. (KA zu Hebephrenie 1930, Universitätspsychiatrie Gießen)

(1) entspricht dem rekonstruktiven Berichten, was einem tradierten fachspezifischen Stil entspricht (vgl. Schuster 2010: 157–274). Reformulierungen und der nachfolgende Befund werden klar voneinander getrennt. Die Verwendung des einschlägigen Fachvokabulars, die listende Aufführung von Symptomen sowie der Eindruck von Unmittelbarkeit, der auf eine Gleichzeitigkeit von Schreiben und Beobachtungen zu verweisen scheint, zeigen den*die Schreibenden*Schreibende als Fachexperten*Fachexpertin. Es entsteht eine für das psychiatrische Schreiben durchaus charakteristische Integration von mehreren ‚Stimmen' bzw. eine charakteristische Polyphonie. (2) gleicht mit der Verbalisierung von Frage-Antwort-Sequenzen einem Gesprächstransskript und reflektiert eine neue Orientierung in der Psychiatrie. Die sich über mehrere Seiten erstreckenden Verbalisierungen erscheinen als stenographisches Protokoll einer Befragung. Es werden keine Fachtermini verwendet und die Deutungsleistungen, die zu einer spezifischen Diagnose führen, bleiben entsprechend opak: „Für den Leser bleibt die Bedeutung des medial produzierten Überschusses des Signifikanten gänzlich offen" (Ledebur 2015: 41).

Ausgehend von (1) – insbesondere in seinem Kontrast zu (2) – lassen sich nun folgende Analyseperspektiven genauer bestimmen:

In Hinsicht auf die textstrukturelle Dimension und ihre Bedeutung für die Genese fachlichen Wissens: Der Erhebungsbogen gibt nicht nur bestimmte

Aufgaben vor. Die durch ihn nahegelegte Koppelung von Diagnose und Anamnese legt ihrerseits auch Bedingungszusammenhänge (Wenn a, dann b) und entsprechende Begründungen nahe, ohne dass diese explizit vertextet werden müssen. Die Notwendigkeit, eine Diagnose stellen zu müssen, um den institutionellen Erfordernissen gerecht zu werden, legt zudem deren Geltung nahe, was wiederum die Abgrenzbarkeit von anderen psychischen Krankheiten einschließt. Bei der engen Beziehung, die in der Psychiatrie zwischen der Notwendigkeit, anschlussfähiges Wissen zu generieren, dem Erfahren der Patient*innen und den Bedingungen des „Aufschreibesystems" besteht, ist jede Diagnose mit epistemologischen Effekten belegt: Es findet eine pragmatische Regulierung und Bestätigung des Wissens statt. Ohne dass dies im Formular reflektiert würde, wird ständig die Grenze zwischen Krankheiten, aber auch generell zwischen ‚normal' und ‚verrückt' austariert. Das betrifft einerseits die gefilterten Äußerungen von Patient*innen und ihren Angehörigen, die selbst ein bestimmtes Verhalten als ungewöhnlich einstufen (etwa „gedrückt", „weint viel"). Andererseits betrifft dies die professionellen Akteur*innen, die sich bei der Verbalisierung ihrer Eindrücke erkennbar an fachlichen Gesichtspunkten orientieren, wofür das Anführen von zeitlicher und räumlicher Orientierung oder des Gesichtsausdrucks steht (vgl. 1). Das Erkennen einer Andersheit vor dem Hintergrund einer impliziten Normalitätserwartung ist zentral und leitet möglicherweise auch die scheinbar protokollarische Darstellung von (2).

In Hinsicht auf die kommunikativ-pragmatische Dimension und die Kontextualisierung sozialer Rollen: Verschiedentlich ist der diachrone Abbau narrativer Vertextungsmuster, bezogen auf längere Fallschilderungen in Monographien und Lehrbüchern, nachgewiesen worden (vgl. etwa Taavitsainen & Pahta 2000; Pörksen 1986; Schuster 2010). Dieser Abbau lässt sich hinsichtlich aller in der Linguistik des Erzählens und in der Narratologie ermittelten Elemente verfolgen. Der Verlust erzählerischer oder schildernder Elemente zeigt sich auch an den oben angeführten Beispielen. Als eine besonders interessante Analyseperspektive darf die Darstellung des*der Patienten*Patientin, seiner*ihrer Beschwerden und die darauf folgende Vertextung der Befunde betrachtet werden. Der Verlust des Erzählens zugunsten hoch verdichteter sprachlicher Strukturen, wie sie bei der Aufzählung von Symptomen vorliegen, ist nicht nur Hinblick auf eine präferierte Fachsyntax, etwa in Bezug auf das Vorliegen von Nominalsätzen, interessant, sondern auch hinsichtlich einer Konzeptualisierung des Arzt-Patienten-Verhältnisses. Entfällt das handelnde Subjekt des*der Patienten*Patientin, entfallen ebenfalls sprachliche Mittel zur Markierung von Agentivität. Wird gleichermaßen die narrative Erzählinstanz, der*die handelnde Arzt*Ärztin, eliminiert, so führt das zum Konstatieren von Befunden, deren Genese nicht mehr deutlich wird, was auch zu einer Verobjektivierung des zumindest auch individuell Erfahrenen führt (vgl. Siebenborn

2012). So ist die berichtende Instanz in (1) auf der textlichen Oberfläche nicht mehr präsent, auch wenn die Äußerungen auf eine Ich-Perspektive zurückzuführen sind.

In Hinsicht auf die kommunikativ-pragmatische Dimension und ihr fachliches Kontextualisierungspotential: An (1) und (2) werden anhand der Vertextung auch zwei unterschiedliche wissenschaftliche Paradigmen erkennbar. Zwar etabliert sich die Psychiatrie im letzten Drittel des 19. Jh. als medizinische Disziplin, obwohl nur wenige Krankheiten, so Demenz und Paralyse, eindeutig nachzuweisen sind. Wie die Krankheiten zu bezeichnen sind, ist zu diesem Zeitpunkt oft unklar; eine häufig zu hörende Einordnung war die, dass die unterschiedlichen psychiatrischen Klassifikationen eine „babylonische Sprachverwirrung" mit sich brächten (Schuster 2010: 129–130). Der Einsatz von Experimentalpsychologie und der extensive Gewinn von Daten (und deren Statistik) sollten eine wichtige Quelle für neue Erkenntnisse sein; man erhoffte sich dadurch eine präzise Beschreibung von Symptomen. Das stenografische Protokollieren galt als epistemologischer Königsweg, der zur Wahrheit und Objektivität führen sollte: „Deren Evidenzanspruch basierte auf einer Schriftform, die nicht in absoluter Differenz zur Rede, sondern vielmehr analog dazu steht und einen Vorgang als solchen beglaubigt" (Ledebur 2015: 37). In ähnlicher Weise entstehen Atlanten, die die Patient*innen in jeder denkbaren, vermeintlich für die Krankheit charakteristischen Haltung ablichten und einen Abgleich zwischen den Krankheitsbildern ermöglichen sollen.

Zwischenfazit

Auch in der Schriftsprache kann von einem Diagnoseherstellen gesprochen werden. Der Herstellungsprozess wurde an einer Textsorte gezeigt, die für das Funktionieren des klinischen Alltags zentral war. Es wurde dafür plädiert, zwei wesentliche Voraussetzungen der Textproduktion, nämlich die Ordnung der Daten unter Relevanz- und Kohärenzgesichtspunkten, zu betrachten und insbesondere der Tatsache Rechnung zu tragen, dass interaktiv Erfahrenes für die klinische Binnenkommunikation reorganisiert wird. Die Existenz von Formularen, für die der Erhebungsbogen ein gutes Beispiel ist, ist nicht nur mit der Erfüllung kommunikativer Aufgaben verbunden, sondern die Art und Weise der Erfüllung kann sowohl zur sozialen als auch fachlichen Kontextualisierung beitragen. Ferner werden durch den Erhebungsbogen Zusammenhänge vorausgesetzt, die nicht explizit vertextet werden müssen, jedoch den klinischen Erwartungshorizont und mithin auch Normalitätserwartungen bestätigen. Das damit verbundene Wissen verweist auf den jeweiligen Reflexionsstand der Psychiatrie und kann mit wechselnden wissenschaftlichen Paradigmen in einen Zusammenhang gebracht werden.

3 Diagnosen (h)erstellen im öffentlichen Diskurs als massenmediale Faktizitätsherstellung am Beispiel des (mehrsprachigen) Impfdiskurses

Mit den folgenden Ausführungen sollen die bisherigen Darlegungen zum „Diagnose (h)erstellen" erweitert werden um die Komponente eines neuen Kommunikationsbereichs – nämlich den der Öffentlichkeit: In der im Folgenden skizzierten Diskursanalyse über den Impfstreit als europaweiten Diskursgegenstand (vgl. grundlegend dazu Atayan et al. 2020) soll für das hier fokussierte Erkenntnisinteresse gezeigt werden, wie öffentliche Diagnose-Herstellung als massenmediale Faktizitätsherstellung modelliert werden kann. Damit werden Ausdruck und Begriff der „Diagnose" im Unterschied zur bisherigen Verwendungsweise etwas anders gebraucht, gleichsam erweitert und damit in einer anderen Spielart verwendet. Ein Ziel des Beitrages besteht darin, die gesellschaftliche Relevanz dieser Erweiterung zu demonstrieren. Die gängige Sichtweise, dass medizinische Fachleute mittels medizinischer Diagnosen eine Erkrankung sachlich und begrifflich zu fixieren versuchen – und zwar auf der Basis konventionalisierter medizinischer Kategorien –, wird im Folgenden geweitet zugunsten „massenmedialer Diagnosen", die von gesellschaftlichen Diskursakteuren zur Zielerreichung gesundheitlicher Zustände in einer Gesellschaft propagiert werden und die einer diskursiven und damit auch nicht sicher antizipierbaren Aushandlung unterliegen. Diese gesellschaftspolitischen Aspekte medizinischer Provenienz sind im „Corona-Jahr" 2020 besonders evident geworden – und der Streit über die Rolle der Medien ebenso.

Wir haben es daher mit verschiedenen Diagnose-Begriffen zu tun. Das bedeutet, nicht nur der Prozess des Diagnose-(H)erstellens weist – je nach Kommunikationsbereich – Spezifika und auch Gemeinsamkeiten auf, sondern auch die Diagnose selbst, d. h. das Resultat, ist verschieden. Am Ende einer Laienentscheidung für oder gegen das Impfen steht in der Regel ein „Ja" oder „Nein", am Ende einer fachlichen Diagnose steht ein neuer Text. Im Folgenden werden dazu handlungsleitende Konzepte als Resultate einer Diskursanalyse vorgestellt, die massenmedial von Persönlichkeiten als medizinische und gesundheitspolitische Diagnose im Diskurs durchgesetzt werden sollen. Damit erweitern wir unser Verständnis von Diagnose dahingehend, dass auch Laienschaft auf Basis medizinischen Wissens eine Entscheidung für sich oder ihre Angehörigen treffen und damit Gesundheits- und Krankheitsbefunde beurteilen müssen – beispielsweise im Kontext des Impfens.

Dabei ist zu bedenken, dass medizinisch nicht geschulte Menschen in ihrem Alltag häufig Entscheidungen treffen müssen, die an sprachliche Zeichen gebunden sind und einer spezifischen kommunikativen Praxis unterliegen (vgl. grundständig zur Linguistik des Entscheidens Jacob 2017). Um solche Entscheidungen treffen zu können, müssen sie individuelle und gesellschaftliche (z. B. eine Pandemie betreffende) Gesundheits- und Krankheitszustände einschätzen und beurteilen können, also eine Diagnose erstellen (im Sinne einer Sachverhaltsfeststellung bzw. -festsetzung aktueller und zukünftiger Zustände und deren Beurteilung). Dazu orientieren sie sich an dem verfügbaren Wissen, das unter anderem in Medien vermittelt wird, aber auch in persönlichen Gesprächen mit ausgebildetem Personal oder ungeschulten Menschen entsteht. Wissenserwerb kann man als Faktizitätsherstellung auf der Basis bestimmter Daten (= uninterpretierte anerkannte Wissensbestände) auffassen (siehe grundlegend zur Unterscheidung von Daten und Fakten Felder 2013).

Zur Plausibilität der Daten-Fakten-Unterscheidung im Rahmen einer linguistischen Diskursanalyse über das Impfen sei exemplarisch auf das Datum und Faktum verwiesen, dass die Ausrottung der Pocken erfolgt ist (unstrittiges Datum) und dass dieser Umstand zu begrüßen ist (unstrittiges Faktum). Ein weiteres Beispiel für unstrittige Daten ist darin zu sehen, dass Impfungen vor Krankheiten schützen können. Dem gegenüber steht die – auf diesen Daten basierende – divergierende Faktenherstellung, dass tatsächliche oder vermeintliche Risiken beim und durch das Impfen im Vergleich zum Nutzen bestimmter Impfungen unterschiedlich eingeschätzt werden. Diese Form der Wissensgenerierung basiert auf statischen Pfeilern (= Daten), ist aber auch dynamischen Veränderungen bei der Faktengenese ausgesetzt. Das macht die Entscheidungsfindung nicht unbedingt leichter.

Das Interesse gilt demnach medizinischem und gesundheitspolitischem Wissen bzw. den Konzeptualisierungen der entsprechenden Sachverhalte. Im Zentrum steht die Frage, welche handlungsleitenden Konzepte als Orientierungskategorien von welchen Personen massemedial stark gemacht werden (verstanden als medizinische und gesundheitspolitische Diagnose gesellschaftlich wünschenswerter Zustände von Individuen und der Gesamtheit). Da diese Konzepte sich widersprechen können, werden die konfligierenden Konzepte in Form *agonaler Zentren* dargestellt (vgl. einführend zu dieser diskursanalytischen Methode Felder 2018); sie stellen diskursanalytische Interpretationskonstrukte dar. Der Wettstreit um die angemessene Konzeptualisierung von lebensweltlichen und fachlichen Sachverhalten ist durch die Gegenüberstellung divergierender Konzepte und konfligierender Geltungsansprüche deutlich zu machen, kurz: durch agonale Zentren. In einem Diskurs versuchen politische Interessierte ihre Perspektiven durchzusetzen, indem sie die zur Hervorrufung von Konzepten jeweiligen erforderlichen Sprachzeichen stark machen. Agonale Zentren (= diskursive Wettkämpfe um Geltungsansprüche und adäquate Konzeptualisierungen) legen Diskursstreitigkeiten induktiv aus dem sprachlichen Material offen. Sie verdichten und synthetisieren im Diskurs Impliziertes durch Analyse des Explizierten und machen konfligierende Konzeptualisierungen als –zwischen den Zeilen liegende – Orientierungsgrößen transparent.

Das Untersuchungsziel ist also die Analyse handlungsleitender Konzepte und agonaler Zentren als Deutungskategorien. Der Untersuchung im Sinne einer Pilotstudie liegt ein kleines Untersuchungskorpus mit 30 Pressetexten in vier Sprachen (De, En, Fr, It) zugrunde. Die Studie wurde in der interdisziplinären Arbeitsgruppe – bestehend aus Mitgliedern der Germanistik, Romanistik und Anglistik – „Europäische Diskursgemeinschaft – Perspektivenfrieden und Perspektivenstreit (EuDG)" erarbeitet (vgl. zu Aufbau, Zielsetzung, Methode, Annotationspraxis und Textkorpus den grundlegenden Aufsatz Atayan et al. 2020).

Massenmediales und öffentliches Diagnose-Erstellen lässt sich hinsichtlich seiner sozialen und semiotischen Praktiken dann optimalerweise dechiffrieren, wenn man ein tertium comparationis der Analyse zugrunde legen kann. Dies geschieht in diesem – Perspektiven offenlegenden – Projekt durch den Sprach- und Kulturvergleich. Europa stellt nicht nur eine politische und ökonomische (Werte-)-Gemeinschaft dar, sondern bildet auch einen gemeinsamen diskursiven Raum, die europäische Diskursgemeinschaft. Das Projekt basiert auf der Annahme, dass sich die Zivilgesellschaft Europas im diskursiven Umgang mit Fachinhalten und beim Transfer von Expertenwissen in die Laiensphäre in einer Diskursgemeinschaft befinden – trotz der vordergründig einzelsprachlichen Kulturbindung. Vor diesem Hintergrund fokussieren wir innerhalb des europäischen Diskursraumes *Daten* (als eine uninterpretierte Menge an Unstrittigem wie z. B. der WHO-Feststellung vom 8. Mai 1980, der gemäß die Pocken als ausgerottet gelten) und *Fakten* (als Propositionen, über deren Wahrheitsgehalt gestritten werden kann, wie z. B. der medial diskutierten Frage, durch welche Maßnahmen oder Umstände die Pocken-Ausrottung im Wesentlichen herbeigeführt wurde – durch die von der Weltgesundheitsorganisation (WHO) 1967 initiierte weltweite Impfpflicht gegen Pocken oder die verbesserten Lebensumstände).[13]

Die Grundidee dieses Kapitels könnte man mit dem reißerischen Titel „Diagnoseherstellung massenmedial" überschreiben. Eine solche postnominale Attributstellung ist charakteristisch für eine Überschrift einer Boulevardzeitung (im Stil von „Heide-Mörder gefasst" oder „Wolfsrudel erlegt"). Und darum geht es in der massenmedialen Diskursanalyse auch, um das Offenlegen von Durchsetzungspraktiken oder die Frage, wer mit welchen sprachlichen Mitteln bestimmte Perspektiven im Diskurs dominant setzen wollen. Das Verständnis des Diagnosebegriffs wird hier erweitert: Diagnosen als Aussagen über einen Zustand und seine Beurteilung sind für die ärztliche Praxis konstitutiv, wie oben gezeigt wurde. Sie sind aber auch

---

[13] Damit sprechen wir das Desiderat einer sprachvergleichenden Diskurslinguistik an (vgl. dazu auch den Ansatz einer „kontrastiven Diskursanalyse" bei Czachur (2011), die „transnationale Diskurslinguistik" bei Gür-Şeker (2012) oder die Ansätze einer sprachübergreifenden Diskurslinguistik in Gredel et al. (2018) in dem Band *Diskurs – kontrastiv* oder Mattfeldt (2018) mit einer deutsch-englischen Diskursanalyse.

für ein medizinisches Laienpublikum von grundlegender Bedeutung, wenn es um medizinische und gesundheitspolitische Entscheidungen – die Zukunft von Individuen in Kollektiven betreffend – geht. In diesem Kontext kann man über die öffentliche gesundheits- und gesellschaftspolitische Impfdebatte sagen, dass ihr ein Perspektivenstreit immanent ist, wobei jede Perspektive spezifische Referenzpunkte als handlungsleitend und maßgeblich konstituiert, um ihre Sichtweise plausibel zu machen. Die herauszuarbeitenden Perspektiven charakterisieren viele Konflikte dieses Diskurses.

Und was muss das Zoon politikon leisten? Es muss sich ein Bild machen und eine Impfentscheidung für sich und die Kinder treffen – nämlich eine medizinische Laiendiagnose erstellen. Haben wir in der Einleitung mit Bezug auf das Standardwerk *Pschyrembel – Klinisches Wörterbuch* unter Diagnose eine „überzeugende Zuordnung von Beschwerdebildern zu einem Krankheitsbegriff" verstanden, so wird im Folgenden – etwas erweitert – darunter eine „abgegebene Feststellung, Beurteilung über den Zustand der Beschaffenheit von etwas" (*Duden – Das große Fremdwörterbuch* 2000) verstanden. Dieses Etwas ist der komplexe fachliche Sachverhalt behaupteter *Korrelationen* (Wechselbeziehung oder Zusammenhang zwischen statistischen Ergebnissen, die durch Wahrscheinlichkeitsrechnung ermittelt werden) oder *Kausalitäten* (der Zusammenhang von Ursache und Wirkung bzw. Form des objektivierten Wirkungszusammenhanges zwischen Dingen, Prozessen, Systemen, bei dem die Ursache unter bestimmten Bedingungen mit Notwendigkeit die Wirkung hervorruft) von zwei Phänomenen – nämlich einer bestimmten Impfung bzw. dem Unterlassen einer Impfung einerseits und den in der Folge auftretenden unerwünschten Beeinträchtigungen körperlicher Art andererseits. Dazu werden in den Printmedien mono- und polykausale Erklärungsversuche von erwünschten oder unerwünschten Körperzuständen von Individuen und Gemeinschaften auf einer bestimmten Datenbasis diskutiert (also eine multifaktorielle Ursachenerörterung durchgeführt).

Zwei Beispiele seien angeführt, um diese abstrahierte Formulierung zu veranschaulichen: In der Pilotstudie finden sich Belege für die Behauptung, eine unerwünschte Beeinträchtigung durch Impfungen könne das Auftreten von Heuschnupfen sein. Gleichermaßen finden sich viele Belege, die sich bei Nicht-Impfung mit der Wahrscheinlichkeit auseinandersetzen, dass – als eine unerwünschte Beeinträchtigung– eine Gehirnentzündung in Folge von Masern-Erkrankungen auftreten kann.

Diese Diagnosen (Zustandsbeurteilungen) beziehen sich also nicht nur auf empirisch nachweisbare oder akute Krankheiten, sondern (zukunftsorientiert und Entscheidungsbedarf implizierend) auch auf zu antizipierende Beeinträchtigungen, mögliche Schädigungen und die Wahrscheinlichkeit eines Krankheitsausbruchs. Und um das Bild fortzusetzen: Die mögliche Medikation (hier der Impfstoff) muss hinsichtlich erwünschter und unerwünschter potentieller Wirkungen bedacht werden. Eltern müssen also diagnostizieren, abwägen. Diagnostizieren (= also einen Zustand beurteilen) bedeutet hier also etwas erweitert, mögliche Krankheitszustände zu antizipieren und entsprechende Entscheidungen in Bezug auf medizinische Maßnahmen zu treffen. Die Informationsbasis besteht aus Presseberichten, Internetplattformen und Gesprächen mit ausgebildetem Personal oder ungeschulten Menschen.

Die hier zugrunde gelegte Methode der linguistischen Diskursanalyse folgt dem Ansatz der pragma-semiotischen Textarbeit (Felder 2018), wie er in verschiedenen Publikationen an unterschiedlichen Diskursen wie beispielsweise zur „Palliativmedizin/Sterbehilfe" (Felder 2015) und dem „rechtlichen und außerrechtlichen Sterbehilfe-Diskurs" (Felder, Luth &Vogel 2016) dargelegt wurde. Es handelt sich um eine korpusbasierte, kontrastive Methodologie, die qualitative und quantitative Verfahren kombiniert.[14] Dies geschieht, um sprachgebundene Sachverhaltsdarstellungen, Diskursperspektiven, Denkstile und Interpretationsroutinen transparent zu machen. Die Methode und die einzelnen Verfahrensschritte werden mit Verweis auf die Literatur zu den eben erwähnten Diskursanalysen und aufgrund von Umfangsbeschränkungen hier nicht dargelegt, sondern es werden nur ausgewählte Untersuchungsergebnisse der Pilotstudie resümiert.

Im Rahmen der erwähnten Pilotstudie von 30 Pressetexten zum Impfen (und zwar in jeder Untersuchungssprache) hat die Projektgruppe „Europäische Diskursgemeinschaft – Perspektivenfrieden und Perspektivenstreit (EuDG)" 36 agonale Zentren eruiert (vgl. Atayan et al. 2020, dort die Auflistung im Anhang). Im Folgenden werden nur wenige vorgestellt, die dem Zweck dienen, die medial konstituierten Konzeptualisierungen zu explizieren, auf deren Grundlage Leser eine Diagnose im weiteren Begriffsverständnis (= Beurteilung eines Zustandes mit Entscheidungsimplikation für oder gegen Impfen) erstellen. Diese Konzepte spielen dann selbstredend ebenfalls in der privaten Kommunikation oder in der Arzt-Patienten-Kommunikation eine tragende Rolle.

Bevor im Folgenden tabellarisch und exemplarisch agonale Zentren aufgelistet werden, seien wenige Gesichtspunkte angerissen. Gesundheits- und gesellschaftspolitisch betrachtet könnte man cum grano salis über die öffentliche Impfdebatte sagen: Neben einer individuellen Perspektive findet sich im Diskurs eine Gemeinwohlperspektive – oder etwas genauer formuliert: Neben der individuellen Perspektive antizipierter Risiken und Wahrscheinlichkeiten, von möglichen Krankheiten und Impfnebenwirkungen betroffen zu sein, ist eine weitere Sichtweise, die

---

14 Vgl. zur Methodologie der linguistischen Agonalitätsforschung Mattfeldt (2018) mit ihrer deutsch-englischen Diskursstudie zur sprachvergleichenden Kombination qualitativer und quantitativer Verfahren, welche sprachliche und visuelle Formen des diskursiven Wettstreits anzeigen.

Gemeinwohlperspektive des Schutzes des Kollektivs, relevant (auch derjenigen, die kurz nach der Geburt noch nicht geimpft werden können).

In der folgenden Abbildung werden exemplarisch agonale Zentren aus der Diskursanalyse über das Impfen als europaweiten Diskursgegenstand in Tabellenform zusammengeführt. Ein agonales Zentrum besteht aus zwei sich widersprechenden handlungsleitenden Konzepten: Dieses Verhältnis ist durch den Gegensatzpfeil illustriert, das handlungsleitende Konzept links des Pfeiles steht also im konzeptionellen Gegensatz zum rechts des Pfeiles formulierten Konzept.

Konzepte mittleren Abstraktionsgrades als handlungsleitende Konzepte: Agonale Zentren (Konzeptualisierungskonkurrenzen) als Interpretationskonstrukte

›Kollektivinteresse: Bei der Entscheidung für bzw. gegen eine Impfung wird vor allem das Wohl der Allgemeinheit in den Blick genommen‹	⟵⟶	›Individualinteresse: Bei der Entscheidung für bzw. gegen eine Impfung wird vor allem das Wohl des Einzelnen in den Blick genommen‹
›Kollektivverantwortung: Die Gesundheit des Einzelnen liegt auch in der Verantwortung der Gesellschaft insgesamt‹	⟵⟶	›Individualverantwortung: Jedes Individuum ist selbst für seine Gesundheit verantwortlich‹
›Staatliche Regulierungsbefugnis: Der Staat sollte eine Impfpflicht einführen‹	⟵⟶	›Individuelle Entscheidungsfreiheit: Der Staat sollte sich in die Entscheidung für oder gegen Impfung nicht einmischen‹
›Die Konsequenzen von Nicht-Impfungen sind nachteiliger als die Konsequenzen von Impfungen‹	⟵⟶	›Die Konsequenzen von Impfungen sind nachteiliger als die Konsequenzen von Nicht-Impfungen‹
›Die Parteien und ihre Argumente für bzw. gegen Impfung werden ernst genommen‹	⟵⟶	›Die Parteien und ihre Argumente für bzw. gegen Impfung werden nicht ernst genommen, sondern vereinfacht bestimmten Kategorien zugeordnet‹
›Recht von Institutionen bzgl. medizinischer Vorgaben: Die Aufnahme-Verweigerung von ungeimpften Kindern in Kitas, Krabbelgruppen usw. wird befürwortet‹	⟵⟶	›Pflicht des Individuums zur Einhaltung medizinischer Verhaltenskodizes: Die Aufnahme-Verweigerung von ungeimpften Kindern in Kitas, Krabbelgruppen usw. wird abgelehnt‹

(fortgesetzt)

›Die Impfrisiken werden in Frankreich transparent behandelt‹	›Die Impfrisiken werden in Frankreich intransparent behandelt‹
›Statistiken als Basis für Entscheidungen zum Thema Impfung‹	›Gefühle als Basis für Entscheidungen zum Thema Impfung‹

Zwischenfazit

Auch in Massenmedien werden Diagnosen in dem oben erweiterten Sinne erstellt und den Diagnosen der Diskursakteure liegen handlungsleitende Konzepte zugrunde. Die linguistische Diskursanalyse (LDA) im Paradigma der pragma-semiotischen Textarbeit (Felder 2018) setzt sich zum Ziel, diese zwischen den Zeilen wirkenden Konzeptualisierungen im Diskurswettbewerb offenzulegen – und zwar als agonale Zentren in Form von Deutungs- und Interpretationskonstrukten.

Diskursakteure versuchen in der Gesellschaft durch die Dominantsetzung ihrer sprachlichen Mittel die damit verbundene Perspektive durchzusetzen und die Diskurshoheit zu erobern bzw. ihr handlungsleitendes Konzept als plausibel zu etablieren. Es handelt sich dabei um eine Form der Faktizitätsherstellung auf der Basis von Daten, die unstrittig sind oder als unstrittig deklariert werden. Fakten werden auf der Basis solcher Daten generiert, sprich hergestellt. Die Individuen müssen (vor dem Hintergrund wissenschaftlich unstrittiger Befunde) in der Wahrnehmung dieser Fakten ihre medizinischen Entscheidungen treffen.

4 Synopse zu drei Ausprägungen des Diagnosen-(H)erstellens

Diagnosen stellen einen zentralen Bestandteil medizinischen Handelns dar und sind ohne Kommunikation nicht denkbar. Kommunikation basiert auf unterschiedlichen Wissensbeständen der Interaktionsbeteiligten. Wenn es um die Herstellung eines medizinisch relevanten Sachverhalts geht, so spielen die Sachverhaltsdarstellungen der Lai*innen ebenso eine Rolle wie die der Expertenschaft. Die dabei einschlägigen medizinischen Informationen, die z. B. durch vorgängige Arzt-Patienten-Kommunikation gewonnen werden, haben einen erheblichen Einfluss auf nachfolgende Entscheidungen und Handeln; sie basieren auf Vorerfahrungen des jeweiligen Fachbereichs oder benachbarter Fachgebiete. Es geht um die Erfassung und Verbalisierung von (gegenwärtigen oder prognostizierten) Symptomen und ihre Zuordnung in medizinische Kategorien (entweder als unerwünschte Krankheit oder als gewünschter Gesundheitszustand modelliert). Diagnosen sind demnach eine Zuordnung von Variablen (Symptomen) zu Kategorien (Krankheits- und Gesundheitszuständen).

Der sprachliche Anteil bei der Er- und Herstellung einer Diagnose ist grundlegend und wissenskonstitutiv – und zwar im Gespräch (z. B. Arzt-Patienten-Kommunikation), in schriftlichen Textsorten (z. B. Krankenakten, Dateien) und im öffentlichen Diskurs (z. B. Pressetexte). Medizinwissenschaftliche wie allgemeingesellschaftliche Aspekte müssen bei linguistischer Fragestellung und Methodologie, die diagnostisches Geschehen untersuchen, berücksichtigt werden. Die sprachwissenschaftliche und kommunikationsgeschichtliche Untersuchung diagnostischen Handelns (in schriftlichen Texten und mündlicher Interaktion oder bei massenmedialer Faktizitätsherstellung) arbeitete Überschneidungen heraus, aber natürlich vor allem auch Besonderheiten.

Folgende Spezifika des Diagnose-(H)Erstellens sind in den drei Kommunikationsformaten festzuhalten: Im ersten Kapitel (unter Federführung von Thomas Spranz-Fogasy) wurde gezeigt, wie Diagnose kollaborativ hergestellt wird. Dabei ist die verwendete Lexik hinsichtlich ihrer Präzision und Unterbestimmtheit in dem Spannungsverhältnis von Fachlichkeit und Alltäglichkeit angesiedelt. Ihre Rolle beim Sprachhandeln ist interaktiv und gesprächsanalytisch untersucht worden und hinsichtlich der Praktiken analysiert worden, mit welchen Zeichen Unsicherheit bei diagnostischer Wissensherstellung angezeigt wird.

Im zweiten Kapitel (von Britt-Marie Schuster erarbeitet) wurde transparent gemacht, wie Diagnosen auf Vorwissen, Vorerfahrungen, auf Krankheitsverlauf und deren Verbalisierung basieren. Am Beispiel der sich im 19. und 20. Jahrhundert entwickelnden klinischen Psychiatrie wurde dort eine text- und kommunikationsgeschichtliche Sicht auf schriftliche Texte und insbesondere auf den Erhebungsbogen entfaltet. Im Aufmerksamkeitsfokus stand die Reorganisation des Mündlichen im a posteriori schriftlich erstellten Text. Der Erhebungsbogen enthält ausdrucksseitige Muster an der Oberfläche, deren Herausarbeitung zeigt, mit welchen sprachlichen Mitteln durch Sprachhandeln Aufgabenroutinen bewältigt werden. Die an die Textsorte „Erhebungsbogen" gebundenen Aufgaben und deren Ausführung können indexikalisch unter sozialen und fachlichen Aspekten gedeutet werden. Die Gesichtspunkte des Vorwissens und der Anordnung von Wissensbeständen spielen auch Fachunkundigen eine Rolle. Insofern fachliches Wissen in ausdrucksseitigen Mustern an Lai*innen vermittelt wird, wird ihre Repetition im nicht-fachlichen Gemeinsprachengebrauch dann erleichtert und damit die Aufnahme in den semi-fachlichen Wissensbestand vorbereitet, wenn sie massenmedial breit rezipiert werden und aufgrund der schriftlichen Fixierung leicht in den eigenen Wortschatz und in persönliche Formulierungsformen integriert werden können.

Das dritte Kapitel (von Ekkehard Felder entfaltet) fokussiert den sprachlichen Wettstreit (um die angemessene Konzeptualisierung von lebensweltlichen und fachlichen Sachverhalten) zwischen kontroversen Positionen zum Impfen und will die zwischen den Zeilen liegenden und divergierenden Konzeptualisierungen (agonale Zentren) offenlegen. *Diagnostizieren* wurde begrifflich am Beispiel des Impfdiskurses erweitert. Dazu wurden die Ergebnisse einer mehrsprachigen Diskursanalyse zum Impfen (Atayan et al. 2020) vorgestellt, die exemplarisch zeigt, wie Diskursakteur*innen durch den Einsatz spezifischer sprachlicher Mittel handlungsleitende Konzepte evozieren, um ihre Geltungsansprüche in Diskursen zu umstrittenen Wissensbeständen durchzusetzen (hier über das Impfen). Wissen wird dabei weniger als statisch gegeben verstanden, sondern unter dem Aspekt des sprachlichen Handelns als dynamischer Aushandlungsprozess gefasst. Dabei ist zu beachten, und dieser Umstand verschärft die Problemlage, dass Wissen dynamisch ist, auch wenn es auf bestimmten statisch festen Pfeilern ruht. Dieser – vor allem für medizinische Lai*innen einschlägige – Problemkreis sollte mittels der Daten-Fakten-Unterscheidung operationalisiert werden. Lai*innen müssen im Alltag medizinrelevante Entscheidungen für oder gegen das Impfen treffen. Dazu erstellen sie Diagnosen (Beurteilung eines Zustandes mit Entscheidungsimplikation) auf Grundlage der ihnen zugänglichen Datenbasis, indem sie Fakten generieren, auf die sie ihre Entscheidungen gründen. Hier interessiert die Informationsdarbietung in Medien, welche die Grundlage der Entscheidung darstellt (nicht der Prozess des Entscheidens selbst). Lai*innen orientieren sich an diesem verfügbaren Wissen (an handlungsleitenden Konzepten). Deutlich wird dabei, wie Faktizitätsherstellung in Massenmedien als ein Diagnostizieren im öffentlichen Raum aufgefasst werden kann. Handlungsleitende Konzepte verdichten und synthetisieren im Diskurs Impliziertes durch Analyse des Explizierten.

Nach der Synopse der Spezifika sollen abschließend aus sprachwissenschaftlicher Sicht die Überschneidungen des Phänomens *Diagnose (h)erstellen* ins Bewusstsein gerufen werden. In diesem Zusammenhang ist zum einen interaktionale Sachverhaltskonstitution bzw. -ermittlung unter Berücksichtigung von fachlichem und laienhaftem Vorwissen sowie die Sachverhaltsbewertung durch Laien und Experten zu sehen. Zum anderen ist allen drei Zugängen die je kontextuelle und situationsspezifische Gebundenheit des Diagnostizierens gemeinsam. Weisen die Medialitäten des Geschriebenen und Gesprochenen selbstredend Besonderheiten auf, so ist beiden Medialitäten aus semiotischer Sicht gemeinsam, dass die Zeichen eine Sprachgebrauchsvorerfahrung (Prägung) mitbringen, die je einzelkontextuell eingefangen und anschließend kontextabstrahiert fixiert werden müssen. Das Spannungsverhältnis zwischen einzelkontextgebundener Wissensgenese und kontexttranszendenter Abstraktion ist Segen und Fluch zugleich: Der singuläre Kontext individuiert die Einzelfaktoren – schließlich gehen damit oft Entscheidungen einher – und wird idealiter dem Einzelnen gerecht. Gesamtgesellschaftlich interessant ist der Einzelkontext hingegen jedoch erst, wenn er zu allgemeineren Symptomen-Medizinkategorien-Zuordnungsverhältnissen (= Diagnosen) beiträgt. Damit geht allerdings eine Unsicherheit, eine Unterbestimmtheit – um nicht zu sagen – eine Unzuverlässigkeit einher, welche das Fällen von Entscheidungen erschwert, weil das Herstellen und Erstellen von Diagnosen dynamisch und nicht vollständig antizipierbar ist.

Literatur

Atayan, Vahram, Ekkehard Felder, Bettina Fetzer, Anna Mattfeldt, Daniele Moretti, Annika Straube & Daniel Wachter (2020): Europäische Diskursgemeinschaft. Projektskizze einer sprachvergleichenden Diskursanalyse. *Linguistik online* 103 (3).

Borck, Cornelius & Armin Schäfer (Hrsg.) (2015): *Das psychiatrische Aufschreibesystem. Wahnsinn und Methode. Notieren, Ordnen, Schreiben in der Psychiatrie.* Paderborn: Wilhelm Fink.

Burg, Engelina von (1990): *Die schriftliche Arbeitssprache der Medizin. Eine linguistische Untersuchung am Beispiel der Krankenakte.* Bern u.a.: Peter Lang.

Busch, Albert & Spranz-Fogasy, Thomas (Hrsg.) (2015). *Handbuch „Sprache in der Medizin".* Handbücher Sprachwissen hrsg. v. Ekkehard Felder & Andreas Gardt, Bd. 11, Berlin: de Gruyter.

Czachur, Waldemar (2011): *Diskursive Weltbilder im Kontrast: linguistische Konzeption und Methode der kontrastiven Diskursanalyse deutscher und polnischer Medien.* Wrocław: Oficyna Wydawnicza ATUT.

Deppermann, Arnulf (1999): *Gespräche analysieren. Eine Einführung in konversationsanalytische Methoden* (Qualitative Sozialforschung 3). 2. Aufl. Opladen: Leske und Budrich.

Deppermann, Arnulf (2015): Pragmatik revisited. In Ludwig M. Eichinger (Hrsg.), *Sprachwissenschaft im Fokus. Positionsbestimmungen und Perspektiven*, 323–352. Berlin, Boston: De Gruyter.

Ditz, Susanne (2006): Diagnoseübermittlung, Entscheidungsfindung und präoperatives Aufklärungsgespräch. Diagnose Brustkrebs: „Breaking bad news". In Susanne Ditz, Christa Diegelmann & Margarete Isermann (Hrsg.), *Psychoonkologie – Schwerpunkt Brustkrebs*, 167–174. Stuttgart: Wissenschaftliche Verlagsgesellschaft.

Duden – Das große Fremdwörterbuch. Mannheim 2000.

Epstein, Ronald (2017): *Attending: medicine, mindfulness, and humanity.* New York: Scribner.

Fandrych, Christian & Maria Thurmair (2011): *Textsorten im Deutschen: linguistische Analysen aus sprachdidaktischer Sicht* (Stauffenburg Linguistik 57). Tübingen: Stauffenburg.

Feer, Hans (1987): *Die Sprache der Psychiatrie. Eine linguistische Untersuchung.* Berlin: Springer.

Felder, Ekkehard (2013): Faktizitätsherstellung mittels handlungsleitender Konzepte und agonaler Zentren. Der diskursive Wettkampf um Geltungsansprüche. In Ekkehard Felder (Hrsg.), *Faktizitätsherstellung in Diskursen. Die Macht des Deklarativen*, 13–28. Berlin, Boston: De Gruyter.

Felder, Ekkehard (2015): Lexik und Grammatik der Agonalität in der linguistischen Diskursanalyse. In Heidrun Kämper & Ingo Warnke (Hrsg.), *Diskurs – interdisziplinär. Zugänge, Gegenstände, Perspektiven* (Diskursmuster – Discourse Patterns, Bd. 6), 87–121. Berlin, Boston: De Gruyter.

Felder, Ekkehard (2018): Linguistische Diskursanalyse im Paradigma der pragma-semiotischen Textarbeit. Agonale Zentren als Deutungskategorien. In Jörg Hagemann & Sven Staffeldt (Hrsg.), *Pragmatiktheorien II. Diskursanalysen im Vergleich*, 19–42. Tübingen: Stauffenburg.

Felder, Ekkehard, Janine Luth & Friedemann Vogel (2016): ‚Patientenautonomie' und ‚Lebensschutz': Eine empirische Studie zu agonalen Zentren im Rechtsdiskurs über Sterbehilfe. *Zeitschrift für germanistische Linguistik* (44), 1–36.

Foucault, Michel (1995 [1973]): *Wahnsinn und Gesellschaft. Eine Geschichte des Wahns im Zeitalter der Vernunft* (suhrkamp taschenbuch wissenschaft 39). 11. Aufl. Frankfurt a.M.: Suhrkamp. [Aus dem Frz. von Ulrich Köppen. Frz. Erstausgabe: Histoire de la folie. Paris: Plon 1961].

Gaderer, Rupert (2015): ‚Querulantenwahnsinn'. Papierflut, Graphologie und Rechtsgefühl. In Cornelius Borck & Armin Schäfer (Hrsg.), *Das psychiatrische Aufschreibesystem. Wahnsinn und Methode. Notieren, Ordnen, Schreiben in der Psychiatrie*, 181–199. Paderborn: Wilhelm Fink.

Gawlich, Max (2015): Tabellen, Kurven, Schocks. Somatische Therapien und ihre Aufschreibesysteme. In Cornelius Borck & Armin Schäfer (Hrsg.), *Das psychiatrische Aufschreibesystem. Wahnsinn und Methode. Notieren, Ordnen, Schreiben in der Psychiatrie*, 77–91. Paderborn: Wilhelm Fink.

Gredel, Eva, Heidrun Kämper, Ruth M. Mell & Janja Plajnar Hrsg.) (2018): *Diskurs – kontrastiv: Diskurslinguistik als Methode zur Erfassung transnationaler und sprachübergreifender Diskursrealitäten* (Sprache – Politik – Gesellschaft 23). Bremen: Hempen.

Gür-Şeker, Derya (2012): *Transnationale Diskurslinguistik: Theorie und Methodik am Beispiel des sicherheitspolitischen Diskurses über die EU-Verfassung in Deutschland, Großbritannien und der Türkei*. Bremen: Hempen.

Habscheid, Stephan (2010): *Text und Diskurs*. Paderborn: Wilhelm Fink.

Hampton JR, MJG Harrison, JRA Mitchell, JS Prichard, C Seymor (1975): Relative contributions of history-taking: physical examination and laboratory investigation to diagnosis and management of medical outpatients. *British Medical Journal* 2 (5969), 486–489.

Heath, Christian (1986): *Body movement and speech in medical interaction* (Studies in emotion and social interaction). Cambridge: Cambridge Univ. Pr.

Heritage, John (2010): Questioning in Medicine. In Alice Freed & Susan Ehrlich (Hrsg.), *Why Do You Ask? The Function of Questions in Institutional Discourse*, 42–68. Oxford: Oxford University Press.

Heritage, John & Tanya Stivers (1999): Online Commentary in acute medical visits: a method of shaping patient expectations. *Social Science & Medicine* 49 (11), 1501–1517.

Hess, Volker (2010): Formalisierte Beobachtung. Die Genese der modernen Krankenakte am Beispiel der Berliner und Pariser Medizin (1725–1830). *Medizinhistorisches Journal* 45 (3/4), 293–340.

Holz, Simone (2014): *Die tiefenpsychologische Krankengeschichte zwischen Wissenschafts- und Weltanschauungsliteratur (1905–1952): eine gattungstheoretische und -historische Untersuchung*. Frankfurt a.M. u.a.: Peter Lang.

Jacob, Katharina (2017): *Linguistik des Entscheidens. Eine kommunikative Praxis in funktionalpragmatischer und diskurslinguistischer Perspektive* (Sprache und Wissen 27). Berlin, Boston: De Gruyter.

Klein, Christian & Matías Martínez (Hrsg.) (2009): *Wirklichkeitserzählungen. Felder, Formen und Funktionen nicht-literarischen Erzählens*. Stuttgart: Metzler.

Koerfer, Armin & Christian Albus (Hrsg.) (2018): *Kommunikative Kompetenz in der Medizin*. Göttingen: Verlag für Gesprächsforschung. (http://www.verlag-gespraechsforschung.de/2018/koerfer.html; letzter Zugriff: 11.11.2020).

Könemann, Sonja (2015): Anamnesen – Anekdoten – Abenteuer. Fabulieren im Aufschreibesystem der Psychiatrie. In Cornelius Borck & Armin Schäfer (Hrsg.), *Das psychiatrische Aufschreibesystem. Wahnsinn und Methode. Notieren, Ordnen, Schreiben in der Psychiatrie*, 201–222. Paderborn: Wilhelm Fink.

Ledebur, Sophie (2015): Verstetigen eines Moments. Zum Verfahren des stenographischen Protokollierens in der Psychiatrie. In Cornelius Borck & Armin Schäfer (Hrsg.), *Das psychiatrische Aufschreibesystem. Wahnsinn und Methode. Notieren, Ordnen, Schreiben in der Psychiatrie*, 29–54. Paderborn: Wilhelm Fink.

Lindner, Bettina (2018): *Medizinische Gutachten des 17. und 18. Jahrhunderts. Sprachhistorische Untersuchungen zu einer Textsortenklasse* (LinguaAcademica 2). Berlin, Boston: De Gruyter.

Linke, Angelika (2014): Kommunikationsgeschichte. In Vilmos Ágel & Andreas Gardt (Hrsg.), *Paradigmen der aktuellen Sprachgeschichtsforschung* (Jahrbuch für Germanistische Sprachgeschichte 5), 22–45. Berlin, Boston: De Gruyter.

Linke, Angelika (2018): Kulturhistorische Linguistik. In Arnulf Deppermann, Arnulf & Silke Reineke (Hrsg.), *Sprache in kommunikativen, interaktiven und kulturellen Kontexten* 347–384. Berlin, Boston: De Gruyter.

Maynard, Douglas W. (2003): *Bad News, Good News: Conversational Order in Everyday Talk and Clinical Settings*. Chicago: University of Chicago Press.

Maynard, Douglas W. & Richard M. Frankel (2006): On diagnostic rationality: bad news, good news, and the symptom residue. In John Heritage & Douglas W. Maynard (Hrsg.), *Communication in Medical Care: Interaction Between Primary Care Physicians and Patients* 248–278. Cambridge: Cambridge University Press.

Mattfeldt, Anna (2018): *Wettstreit in der Sprache. Ein empirischer Diskursvergleich zur Agonalität im Deutschen und Englischen am Beispiel des Mensch-Natur-Verhältnisses* (Sprache und Wissen 32). Berlin, Boston: De Gruyter.

Meier, Marietta (2015): Progredienter Verlauf. Koordinaten einer Krankengeschichte. In Cornelius Borck & Armin Schäfer (Hrsg.), *Das psychiatrische Aufschreibesystem. Wahnsinn und Methode. Notieren, Ordnen, Schreiben in der Psychiatrie*, 245–263. Paderborn: Wilhelm Fink.

Peräkylä, Anssi (1998): Authority and intersubjectivity: the delivery of diagnosis in primary health care. *Social Psychology Quarterly* 61, 301–320.

Peräkylä, Anssi (2002): Agency and authority: extended responses to diagnostic statements in primary care encounters. *Research on Language and Social Interaction*, 35 (2), 219–247.

Pörksen, Uwe (1986): *Deutsche Naturwissenschaftssprachen. Historische und kritische Studien* (Forum für Fachsprachen-Forschung 2). Tübingen: Narr.

Pschyrembel Klinisches Wörterbuch (2011). 262 Aufl. Berlin, New York: De Gruyter.
Ripke, Thomas (1994). *Patient und Arzt im Dialog. Praxis der ärztlichen Gesprächsführung*. Stuttgart, New York: Thieme.
Roche Lexikon Medizin (2006). München [1984]: Urban & Schwarzenberg.
Robinson, Jeffrey & John Heritage (2006): Physicians' Opening questions and Patients' Satisfaction. *Patient Education and Counseling* 60, 279–285.
Sandig, Barbara (2006): *Textstilistik des Deutschen*. 2., völlig neu bearb. und erw. Auflage. Berlin u.a.: De Gruyter.
Schuster, Britt-Marie (2010): *Auf dem Weg zur Fachsprache. Sprachliche Professionalisierung in der psychiatrischen Schreibpraxis (1800–1939)*. Tübingen: Niemeyer.
Schuster, Britt-Marie (2016): Elemente einer Theorie des Textsortenwandels – Eine Bestandsaufnahme und ein Vorschlag. In Britt-Marie Schuster & Susan Holtfreter (Hrsg.), *Textsortenwandel vom 9. Bis 19. Jahrhundert*, 25–44. Berlin: Weidler.
Siebenborn, Eva (2012): Darstellungsprobleme im medizinischen Fallbericht am Beispiel einer ‚Hystérie Pulmonaire' (1888). In Rudolf Behrens & Carsten Zelle (Hrsg.), *Der ärztliche Fallbericht. Epistemische Grundlagen und textuelle Strukturen dargestellter Beobachtung*, 107–135. Wiesbaden: Harrassowitz.
Spranz-Fogasy, Thomas (1987): Alternativen der Gesprächseröffnung im ärztlichen Gespräch. *Zeitschrift für Germanistische Linguistik* 3, 293–302.
Spranz-Fogasy, Thomas (2005): Kommunikatives Handeln in ärztlichen Gesprächen. In Mechthild Neises, Susanne Ditz & Thomas Spranz-Fogasy (Hrsg.), *Psychosomatische Gesprächsführung in der Frauenheilkunde. Ein interdisziplinärer Ansatz zur verbalen Intervention*, 14–47. Stuttgart: Wissenschaftliche Verlagsgesellschaft
Spranz-Fogasy, Thomas (2010): Verstehensdokumentation in der medizinischen Kommunikation: Fragen und Antworten im Arzt-Patient-Gespräch. In Arnulf Deppermann, Ulrich Reitemeier, Reinholf Schmitt & Thomas Spranz-Fogasy (Hrsg.), *Verstehen in professionellen Handlungsfeldern* (Studien zur Deutschen Sprache 52), 27–116. Tübingen: Narr.
Spranz-Fogasy, Thomas (2014). *Die allmähliche Verfertigung der Diagnose im Reden. Prädiagnostische Mitteilungen im Gespräch zwischen Arzt und Patient*. Berlin, Boston: De Gruyter.
Stivers, Tanya (1998): Pre-diagnostic commentary in veterinarian-client interaction. *Research on Language and Social Interaction*, 31 (2), 241–277.
Stivers, Tanya (2007): *Prescribing under pressure: Parent-physician conversations and antibiotics*. New York: Oxford University Press.
Taavitsainen, Irma & Päivi Pahta (2000): Conventions of professional writing: The medical case report in a historical perspective. *Journal of English Linguistics* 28 (1), 60–76.
Washer, Peter (2009): *Clinical Communication Skills*. Oxford: University Press.
Wübben, Yvonne (2012): Die kranke Stimme. Erzählinstanz und Figurenrede im Psychiatrie-Lehrbuch des 19. Jahrhunderts. In Rudolf Behrens & Carsten Zelle (Hrsg.), *Der ärztliche Fallbericht. Epistemische Grundlagen und textuelle Strukturen dargestellter Beobachtung*, 151–170. Wiesbaden: Harrassowitz.

Sprachwissenschaftliche Zugänge I:
Spezifik von Sprach-/Diskurshandlungen in medizinisch-therapeutischen Zusammenhängen

Heike Ortner
Einleitung: Spezifik von Sprach-/Diskurshandlungen in medizinisch-therapeutischen Zusammenhängen

Arzt-Patienten-Gespräche sind seit Jahrzehnten ein zentraler Gegenstand der angewandten Gesprächsforschung, häufig mit dem Anspruch, einen Beitrag zur Verbesserung der Arzt-Patienten-Kommunikation (APK) zu leisten, indem disruptive Strukturen sowie Gesprächsstrategien, die Missverständnisse und Machtgefälle begünstigen, bewusstgemacht werden. Einige Schlüsselwerke der interaktionalen Analyse von APK seien in der Folge hervorgehoben:
- Heath (1986) schuf zentrale methodologische und theoretische Grundlagen für die Analyse von medizinischem Datenmaterial.
- Die ethnomethodologischen Studien von Goodwin (u. a. 2000, 2003) beziehen sich auf die Kommunikation mit Aphasie-Patient*innen.
- Mit sprachlichen Prozeduren aus funktionalpragmatischer Sicht setzt sich Ehlich (2007) auseinander.
- Die Sammelbände von Löning & Rehbein (1993), Brünner & Gülich (2002) und Graf et al. (2014) enthalten verschiedene gesprächs- und diskursanalytische Studien.
- Die Studie von Menz et al. (2008) entstand unmittelbar aus einer praxisrelevanten Fragestellung, die von einer Klinik selbst formuliert wurde.
- Nowak (2010) ordnet die Arzt-Patienten-Interaktion diskursanalytisch ein.
- Die Analysen von Spranz-Fogasy (2014) fokussieren sogenannte prädiagnostische Mitteilungen.
- Neuere den Forschungsstand zusammenfassende Handbücher stammen von Hamilton & Chou (2014), Busch & Spranz-Fogasy (2015) sowie Hurrelmann & Baumann (2014), letzteres zu Gesundheitskommunikation aus sozialwissenschaftlicher Sicht.

Vorrangige Themen der gesprächsanalytischen Auseinandersetzung sind die verschiedenen Teilschritte eines ärztlichen Gesprächs. Hier nur eine Auswahl an einschlägigen Studien geordnet von links nach rechts nach der chronologischen Handlungslogik:

Heike Ortner, Universität Innsbruck, Institut für Germanistik, heike.ortner@uibk.ac.at.

Open Access. © 2021 Heike Ortner, publiziert von De Gruyter. Dieses Werk ist lizenziert unter einer Creative Commons Namensnennung - Nicht-kommerziell - Keine Bearbeitung 4.0 International Lizenz.
https://doi.org/10.1515/9783110688696-C03

Gesprächs-eröffnung	Beschwerden-exploration und damit zusammenhängende Frage-Antwort-Strukturen	Problemdarstellungen (*troubles tellings*) von Patient*innen	Mitteilen von Diagnosen	Therapeutische Entscheidungsfindung	Aufklärungsgespräche vor dem Einleiten einer Behandlung
(Spranz-Fogasy 1987)	(Lalouschek 1999)	(Fiehler 1990)	(Schaepe & Maynard 2014)	(Koerfer & Albus 2015)	(Klüber 2015)

Als Querschnittsthemen: Verstehenssicherung (Bentz et al. 2017), Krankheitsbilder konstituierende Metaphern (Gülich & Furchner 2002) sowie auf Wissensstrukturen in der Medizin und Praktiken fokussierte Studien, wie z. B. die Einführung des Terminus „professional stocks of knowledge" von Peräkylä & Vehviläinen (2003).

In den nachfolgenden Beiträgen werden zwei Seiten dieses Themenkomplexes angesprochen, die einander ergänzen: Einerseits geht es um den Umstand, dass in sozialen Kontexten, z. B. während der Ausbildung oder im Rahmen der beruflichen Praxis, routinisiertes sprachliches und nicht-sprachliches medizinisches Handeln erworben wird, üblicherweise orientiert an dem, was in der Vergangenheit bei der Problemlösung erfolgreich war. Andererseits geht es um die praktische Konsequenz, dass dieses Handeln immer wieder an den spezifischen Kontext angepasst werden muss.

Folgende Fragestellungen dienen hierbei als Leitlinien:
1. Wie zeigt sich in Texten und Gesprächen die Aushandlung von Mustern, Rollen und Sachverhalten? Welche linguistischen Kategorien eignen sich zur Beschreibung dieser Phänomene?
2. Wie vollzieht sich in Gesprächen und Texten dieses Wechselspiel zwischen Typischem und Individuellem, zwischen Muster und Abweichung?
3. Wie kann man dieses Wissen um allgemeine und kontextspezifische Muster und Routinen einerseits in der weiteren linguistischen und interdisziplinären Forschung und andererseits in der medizinischen Praxis nutzen?

Der Aspekt, der den Beiträgen dieses Themenfeldes als gemeinsamer Nenner dient, ist also die Untersuchung von Routinen und formelhaften Prozessen in Gesprächen, aber auch die Berücksichtigung des stets Individuellen, Neuen, Einzigartigen eines Gesprächs im medizinischen Kontext, egal auf welches Stadium im medizinischen Prozess sich die einzelnen Beiträge beziehen. Dabei werden Aspekte von der medizinischen Ausbildung über Aufklärungsgespräche und interaktive Entscheidungsfindung bis zur Therapie abgedeckt. In der Folge werden die sieben Beiträge kurz vorgestellt.

Noch vor tatsächlichen medizinischen Interaktionen werden Studierende im Medizinstudium mittlerweile je nach Curriculum mehr oder weniger intensiv auf Gespräche mit Patientinnen und Patienten vorbereitet. Renáta Halász, Rita Kránicz und Anikó Hambuch stellen in ihrem Beitrag mit dem Titel *Die Besonderheiten der Diskurshandlungen zwischen MedizinstudentIn und PatientIn. Interdisziplinäre Ansätze in der Vermittlung der Anamneseerhebung im Kontext des Auslandsstudiums* dar, wie die Gesprächspraktik der Anamneseerhebung im Rahmen eines deutschsprachigen Studiengangs an einer ungarischen Universität erworben wird. Dies umfasst nicht nur den Erwerb von Fachsprache und fachlichen Grundinhalten, sondern auch spezifische Kommunikationstechniken.

Die drei folgenden Beiträge beziehen sich auf verschiedene Aspekte des *Shared Decision Making* nach erfolgter Diagnose und greifen teilweise auf dieselben Korpora aus zwei Erhebungen am Städtischen Klinikum Karlsruhe zurück.

Susanne Günthner untersucht in ihrem Beitrag mit dem Titel *Namentliche Anreden in onkologischen Aufklärungsgesprächen: Formen und Funktionen onymischer Anreden in der Interaktion* mit gesprächslinguistischen Methoden onkologische Aufklärungsgespräche, in denen die Patient*innen über Diagnose und Therapie informiert werden. Im Fokus stehen dabei der Mehrwert von onymischen Adressierungen in einem institutionell verankerten Gesprächskontext bzw. die Funktionen von Anredepraktiken im Rahmen einer medizinspezifischen kommunikativen Gattung.

Nathalie Bauer und Isabella Buck legen in ihrem Beitrag „*nur dass sie_s schon mal gehört haben" – Eine Konstruktion zum Zwecke des Wissensmanagements in medizinischen Interaktionen* eine detaillierte Analyse von isolierten *dass*-Konstruktionen im Kontext von onkologischen Aufklärungsgesprächen sowie von Gesprächen mit Palliativpatient*innen vor. Das Form-Funktions-Paar dient als ‚epistemischer Disclaimer' für ein nicht unmittelbar relevantes Wissensangebot. In einer Konstruktionsvariante mit einem emotiven Verb wird zudem auf eine möglicherweise stark emotionalisierende Information vorbereitet.

Im Beitrag mit dem Titel *Sprachliche Ressourcen zur Vorbereitung von Patientenentscheidungen in dienstleistungsorientierten medizinischen Settings* stellen Isabella Buck und Juliane Schopf dar, auf welche sprachlichen Ressourcen Ärzt*innen und Pfleger*innen im Setting einer palliativmedizinischen (nicht-kurativen, präferenzmedizinischen) Beratung zurückgreifen, um Patient*innenentscheidungen vorzubereiten. Neben diesem Setting beeinflusst die Beziehung zwischen medizinischem Personal und Patient*innen das sprachliche Handeln sehr stark.

Wolfgang Imo greift in seinem Beitrag *Die verbale Aushandlung von Auslösern/Ursachen und Verantwortlichkeiten bei Krebs* ebenfalls auf die Erhebung onkologischer Diagnosemitteilungs- und Therapieplanungsgespräche im Städtischen Klinikum Karlsruhe zurück. Er stellt Typen der Aushandlung von Ursachen und Verantwortlichkeiten zwischen Patient*innen und Ärzt*innen heraus, indem er u. a. die Stellen, an denen Patient*innen das Thema der Krebsursache in das Gespräch einbringen, und die Laienkonzepte von Auslösern, die dabei sichtbar werden, analytisch auswertet und des Weiteren untersucht, wie Ärzt*innen darauf reagieren und vorgreifend Ursachen und Verantwortlichkeiten thematisieren.

Heike Ortner widmet sich in ihrem Beitrag ‚*Therapeutischer' Widerspruch: Epistemische Rechte und Pflichten in physiotherapeutischen Interaktionen* therapeutischen Prozessen in der neurorehabilitativen Physiotherapie. Der Schwerpunkt liegt auf den teils widersprüchlichen Evaluationen von Bewegungsausführungen sowie auf rollen- und situationsspezifischen Mustern der interaktiven Aushandlung von positiven und negativen Werturteilen innerhalb der Physiotherapie.

Der Beitrag von Heike Knerich und Miriam Haagen mit dem Titel *Jugendliche erzählen vom Tod ihres Vaters: Verfahren der Aktualisierung und Distanzierung* wendet sich psychotherapeutischen Interaktionen zu. Die aufgezeichneten Gespräche mit Jugendlichen drehen sich um ihre Erfahrungen mit dem Verlust eines Elternteils. Den Schwerpunkt des Beitrags bilden kontextbezogene Verfahren der Aktualisierung und Distanzierung in dieser spezifischen Gesprächsform und -thematik.

Die anderen Themenbereiche des vorliegenden Bandes weisen insofern enge Bezüge zu diesem Abschnitt auf, als sie sich auf die untersuchten Interaktionen und die ihnen zugrunde liegenden kommunikativen Routinen auswirken. – Sei es, indem die je angesprochenen Aspekte des Gesundheitsdiskurses mehr oder weniger explizit angesprochen und interaktiv ausgehandelt werden, sei es, indem Normen und Einstellungen die institutionellen Voraussetzungen und Abläufe prägen, in die die kommunikativen Handlungen, Routinen und Gattungen eingebettet sind.

Literatur

Bentz, Martin, Martin Binnenhei, Georgios Coussios, Juliana Gruden, Wolfgang Imo, Lisa Korte, Thomas Rüdiger, Antonia Ruf-Dördelmann, Michael R. Schön & Sebastian Stier (2017): Von der Pathologie zum Patienten: Optimierung von Wissenstransfer und Verstehenssicherung in der medizinischen Kommunikation. *Sprache in Interaktion. Arbeitspapierreihe* 72 (03).

Brünner, Gisela & Elisabeth Gülich (Hrsg.) (2002): *Krankheit verstehen: Interdisziplinäre Beiträge zur Sprache in Krankheitsdarstellungen* (Bielefelder Schriften zu Linguistik und Literaturwissenschaft 18). Bielefeld: Aisthesis.

Busch, Albert & Thomas Spranz-Fogasy (Hrsg.) (2015): *Handbuch Sprache in der Medizin* (Handbücher Sprachwissen (HSW) 11). Berlin, Boston: De Gruyter.

Ehlich, Konrad (2007): Sprachliche Prozeduren in der Arzt-Patienten-Kommunikation. In Konrad Ehlich (Hrsg.), *Sprache und sprachliches Handeln*, 255–279. Berlin, New York: De Gruyter.

Goodwin, Charles (2000): Pointing and the Collaborative Construction of Meaning in Aphasia. Texas Linguistic Forum 43, 67–76.

Goodwin, Charles (Hrsg.) (2003): *Conversation and brain damage*. Oxford u. a.: Oxford University Press.

Graf, Eva-Maria, Marlene Sator & Thomas Spranz-Fogasy (Hrsg.) (2014): *Discourses of helping professions* (Pragmatics and Beyond New Series 252). Amsterdam, Philadelphia: Benjamins.

Gülich, Elisabeth & Ingrid Furchner (2002): Die Beschreibung von Unbeschreibbarem: Eine konversationsanalytische Annäherung an Gespräche mit Anfallskranken. In Inken Keim & Wilfried Schütte (Hrsg.), *Soziale Welten und kommunikative Stile* (Studien zur deutschen Sprache 22), 161–185. Tübingen: Narr.

Hamilton, Heidi & Wen-ying Sylvia Chou (Hrsg.) (2014): *The Routledge handbook of language and health communication* (Routledge handbooks in applied linguistics). London u. a. Routledge.

Heath, Christian (1986): *Body movement and speech in medical interaction*. Cambridge u. a.: Cambridge University Press.

Hurrelmann, Klaus & Eva Baumann (Hrsg.) (2014): *Handbuch Gesundheitskommunikation*. Bern: Huber.

Klüber, Maike (2015): Verstehenssicherung zwischen Anästhesist und Patient im Aufklärungsgespräch. In Albert Busch & Thomas Spranz-Fogasy (Hrsg.), *Handbuch Sprache in der Medizin* (Handbücher Sprachwissen 11), 208–224. Berlin, New York: De Gruyter.

Koerfer, Armin & Christian Albus (2015): Dialogische Entscheidungsfindung zwischen Arzt und Patient. In Albert Busch & Thomas Spranz-Fogasy (Hrsg.), *Handbuch Sprache in der Medizin* (Handbücher Sprachwissen (HSW 11), 116–135. Berlin, Boston: De Gruyter.

Lalouschek, Johanna (1999): Frage-Antwort-Sequenzen im ärztlichen Gespräch. In Gisela Brünner, Reinhard Fiehler & Walther Kindt (Hrsg.), *Angewandte Diskursforschung*, 155–173. Opladen u. a.: Westdeutscher Verlag.

Löning, Petra & Jochen Rehbein (Hrsg.) (1993): *Arzt-Patienten-Kommunikation: Analysen zu interdisziplinären Problemen des medizinischen Diskurses*. Berlin, New York: De Gruyter.

Menz, Florian, Johanna Lalouschek & Andreas Gstettner (2008): *Effiziente ärztliche Gesprächsführung: Optimierung kommunikativer Kompetenz in der ambulanten medizinischen Versorgung* (Austria: Forschung und Wissenschaft. Literatur- und Sprachwissenschaft 10), Wien, Münster: LIT.

Nowak, Peter (2010): *Eine Systematik der Arzt-Patient-Interaktion: Systemtheoretische Grundlagen, qualitative Synthesemethodik und diskursanalytische Ergebnisse zum sprachlichen Handeln von Ärztinnen und Ärzten*. Frankfurt a.M. u. a.: Peter Lang.

Peräkylä, Anssi & Sanna Vehviläinen (2003): Conversation analysis and the professional stocks of interactional knowlege. *Discourse and Society* 14 (6), 727–750.

Schaepe, Karen S. & Douglas W. Maynard (2014): After the diagnosis: news disclosures in long-term cancer care. In Heidi Ehernberger Hamilton & Wen-ying Sylvia Chou (Hrsg.), *The Routledge handbook of language and health communication* (Routledge handbooks in applied linguistics), 443–458. London u. a.: Routledge.

Spranz-Fogasy, Thomas (1987): Alternativen der Gesprächseröffnung im ärztlichen Gespräch. *Zeitschrift für germanistische Linguistik* 15, 293–302.

Spranz-Fogasy, Thomas (2014): Die allmähliche Verfertigung der Diagnose im Reden: Prädiagnostische Mitteilungen im Gespräch zwischen Arzt und Patient. Berlin; Boston: De Gruyter.

Renáta Halász, Rita Kránicz, Anikó Hambuch
Die Besonderheiten der Diskurshandlungen zwischen MedizinstudentIn und PatientIn

Interdisziplinäre Ansätze in der Vermittlung der Anamneseerhebung im Kontext des Auslandsstudiums

Abstract: Der erste große Schritt für die Diagnosestellung und Bestimmung der Therapie ist die Erhebung der Anamnese. Wie wird diese Grundhandlung der ärztlichen Tätigkeit erlernt? Welche Schwierigkeiten ergeben sich, wenn der Lernprozess im Rahmen eines Auslandsstudiums durch das Prinzip des *Bedside Teaching* erfolgt, d. h. mit echten PatientInnen durchgeführt wird? In den deutschsprachigen Studiengängen der Medizinischen Fakultät der Universität Pécs/Ungarn beginnen jedes Jahr mehrere Hundert Studierende mit deutschem muttersprachlichem Hintergrund das Medizin- und Zahnmedizinstudium. Im 5. Fachsemester erhalten die Studierenden der Allgemein- und Zahnmedizin im Pflichtkurs „Einführung in die Innere Medizin" die Möglichkeit, mit ungarischen PatientInnen der Internistischen Klinik Gespräche zu deren aktuellen Beschwerden und medizinischer Vorgeschichte zu führen. Die erfolgreiche Kommunikation ist ein großer Schritt in die fachliche Sozialisierung. Im vorbereitenden Fachsprachenunterricht müssen Fachsprache, fachliche Grundinhalte der Anamneseerhebung und Kommunikationstechniken interdisziplinär vermittelt werden. Das Institut für Sprachen und Medizinische Kommunikation an der Medizinischen Fakultät der Universität Pécs ist für die fachsprachliche Vorbereitung der Kommunikationshandlungen zuständig. Welche Schwierigkeiten ergeben sich in der sensiblen Situation der Patientenbefragung, wie treten diese Schwierigkeiten in der Fremdsprache auf, welche Formulierungsmuster können den angehenden MedizinerInnen als Hilfe angeboten werden? Die Beherrschung entsprechender Formulierungsmuster erleichtert angehenden MedizinerInnen auch in der Fremdsprache, Schwierigkeiten zu beseitigen und Kommunikationsstörungen zu verhindern.

Renáta Halász, Universität Pécs, Medizinische Fakultät, Ungarn, rhpcstalada@gmail.com
Rita Kránicz, Universität Pécs, Medizinische Fakultät, Ungarn, kraniczrita40@gmail.com
Anikó Hambuch, Universität Pécs, Medizinische Fakultät, Ungarn, hambucha@gmail.com

Open Access. © 2021 Renáta Halász et al., publiziert von De Gruyter. Dieses Werk ist lizenziert unter einer Creative Commons Namensnennung - Nicht-kommerziell - Keine Bearbeitung 4.0 International Lizenz.
https://doi.org/10.1515/9783110688696-004

Keywords: MedizinstudentIn-PatientIn-Interviews, studienbegleitender Fachsprachenunterricht, Content Based Language Teaching, Formulierungsmuster im medizinischen Fachsprachenunterricht, Anamneseerhebung im Kontext des Auslandsstudiums

Einführung

Ein Medizinstudium im Ausland ist heutzutage keine Seltenheit. An den vier medizinischen Universitäten in Ungarn, darunter an der Medizinischen Fakultät der Universität Pécs, fangen schon seit Jahrzehnten jedes Wintersemester mehrere Hundert Studierende aus Deutschland, Österreich, der Schweiz und aus weiteren ca. 50 Ländern der Welt mit dem Medizinstudium an. Der Unterricht wird neben dem Ungarischen als traditioneller Lehrsprache für internationale Studierende auch in deutscher oder englischer Sprache angeboten.

In der vorklinischen und klinischen Phase der Lehre kommt es zu Begegnungen mit echten Patienten und Patientinnen am Krankenbett. Da das *Bedside*-Teaching in Ungarn eine lange Tradition hat und immer noch von zentraler Bedeutung ist, wird diese Lehrtradition auch mit Studierenden aus dem Ausland weitergeführt. Zu Beginn des Studiums haben die meisten Studierenden allerdings keine Ungarisch-Vorkenntnisse. Die allermeisten Patienten sprechen aber leider keine Fremdsprachen, Ungarisch ist oft die einzige Kommunikationssprache. Die Studierenden müssen also imstande sein, mit ungarischen Patientinnen und Patienten Arztgespräche, besser gesagt Studierendengespräche (Halasz & Rebek-Nagy 2019) auf Ungarisch zu führen. Diese Gespräche können nur stattfinden, wenn die Studierenden eine entsprechende fachsprachliche Vorbereitung mit interdisziplinären Ansätzen bekommen. In diesem Beitrag möchten wir unser Konzept des studienbegleitenden Fachsprachenunterrichts für ausländische Studierende der Medizin vorstellen und die Besonderheiten der Diskurshandlungen zwischen MedizinstudentIn und PatientIn im Kontext des Auslandsstudiums beschreiben.

1 Fachsprachenunterricht Ungarisch

Bei der Schilderung des Fachsprachenunterrichts skizzieren wir ein deskriptives Arbeitsmodell, das auf einer anwendungsorientierten Perspektive basiert. Modelle stellen eine vereinfachende Nachbildung eines komplexen Objekts dar (Heine & Schubert 2013: 101). Unser Ziel bei der Konzeption des Modells war es,

Komponenten unserer Arbeit wie Rahmenbedingungen, Anforderungen, vorbereitende Maßnahmen, Inhalte und Methoden in ein System zu verflechten, damit ein angemessenes, nutzerorientiertes Curriculum zustande kommt.

Zu den vorbereitenden Aufgaben gehört die Analyse der Makrostrukturen, d. h. die genaue Bestimmung der spezifischen Lehr- und Lernumgebung, sowie die Beschreibung der sprachlichen Handlungssituationen, in denen Studierende mit PatientInnen vor Ort in Kontakt kommen. Bei der Systematik unserer strategischen Vorgehensweise lehnen wir uns an das Schema des Komponentensystems der Fachsprachen von Havril (2009: 101) an (Abbildung 1).

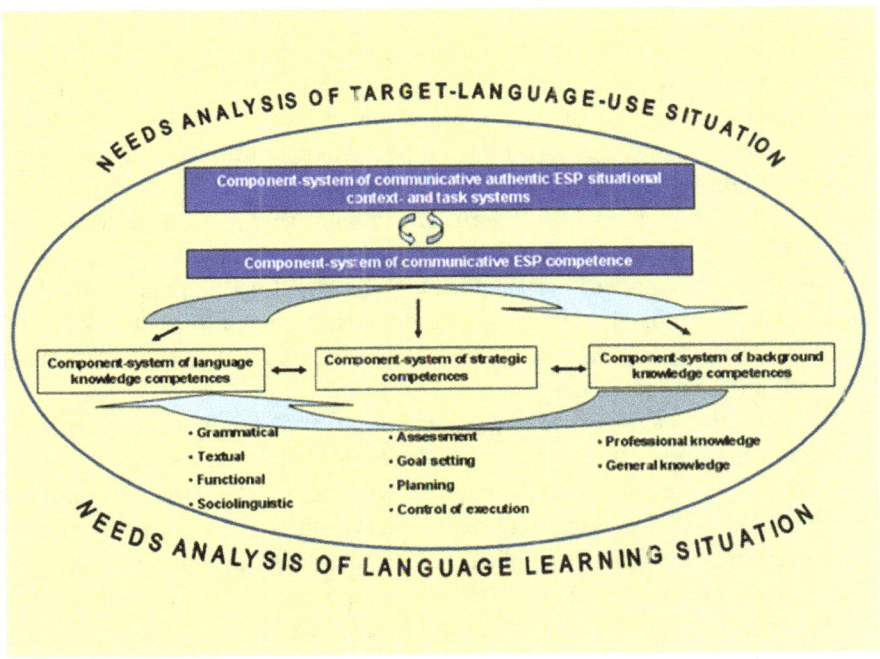

Abb. 1: Das Konstrukt-Modell der Fachsprachenkompetenz (Havril 2009), Abdruck mit freundlicher Genehmigung der Autorin.

Havril hebt in ihrer Arbeit hervor, dass man zum einen die Sprachlernsituation sehr genau kennen muss, in der die Fachsprache gelernt wird, zum anderen die Situation, in der das fachsprachliche Handeln erfolgt. Dazwischen liegt das Konstrukt der Fachsprachenkompetenz, die aus zwei Grundkomponenten besteht: einerseits aus dem kommunikativ-authentischen fachsprachlichen Kontext- und Aufgabensystem, das von der zielsituativen Praxis beeinflusst wird, andererseits aus der dreidimensionalen kognitiv-kommunikativen Kompetenz.

Havril betont die ständige Interaktion der Elemente beider Systeme. Die Untersuchung der Sprachlernsituation wird in ihrem Modell nach Hutchinson & Waters (1987) und die kognitiv-kommunikative Kompetenz nach Douglas (2000) erfasst.

1.1 Analyse der Sprachlernsituation

Wie bereits erwähnt, haben die meisten Studierenden der Studiengänge mit deutscher oder englischer Unterrichtssprache keine Vorkenntnisse in der ungarischen Sprache. Das Auslandsstudium in Ungarn wird oft als „Notlösung" aufgefasst und geht mit mangelndem Interesse an der ungarischen Sprache und Kultur einher. Die Studierenden haben allerdings eine hohe fachliche Motivation und starken Wissensdurst im medizinischen Bereich. Diese Tatsache ist wichtig, denn durch die fachlichen Inhalte im Fremdsprachenunterricht kann man das Interesse und die Motivation der Studierenden für die Fachsprache erwecken und die kommunikativen Kompetenzen fördern.

Wenn die Studierenden in Ungarn ankommen, sind sie zumeist vor allem mit medizinfachlichen, lernstrategischen und sozialen Aufgaben beschäftigt. Dies wirkt sich negativ auf das Ungarischlernen aus. Hinzu kommt noch, dass viele Studierende ihre Laufbahn so planen, dass sie nach dem Physikum ihr Studium in Deutschland (Schweiz, Österreich usw.) fortsetzen, wobei sich diese Pläne mit der Zeit oft ändern.

Zu den ersten Patientenkontakten kommt es in Pécs erst im 5. Fachsemester, im Rahmen des Kurses „Einführung in die Innere Medizin". Das bedeutet, dass die Studierenden 4 Semester in das Erlernen einer Fremdsprache investieren müssen und keine relevanten praktischen Erfahrungen damit haben, was genau sie mit dem Beherrschen der Sprache fachlich erzielen können. Jedes Semester wird zwölf Wochen lang vier Wochenstunden Ungarischunterricht erteilt und zwischen den Semestern liegen lange Pausen mit dem Prüfungsdruck der medizinischen Fächer. Man könnte denken, dass die ungarischsprachige Umgebung maßgeblich zum Erwerb der Sprache beiträgt. Die Studierenden haben aber eine eigene deutsch- und englischsprachige Welt und brauchen das Ungarische im Alltag fast nicht, da sie in Pécs in den alltäglichen kommunikativen Situationen (Einkaufen, Bank, Post, Arztbesuch usw.) problemlos Englisch oder Deutsch als Kommunikationssprache verwenden können. Ein weiterer Faktor spielt eine sehr wichtige Rolle: Die medizinische Fachsprache Ungarisch benötigen die Studierenden nur während des Studiums in begrenzten kommunikativen Situationen. Der Gebrauch der ungarischen Sprache ist an den provisorischen MedizinstudentInnen-Status gebunden. Die erworbenen Sprachkenntnisse haben also auch einen stark provisorischen Charakter und werden daher von den Studierenden für nur eingeschränkt nützlich gehalten.

1.2 Analyse der medizinischen Handlungssituation, in der die Fachsprache eingesetzt wird

Aus Sicht des Fachsprachenunterrichts sind innerhalb der Domäne Arzt-Patient-Gespräche die kommunikativen Situationen festzulegen, in denen Studierende mit Patienten Gespräche führen können und die am repräsentativsten und wichtigsten für die künftige Praxis sind. Die wichtigsten Gesprächssituationen in der allgemeinen ärztlichen Tätigkeit sind das Erstgespräch, Anamneseerhebung, Arzneimittel-Anamnese, Überbringen von schlechten Nachrichten, Beratungsgespräche, Entscheidungsfindung usw. (vgl. Menz 2015; Spranz-Fogasy & Becker 2015). Da es aber um die studentischen Akteure der Gespräche geht, ergibt sich die Frage, welche Gesprächsinhalte mit dem Studierenden-Status in Verbindung gebracht werden können. Hier konzentrieren wir uns auf die ersten 5 Jahre der Ausbildung und möchten die möglichen Gesprächssituationen im Rahmen der Praktika des Praktischen Jahres (PJ) im Heimatland nicht in Betracht ziehen.

Da der Studierendenstatus bestimmte Gesprächsinhalte, die mit ärztlicher Verantwortung einhergehen, nicht zulässt, werden z. B. Diagnosemitteilungen, Therapiebesprechungen, Patientenaufklärung, Beratungsgespräche, Überbringen von schlechten Nachrichten usw. nicht als situative Zielaufgaben unseres Fachsprachenunterrichtes betrachtet. Die Anamneseerhebung und die körperliche Untersuchung sind die medizinischen Schlüsselkompetenzen der Lehre, bei denen im Auslandsstudium die ungarische Sprache unentbehrlich ist. Um diese Kommunikationshandlungen erlernen und ausführen zu können, müssen sich die Studierenden gezielte Fachsprachenkenntnisse aneignen.

1.3 Komponenten der Fachsprachenkenntnisse

In Havrils Modell (2009) wird die kommunikative Kompetenz als dreidimensionales Konstrukt beschrieben, welches sich aus folgenden Ebenen zusammensetzt: Sprachkompetenzen, nicht-sprachliche strategische Kompetenzen, fachliches Hintergrundwissen. Darüber hinaus kann die interkulturelle Kompetenz mit ihren affektiven, kognitiven und verhaltensorientierten Dimensionen, wie z. B. interkulturelle Sensitivität und Lernbereitschaft, eine Rolle spielen (Bennett 2001).

1.3.1 Sprachkompetenzen

Da die Sprachlernsituation nur eine sehr begrenzte Zeit zum Erwerb der nötigen Sprachkenntnisse und so auch zum Einüben sprachlich-kommunikativer Handlungen zulässt, musste ein Curriculum entwickelt werden, das auf die besonderen Bedürfnisse der Lerner eingeht und sie befähigt, einem komplexen Kontext- und Aufgabensystem sprachlich-kommunikativ gerecht zu werden. Die Phase des allgemeinsprachlichen Basisunterrichts mit Vermittlung von lexikalischen, morphologischen, syntaktischen und textuellen Minima (Dal Negro 2010) ist sehr kurz. Diese Minima müssen auch immer wiederholt werden. Gleich nach der Grundphase der Sprachvermittlung werden stark strukturierte, vorgegebene Kommunikations- und Sprachmuster unterrichtet, die mit dem authentischen ärztlichen Sprachgebrauch in Patientengesprächen übereinstimmen. Ein Korpus von authentischen Arzt-Patient-Dialogen bildet die Grundlage des Lehrstoffes. Die klinischen Ärzte des Klinikums Pécs, die MedizinstudentInnen unterrichten, haben mit ihren PatientInnen in der Klinik Anamnesegespräche geführt, die zwischen 2014 und 2019 aufgenommen und analysiert wurden.

1.3.2 Fachwissen-Kompetenz

Die Vermittlung bestimmter fachlicher Inhalte im medizinischen Fachsprachenunterricht Ungarisch erwies sich in unserer Praxis als notwendig. In Zusammenarbeit mit den klinischen DozentInnen wurde die Erwartung artikuliert, dass die Aneignung der Struktur der Anamneseerhebung Gegenstand des Fachsprachenunterrichtes sein soll. Genaue Kenntnisse über die Struktur der Anamneseerhebung liefern nämlich den Rahmen für die Aneignung des Lehrstoffes, bei dem die Vermittlung fachsprachlicher Routineformeln eine große Rolle spielt. Die Struktur des Anamnesegesprächs ist hochgradig standardisiert und wird durch fachliche Vorschriften reguliert. Wir beziehen uns bei der Vermittlung auf die Lehrmaterialien der Vorlesungen in Pécs („Einführung in die Innere Medizin"), auf die Analyse deutschsprachiger Leitlinien und Lehrbücher und auf die klinischen Beobachtungen sowie auf den regen Konsultationshintergrund mit klinischen Ärzten und Ärztinnen. Wir haben die Erfahrung gemacht, dass die vorgeformten Ausdrücke, Wendungen, Fragen, Rückfragen usw. nur dann sinnvoll vermittelt werden können, wenn ihre Funktionen und/oder ihre Verortung im Anamnesegespräch klar umrissen sind.

1.3.3 Strategisch-pragmatische Kompetenzen

Strategische Kompetenzen haben unserer Auffassung nach die Funktion, die Distanz zwischen den sprachlichen und soziolinguistischen Komponenten zu überbrücken. Die Prozesse der strategischen Kompetenzen sind die Deutung der

Situation – Zielbestimmung und Planung – und die verbale und nonverbale Verwirklichung des Handelns (vgl. Havril 2009). Da nach vier Semestern Sprachunterricht noch unausweichlich eine Lücke zwischen den vorhandenen und den für die Kommunikationssituation erforderlichen Sprachkompetenzen besteht, müssen besondere strategisch-pragmatische Kenntnisse direkt vermittelt werden, die die mangelnden Sprachkenntnisse kompensieren und ermöglichen, dem angesehenen MedizinstudentInnen-Status, der auch gleichzeitig den PatientInnen gegenüber eine Pflicht zur angemessenen Kommunikation darstellt, in der Klinik gerecht zu werden. Hier sind Fachkompetenzen und pragmatische Kompetenzen eng miteinander verbunden. Bardovi-Harlig (2013: 68–69) gibt eine Definition an, was unter Pragmatik im Sprachunterricht zu verstehen ist: „I like to say that pragmatics is the study of how-to-say-what-to-whom-when and that L2 pragmatics is the study of how learners come to know how-to-say-what-to-whom-when." Der Unterricht soll über die traditionelleren fachsprachlichen Inhalte der Anamneseerhebung hinaus sprachliche Mittel zur Strukturierung des Gesprächs sowie sprachliche Zeichen zum Signalisieren des Wechsels zwischen den einzelnen Diskurseinheiten liefern. Die Orientierung des Patienten/der Patientin im Laufe des Gesprächs in Bezug auf inhaltliche Einheiten sowie organisatorische Informationen (Zweck des Gesprächs, Zeitfenster, Status und Position der Person, der die Fragen stellt, usw.) sind besonders wichtig. Unter den pragmatisch-kommunikativen strategischen Elementen werden z. B. sprachliche Rollengestaltungshilfen durch verfestigte Phraseologismen (vgl. Halász & Fogarasi 2018) aus ärztlicher Gesprächsführung sowie Strategien zur Fehlervermeidung und -kompensation bei der Anamneseerhebung angeboten. Der in der Klinik erzielte Erfolg kann sich nach unseren Erfahrungen auch auf die Sprachlernmotivation positiv auswirken.

2 Die Besonderheiten der fremdsprachlichen Diskurshandlungen zwischen MedizinstudentIn und PatientIn im Kontext des Auslandsstudiums

Ziele der Kommunikation zwischen Arzt und Patient wurden von Bird und Cohen-Cole (1990) in einem Modell beschrieben, das drei Ziele festlegt: 1. Daten gewinnen; 2. PatientInnen informieren; 3. auf die Gefühle von Patienten eingehen. Lazare, Putnam und Lipkin (1995) schreiben, dass die Arzt-Patienten-Kommunikation folgende Aufgaben hat: 1. eine Beziehung entwickeln, beibehalten und abschließen; 2. die Art des Problems identifizieren und im Verlauf überwachen; 3. Vermitteln von Informationen an den Patienten sowie Behandlungspläne implementieren. Bei der Betrachtung dieser beiden Modelle wird deutlich, dass Ziele der fremdsprachlichen StudentIn-PatientIn-Gespräche im Rahmen der klinischen Lehrveranstaltungen anders definiert werden können. Der Erkenntnisgewinn steht an erster Stelle: das Sammeln von Informationen von und an Patienten, die bestimmte Krankheitsbilder in ihrer Einzigartigkeit zeigen können. Die Gespräche werden nie von den PatientInnen initiiert, ganz im Gegenteil. PatientInnen tun den Studierenden einen „Gefallen", indem sie mit ihnen Gespräche führen, meist auf Wunsch der DozentInnen. Viele PatientInnen sind allerdings der Auffassung, dass sie als Gegenleistung für die medizinische Betreuung einen Beitrag zur Lehre leisten, indem sie bereit sind, ihre Krankengeschichte mit den Studierenden zu teilen.

Die Gespräche erfolgen immer unter Aufsicht des Dozenten/der Dozentin. Beim Gespräch geht es um einen einseitigen Informationsaustausch. Die Studierenden stellen gezielte, fokussierte Fragen, der Patient/die Patientin beantwortet sie und hat kaum Einfluss auf den Gesprächsablauf. Da die fremdsprachlichen Kompetenzen der Studierenden stark eingeschränkt sind, werden offene Fragen kaum gestellt. Dadurch ergibt sich eine paternalistische Gesprächsführung, die am besten mit Ja/Nein -Antworten, bzw. mit kurzen und auf die Information reduzierten Aussagen arbeitet und nur das Nötigste an freien Aussagen von PatientInnen zulässt. Hier muss aber gleich erwähnt werden, dass in anderen deutsch- und englischsprachigen Lehrveranstaltungen Arzt-Patient-Gespräche patientenzentriert mit komplexen Gesprächsansätzen geübt werden.

Da die studentische Anamneseerhebung im Rahmen einer Lehrveranstaltung erfolgt, sind diese Gespräche keine dyadischen Gespräche, in der Regel befragen mehrere Studierende gleichzeitig den Patienten oder die Patientin. Die Zusammenarbeit in der Befragung muss also auch im Vorfeld in der Lerngruppe, im Fachsprachenunterricht trainiert werden. Sonst können die Studierenden schnell einen unprofessionellen Eindruck erwecken, wenn sie ungezielt fragen und ein unstrukturiertes Gespräch entsteht.

Einige Beobachtungsfakten aus der beruflichen Praxis sprechen dafür, dass die PatientInnen auch Grenzen setzen, wenn es im Gespräch mit Studierenden zu bestimmten unangenehmen Fragen kommt. Intime, heikle oder tabuisierte Themen werden eher nicht angesprochen. Wenn dies dennoch einmal vorkommt, dann werden von den PatientInnen nicht immer sämtliche Krankheiten oder Symptome berichtet. Wir haben z. B. im Rahmen des klinischen Praktikums erlebt, dass ein Patient auf die Frage, ob er Probleme mit dem Wasserlassen habe, nett lächelnd geantwortet hat: „Soll ich gerade Ihnen, die so jung sind, meine Probleme erläutern?" Es kam auch vor, dass den Studierenden eine bekannte Tumorerkrankung nicht mitgeteilt wurde, sie wurde sogar auf die direkte Frage danach verneint. Der Grund dafür liegt wohl nicht in der Sprache bzw. in der Fachsprachenkompetenz. Manche Themen sind einfach zu belastend und dieses einmalige Treffen ist für die Schwere des Themas nicht angemessen. Man darf nicht vergessen, dass die Studierenden an der unmittelbaren kurativen Behandlung nicht beteiligt sind und dadurch liegt es nicht im Interesse des Patienten/der Patientin, alles über sich preiszugeben.

3 Didaktische Ansätze zur Entwicklung der kommunikativen Kompetenz

Es wurde schon darauf hingewiesen, dass wir zur genauen Beobachtung des fachsprachlichen Kontextes und der authentischen kommunikativen Aufgaben, in denen die Studierenden arbeiten bzw. die im klinischen Unterricht von MedizinstudentInnen zu bewältigen sind, mehrere Jahre lang am Kurs „Einführung in die Innere Medizin" am Klinischen Zentrum der Universität Pécs teilgenommen haben. Später konnten wir die Beobachtungen auch auf die klinischen Übungen anderer Fächer, wie Kardiologie, Dermatologie und Hämatologie, erweitern sowie aus erster Hand Informationen darüber sammeln, in welchem Kontext welche fachsprachlichen Kenntnisse benötigt werden. Dies führte zu einer fruchtbaren interdisziplinären Zusammenarbeit mit den klinischen DozentInnen. Vor diesem Hintergrund konnten wir ein Content Based Language Teaching mit enger Anbindung an fachliche Inhalte und patientenzentrierte kommunikative Referenzen aufbauen. Somit stellt sich im Folgenden die Frage, welche Besonderheiten hier aus fachdidaktischer Perspektive im Einzelnen zu nennen sind.

3.1 Szenarien-Ansatz

Vor dem Hintergrund der oben geschilderten Sprachlernsituation und des Kontext- und Aufgabensystems wurde die Szenarien-Methode – mit ausschließlich mündlicher Kompetenzorientierung – ein grundlegendes Element des komplexen methodischen Zugangs unserer Lehre.

Verschiedene Szenarien-Modelle haben alle eine Gemeinsamkeit: Die Lernenden verwenden „die Zielsprache in Kommunikationssituationen [...], die die Handlungen des realen Lebens nachstellen" (Kuhn 2018: 175), und in einer Kette von entsprechenden sprachlichen Handlungsformen werden authentische bzw. realitätsnahe berufliche Situationen angeeignet und eingeübt (Müller-Trapet 2010: 2).

Aus didaktisch-methodologischer Sicht kann die studentische Anamneseerhebung als komplexes Szenario betrachtet werden, für die eine hohe Komplexität, große Anzahl einzelner Sprachhandlungen und eine äußerst konventionalisierte Abfolge dieser Sprachhandlungen charakteristisch ist. An Aspekte wie Situationsangemessenheit und Kohärenz werden in den Sprachlernsituationen höhere Anforderungen gestellt (vgl. TELC B2, Müller-Trapet 2010: 3). Dadurch kann die Erfassung einer studentischen Anamneseerhebung als komplexes Szenario allen Qualitätskriterien eines berufsbezogenen Unterrichtes – der „Bedarfsorientierung", der „Teilnehmerorientierung" und der „Handlungsorientierung" – gleichzeitig gerecht werden (vgl. Sass & Eilert-Ebke 2014: 4).

Der speziellen Sprachlernsituation eines Auslandsstudiums der Medizin kann die Szenarien-Methode auch nachkommen, indem sie Aspekte gesellschaftlicher und kultureller Konventionen in den Unterricht integriert. Dadurch geschieht das „Trainieren produktiver und interaktiver Fähigkeiten in einem sozialen Kontext" (Müller-Trapet 2010: 1). Aufgrund der oben geschilderten Fakten konnten im Vorfeld der Erstellung des Fachsprachencurriculums für internationale Studierende an unserer Fakultät folgende Prämissen formuliert werden (Tabelle 1 vgl. Sass & Eilert-Ebke 2014: 10):

Tab. 1: Prämissen des Szenario-Ansatzes im fremdsprachlichen Unterricht der studentischen Anamneseerhebung.

Prämisse	Folgerung für die Sprachdidaktik/-methodik
Studienprozessorientiert	Festlegung typischer studentischer Anamneseerhebungs-Situationen in den einzelnen klinischen Modulen, je nach medizinischem Fachbereich
Handlungsorientiert	interaktive Aufgabenstellungen, ausgehend von der internistischen Grundanamnese, bezogen auf die einzelnen spezifischen anamnestischen Kommunikationshandlungen je nach Fachbereich (Orthopädie, Dermatologie, Neurologie usw.)
Kontextualisiert	in ein konkretes stationäres Anamneseerhebung-Szenario eingebettete Aufgaben, unter Berücksichtigung dieses Kontextes die Bearbeitung der Aufgaben zu einer Handlungskette, spezifisch für einen medizinischen Fachbereich
Ergebnisorientiert	Messung des Lernfortschrittes anhand der Relevanz der nacheinander verwirklichten kommunikativen Handlungen in der Anamneseerhebung bzw. anhand der Relevanz der von den PatientInnen gewonnenen Daten

Die geschilderte Sprachlernsituation der internationalen Studierenden an unserer Fakultät (siehe Kap. 1.1.) erfordert – vor dem Hintergrund der oben genannten Prämissen – einen „spiralförmigen" Aufbau der Kursmodule der einzelnen Semester, d. h. neue Lerninhalte werden in eine kontinuierliche Wiederholung des schon Gelernten eingebettet: Der Aspekt der Wiederholung ist durch die spezielle Lernsituation aber v. a. durch das Lernziel „studentische Anamneseerhebung" geprägt. Die einzelnen Diskursphasen der internistischen Grundanamnese werden im Lehr- und Lernprozess als eigenständige Szenarien betrachtet und eingeübt, natürlich immer mit einer Reflexion auf die Gesamtstruktur des komplexen Szenarios der allgemeinen internistischen Anamnese.

In Tab. 2 wird die Kursplanung des ersten Semesters vorgestellt (vgl. Sass & Eilert-Ebke 2014: 10), sie liegt der Planung weiterer Kurse zugrunde. Jede neue Kurseinheit beinhaltet diese Kursziele, wird aber in jedem Semester um weitere Inhalte ergänzt.

Im Kontext des Auslandsstudiums der Medizin wird in den Szenarien von Anfang an großer Wert auf die Aneignung strategischer Kompetenzen – wie studentische Rollengestaltung im Gespräch mit einem/einer fremdsprachigen Patienten/Patientin, Fehlervermeidung und -kompensierung in der Fremdsprache – gelegt. Dazu werden entsprechende sprachliche Mittel, v. a. in Form von vorgeformten sprachlichen Strukturen, vermittelt. Diese Strukturen werden in jeder Lernphase wiederholt, ihre bewusste Einsetzung wird im sprachlichen Handeln erwartet.

Das Wissen von lexikalischen, morphologischen, syntaktischen und textuellen Minima wird für das Aneignen vorgeformter Strukturen eingesetzt. Diese Strukturen reichen von Wortverbindungen über satzförmige Strukturen bis zu komplexeren Einheiten (vgl. Gülich & Krafft 1998; Dausendschön-Gay et al. 2007; Gülich 2007; Knerich 2013) und bilden das fremdsprachliche deklarative Wissen der Studierenden. Sie werden durch die interaktive Herausarbeitung einzelner Diskursphasen der Anamneseerhebung mit der Szenario-Methode in Handlungswissen und Können umgesetzt. So können die Studierenden Wissen auch in relativ kurzer Zeit in ihre kognitiven Schemata einbinden bzw. „organisiertes sprachliches Zusammenhangwissen erwerben" (Sass & Eilert-Ebke 2014: 10). Da aber ihr deklaratives Wissen v. a. situationsgebundene, vorgeformte sprachliche Strukturen und ein nur stark eingeschränktes unabhängiges Vokabel- und Grammatikwissen umfasst, durchläuft der ganze Lehr- und Lernprozess kontinuierlich wiederkehrende handlungs- und situationsorientierte Übungsschleifen.

Tab. 2: Kursplanung des 1. Semesters.

Kann-Beschreibung	Themen/Sprachhandlungen	Redemittel Chunks	Strukturen	Sonstiges Register/Rollen
Ziel des Gesprächs formulieren können	Patienten adäquat begrüßen sich vorstellen	Angaben zur eigenen Person machen ein neues Thema ins Gespräch einbringen können aktiv nachfragen höfliche Bitte formulieren kurze verbale bzw. nonverbale Signale des Verstehens geben bei Verständigungsproblemen: um Wiederholung des Gesagten bitten bei Verständigungsproblemen: zurückfragen	offene und geschlossene Fragen höfliche Aufforderung verbale Hörersignale	Gesprächssituation der studentischen Anamneseerhebung mit stationären PatientInnen
Kooperation des Patienten gewinnen	Anamnese erheben (stark vereinfacht): Personalien des Patienten erfragen; jetziger Zustand; Familienanamnese; Risikofaktoren; (Rauchen, Alkoholkonsum) Medikamente (Dosierung); Eigenanamnese bezüglich chronischer Erkrankungen			
Beschaffung von Informationen				
Patienten informieren: Position in der Klinik erläutern (StudentIn)				
Patientenangaben verstehen				
Störungsfaktoren klären: auf die eigenen eingeschränkten Sprachkenntnisse reflektieren	sich für das Gespräch bedanken gute Besserung wünschen sich adäquat verabschieden			

3.2 SimulationspatientInnen im Fachsprachenunterricht

Ab dem 4. Semester bekommen diese Übungsschleifen einen ganz realitätsnahen Charakter durch das Einsetzen von ungarischsprachigen SimulationspatientInnen (als SP in der Folge abgekürzt), trainierten Laien im Fachsprachenunterricht. Die Adaption der im Kommunikationsunterricht gut bewährten Methode der Simulation mit SP-s begann im Wintersemester 2019 in unserem Fachsprachenunterricht in Pécs.

In der Schulung der SP-s spielt das Feedback-Geben – ähnlich wie in der Kommunikationslehre – eine zentrale Rolle. Allerdings sollten die Inhalte des Feedbacks aus der Kommunikationslehre für die Ziele des fremdsprachlichen Unterrichts adaptiert werden, und neben kommunikativen Aspekten des Gesprächs sollten auch verstärkt Aspekte der Sprachverwendung – wie zum Beispiel verständliche Aussprache, entsprechende Satzintonation, (störende) Sprachfehler, Flüssigkeit der Fragestellung, richtige Verwendung verbaler Hörersignale usw. – ins Feedback aufgenommen werden. Weiterhin wurde das Feedback um Inhalte, die auf das interkulturelle Verhalten der Studierenden, reflektieren, ergänzt. Das Anamnesegespräch mit ungarischsprachigen SP-s ermöglicht den internationalen Studierenden, in die klinische Situation der studentischen Anamneseerhebung im „sicheren" Umfeld des gewohnten Unterrichtsrahmens einzutauchen (Abbildung 2).

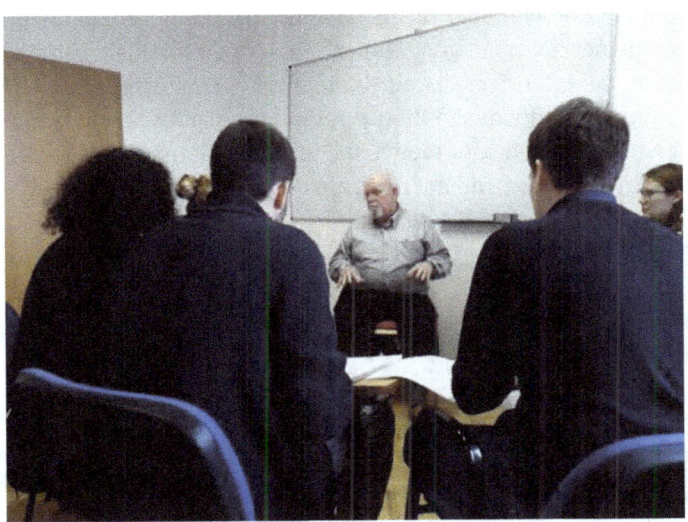

Abb. 2: Studentische Anamneseerhebung mit SP im Fachsprachenunterricht in Pécs (Fotografie von Aniko Hambuch).

Für das 4. Semester werden die für die internistische Grundanamnese erforderlichen sprachlichen Strukturen – verknüpft mit den einzelnen Diskursphasen der Anamneseerhebung – vermittelt. So kann methodologisch-didaktisch der Schritt zur Gestaltung und Einübung der studentischen Anamneseerhebung als komplexes Szenario gewagt und die Übung der Gesprächsführung mit ungarischen

SP-s eingeleitet werden. In den Wahlfächern jedes darauffolgenden Semesters wird die Simulation des Anamnesegesprächs mit SP-s als Vorbereitung für die klinischen Praktika eingesetzt und je nach speziellen fachlichen Inhalten der klinischen Module sprachlich-kommunikativ weiter ergänzt und ausgebaut.

3.3 Peer-Learning-Methode

An der Medizinischen Fakultät der Universität Pécs etablierte sich in den letzten Jahren ein komplexes studentisches Tutoren-System zur Unterstützung der Lehre (vgl. Koppán et al. 2015). Studentische TutorInnen werden in mehreren Unterrichtsformen eingesetzt: Sie helfen den DozentInnen in klinischen Kursen wie Kardiologie oder im vorklinischen Kurs „Einführung in die Innere Medizin", aber auch im Rahmen des Fachsprachenunterrichts sind studentische Tutoren aktiv. Die Mitwirkung von studentischen Tutoren ermöglicht die Vorbereitung auf das Gespräch mit PatientInnen im Seminarraumunterricht, darunter auch z. B. die individuelle Übung der Aussprache oder das Erlernen der Anamnesestruktur im klinischen Setting in kleinen Gruppen von Studierenden. In diesen Kleingruppen können die Lernenden viel intensiver üben (Abbildung 3–4). Maßgeschneiderte Betreuung, mehr Raum fürs individuelle Einüben, direktes Feedback von einem Studienkollegen/einer Studienkollegin, motivierende Beispiele usw. sind solche Vorteile der Methode, die sich fördernd auf den ganzen Lernprozess auswirken.

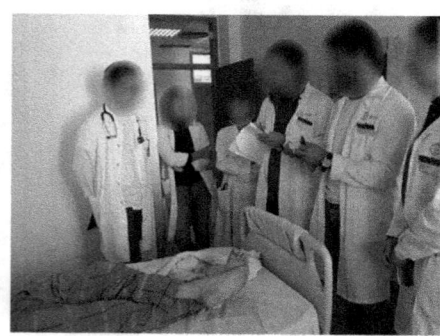 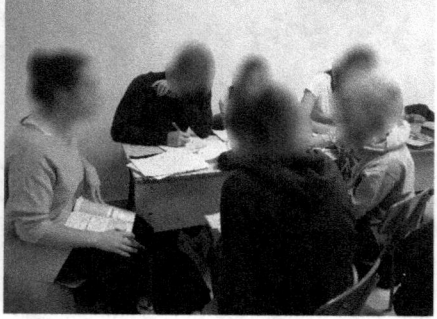

Abb. 3–4: Peer-tutorengestützte Lerngruppen in Pécs (Fotografien von Renata Halasz).

4 Beispiele für die Besonderheiten der Anleitung des MedizinstudentIn-PatientIn-Interviews im Kontext des Auslandsstudiums

Die oben beschriebenen Methoden bieten einen Rahmen, in dem die hochgradig standardisierten MedizinstudentIn-PatientIn-Interviews vermittelt und praktiziert werden können. Das Einüben situationsspezifischer Repertoires gewinnt bei unserem Fachsprachenunterricht an Bedeutung. Der authentische konventionelle Sprachgebrauch von ungarischen Ärztinnen und Ärzten dient als Grundlage für das Inventar interaktioneller Tools. Diese konventionelle Formulierung der Fragen trägt dazu bei, dass trotz mangelnder Sprachkenntnisse angemessene Fragen gestellt werden können. Gemäß unseren Beobachtungen spielt bei den Lernenden die Satzebene als vorgeformte Einheit, die fachliche und kommunikative Funktionen – wie Informationserwerb, patientInnenzentrierten Zugang – hat, eine dominante Rolle (siehe dazu auch 1.3.1., 1.3.3., 3.1.). Für die Anleitung zur aktionalen Basiskompetenz wird den Studierenden ein „Drehbuch" vermittelt.[1] Die Studierenden berichten, dass diese frühe Vermittlung der diesbezüglichen Kenntnisse durch die FachsprachenlehrerInnen zuerst etwas ungewohnt erschien, im Rückblick aber zu einer sehr sicheren Beherrschung der Anamnesegesprächsstruktur geführt und besonders bei den ersten Begegnungen mit PatientInnen ein Gefühl der Sicherheit gewährt hat.

Die Anamneseerhebung und die darauffolgende körperliche Untersuchung der Patientin/des Patienten im Rahmen der einzelnen klinischen Praktika können als Abfolge von kommunikativen Handlungen betrachtet werden und als solche umfassen sie verschiedene Diskursphasen (Müller-Trapet 2010). Sie müssen eine gewisse Progression – die durch sprachliche Prozesse gesteuert wird – aufweisen. Die sich auf der interaktionalen Ebene des Anamnesegesprächs als Diskursphasen manifestierenden Strukturen sind aus medizinisch-fachlicher Sicht als thematische Einheiten der Anamneseerhebung zu betrachten. Zur stufenweisen Ausarbeitung dieser thematischen Einheiten werden Studierenden Fragegruppen, sog. „Fragebüsche" im Fachsprachenunterricht vermittelt. Dabei wird auf vorgefertigtes Sprachmaterial zurückgegriffen. Dieser Rückgriff ist auch

---

[1] Hier wird der Begriff „Drehbuch" nicht im textlinguistischen Sinne, sondern als ein Arbeitsbegriff verwendet, als Hinweis auf Mittel für die Operationalisierung der fachsprachlichen Kenntnisse. „Häufig wiederkehrende Geschehens- und Handlungsabläufe werden" nämlich „als Skript drehbuchartig im Gedächtnis repräsentiert" und „in diesem Drehbuch (script, storyline) sind bestimmte Szenen als variable Leerstellen aufgeführt, die in einem konkreten Fall durch bestimmte Werte zu füllen sind" (Sass & Eilert-Ebke 2014: 11).

als produktiver oder kreativer Akt zu betrachten, da vorgeformte Ausdrücke und Strukturen in kommunikativen Kontexten angemessen eingesetzt werden müssen (Gülich 2008; Schmale 2012). Bei ihrem angemessenen Einsatz auf interaktionaler Ebene können die „Fragebüsche" als Gruppe von Sprachhandlungen, die in ihrem logischen Aufbau bestimmte strategische und inhaltliche Intentionen haben, definiert werden. In der konkreten Unterrichtspraxis bedeutet das die gemeinsame Handhabung der Fragenketten der thematischen Einheiten. Dies setzt fachliche und sprachliche Kenntnisse über die einzelnen Körperregionen und Symptome voraus. Die Fragen gehören meistens zu den geschlossenen Fragen, aber auch offene Fragen, überwiegend W-Fragen und Katalogfragen, werden unterrichtet. Bei bestimmten spezifischen Informationen werden auch Sondierungsfragen eingesetzt (vgl. dazu Geisler 1992; Peters 2008; Spranz-Fogasy 2010).

Beispiele zu den „Fragebüsche"-Fragestrategien in den einzelnen thematischen Einheiten:

Bsp.: „Gewicht"
- Hat sich Ihr Gewicht in letzter Zeit nicht verändert?
- Haben Sie in letzter Zeit zu- oder abgenommen?
- Wie viel haben Sie abgenommen?
- In welchem Zeitraum haben Sie ... kg abgenommen?
- Haben Sie eine Diät gehalten? Wollten Sie eventuell abnehmen?

Bsp.: „Stuhlgang"
- Ist der Stuhlgang in Ordnung?
- Kommt manchmal Durchfall vor?
- Wann hatten Sie das letzte Mal Stuhlgang?
- War er nicht blutig oder schwarz?

Manche speziellen „Kunstgriffe" des Anamnesegesprächs werden in den Fachsprachenstunden auch explizit unterrichtet, wie die folgenden Beispiele zeigen:

BLUTDRUCK
- Haben Sie Bluthochdruck? Nein, mit dem Blutdruck ist alles in Ordnung.
- *Nehmen Sie Blutdrucksenker?*
- Ja, der Hausarzt verschreibt ihn mir immer.
- Seit wann nehmen Sie den Blutdrucksenker?

RAUCHEN
- Rauchen Sie?
- Nein, ich rauche nicht.
- *Haben Sie früher geraucht?*
- Ja, aber seit 5 Tagen, seitdem ich hier bin, habe ich nicht geraucht.
- Wie viel haben Sie früher geraucht?
- ....
- Wie viele Jahre haben Sie geraucht?

Diese „Kunstgriffe" beruhen auf Beobachtungen klinischer StudentIn-PatientIn-Gespräche in den Kliniken. Sie verhindern, dass die Anamnese im Laufe der Informationsbeschaffung in eine falsche Richtung führt, wie die hier zitierten typischen Dialoge zeigen.

5 Zusammenfassung

In unserem Beitrag haben wir die Umstände und Ansätze umrissen, die im Auslandsstudium das Erlernen der Anamneseerhebung mit Hilfe des Fachsprachenunterrichts bestimmen können. Die drei didaktisch-methodologischen Elemente der fremdsprachigen Lehre der studentischen Anamneseerhebung – Szenarien-Ansatz, Simulation mit SP-s und die Peer-Learning-Methode – etablierten sich im komplexen Lehr- und Lernprozess eng miteinander verbunden. Der Unterricht ist nutzerInnenorientiert und ein weiterer wichtiger Aspekt steuert ihn: die Anforderung der patientenzentrierten Zugangsweise. Sorgfältig wählen wir Techniken aus (vgl. Langewitz 2012, 2014), die auch in dieser Lernsituation mit eingeschränkten Sprachkenntnissen in den PatientInnengesprächen eingesetzt werden können und sollten. Die genaue Beschreibung dieser Techniken kann an dieser Stelle nicht weiter erläutert werden, sie würde den Rahmen dieses Beitrags sprengen.

Wir wagen vorsichtig zu sagen, dass eine Art Mission erfüllt wird, wenn der Fokus in der fachsprachlichen Vorbereitung des Anamnesegesprächs dezidiert auch auf kommunikationsstrategische Ziele gelegt wird. In den klinischen Kursen dominiert nämlich die Vermittlung des Fachwissens, kommunikative Aspekte werden kaum explizit angesprochen. Diese sind eher an die speziellen Kommunikationskurse delegiert. Wir denken also, dass der Fachsprachenunterricht einiges dazu beitragen kann, eine patientInnenzentrierte Gesprächsführung zu fördern.

Auf universitärer Ebene erfolgt die Lehre der Anamneseerhebung mithilfe verschiedener Zugänge in diversen medizinischen Fächern und Fachsprachenkursen, die jedoch zusammen eine Einheit bilden. Auch durch die Fachsprachenlehre können Studierende stufenweise in die Kunst der Anamneseerhebung eingeführt werden. Die Vermittlung der Anamneseerhebung ist mit einem stark interdisziplinären Hintergrund und unter Berücksichtigung der NutzerInnenorientierung entwickelt worden. Zu Beginn wird Allgemein- und Fachsprache nur im Kursraum unterrichtet, dann werden zusätzlich SimulationspatientInnen eingesetzt und später können die Studierenden im Rahmen des Fach- bzw. Fremdsprachenunterrichtes am Krankenbett die Anamneseerhebung üben. Die Dozierenden der Fachsprachen müssen sich mit bestimmten medizinisch-fachlichen Inhalten auseinandersetzen. Dies erfordert eine interdisziplinäre Zusammenarbeit.

Ehemalige Studierende berichten positiv über ihre Erfahrungen und heben hervor, dass das gezielte und spiralförmig ständig wiederholte Training der Anamnese in der Fremdsprache auch in der späteren Praxis zu einem viel bewussteren Umgang mit dieser Gesprächssituation (Textsorte) geführt hat. Die retrospektiven Berichte haben oft einen begeisterten Charakter, was sich natürlich auch daraus ergibt, dass die Studierenden ihre ersten PatientInnenbegegnungen positiv erlebt haben.

Literatur

Bardovi-Harlig, Kathleen (2013): Developing L2 Pragmatics. *Language Learning* 63 (March 2013), 68–86.
Bennet, Milton (2001): Developing Intercultural Competence for Global Leadership. In Rolf-Dieter Reineke, Christine Fussinger (Hrsg.), *Interkulturelles Management. Konzeption – Beratung – Training*, 205–226. Wiesbaden: Gabler.
Bird, Julian, Steven A. Cohen-Cole (1990): The three-function model of the medical interview. An educational device. *Advances in psychosomatic medicine* 20, 65–88.
Dal Negro, Anna (2010): *Die Fachsprachlichen Minima. Ein Modell zur Bestimmung eines Syllabus für einen universitären Fachfremdsprachenunterricht anhand eines Korpus geschichtswissenschaftlicher Texte*. Dissertation. https://pdfs.semanticscholar.org/9d6c/d20e8b5eaa4252efd77e4d07505aafc6b151.pdf. (letzter Zugriff: 14.06.2020).
Dausendschön-Gay, Ulrich, Elisabeth Gülich & Ulrich Krafft (2007): Vorgeformtheit als Ressource im konversationellen Formulierungs- und Verständigungsprozess. In Heiko Hausendorf (Hrsg.), *Gespräch als Prozess. Linguistische Aspekte der Zeitlichkeit verbaler Interaktion* (Studien zur deutschen Sprache 37), 181–219. Tübingen: Narr.
Douglas, Dan (2000): *Assessing Languages for Specific Purposes*. Cambridge: Cambridge University Press.
Geisler, Linus (1992): *Arzt und Patient – Begegnung im Gespräch*. Frankfurt a.M.: Pharma. Kap. Die Kunst der Frage: http://www.linus-geisler.de/ap/ap07_frage.html (letzter Zugriff: 14.06.2020).

Gülich, Elisabeth & Ulrich Krafft (1998): Zur Rolle des Vorgeformten in Textproduktionsprozessen. In Jan Wirrer (Hrsg.), *Phraseologismen in Text und Kontext*, 11–38. Bielefeld: Aisthesis.

Gülich, Elisabeth (2007): ‚Volle Palette in Flammen'. Zur Orientierung an vorgeformten Strukturen beim Reden über Angst. *Psychotherapie und Sozialwissenschaft* 9 (1), 59–87.

Gülich, Elisabeth (2008): Le recours au préformé: une ressource dans l'interaction conversationnelle. In Jacques Durand, Benoît Habert, Bernard Laks (Hrsg.), *Congrès mondial de Linguistique Française. Paris, 9–12 juillet 2008. Institut de Linguistique Française Discours, pragmatique et interaction*, 869–879 https://www.linguistiquefrancaise.org/articles/cmlf/pdf/2008/01/cmlf08315.pdf (letzter Zugriff: 10.06.2020).

Havril, Ágnes G. (2009): *A szaknyelv térhódítása a felsőoktatásban (The Spread of ESP in Higher Education)*, 227: https://konyvtar.uni-pannon.hu/doktori/2010/Galibane_Havril_Agnes_dissertation.pdf (letzter Zugriff: 14.06.2020).

Halász, Renata, Katalin Fogarasi (2018): Arztbriefe im medizinischen Fachsprachenunterricht Deutsch. *Journal of Languages for Specific Purposes* 5, 87–102.

Halász, Renáta, Gábor Rébék-Nagy (2019): Az orvostanhallgatói magyar szaknyelv oktatásá-ól. (Über den Fachsprachenunterricht Ungarisch für Medizinstudierende). *Porta Lingua* 2019, 175–186.

Heine, Carmen, Klaus Schubert (2013): Modellierung in der Fachkommunikation. *Fachsprache* 3–4 (2013), 100–117.

Hutchinson, Tom, Alan Waters (1987): *English for Specific Purposes: A Learning-centered Approach*. Cambridge: Cambridge University Press.

Knerich, Heike (2013): Listenkonstruktionen als vorgeformte Strukturen – Vorgeformte Ausdrücke innerhalb von Listenkonstruktionen. *Linguistik Online* 62 (5). https://bop.unibe.ch/linguistik-online/article/view/1307/2190 (letzter Zugriff: 24.06.2020).

Koppán, Ágnes, Katalin Eklicsné Lepenye, Renata Halász, Judit Sebők, Gergő A. Molnár, (2015): Introduction to the Pécs Model. Innovation in teaching Medical History Taking. In Elena de la Poza, Josep Domènech, Jaime Lloret, M. Cinta Vincent Vela, Elena Zuriaga Agustí (Hrsg.): *1st International Conference on Higher Education Advances (HEAd' 15)*, 620–625. Valencia: Editorial Universitat Politècnica de València.

Kuhn, Christina (2018): Szenarien im berufsorientierten Fremdsprachenunterricht: Planung, Unterrichtseinsatz, Assessment und Evaluation. *Die Unterrichtspraxis/Teaching German. Journal of the American Association of Teachers of German* 51 (2), 175–190.

Langewitz, Wolf (2012): Zur Erlernbarkeit der Arzt-Patienten-Kommunikation in der Medizinischen Ausbildung. *Bundesgesundheitsblatt*. Ausgabe 9/2012, 1176–1182.

Langewitz, Wolf (2014): *Erhalten von Informationen, Vermitteln von Informationen, Strukturieren eines Gespräches. Kommunikationstraining PPPP Stoos*. https://www.kn deraerzteschweiz.ch/Kurse/PPPP-1.-Block/PPPP-Arbeitsunterlagen-Modul-1-2-3-2014 pdf (letzter Zugriff: 15.06.2020).

Lazare, Aaron, Samuel M. Putnam, Mack Lipkin, Jr. (1995): Three Functions of the Medical Interview. In Mack Lipkin, Jr., Samuel M. Putnam, Aaron Lazare, J. Gregory Carroll & Richard M. Frankel (Hrsg.), *The Medical Interview. Frontiers of Primary Care*, 3–19. New York: Springer.

Menz, Florian (2015): Handlungsstrukturen ärztlicher Gespräche und ihre Beeinflussung durch institutionelle und soziale Rahmenbedingungen. In Albert Busch, Thomas Spranz-Fogasy

(Hrsg.): *Handbuch Sprache in der Medizin* (Handbücher Sprachwissen (HSW) 11), 75–92. Berlin, Boston: De Gruyter.

Müller-Trapet, Jutta (2010): Szenario-Technik im berufsorientierten Fremdsprachenunterricht. *KWW-Infobrief*, Ausgabe 3/2010. https://www.wirtschaftsdeutsch.de/lehrmaterialien/fachbeitrag-mueller-trapet-szenario.pdf (letzter Zugriff: 07.01.2021).

Peters, Tim (2008): *Macht im Kommunikationsgefälle: der Arzt und sein Patient* (Forum für Fachsprachenforschung 82). Berlin: Frank & Timme.

Sass, Anne, Gabriele Eilert-Ebke (2014): Szenarien im berufsbezogenen Unterricht Deutsch als Zweitsprache. Grundlagen, Anwendungen, Praxisbeispiele. passage gGmbH, Migration und Internationale Zusammenarbeit. *Fachstelle Berufsbezogenes Deutsch im Förderprogramm IQ*. https://www.deutsch-am-arbeitsplatz.de/fileadmin/user_upload/PDF/BD_Szenarien_2014_web.pdf (letzter Zugriff: 07.01.2021).

Schmale, Günter (2012): Formulaic Expressions for Foreign Language Learning. In Thomas Tinnefeld (Hrsg.), *Hochschulischer Fremdsprachenunterricht Anforderungen – Ausrichtung – Spezifik* (Saarbrücker Schriften zu Linguistik und Fremdsprachendidaktik (SSLF) 1), 161–179. Saarbrücken: htw-saar.

Spranz-Fogasy, Thomas (2010): Verstehensdokumentation in der medizinischen Kommunikation: Fragen und Antworten im Arzt-Patient-Gespräch. In: Arnulf Deppermann, Ulrich Reitemeier, Reinhold Schmitt & Thomas Spranz-Fogasy (Hrsg.), *Verstehen in professionellen Handlungsfeldern* (Studien zur Deutschen Sprache 52), 27–116. Tübingen: Narr.

Spranz-Fogasy, Thomas, Maria Becker (2015): Beschwerdenexploration und Diagnosemitteilung im ärztlichen Erstgespräch In: Albert Busch, Thomas Spranz-Fogasy (Hrsg.), *Handbuch Sprache in der Medizin* (Handbücher Sprachwissen (HSW) 11), 93–115. Berlin, Boston: De Gruyter.

Susanne Günthner
Namentliche Anreden in onkologischen Aufklärungsgesprächen: Formen und Funktionen onymischer Anreden in der Interaktion

Abstract: Dieser Beitrag widmet sich namentlichen Adressierungen in onkologischen Aufklärungsgesprächen. Die empirische Analyse verdeutlicht, dass ÄrztInnen in dieser Gesprächsgattung, in der sie die PatientInnen über ihre Krebsdiagnose informieren, letztere immer wieder namentlich adressieren, obgleich die Rezipienz eindeutig ist.

Folglich stellt sich die Frage nach der Funktion namentlicher Anreden in der vorliegenden institutionell verankerten Gattung und damit in Interaktionskontexten, die – so Fruht & Vogelhuber (2016: 3 ff.) – zu den schwierigsten Kommunikationssituationen gehören, die ÄrztInnen in ihrem Berufsleben zu bewältigen haben.

Anhand der Analyse von 64 onkologischen Aufklärungsgesprächen werde ich argumentieren, dass ÄrztInnen namentliche Anreden als kommunikative Praktik einsetzen, die eng mit der Bewältigung zentraler kommunikativer Aufgaben im vorliegenden institutionellen Setting verwoben sind.

Keywords: Onomastik, onymisch, alignment, affiliation, kommunikative Pratik (en), kommunikative Ressource, Zuwendung, Orientierung, Aufmerksamkeit, interaktional

1 Einleitung

Dieser Beitrag[1] widmet sich Formen und Funktionen namentlicher Anreden in onkologischen Aufklärungsgesprächen und damit in einer institutionellen Gattung, in der ÄrztInnen ihre PatientInnen über deren Krebsdiagnosen aufklären

---

[1] Ich danke den Herausgeberinnen und anonymen GutachterInnen für ihre Kommentare zu einer früheren Fassung des Beitrags.

Susanne Günthner, Universität Münster, Germanistisches Institut/Sprachwissenschaft, susanne.guenthner@uni-muenster.de

Open Access. © 2021 Susanne Günthner, publiziert von De Gruyter. [(cc) BY-NC-ND] Dieses Werk ist lizenziert unter einer Creative Commons Namensnennung - Nicht-kommerziell - Keine Bearbeitung 4.0 International Lizenz.
https://doi.org/10.1515/9783110688696-005

und die anstehenden Therapiemöglichkeiten mit ihnen abstimmen.[2] In diesen emotional sehr angespannten und belastenden Gesprächssituationen greifen ÄrztInnen – auch jenseits von Begrüßungs- und Verabschiedungssequenzen – immer wieder auf Formen onymischer Anrede ihrer PatientInnen zurück. Die vorliegende Studie, die sich am Ansatz der „Interactional Onomastics" (De Stefani 2016) und somit an der Erforschung von onomastischen Anredeformen als dialogisch ausgerichteten Praktiken in authentischen Kommunikationssituationen (Günthner 2016) orientiert, setzt sich zum Ziel, die Verwendung von Namen in authentischen Alltagsgesprächen mittels Methoden der Konversationsanalyse bzw. Interaktionalen Linguistik zu untersuchen.[3]

Obgleich namentliche Adressierungen syntaktisch nicht-integriert, morphologisch nicht markiert und semantisch weglassbar sind, bilden sie – wie die vorliegende Analyse verdeutlicht – eine wichtige kommunikative Ressource zur Durchführung spezifischer kommunikativer Aufgaben. Gesprächs- und konversationsanalytische Studien zu informellen Alltagsinteraktionen verweisen darauf, dass namentliche Anreden des Gegenübers keineswegs nur zur Adressatenspezifizierung in Mehrparteiengesprächen verwendet werden, sondern selbst in dyadischen Kontexten, in denen die Turnzuweisung eindeutig ist (Günthner 2016). Lerner (2003: 184) führt aus, dass nominale Adressierungsformen, die aufgrund ihrer grammatischen und semantischen Weglassbarkeit eigentlich „redundant" sind, „appear to be deployed to do *more* than simply specify whom the speaker is addressing".

An dieser Stelle setzt die vorliegende Analyse an, indem sie die Frage fokussiert, was dieses „Mehr" in der institutionell verankerten Gattung onkologischer Aufklärungsgespräche bedeutet und damit in Interaktionskontexten, die – so Fruht & Vogelhuber (2016: 3–6) – zu den schwierigsten Kommunikationssituationen gehören, die ÄrztInnen in ihrem Berufsleben zu bewältigen haben.[4]

---

[2] Zur Gattung onkologischer Aufklärungsgespräche siehe Günthner (2017).
[3] Zwar liegen von Seiten der Onomastik bzw. Sozioonomastik zahlreiche empirische Arbeiten zu Anredeformen vor, doch der tatsächliche Gebrauch onymischer Adressierungen in privaten wie institutionellen mündlichen Interaktionen stellt noch immer ein erhebliches Forschungsdefizit dar. Vgl. u. a. die Arbeiten von Schwitalla (1993, 2010); Günthner (2016); Dzanko (2018) zu onymischen Anreden in deutschsprachigen Face-to-face-Interaktionen.
[4] Im Bereich der Arzt-Patienten-Kommunikation existieren bislang primär Untersuchungen zu Anamnesegesprächen unter sprachvergleichender Perspektive (wie Norrby et al. (2015) zum Vergleich schwedisch-schwedischer und finnisch-schwedischer Anredeformen in Arzt-Patienteninteraktionen sowie Dzanko (2018) zu bosnisch-herzegowinischer und deutscher Arzt-Patient-Kommunikation).

2 Zum Gebrauch onymischer Anreden in onkologischen Aufklärungsgesprächen

Die der Analyse zugrundliegenden Daten umfassen 40 onkologische Aufklärungsgespräche, die im Rahmen des von der Deutschen Krebshilfe geförderten Projektes „*Von der Pathologie zum Patienten: Optimierung von Wissenstransfer und Verstehenssicherung in der Onkologie zur Verbesserung der Patientensicherheit*" (Bentz et al. 2016; Imo 2017; Günthner 2017) am Städtischen Klinikum Karlsruhe 2014 bis 2015 erhoben und nach GAT 2 (Selting et al. 2009) transkribiert wurden.

Onkologische Aufklärungsgespräche zeichnen sich durch eine komplexe Aufgabenstellung aus, die von den betreffenden ÄrztInnen in Abstimmung mit den PatientInnen zu bewältigen ist (Günthner 2017): Die ÄrztInnen müssen den PatientInnen die schlechte Nachricht – die Diagnose einer lebensbedrohlichen Krebserkrankung – übermitteln und diese erläutern; zugleich sollen sie den PatientInnen aber auch Mut machen, Hoffnungen aufzeigen bzw. sie trösten (Günthner 2017; Imo 2017). Darüber hinaus haben die ÄrztInnen die Aufgabe, den Therapieplan mit teilweise sehr belastenden Therapieschritten (wie Strahlen- und Chemotherapie) mit den PatientInnen abzustimmen (Bentz et al. 2016).

Die vorliegenden Aufklärungsgespräche weisen eine Vielzahl namentlicher Adressierungen auf. In den 40 Gesprächen, die zwischen 5 und 31 Minuten dauern, werden 61 namentliche Anreden eingesetzt, die auf folgende Personen entfallen:

ÄrztInnen gegenüber PatientInnen	44
ÄrztInnen gegenüber Begleitpersonen	4
PatientInnen gegenüber ÄrztInnen	10
Begleitpersonen gegenüber ÄrztInnen	2
unklare Zuordnung	1

Die Adressierungen der ÄrztInnen, die bei weitem die der PatientInnen überwiegen (48 von 61 Fällen), werden einerseits in der Begrüßungs- (in 13 Fällen) und in der Verabschiedungssequenz (9 Fälle) verwendet, andererseits aber auch während der Hauptphase der Interaktion (22 Fälle). Die namentlichen Anreden haben hierbei unterschiedliche sequentielle Positionen inne: Sie können einheiteninitial (im Vor-Vorfeld), -final (im Nachfeld bzw. als inkrementelle Ergänzung), -mittig oder alleinstehend positioniert sein.

2.1 Namentliche Anreden im Kontext von Gesprächsinitiierungen und -beendigungen

Die Hälfte der ärztlichen Adressierungen gegenüber ihren PatientInnen erfolgt in den Gesprächsinitiierungen und -beendigungen und damit in den „rituellen Klammerphasen" (Goffman 1974/82) des Gesprächs. Mit diesen gesprächsrahmenden Sequenzen markieren SprecherInnen den „Übergang zu einem Zustand erhöhter bzw. verminderter Zugänglichkeit" (Goffman 1974/82: 118–120) und initiieren bzw. beenden somit einen gemeinsamen „Interaktionsraum" (Hausendorf 2013). Jenseits der rituellen Klammer der Begrüßungs- und Verabschiedungssequenz werden namentliche Adressierungen jedoch auch in der Hauptphase der Interaktion verwendet – und dort primär von Seiten der ÄrztInnen (22:6). Diese Adressierungen sollen im Folgenden einer näheren Betrachtung unterzogen werden.

2.2 Namentliche Adressierungen im Kernbereich der Interaktionen

Die kommunikative Gattung der onkologischen Aufklärungsgespräche zeichnet sich durch einen routinisierten Ablauf des Gesprächs aus, der sich aus folgenden Segmenten zusammensetzt: Nach der von Seiten der ÄrztInnen initiierten Begrüßung rekapitulieren diese in der Regel zunächst einmal den Grund für den Gesprächsanlass, indem sie die Vorgeschichte und den vorliegenden Verdacht rekonstruieren und so die RezipientInnen auf die Diagnose vorbereiten. Im Anschluss übermitteln die ÄrztInnen die Diagnose, wobei sie den aus der Pathologie vorliegenden Bericht „übersetzen" und ihr Gegenüber über dessen Krebserkrankung aufklären. Die Übermittlung der lebensbedrohlichen Erkrankung wird von Seiten der ÄrztInnen als „schwieriges Thema" kontextualisiert und damit als etwas, was ihnen schwerfällt, auszusprechen (Günthner 2017, 2018a, 2019). Die ÄrztInnen haben in dieser Kommunikationssituation sowohl die Aufgabe der „wahrheitsgemäßen Übermittlung der Diagnose" als auch die „des Mut- bzw. Hoffnungmachens".[5] Dies führt dazu, dass sie nach der Übermittlung der schlechten Nachricht, die bei den PatientInnen meist ein Verstummen auslöst, oftmals eine Umfokussierung auf hoffnungsvolle Aspekte

---

[5] Diese Informationen verdanke ich Martin Bentz. Nach Ditz (2005) zählen onkologische Aufklärungsgespräche, in denen PatientInnen „schlechte Nachrichten" übermittelt bzw. die Diagnose Krebs mitgeteilt wird, zu den „professionell anspruchsvollsten Tätigkeiten" im Medizinberuf.

vornehmen, die den PatientInnen Mut machen soll (Günthner 2017, 2018a, b, 2019). Daran anknüpfend leiten die ÄrztInnen über zur Besprechung des Therapieplans, bevor dann die Verabschiedungssequenz einsetzt.

2.2.1 Namentliche Adressierung zur Koordination der Gesprächsorganisation

Wie die folgenden Datenausschnitte zeigen, verwenden die ÄrztInnen vokative Anreden immer wieder als interaktionssteuernde Verfahren zur Koordination der Interaktionsorganisation. Die Mehrzahl interaktionssteuernder Adressierungen (56 von 61) sind turn- bzw. TCU-initial positioniert, wobei diese im Vor-Vorfeld des betreffenden Syntagmas positionierten Vokative unterschiedliche Aufgaben einnehmen können.

Im folgenden Ausschnitt wird die vokative Anrede des Patienten beim Wechsel von der Rekonstruktion der Vorgeschichte zur Initiierung der Diagnosemitteilung eingesetzt. Der prosodische Bruch (Z. 046) und die folgende Kombination aus dem Diskursmarker *also* und der onymischen Anrede des Patienten leiten die Umfokussierung der diskursiven Ausrichtung (Z. 029–040) ein:

GESPRÄCH 005-02[6]
```
036  AM:   ich hab auch erklÄrt,
037        dass das !NICHTS! mit erbKRANKheit zu tun hat;
038  EW:   [((flüstert))]
039  AM:   [°h ]hab ich AUSführlich drüber gesprOchen;=
040        =könn_sie sich erINnern,
041        ja?
042        °h und ähm (-) DIEsesJche,
043        hat DAS ergebnis (.) geBRACHT,
044        von dem ich anNAHM,
045        dass es eserBRINGT;
046        (--)
047        also herr KAhaus,
048        sie haben eine sogenannte chrOnisch MYElOische leukÄmIe.
049  ??:   <<p> hm.>
050  AM:   das ist natürlich jetzt nicht SCHÖN;
```

---

6 Mit der Sigle „AW" wird auf „Arzt/weiblich" verwiesen, mit „PW" auf „Patient/weiblich". Entsprechend werden die Siglen „AM" für „Arzt/männlich" und „PM" für „Patient/männlich" verwendet. EM und EW sind die Eltern des Patienten.

```
051  EW:   [((flüstert im Hintergrund)) ]
052  AM:   weil es is[ne (--)]LETZten Endes;
053  ??:              [hm    ]
054        (2.1) [KRANKheit,       ]
055  EM:         [((räuspert sich))]
056  AM:   (-) DIE,
057        wenn man sie NICHT behandelt,
058        (--) ja,
059        =wenn man sie NICHT behandelt;
060        (-) ERNST<<kichernd> zu nehmen> ist.
```

Die namentliche Anrede „herrKAhaus,"[7] – im Anschluss an eine Schweigephase von 0.7 Sek. (Z. 046) – tritt zusammen mit dem Diskursmarker „also" auf. Die Tatsache, dass im Vor-Vorfeld positionierte Gliederungspartikeln und Diskursmarker wie *also* in Kookkurrenz mit einer namentlichen Anrede produziert werden, verwundert nicht, da auch diese Partikeln zur Aufmerksamkeitslenkung und Indizierung einer Neuausrichtung eingesetzt werden.[8] Wie diese Diskursmarker ist auch die namentliche Anrede syntaktisch desintegriert und weglassbar, ohne dass die betreffende Äußerung ungrammatisch würde. Ferner wird anhand dieser Sequenz die Multifunktionalität der namentlichen Adressierung deutlich: Mit der Anrede „also herrKAhaus," (Z. 047) wendet sich der Arzt explizit an den Patienten (und nicht an dessen Eltern). Ferner ist die Anrede insofern „shift implicative", als sie eine Strategie repräsentiert „for informing the recipient that they should pay particular attention to the following talk, as it might be different from the preceding talk" (Rendle-Short 2007: 1510). Im Unterschied zu Gliederungspartikeln fordert die namentliche Adressierung des Gegenübers zugleich dessen erhöhte Aufmerksamkeit ein: Nach Schwitalla (1993: 359) stellt die namentliche Anrede „eins der stärksten Mittel [dar], um die Aufmerksamkeit einer Person zu wecken".[9] Diese „attention-getting"-Taktik trägt wiederum zum „foregrounding" (Clayman 2010: 171) der Folgeäußerung bei.

---

7 Die Namen sind anonymisiert: Für die Familiennamen der PatientInnen werden unterschiedliche Buchstaben des Alphabets (A bis Z) zusammen mit dem Zusatz „haus" verwendet. Die Namen der ÄrztInnen werden mit Buchstaben des Alphabets (A bis Z) sowie dem Zusatz „berg" bzw. „mann" wiedergegeben.
8 Siehe Deppermann & Helmer (2013) zum Diskursmarker *also* zur Eröffnung eines „multi-unit-Turns". Vgl. Günthner (2016) zur Kombination von turn-initialen Adressierungen mit Partikeln bzw. Diskursmarkern.
9 Siehe Carmody & Lewis (2006) zu neurologischen Studien der erhöhten Gehirnaktivierung beim Hören des eigenen Namens.

Als Zeichen „erhöhter interpersoneller Zugänglichkeit" (Goffman 1974/82: 116) sind gerade turn- bzw. handlungs-initiierende Anredeformen dazu prädestiniert, dem Gesprächspartner die Rezipientenrolle zuzuordnen und so eine intersubjektiv geteilte Ausrichtung auf die als relevant hochgestufte Aktivität herzustellen (Günthner 2016: 416). Zugleich kommt der namentlichen Anrede eine wichtige Funktion für die Kontextualisierung einer personifizierten Zuwendung an die/den PatientIn zu: Der namentliche „Identitätsaufhänger" (Goffman 1967: 74) trägt dazu bei, das Gegenüber als „Individuum" zu perspektivieren.

PatientInnen reagieren auf die Mitteilung der Krebsdiagnose in der Regel mit Verstummen bzw. einer Minimalreaktion (wie ein Seufzen); Turnübernahmen oder ausgedehnte Rezipientenreaktionen bleiben in Folge aus. Diese Abkehr vom reibungslosen Interaktionsverlauf indiziert die Betroffenheit, die bei den PatientInnen durch die Diagnoseübermittlung ausgelöst wird (Günthner 2017, 2018a, b). Da den ÄrztInnen neben der Übermittlung und Erläuterung der Krebserkrankung die Aufgabe zukommt, die Therapieplanung mit den PatientInnen abzustimmen und dabei Informationen und Meinungen etc. von letzteren einzuholen, setzen sie immer wieder onymische Anreden als Ressource ein, um ihr Gegenüber zu einer Rückmeldung zu bewegen und so den Interaktionsfortgang sicherzustellen.

Im Anschluss an die Diagnosemitteilung versucht der Arzt AM der Patientin PW Hoffnung zu machen, indem er eine für die vorliegende Gesprächsgattung typische „*zwar ... aber*"-Konstruktion verwendet (Günthner 2017, 2018a, b). Mit diesem zweiteiligen Format wird im initialen *zwar*- bzw. *schon*-Teil die schlechte Nachricht konzediert („es is schon ne KREBSerkrankung,"; Z. 209), während im unmittelbar folgenden *aber*-Teil der Arzt hoffnungsvolle und zuversichtsvermittelnde Aspekte fokussiert („aber (.) !NEIN!, aller vorAUSsicht nach müssen sie da nicht dran sterben, (1.0) sondern wir kriegen das ALlervoraussicht nach hin;"; Z. 210–213):

GESPRÄCH 038
206 AM: °h und das ist sozusagen jetzt das POsitive,(--)
207   bei dem NEgativen was ich ihnen sagen muss; (--)
208   !JA!,
209   es is schon ne KREBSerkrankung,(-)
210   aber (.) !NEIN!,
211   aller vorAUSsicht nach müssen sie da nicht dran sterben,
212   (1.0)
213   sondern wir kriegen das ALler voraussicht nach hin;
214   (2.2)
215   <<p> oKAY?>

```
216      (1.1)
217      WIE geht es jetzt weiter;
218      (1.8)
219      ((Schnalzgeräusche)) (.) frau SEhaus-
220      sagen sie mir nochmal welcher JAHRgang sind sie?
221      (--)
222  PW: ZWEIundfünfzig,
```

Der Ausschnitt zeigt, wie die Patientin PW im Anschluss an die Diagnosemitteilung in ein Schweigen verfällt und der Arzt (AM) längere Passagen mit mehreren übergangsrelevanten Stellen, Pausen und „question tags" (König 2017) (Z. 206–221) alleine (ohne Rezipientenreaktionen) zu bewerkstelligen hat. Im Anschluss an die rhetorische Frage „WIE geht es jetzt weiter;" (Z. 217) und der folgenden Pause (Z. 218) initiiert AM eine Nebensequenz, in der er das Geburtsjahr von „frau SEhaus" erfragt: „sagen sie mir nochmal welcher JAHRgang sind sie?" (Z. 219–220). Die diese Nebensequenz einleitende Adressierung stellt einen Versuch dar, die Patientin wieder in das aktive Interaktionsgeschehen zurückzuholen. PW produziert auch tatsächlich im Anschluss an die kurze Schweigephase (Z. 221) den erwartbaren zweiten Paarteil und liefert die gewünschte Antwort (Z. 222).

Die namentliche Adressierung der Patientin liegt hier an der Schnittstelle zweier kommunikativer Aufgaben: Zum einen initiiert der Arzt einen Wechsel der interaktionalen Ausrichtung hin zur Initiierung einer Nebensequenz; d. h. die onymische Adressierung ist auch hier „shift implicative" (Rendle-Short 2007: 1510) und fordert eine erhöhte Aufmerksamkeit für die folgende Umfokussierung ein. Zum andern holt er mit der personifizierten Zuwendung die Patientin wieder in den Interaktionsraum zurück und aktiviert so im Sinne einer „response"-Mobilisierung (Stivers & Rossano 2010) die Wiederherstellung des „alignment" (Stivers 2008) und damit der interaktionalen Kooperation zwischen den Interaktionsbeteiligten auf der strukturell-gesprächsorganisatorischen Ebene.

Namentliche Anreden werden allerdings – wie die folgenden Ausschnitte verdeutlichen – nicht nur als Ressource zur strukturellen Koordination der Gesprächsorganisation eingesetzt, sondern sie haben auch wichtige Funktionen in Hinblick auf die Beziehungsgestaltung bzw. Bekundung einer individualisierten Zuwendung zur PatientIn.

2.2.2 Erhöhte personalisierte Zuwendung und Indizierung von Eindringlichkeit

Wie Bergmann (2014) ausführt, weisen Arzt-Patienten-Interaktionen insofern eine Form der Asymmetrie auf, als ÄrztInnen die PatientInnen als „Routinefall" betrachten, während der Patient seinen „Fall" als „einzigartig" bzw. „individuell" erfährt. Die ärztliche Eliminierung individueller Faktoren gilt als „Strukturprinzip der professionellen Fallarbeit" (Bergmann 2014: 428): „Wer eine Krankheit erkennen will, muß vom Individuum mit seinen besonderen Qualitäten absehen" (Foucault 1973: 31).

In seiner Darlegung zum professionellen Handeln in der Medizin thematisiert Frommer (2014: 109) das Dilemma, mit dem ein/e ÄrztIn konfrontiert ist: Einerseits wird von ihr/ihm die professionelle Betrachtung des Patienten als „Fall" erwartet und andererseits zugleich eine „Öffnung für die subjektive Sicht des Patienten", welche wiederum zur „Patientenzufriedenheit und Compliance" beiträgt. Diese Doppelpoligkeit erfordert immer wieder einen „Perspektivenwechsel" von objektiven Falldaten hin zum „subjektiven Erleben" und zu „subjektiven Relevanzsetzungen" der PatientInnen (Frommer 2014: 109).[10] Gerade die „Öffnung für die subjektive Sicht des Patienten" berührt – so Frommer –

> [. . .] eine tiefer liegende ethische Dimension der Arzt-Patient-Beziehung im Sinne der Einsicht, dass das versachlichende Berufsselbstverständnis des Mediziners und auch der in Heilberufen Tätigen auf einer Abstraktions- und Dekontextualisierungsleistung beruht, die zwar wesentlich dem Ziel dient, störende emotionale Intrusionen in die Arbeit abzuwehren und ihren Rationalitätsgehalt zu maximieren, die andererseits aber auch ein dehumanisierendes Potenzial enthält. (Frommer 2014: 109–110)

Auch die ÄrztInnen in den vorliegenden onkologischen Aufklärungsgesprächen zeigen – trotz der professionellen Abstrahierung vom Individuum – immer wieder Ansätze, den PatientInnen zu indizieren, dass sie diese als Person mit subjektiven Lebensumständen erkennen. Die namentliche Anrede stellt hierfür eine zentrale Ressource dar.[11] Diese kann, wie die folgenden Ausschnitte zeigen, zur Durchführung unterschiedlicher, meist multifunktionaler Aufgaben eingesetzt werden: zur Markierung von Mitgefühl und Verständnis, zur Indizierung von Ernsthaftigkeit und Eindringlichkeit, im Kontext emotional angespannter Konfliktsituationen und in Zusammenhang mit Trostsequenzen.

---

10 So argumentiert auch Bergmann (2014: 430), dass sich das „konkrete Fallgeschehen [...] immer in der für den Fall konstitutiven Spannung zwischen Subsumption und Individualisierung, zwischen allgemeiner Regel und partikularer Existenz [bewegt]". Dabei kann „oszillierend mal die eine und mal die andere Seite in den Vordergrund treten".
11 Wie auch Schwitalla (2010: 179) ausführt, hat die namentliche Adressierung eine „besondere Bedeutung für die individuelle Identität" des Gesprächspartners und für die Beziehung zwischen „Sprecher und Adressat": „Personennamen sind gerade nicht ‚Schall und Rauch', sondern sie haben bis in die Einzelheiten der Lautung und Akzentsetzung hinein eine fast ‚heilige' Bedeutung für die Betroffenen."

Im folgenden Gesprächsausschnitt setzt die Ärztin (AW) die namentliche Adressierung der Patientin (PW) als „Beziehungszeichen" in Zusammenhang mit der Indizierung von Empathie und Solidarität ein. Die Patientin PW konstatiert im Anschluss an die Besprechung des Therapieplans ihre „Sprachlosigkeit" angesichts ihres diagnostizierten Mammakarzinoms (Z. 235):

```
GESPRÄCH 035-1
232  PW:   weil, (---)
233        ich hab NIX zu verlieren;=ne,
234        aber WISsen sie, (-)
235        ich bin jetzt SPRACHlos; (-)
236        ich bin <<sehr deutlich> REgelmäßig> zur untersuchung [gegangen?]
237  AW:                                                        [hm,     ]
238        (2.8)
239        ich GLAUB_S ihnen, (.)
240  PW:   und und bei meine FRAUeärztin,
241        WAR ich auch,
242        (2.7)
243  AW:   wann WAR_N sie da zuletscht,
244        (3.5)
245  PW:   also Ich hab in meine BICHle,
246  AW:   hm_hm,=oKE,
247        °h isch ja jetzt net so wichtig WANN genau,
248        aber ISCH schon do-
249        isch schon DOOF;
250        ich GLAUB_S ihnen;
251        isch schon schon BLÖD;
252        <<p> ja;> (--)
253        ((atmet tief ein und aus)) (2.0)
254        jetzt HELfe mer ihnen frau wehaus; (.)
255        verSORgen sie gut,
256        und GUCKe,
257        dass mer das gut HINkriege;=hm?
```

Nachdem PW ihre Fassungslosigkeit angesichts dieser Diagnose (zumal sie „REgelmäßig" zur Vorsorgeuntersuchung bzw. zur „frAUeärztin" gegangen ist; Z. 236ff.) zum Ausdruck bringt, bewertet AW den für PW unfassbaren Befund mit „aber ISCH schon do- isch schon DOOF" (Z. 248–249) und liefert hiermit ein „display of understanding of the other person's emotional situation" (Kupetz 2014: 4). Mit der folgenden Konstruktion „ich GLAUB_S ihnen;" (Z. 250), die einen Verum-Fokus auf dem mentalen Verb „glauben" hat, untermauert die Ärztin ihre Verständniskundgabe und indiziert „intersubjective sharing" (Tomasello & Carpenter 2007: 121). Nach der erneuten Wiederholung ihrer mitfühlenden Bewertung „isch schon schon BLÖD;" (Z. 251) und dem inkrementell ergänzten „«p> ja; >" (Z. 252), wechselt AW im Anschluss an die Pause (Z. 253) zu einer aufmunternd artikulierten, Solidarität markierenden Äußerung: „jetzt HELfe mer ihnen frau wehaus; (.)" (Z. 254). Das „jetzt" indiziert hier den Umschwung vom vergangenen Zustand (dem Hadern mit dem Schicksalsschlag) hin zur Situation im *hic et nunc*, in der der Patientin nun geholfen wird. Somit stellt die final positionierte Anrede „frau wehaus; (.)" (Z. 254) von Seiten der Ärztin (AW) eine Strategie dar, ihre erhöhte Zuwendung an die Patientin zu markieren und die Expressivität der vorausgehenden Aussage zu verstärken: PW wird mit ihrer Situation nicht allein gelassen.[12]

Darüber hinaus veranschaulicht dieser Gesprächsausschnitt, was Frommer (2014: 118) als „Unsichtbarmachung von Professionalität" bezeichnet – nämlich eine individualisierte Empathiebekundung, die kurzfristig die ärztliche „Professionalität maskiert und den Eindruck von Alltagskommunikation gerade auch da erweckt, wo er [der Arzt] direkt Ziele der Fallarbeit ansteuert". Hierbei kommt die als Dilemma beschriebene Aktivität des „displaying an understanding of the other person's emotional situation, while orienting to an asymmetry regarding their experiential rights and/or emotive involvement" zum Tragen (Kupetz 2014: 7). Im vorliegenden Gespräch artikuliert die Ärztin zum einen ein erhöhtes Verständnis für die Situation der Patientin (Z. 248–251) und markiert ihre individualisierte Empathiebekundung. Zum anderen holt sie mit der Formulierung „jetzt HELfe mer ihnen frau wehaus; (.)" (Z. 254), die sich durch die post-positionierte Anrede auszeichnet, die Patientin ins Hier-und-Jetzt der Therapiebesprechung und damit in die professionelle Agenda zurück: Es gilt nun, die Therapie festzulegen bzw. anzugehen.

Lerner (2003: 185) führt in Bezug auf post-positionierte Anredeformen aus, dass diese eingesetzt werden, „to demonstrate a particular stance toward or a relationship with a recipient under circumstances where that demonstration is particularly relevant".[13] In der Tat finden sich immer wieder Sequenzen, in denen die ÄrztInnen mit onymischen Anreden nicht nur eine erhöhte dialogische Orientierung am Gegenüber markieren, sondern auch eine Bereitschaft,

---

[12] Siehe auch Koerfer, Reimer & Albus (2018: 837) zur Bedeutung „der namentlichen Nennung" für die „Beziehungsgestaltung" in der Arzt-Patienten-Interaktion.
[13] Siehe Günthner (2017) sowie Couper-Kuhlen & Selting (2018: 23) zur "stance"-Markierung von final-positionierten Adressierungen.

sich auf deren individuelle Ängste, Befürchtungen, Wünsche etc. einzulassen. Letztendlich kommt diese Funktion dem von Clayman als „doing *speaking from the heart*" bezeichneten Display sehr nahe:

> This practice is plainly useful in a range of action environments where genuineness or sincerity becomes salient. Beyond enabling speakers to express belief in the absence of evidence [. . .], or in the face of contrary evidence and outright challenges [. . .], it also facilitates vows and promises that might otherwise come across as hollow and disingenuous.
> (Clayman 2010: 178)

Allerdings zeigt der folgende Ausschnitt, dass emotional aufgeladene Displays personifizierter Zuwendung keineswegs nur bei final positionierten namentlichen Adressierungen auftreten. Der Sequenz geht ein Konflikt zwischen dem begleitenden Ehemann LM und der Ärztin AW über die Behandlung der erkrankten Patientin PW voraus: Nachdem LM seine Position, dass seine Frau sich eher alternativen Heilverfahren statt einer OP unterziehen soll, dargelegt hat, entwickelt sich eine Diskussion zwischen der Ärztin und dem bestimmt auftretenden Ehemann, der AW über alternative Heilkundeverfahren belehrt. AW bietet schließlich dem Paar an, die Histologie zu kopieren, so dass die beiden sich nochmals intensiv mit dem Gynäkologen von PW beraten können. Hierauf fragt PW an, ob sie den OP-Termin ggf. telefonisch mit AW abstimmen kann (PW und LM sind keine deutschen MuttersprachlerInnen):

```
GESPRÄCH 069
627 PW:  DARF ich mit ihnen in telefonische kontakt also,
628      dass ich dann schon feste terMIN dann mache,
629 AW:  FÜR die opera[tion,]
630 PW:               [ja; n ]
631 AW:  wir könn ihn_nGERne einen festen termin machen,
632      sie können aber auch GERne nochmal, (-)
633      sich nochmal mit [ihrem] FRAUenarzt beraten,
634 PW:                   [ja;  ]
635 AW:  oder wenn sie eine ZWEITmeinung einholen,
636      h° aber frau BEhaus ich BITte sie, (-)
637      bä_ schieben sie des NICH auf die lange bank;
638 PW:  [ja_ja;]
639 AW:  [weil sie haben] WIRKlich sUper sUper, (---)
640      chAncen geSUND zu sein hin[terher;]
641 PW:                            [ja;    ]
642 AW:  (7.4)
```

Nachdem die Ärztin erneut die Option darlegt, dass sich das Paar mit dem behandelnden Gynäkologen beraten bzw. sich eine „ZWEITmeinung" einholen kann (Z. 631–635), führt sie ihren Turn mit der adversativen Konjunktion „aber" und der namentlichen Adressierung der Patientin („frau BEhaus") fort. Der im Vor-Vorfeld positionierte Vokativ markiert zum einen die Gerichtetheit der Folgeäußerung an die Patientin (und nicht an den dominant auftretenden Ehemann, mit dem zuvor eine längere Auseinandersetzung erfolgte) und holt diese somit explizit in den Interaktionsraum herein. Zum andern kontextualisiert AW mit dieser Kombination aus [aber + Titel + Familienname] zugleich eine Relevanzhochstufung der folgenden „Bitte". Dieser mit der Projektorkonstruktion „ich BITte sie," (Günthner 2008) eingeleitete ärztliche Rat „bä_ schieben sie des NICH auf die lange bank; [weil sie haben] WIRKlich sUper sUper, (---) chAncen geSUND zu sein hin[terher;]" (Z. 637–640) wendet sich gegen die kurz vorher geäußerte Position des Ehemannes LM, andere Heilverfahren abzuwägen.

Auch in diesem Segment ist die onymische Anrede der Patientin multifunktional ausgerichtet: Mit dem Vokativ wird in diesem Mehrparteiengespräch die Patientin (und nicht etwa der Ehemann) als Rezipientin ausgewählt. Ferner stuft AW durch die Einforderung der Aufmerksamkeit die Relevanz der – mit der Meinung des Ehemanns disalignierenden – Folgeposition hoch. Zugleich indiziert die Ärztin mit dieser gesteigerten dialogischen Orientierung und der Subjektivierung des Interaktionsraums eine gewisse Expressivität und Eindringlichkeit, die durch die Projektorkonstruktion „ich BITte sie," noch untermauert wird.

Im Verlauf des Gesprächs verlässt der Ehemann (nach erheblichen Meinungsdifferenzen zwischen ihm und der Ärztin) den Raum, so dass die Patientin alleine mit der Ärztin über ihre Therapiewünsche reden kann. Dabei stellt sich heraus, dass PW (im Gegensatz zu ihrem Ehemann) sehr wohl einen zeitnahen OP-Termin wünscht, sodass AW und PW den Termin nun festlegen:

GESPRÄCH 069
931 AW: woll_n sie MITTwoch,
932   dann ham sie noch ein bisschen (.) beDENKzei[t.   ]
933 PW: [ja;]
934 AW: und haben bisschen ZEIT [noch,°h]
935 PW: [ja;   ]
936 AW: mit ihrem MANN sich auseinanderzusE[tzen,]
937 PW: [ja,]
938 AW: **aber frau BEhaus verSPRECHen sie mir,**
939   sie MÜSsen [oper[iert werden,   ]
940 PW: [<<flüsternd>> ich MACH ich] mach das,>]
941   waRUM, (-)

942   herr xeberg kennt mich SO schon seit jahren,
943   sag (.)komm zu UNS,
944   ich bin (.) dank IHM zu ihnen gekommen,
945   weil sie die BESte sind;=ja,
946   und ich MACH das,
947   ob der WILL oder nicht;

Im Anschluss an AWs Terminvorschlag („MITTwoch"; Z. 931) und die Begründung, dass PW dann noch etwas Zeit hat, „mit ihrem MANN sich auseinanderzusE [tzen,]" (Z. 936), setzt AW mit der adversativen Konjunktion „aber" (Z. 938) ihren Redezug fort: Mittels der Kombination aus Adversativkonnektor „aber" plus folgender namentlicher Anrede sowie der Projektorkonstruktion „verSPRECHen sie mir," (Z. 938) wird die Folgeäußerung als eine heikle und als relevant hochgestufte Handlung projiziert. Die Eindringlichkeit des eingeforderten „Versprechens" wird durch das prosodisch markierte Modalverb „MÜSsen" untermauert.

Auch hier fungiert die namentliche Zuwendung an die Patientin als „Beziehungszeichen" (Goffman 1974/82: 262–264), mit dem die Sprecherin eine individualisierte Hinwendung zu ihrem Gegenüber indiziert. Der Ärztin gelingt es so, eine erhöhte personalisierte Zuwendung und eine Anteilnahme am Schicksal der Patientin herzustellen, was wiederum die Distanz zwischen Ärztin und Patientin überbrücken und die „compliance" bzw. das Vertrauen in die betreffende Ärztin steigern kann (Ditz 2005).

Die namentliche Anrede steht auch hier im Verbund mit weiteren sprachlichen Kontextualisierungshinweisen, die gemeinsam zur Indizierung eines als relevant hochgestuften, personifizierten und eindringlichen ärztlichen Rats beitragen. Mit ihrer in Überlappung einsetzenden Zustimmung „[«flüsternd» ich MACH ich] mach das, >]" (Z. 940) reagiert die Patientin auf das eingeforderte Versprechen. Der Flüsterton, der ein Mithören des Ehemannes verhindern soll, kontextualisiert ferner PWs Vergemeinschaftung mit der Ärztin.

Nach Goffman (1974/82: 256) bildet die „soziale Identität", die „sich auf unterschiedliche Merkmale wie Name und äußere Erscheinung gründet und durch Kenntnisse hinsichtlich [der] Biographie und [...] sozialen Eigenschaften ergänzt wird", einen wesentlichen Faktor für die Konstitution sozialer Beziehungen. Wie die vorliegenden Interaktionssegmente verdeutlichen, fungiert gerade die namentliche Anrede des Gegenübers als wichtige Ressource, um die Kommunikationspartnerin als Person zu identifizieren, in ihrer sozialen Identität zu bestätigen und ein „Beziehungszeichen" (Goffman 1974/82: 262–263) zu setzen. Die ÄrztInnen setzen diese Ressource immer wieder ein, um ihren PatientInnen zu indizieren, dass sie mehr sind als ein „Routinefall". Diese punktuelle Fokussierung der Individualität der PatientInnen stellt allerdings selbst wiederum eine routinisierte Praktik dar: Die geleistete „Beziehungsarbeit" mit der subjektiven Ausrichtung am Gegenüber wird zugleich Bestandteil des „Kern[s] professioneller Fallarbeit" (Frommer 2014: 119).

Der folgende Gesprächsausschnitt setzt ein, nachdem die Ärztin (AW) der Patientin (PW) den Befund eines Mammakarzinoms mitgeteilt hat, woraufhin PW extrem verängstigt reagiert und ihr Ehemann LM versucht sie damit zu trösten, dass „keine kemo NÖtig" ist. Die Ärztin versichert mehrfach, dass es „nichts SCHLIMMes," ist (Z. 046; 048). Auf PWs Weinen und tiefes Luftholen hin ergreift die Ärztin in Zeile 050 erneut den Redezug und adressiert die Patientin mit Namen:

```
GESPRÄCH 055-01
046 AW :    ist nichts SCHLIMMes,
047 PW?:    ((schnauft))
048 AW :    <<cresc> ist nichts SCHLIMMes;>
049 PW :    ((weint, zieht die Nase hoch))
050 AW :    frau DEhaus; (--)
051         ECHT;
052         (d)es_s NICHTS schlimmes;
053                [das ist]
054 PW :    <<weinend> [des SA ] get sie (.) bloß (.) nur;>
055 AW :    <<f> warum soll ich des bloß nUr SAgen?>
056 PW :    ((schluchzt)) (1.9)
057 AW :    frau dehaus wie kommen sie denn DA drauf?
058                [meinen] sie ich LÜG sie an?
059 PW :    <<weinend[ja     ]>
060         NEIN des nicht (.) aber,
061 AW :    natürlich ist des en bösartiger TUmor;
062         aber das ist (.) KEIN tumor,
063         der wirklich bösartig IST,
064         der schnell WÄCHST,
```

Die onymische Anrede der Patientin in Zeile 50 hat in dieser Tröstsequenz (Imo 2017) eine eigenständige TCU inne und ist sowohl von der vorausgehenden als auch der folgenden Einheit prosodisch abgetrennt (u. a. durch Pausen, rhythmische Diskontinuitäten, Veränderungen des Tonhöhenverlaufs). Die Adressierung „frau DEhaus;" (Z. 50) fordert einerseits die Aufmerksamkeit der Patientin ein, andererseits indiziert die Ärztin damit eine personifizierte Zuwendung. Das folgende prosodisch hervorgehobene Adverb „ECHT;" (Z. 052) bekräftigt AWs vorausgehende Einschätzung, die sie im Anschluss nochmals rezykliert: „(d)es_s NICHTS schlimmes;" (Z. 052). Nachdem PW mit weinender Stimme ihre Zweifel an

AWs Einschätzung kundtut („«weinend> [des SA]get sie (.) bloß (.) nur; >"; Z. 054), kontert AW anhand der mit erhöhter Lautstärke realisierten rhetorischen Frage „«f> warum soll ich des bloß nUr SAgen?>" (Z. 055), die typische Merkmale einer tröstenden Stimme zeigt (wie die markiert hohe Tonhöhe und die steigende Intonationskontur; Bahlo, Fürstenberg & Drost 2015). Auf diese Wiese hinterfragt AW die Plausibilität von PWs Zweifeln. Als PW weiterhin schluchzt, wendet sich AW erneut mit einer namentlichen Anrede der Patientin zu: „frau dehaus wie kommen sie denn DA drauf? [meinen] sie ich LÜG sie an?" (Z.057–058). Mittels der initial positionierten onymischen Adressierung kontextualisiert die Ärztin die Ernsthaftigkeit und Eindringlichkeit ihrer Äußerung. Der vorliegende Konflikt zwischen Frau Dehaus und der Ärztin basiert auf dem verbreiteten Misstrauen, die ÄrztInnen könnten den PatientInnen den Schweregrad der Krankheit verheimlichen. Tatsächlich war es bis in die 1980er Jahre durchaus üblich, dass ÄrztInnen im Fall einer Krebserkrankung den PatientInnen diese lebensbedrohliche Diagnose verschwiegen bzw. verharmlost haben.

Die Beobachtung, dass ÄrztInnen ihr Gegenüber dann namentlich adressieren, wenn sich Konflikte abzeichnen (sowohl in Bezug auf die Gesprächsorganisation und das „alignment" als auch bzgl. der inhaltlichen und affektiven Ausrichtung bzw. der „affiliation"),[14] wundert nicht, zumal die Markierung einer individualisierten Ausrichtung an dem/der PatientIn ein wichtiges „tie-sign" (Goffman 1974/82) zur Beziehungsarbeit darstellt.

Wie die Ausschnitte verdeutlichen, werden sowohl turn- bzw. TCU-initiale, als auch final positionierte und sogar alleinstehende (d. h. eine eigene TCU-bildende) namentliche Adressierungen in unterschiedlichen kommunikativen Kontexten als „tie-sign" (Goffman 1974/82) zur Beziehungsarbeit und damit zum Display einer personifizierten Zugewandtheit in Kombination mit emotionsgeladenen bzw. stance-markierenden Sprechhandlungen verwendet. Was die Positionierungen der „address terms" allerdings unterscheidet, ist, dass turn- bzw. TCU-initiale Adressierungen die volle Aufmerksamkeit des/der RezipientIn auf die als relevant hochgestufte Folgeäußerung einfordern, während TCU-finale Anreden zur Rekontextualisierung und Readjustierung des vorausgehenden Beitrags eingesetzt werden. In beiden Positionen und selbst im Falle alleinstehender bzw. in Pivotposition lokalisierter Adressierungen fungieren onymische Adressierungen als Geste individualisierter Zuwendung, die ÄrztInnen in emotional heiklen Situationen einsetzen.

---

14 Die Begriffe „alignment" und „affiliation" orientieren sich an den konversationsanalytischen Arbeiten von Stivers (2008). Während „alignment" auf Formen die Kooperation zwischen den Interaktionsbeteiligten auf der strukturell-gesprächsorganisatorischen Ebene verweist, betrifft „affiliation" die Kooperation auf der inhaltlichen bzw. affektiven Ebene. Hierzu auch Droste & Günthner (2020: 79).

3 Fazit

Die Analyse zur namentlichen Anrede von PatientInnen in onkologischen Aufklärungsgesprächen verdeutlicht den Einsatz dieser kommunikativen Praktiken als multifunktionale Ressource: Auch wenn die syntaktisch desintegriert positionierten Adressierungen zunächst redundant erscheinen mögen, da sie weder einen Beitrag zur denotativen Bedeutung der Äußerung leisten, noch (aufgrund der klaren Rezipienzzuordnung) für die Rederechtzuweisung erforderlich sind, bilden sie (jenseits der Gesprächseröffnung und -beendigung) ein wichtiges Verfahren zur Durchführung unterschiedlicher Aufgaben.

(i) Zum einen werden onymische Adressierungen von Seiten der die Gesprächsführung innehabenden ÄrztInnen immer wieder als interaktionssteuernde Mittel in Kontexten verwendet, in denen die ÄrztInnen Wechsel in der handlungsbezogenen Ausrichtung vornehmen bzw. Rezipientenreaktionen im Falle von Störungen im Gesprächsablauf („misalignment") einklagen. Dieser diskursorganisatorische Gebrauch scheint eng verwoben mit der Tatsache, dass namentliche Anreden aufgrund ihrer individualisierten Orientierung am Gegenüber als eines der effizientesten Mittel der Aufmerksamkeitseinholung fungieren. Im Fall der Initialpositionierung lenken sie die Aufmerksamkeit des Gegenübers (u. a. in Kookkurrenz mit bestimmten Partikeln und Diskursmarkern) auf die projizierte und als relevant hochgestufte Folgeäußerung. Im Falle der äußerungsabschließenden bzw. inkrementell ergänzten Positionierung tragen sie zur Readjustierung des soeben Gesagten bei, indem sie der (oftmals expressiv markierten) Äußerung rückwirkend Nachdruck verleihen.

(ii) Zum anderen tragen namentliche Anreden zum Display personifizierter Orientierung bei: Sie fungieren als „Beziehungszeichen", die eine erhöhte Zuwendung der ÄrztIn zur/zum PatientIn markieren: Der Interaktionsraum wird individualisiert; d. h. die Sprecherin markiert ein direktes „Sich-auf-das-Gegenüber-Einstimmen" (Schütz 1951/72: 149). Dieses Display an personifizierter Zuwendung wird in den vorliegenden Interaktionen (sowohl in initialer als auch finaler Positionierung) vor allem in Zusammenhang mit heiklen, potenziell gesichtsbedrohenden und emotional aufgeladenen Handlungen eingesetzt. Je nach kontextueller Einbettung, affektiver Aufladung, prosodischer Realisierung etc. kann diese erhöhte Orientierung am Gegenüber zur Indizierung von Mitgefühl und Verständnis, zur Markierung von Expressivität bzw. Eindringlichkeit oder Aufrichtigkeit beitragen.

Beide Funktionstypen (die diskursorganisatorische und beziehungsgestaltende) gründen auf dem zentralen Charakteristikum namentlicher Anreden: der personifizierten Aufmerksamkeitseinholung des Gegenübers.[15]

Zugleich ist der Einsatz onymischer Anreden der PatientInnen im Kontext der vorliegenden kommunikativen Gattung zu betrachten: In dieser emotional extrem belastenden Gesprächssituation sind die ÄrztInnen konfligierenden Motivationen ausgesetzt. Mit dem pathologischen Befund wird der/die PatientIn als „ein Fall einer bestimmten Krebserkrankung" eingestuft und damit unter eine bestimmte Kategorie, für die spezifische Handlungs- und Therapierichtlinien gelten, subsumiert. Diese „fallspezifische" Zuordnung ist im Sinne der Professionalität der ÄrztInnen notwendig, um ihre Arbeit effektiv und routinisiert bewältigen zu können (Bergmann 2014). Die ÄrztInnen sind mit PatientInnen konfrontiert, die ihre Situation und ihr Erleben keineswegs als austauschbaren „Fall", sondern als biografisch einmalig wahrnehmen. Dies bringt die ÄrztInnen in die Lage, zwischen den Polen des „Routinefalls" und der „biografischen und erlebbaren Einzigartigkeit" zu vermitteln (Bergmann 2014: 430); d. h. sie changieren zwischen einer „institutionellen Unpersönlichkeit" mit der Subsumtion des betreffenden Falles unter die Kategorie „einer von vielen" auf der einen Seite und einer personifizierten Beziehungsherstellung bzw. der Indizierung von Mitgefühl und Orientierung an der Situation des Gegenübers auf der anderen. Die namentliche Adressierung der PatientInnen bildet – im Sinne eines „Identitätsaufhängers" (Goffman 1967: 74) – hierfür eine wichtige kommunikative Ressource, der sich die ÄrztInnen bedienen.

Literatur

Bahlo, Nils, Indra Fürstenberg & Michaela Drost (2015): „muss der papa STREI: cheln?"– Modalkonstruktionen in interaktionalen Trostprozessen mit Kleinkindern. In Jörg Bücker, Susanne Günthner & Wolfgang Imo (Hrsg.), *Konstruktionsgrammatik V. Konstruktionen im Spannungsfeld von sequenziellen Mustern, kommunikativen Gattungen und Textsorten*, 269–290. Tübingen: Stauffenburg.

Bentz, Martin, Martin Binnenhei, Georgios Coussious, Juliana Gruden, Wolfgang Imo, Lisa Korte, Thomas Rüdiger, Antonia Ruf-Dördelmann, Michael R. Schön & Sebastian Stier (2016): Von der Pathologie zum Patienten: Optimierung von Wissenstransfer und Verstehenssicherung in der medizinischen Kommunikation. *SpIn: Arbeitspapierreihe Sprache und Interaktion* 72. http://krebshilfe.sprache-interaktion.de/wp-content/

---

[15] Wie die Ausschnitte zeigen, zeichnen sich oftmals auch Überlappungen beider Funktionen ab.

uploads/2016/08/Bentz-et-al.-2016-Von-der-Pathologie-zum-Patenten.pdf (letzter Zugriff 09.11.2017).

Bergmann, Jörg (2014): Der Fall als epistemisches Objekt. In Jörg Bergmann, Ulrich Dausendschön-Gay & Frank Oberzaucher (Hrsg.): ‚Der Fall' – Studien zur epistemischen Praxis professionellen Handelns, 423–440. Bielefeld: transcript.

Carmody, Dennis P. & Michael Lewis (2006): Brain Activation When Hearing One's Own and Others' Names. Brain Research 116 (1), 153–158.

Clayman, Steven E. (2010): Address terms in the service of other actions: The case of news interview talk. Discourse & Communication 4 (3), 161–183.

Clayman, Steven E. (2012): Address terms in the organization of turns at talk: The case of pivotal turn extensions. Journal of Pragmatics 44, 1853–1867.

Couper-Kuhlen, Elizabeth & Margret Selting (2018): Interactional Linguistics. Studying Language in Social Interaction. Cambridge: Cambridge University Press.

Deppermann, Arnulf & Henrike Helmer (2013): Zur Grammatik des Verstehens im Gespräch: Inferenzen anzeigen und Handlungskonsequenzen ziehen mit also und dann. Zeitschrift für Sprachwissenschaft 32 (1), 1–39.

De Stefani, Elwys (2016): Names and discourse. In Carole Hough (Hrsg.), The Oxford Handbook of Names and Meaning, 52–66. Oxford: Oxford University Press.

Ditz, Susanne (2005): Die Mitteilung der Diagnose Brustkrebs. In Mechthild Neises, Susanne Ditz & Thomas Spranz-Fogasy (Hrsg.), Patientenorientiertes Reden – Beiträge zu psychosomatische Grundkompetenz in der Frauenheilkunde, 224–241. Stuttgart: Wissenschaftliche Verlagsgesellschaft.

Droste, Pepe & Susanne Günthner (2020): ‚das mAchst du bestimmt AUCH du;': Zum Zusammenspiel syntaktischer, prosodischer und sequenzieller Aspekte syntaktisch desintegrierter du-Formate. In Wolfgang Imo & Jens Lanwer (Hrsg.), Prosodie und Konstruktionsgrammatik, 75–110. Berlin, Boston: De Gruyter.

Dzanko, Minka (2018): Sprachlich-interaktive Elemente rollenbezogener Asymmetrie im Vergleich deutscher und bosnisch-herzegowinischer Arzt-Patient-Gespräche. Mannheim: Universität Mannheim, Dissertationsschrift.

Foucault, Michel (1973): Die Geburt der Klinik. Eine Archäologie des ärztlichen Blicks. München: Hanser.

Frommer, Jörg (2014): Therapie als Fallarbeit: Über einige Grundprobleme und Paradoxien professionellen Handelns in der Medizin. In Jörg Bergmann, Ulrich Dausendschön-Gay & Frank Oberzaucher (Hrsg.), ‚Der Fall' – Studien zur epistemischen Praxis professionellen Handelns, 103–123. Bielefeld: transcript.

Fruht, Christiane & M. Vogelhuber (2016): Kommunikation in der Onkologie: Überbringen schlechter Nachrichten. Universitätsklinikum Regensburg. http://de.slideshare.net/ChristianeFruht/ueberbringen-schlechternachrichten (letzter Zugriff 15.12.2019).

Goffman, Erving (1967): Stigma. Übertechniken der Bewältigung beschädigter Identität. Frankfurt a.M.: Suhrkamp.

Goffman, Erving (1974/1982): Das Individuum im öffentlichen Austausch. Mikrostudien zur öffentlichen Ordnung. Frankfurt a.M.: Suhrkamp.

Günthner, Susanne (2008): Projektorkonstruktionen im Gespräch: Pseudoclefts, die Sache ist-Konstruktionen und Extrapositionen mit es. Gesprächsforschung – Online-Zeitschrift zur verbalen Interaktion 9, 86–114. http://www.gespraechsforschung-ozs.de/heft2008/ga-guenthner.pdf (letzter Zugriff 20.12.2015).

Günthner, Susanne (2016): Praktiken erhöhter Dialogizität: onymische Anredeformen als Gesten personifizierter Zuwendung. *ZGL: Zeitschrift für Germanistische Linguistik* 44 (3), 406–436.

Günthner, Susanne (2017): Sprachliche Verfahren bei der Übermittlung schlechter Nachrichten – sedimentierte Praktiken im Kontext onkologischer Aufklärungsgespräche. *SpIn: Arbeitspapierreihe Sprache und Interaktion* 73 (4). http://arbeitspapiere.sprache-in teraktion.de/arbeitspapiere/arbeitspapier73.pdf (letzter Zugriff 01.03.2019).

Günthner, Susanne (2018a): Routinisierte Muster in der Interaktion. In Arnulf Deppermann & Silke Reineke (Hrsg), *Sprache im kommunikativen, interaktiven und kulturellen Kontext*, 29–50. Berlin, Boston: De Gruyter.

Günthner, Susanne (2018b): Thomas Luckmanns Einfluss auf die Sprachwissenschaft – Kommunikative Gattungen im Alltagsgebrauch am Beispiel onkologischer Aufklärungsgespräche. In Alois Hahn & Martin Endreß (Hrsg.), *Lebenswelt und Gesellschaft. Gedenkband für Thomas Luckmann*, 358–400. Konstanz: UVK.

Günthner, Susanne (2019): ‚Kultur-in-kommunikativen-Praktiken' – Kommunikative Praktiken zur Übermittlung schlechter Nachrichten in onkologischen Aufklärungsgesprächen. In Noah Bubenhofer, Yvonne Ilg, Joachim Scharloth, Susanne Tienken & Juliane Schröter (Hrsg.), *Linguistische Kulturanalyse*, 269–292. Berlin, Boston: De Gruyter.

Hausendorf, Heiko (2013): On the interactive achievement of space – and its possible meanings. In Peter Auer, Martin Hilpert, Anja Stukenbrock & Benedikt Szmrecsanyi (Hrsg.), *Space in Language and Linguistics. Geographical, Interactional and Cognitive Perspectives*, 276–303. Berlin, Boston: De Gruyter.

Imo, Wolfgang (2017): Trösten: eine professionelle Praktik in der Medizin. *SpIn: Arbeitspapierreihe Sprache und Interaktion*. http://arbeitspapiere.sprache-interaktion. de/arbeitspapiere/arbeitspapier71.pdf (letzter Zugriff 20.12.2018).

Koerfer, Arnim, Thomas Reimer & Christian Albus (2018): Beziehung aufbauen. In Arnim Koerfer & Christian Albus (Hrsg.), *Kommunikative Kompetenz in der Medizin. Ein Lehrbuch zur Theorie, Didaktik, Praxis und Evaluation der ärztlichen Gesprächsführung*, 814–842. Göttingen: Verlag für Gesprächsforschung.

König, Katharina (2017): Question tags als Diskursmarker? – Ansätze zu einer systematischen Beschreibung von ne im gesprochenen Deutsch. In Hardarik Blühdorn, Arnulf Deppermann, Henrike Helmer & Thomas Spranz-Fogasy (Hrsg.), *Diskursmarker im Deutschen. Reflexionen und Analysen*, 233–258. Göttingen: Verlag für Gesprächsforschung.

Kupetz, Maxi (2014): Empathy displays as interactional achievements – Multimodal and sequential aspects. *Journal of Pragmatics* 61, 4–34.

Lerner, Gene H. (2003): Selecting next speaker: The context-sensitive operation. *Language in Society* 32 (2), 177–201.

Norrby, Catrin, Camilla Wide, Jan Lindström & J. Nilsson (2015): Interpersonal relationships in medical consultations. Comparing Sweden Swedish and Finland Swedish address practices. *Journal of Pragmatics* 84, 121–38.

Rendle-Short, Johanna (2007): ‚Catherine, you're wasting your time': Address terms within the Australian political interview. *Journal of Pragmatics* 39 (9), 1503–1525.

Schütz, Alfred (1951/1972): Gemeinsam Musizieren. In Alfred Schütz, *Gesammelte Aufsätze II. Studien zur soziologischen Theorie*, 129–150. Den Haag: Springer.

Schwitalla, Johannes (1993): Namensverwendung und Gesprächskonstitution. In Heinrich Löffler (Hrsg.), *Dialoganalyse IV*, 359–366. Tübingen: Niemeyer.

Schwitalla, Johannes (2010): Kommunikative Funktionen von Sprecher- und Adressatennamen in Gesprächen. In Nicolas Pepin & Elwys de Stefani (Hrsg.), *Eigennamen in der gesprochenen Sprache*, 179–199. Tübingen: Francke.

Selting, Margret, Peter Auer, Dagmar Barth-Weingarten, Jörg Bergmann, Pia Bergmann, Karin Birkner, Elizabeth Couper-Kuhlen, Arnulf Deppermann, Peter Gilles, Susanne Günthner, Martin Hartung, Friederike Kern, Christine Mertzlufft, Christian Meyer, Miriam Morek, Frank Oberzaucher, Jörg Peters, Uta Quasthoff, Wilfried Schütte, Anja Stukenbrock & Susanne Uhmann (2009): Gesprächsanalytisches Transkriptionssystem 2 (GAT 2). *Gesprächsforschung – Online-Zeitschrift zur verbalen Interaktion* 10, 353–402.

Stivers, Tanya (2008): Stance, Alignment, and Affiliation during Storytelling: When Nodding is a Token of Affiliation. *Research on Language and Social Interaction* 41 (1), 31–57.

Stivers, Tanya, Federico Rossano (2010): Mobilizing Response. *Research on Language and Social Interaction* 43 (1), 3–31.

Tomasello, Michael, Malinda Carpenter (2007): Shared Intentionality. *Developmental Science* 10 (1), 121–125

Nathalie Bauer, Isabella Buck

„nur dass sie_s mal geHÖRT ham;" – Eine Konstruktion zum Zwecke des Wissensmanagements in medizinischen Interaktionen

Abstract: Häufig stehen ÄrztInnen im Klinikalltag vor der Aufgabe, ihren PatientInnen sowohl Wissen zu vermitteln, das im Hier und Jetzt unmittelbar relevant ist, als auch Wissensangebote zu machen, deren Bedeutung für die PatientInnen möglicherweise erst zu einem künftigen Zeitpunkt zum Tragen kommt. Dabei bedienen sich ÄrztInnen bisweilen einer matrixsatzlosen „nur dass Sie"-Konstruktion. Anhand detaillierter sequenzanalytischer Betrachtungen des interaktiven Gebrauchs solcher Finalkonstruktionen in einem Korpus von Arzt-Patient-Gesprächen wird argumentiert, dass es sich hierbei insofern um eine hochfunktionale Ressource für das institutionelle Wissensmanagement handelt, als ÄrztInnen durch sie die Situationsrelevanz eingebrachter Informationen modalisieren können.

Keywords: Medizinische Gesprächsanalyse, Interaktionale Linguistik, Wissensmanagement, Finalkonstruktion

1 Einleitung

Im medizinischen Alltag sehen ÄrztInnen sich nicht selten mit der Herausforderung konfrontiert, PatientInnen mit einer Vielzahl an Informationen zu versorgen, die für deren aktuelle Situation jedoch mitunter von sehr unterschiedlicher Relevanz sind. In solchen Kontexten greifen medizinische ExpertInnen immer wieder auf die im Fokus dieses Aufsatzes stehende Konstruktion *nur dass Sie* zurück: Wie im Folgenden aufgezeigt wird, werden so bestimmte Informationen in ihrer unmittelbaren Situationsrelevanz restringiert und als Wissensangebote für ein mehr oder weniger wahrscheinlich eintretendes Zukunftsszenario gerahmt. Die Analyse von 20 Belegen aus onkologischen und palliativmedizinischen Arzt-Patient-Gesprächen

---

Nathalie Bauer, Westfälische Wilhelms-Universität Münster, Germanistisches Institut, nathalie.bauer@uni-muenster.de
Isabella Buck, Westfälische Wilhelms-Universität Münster, Germanistisches Institut, isabella.buck@uni-muenster.de

Open Access. © 2021 Nathalie Bauer et al., publiziert von De Gruyter. Dieses Werk ist lizenziert unter einer Creative Commons Namensnennung - Nicht-kommerziell - Keine Bearbeitung 4.0 International Lizenz.
https://doi.org/10.1515/9783110688696-C06

hat gezeigt, dass dieses verfestigte sprachliche Muster eine wichtige Ressource für das institutionelle Wissensmanagement im Krankenhaus darstellt.

Dass die hier zu betrachtenden Finalsätze ohne voran- oder nachgestellten Matrixsatz auftreten, deutet nicht etwa auf eine vermeintlich der Mündlichkeit geschuldete ‚Unvollständigkeit' hin, sondern stellt ein entscheidendes Charakteristikum der Konstruktion dar: Die vorliegenden *dass*-Sätze bezeichnen – anders als mit *dass* eingeleitete Finalsätze im herkömmlichen Sinne (z. B. „Zieh dich warm an, dass du später nicht frierst!") – kein Ziel, auf das die im Verbalkomplex eines übergeordneten Matrixsatzes bezeichnete Tätigkeit ausgerichtet ist (vgl. Dürscheid 2010: 60), sondern (re-)qualifizieren eine gesamte Äußerung in Bezug auf die Mittelbarkeit ihrer situativen Relevanz. Die vorliegende Konstruktion kann folglich als sprechhandlungsbezogene Finalkonstruktion beschrieben werden.[1]

Bevor die beiden prototypischen Verwendungen der Finalkonstruktion anhand der sequenzanalytischen Rekonstruktion dreier Beispielausschnitte exemplarisch aufgezeigt werden, soll zunächst die vorliegende *nur dass Sie*-Konstruktion von bisherigen grammatischen Beschreibungen (insubordinierter) *dass*-Sätze abgegrenzt und das zugrunde liegende Konzept des interaktiven Wissensmanagements reflektiert werden.

2 Freistehende und pseudo-eingebettete *dass*-Konstruktionen

Die im Zentrum des Interesses stehende Konstruktion[2] weist im Vergleich zu den traditionell in Grammatiken behandelten *dass*-Sätzen syntaktisch die Besonderheit auf, dass der auf die Abtönungspartikel *nur* folgende *dass*-Satz ohne Matrixsatz auftritt. Solche alleinstehenden *dass*-Sätze wie beispielsweise Exklamativ- oder Wunschsätze („Dass bloß morgen die Sonne scheinen möge"; Altmann 1987: 36–38) behandelt die einschlägige Forschungsliteratur nur marginal, wobei sie entweder als „isolierte" (Buscha 1976: 274) oder „freie" Nebensätze (Reis 1997: 135) beschrieben, mitunter aber auch als selbstständige Hauptsätze klassifi-

---

[1] Dieser Terminus wurde in Analogie zum Begriff der sprechaktbezogenen *weil*-Sätze (Günthner 1993: 40) gewählt.
[2] In Anlehnung an ein gebrauchsbasiertes Verständnis von Konstruktionen als musterhaften Verfestigungen (vgl. Günthner 2011; Imo 2015) wird hier und im Folgenden mit dem Begriff *Konstruktion* auf rekurrent auftretende Form-Funktions-Paare referiert, die Interagierende für spezifische kommunikative Handlungen nutzen und die nicht-kompositional sind (vgl. Goldberg 1996: 68–69).

ziert werden (vgl. Weuster 1983: 63f.). Neben der syntaktischen Ebene zeichnen sich die bislang in der Forschung betrachteten isolierten *dass*-Nebensätze auch auf der semantisch-pragmatischen Ebene durch Selbstständigkeit aus. Oppenrieder (1991: 177) bringt dies in seiner Benennung der entsprechenden Strukturen als „illokutiv völlig selbstständige Verb-Letzt-Sätze" zum Ausdruck. Insgesamt wird den alleinstehenden *dass*-Syntagmen ein autarkes semantisch-pragmatisches Funktionsspektrum zugestanden.

Dass die Gebrauchsweisen der isolierten *dass*-Konstruktionen jedoch weit über diesen eng gefassten, zudem allein anhand von (konstruierten) schriftsprachlichen Belegen umrissenen Bereich hinausgehen, zeigt Günthner (2013, 2014), die in ihren interaktionallinguistisch-konstruktionsgrammatisch ausgerichteten Untersuchungen eine Vielzahl an Konstruktionstypen von in Alltagsinteraktionen gebräuchlichen *dass*-Sätzen herausarbeitet. Dabei differenziert sie grundlegend zwischen projizierten, d. h. einen ungesättigten Matrixsatz ergänzenden, und expandierenden *dass*-Segmenten. Außerdem geht Günthner (2013: 237) auch auf *dass*-Konstruktionen ein, bei denen eine Bezugssequenz gänzlich fehlt, und beschreibt diese als Folge einer „Relevanzabstufung des Matrixsatzes bei gleichzeitiger pragmatischer Aufwertung und verstärkten Gewichtung des *dass*-Syntagmas". Diese Aufwertung manifestiert sich schließlich auch darin, dass das *dass*-Segment als prosodisch eigenständige Einheit realisiert wird. Insgesamt zeigen Günthners (2013: 228) Ausführungen, dass die „gängige Dichotomie standardsprachlicher Annahmen von Haupt- und Nebensatz in Frage" zu stellen ist und sich die Integration zwischen *dass*-Segment und Bezugssyntagma als graduelles Phänomen erweist. Dies resultiert aus der prozesshaften, emergenten Natur gesprochener Sprache, weshalb es sich bei den normgrammatisch nicht fassbaren, isolierten *dass*-Konstruktionen keineswegs um deviante Strukturen handelt, sondern um funktionale Gebilde, die als Ressourcen zur Realisierung spezifischer kommunikativer Aufgaben eingesetzt werden (vgl. Günthner 2014: 191).

Trotz der zunächst auf der sprachlichen Oberfläche auftretenden formalen Ähnlichkeit der von Günthner beschriebenen mit den im vorliegenden Beitrag behandelten *dass*-Syntagmen ergeben sich bei näherer Betrachtung zwei gewichtige Unterschiede: Zum einen handelt es sich bei den von Günthner untersuchten Konstruktionen um Inhaltssätze, d. h. „mit dem entsprechenden Satz [wird] nur ein Inhalt transportiert […] und nicht gleichzeitig ein spezifisches semantisches Verhältnis" (Eisenberg 2013: 315). Im Gegensatz dazu verfügt die Konjunktion *dass* in den *nur dass Sie*-Konstruktionen über eine finale Semantik, womit keine Inhaltssätze, sondern (sprechhandlungsbezogene) Finalkonstruktionen vorliegen.

Zum anderen treten die in diesem Beitrag zu analysierenden *dass*-Sätze nicht vollständig isoliert auf, sondern werden zumindest von der Abtönungspartikel *nur* eingebettet. Während Buscha (1976: 277) die Möglichkeit einer solchen Struktur zwar thematisiert, in ihrem Korpus jedoch „keine die einleitende Konjunktion stützenden Partikeln" findet, setzt Schlobinski (1992: 205–254) hierfür den zwischen eingebetteten und nicht eingebetteten *dass*-Sätzen stehenden Typ der pseudo-eingebetteten *dass*-Sätze an („bloß daß wir keen wort französisch konntn"). Auf Grundlage eines Korpus psychotherapeutischer Interaktionen beschreibt er diese Konstruktion als eine von den TherapeutInnen eingesetzte Ressource zur Herstellung von Empathie bei gleichzeitiger Zurückstufung des Therapeuten-Ich, was durch den Verzicht auf einen expliziten Einstellungsoperator wie „Ich glaube/meine" möglich wird. Bei der einleitenden Partikel handle es sich insofern um einen „Dummy", als sie einen Ersatz für den fehlenden Matrixsatz darstelle (Schlobinski 1992: 253). Im vorliegenden Beitrag soll die Partikel *nur* hingegen nicht als Dummy betrachtet werden, da eine solche Sichtweise dem ohnehin persistenten „written language bias" (Linell 2005) weiter Vorschub leistet. Stattdessen wird sie als fester Bestandteil der Konstruktion angesehen, der zu ihrer spezifischen Semantik und Pragmatik beiträgt.

Zusammenfassend lässt sich in Bezug auf die zu untersuchende *nur dass Sie*-Konstruktionen Folgendes festhalten: Wenngleich diese *prima facie* zwar als subordiniert erscheinen, da sie die typischen syntaktischen Merkmale wie einleitende Konjunktion in linker Satzklammer und Verbendstellung aufweisen, handelt es sich um sowohl prosodisch als auch semantisch-pragmatisch insubordinierte Strukturen (vgl. Evans 2007: 367).

Da die *nur dass Sie*-Konstruktion in diesem Beitrag hinsichtlich ihrer interaktiven Funktion beschrieben wird, PatientInnen Wissensangebote für mögliche Zukunftsszenarien zu unterbreiten, soll nachfolgend zumindest skizzenhaft auch das zugrunde gelegte Verständnis von Wissen in der Interaktion dargelegt werden.

3 Wissensmanagement in der Interaktion

Wissen stellt eine alltagsweltlich ubiquitäre Größe dar und ist als solche auch in Interaktionen zwischen VertreterInnen von Institutionen und deren KlientInnen omnipräsent. Aufgrund der „Intransparenz des Fremdbewusstseins" (Bergmann & Quasthoff 2010: 22) lässt es sich jedoch nicht direkt und unvermittelt beobachten, sodass kaum Aussagen über den *de facto* vorhandenen Wissensbestand von Individuen getroffen werden können. Dieses methodologische Problem kann aus der sozialkonstruktivistisch-gesprächsanalytischen Sichtweise, der sich dieser Beitrag verpflichtet sieht, allein durch einen Perspektivwechsel gelöst werden: Wissen wird innerhalb dieses Paradigmas nicht als mentales Konstrukt verstanden, sondern als dynamische, sich in der Interaktion konstituierende Größe (vgl. Deppermann 2018; Heritage 2013). Das Wissensmanagement zwischen Interagierenden kann folglich nicht allein als eine unilaterale Beanspruchung und Zuschreibung von Wissen konzeptualisiert werden; vielmehr ist es als sequenziell verankerte Herstellung von Intersubjektivität in Bezug auf bestimmte Wissensaspekte zu begreifen. Die damit verbundenen Verstehensdarstellungen und -aushandlungen betreffen jedoch „nicht nur [...] Fragen der (Ko-)Referenzherstellung, des Verstehens von Begriffen (Intensionen) und Äußerungsbedeutungen" (Deppermann 2010: 364), sondern darüber hinaus auch – wie in den folgenden Analysen gezeigt werden soll – Fragen der (relativen) Situationsrelevanz bestimmter Wissensaspekte. Insbesondere in medizinischen Gesprächen, die sich durch eine hohe Informationsdichte auszeichnen, vermögen solche Relevanzrestriktionen als eine spezifische Form der Verstehensanleitung einen wesentlichen Beitrag zum Wissensmanagement und damit zur institutionellen Handlungsprogression zu leisten.

4 Datengrundlage

Die der Analyse zugrundliegenden Daten entstammen zum einen dem Projekt „Von der Pathologie zum Patienten: Optimierung von Wissenstransfer und Verstehenssicherung" (Bentz et al. 2017). Das Projektkorpus setzt sich aus 56 onkologischen Aufklärungsgesprächen zusammen, die in den Jahren 2015 und 2016 am Städtischen Klinikum Karlsruhe erhoben wurden. Dabei handelt es sich um Gespräche, in denen PatientInnen nach erfolgter Gewebeuntersuchung erstmalig mit ihrer Krebsdiagnose konfrontiert werden. Neben der Diagnosemitteilung ist auch die Besprechung des Therapieplans mit den PatientInnen (sowie ggf. deren Angehörigen) Gegenstand der Interaktion.

Zum anderen wurden Daten aus dem Projekt „Kommunikation in der Palliativmedizin: Pflegerisches und ärztliches Sprechen mit PalliativpatientInnen" verwendet. Das für diesen Beitrag zusammengestellte Subkorpus umfasst 71 Visitengespräche zwischen ÄrztInnen und PatientInnen, die in den Jahren 2018 und 2019 auf der Palliativstation des Städtischen Klinikums Karlsruhe aufgezeichnet wurden. Beim Großteil der Gespräche handelt es sich um triadische Interaktionen zwischen ÄrztInnen, PatientInnen und deren Angehörigen im Rahmen der täglichen Visite. Die dort besprochenen Themen sind vielfältig und reichen von der Planung der weiteren Versorgung über die Besprechung der Medikation hin zur Thematisierung des Eintritts der Sterbephase. Die Daten beider Projekte wurden nach GAT 2 (Selting et al. 2009) transkribiert.

5 Sprechhandlungsbezogene Finalkonstruktionen in medizinischen Interaktionen

Der Untersuchung liegen insgesamt 20 Belege für die *nur dass Sie*-Konstruktion aus beiden Korpora zugrunde. Neben der optionalen Abtönungspartikel *nur*[3] stellen die final gebrauchte Konjunktion *dass* sowie das Höflichkeitspronomen *Sie* feste Bestandteile der hier im Fokus stehenden Konstruktion dar. Das jeweils verwendete Verb variiert jedoch: Mit insgesamt neun Belegen mit *wissen*, fünf Belegen mit der Perfektform *gehört haben* und zwei Belegen mit der festen Wendung *Bescheid wissen* tritt die Konstruktion in den vorliegenden Daten am häufigsten mit mentalen Verben auf. Darüber hinaus wird die Konstruktion auch mit emotiven Verbalphrasen wie *sich wundern* oder *enttäuscht sein* gebildet. Häufig erscheinen die Finalkonstruktionen in Kombination mit Abtönungspartikeln wie *schon*, *mal* und *halt*. In der Analyse sollen zunächst die Konstruktionen mit mentalen Verben in den Fokus rücken, ehe in Kapitel 5.2 sodann auf die Konstruktionen mit emotiven Verben bzw. Verbalphrasen eingegangen wird.

5.1 Finalkonstruktionen mit mentalen Verben

Die Patientin (PAw)[4] im folgenden Gesprächsausschnitt leidet trotz umfangreicher medikamentöser Behandlung unter Schmerzen und starker Übelkeit. Unmittelbar vor diesem Ausschnitt sprechen Ärztin und Patientin über die Tatsache, dass die Patientin sich momentan aufgrund der umfassenden Medikation mehrmals täglich übergeben muss. Die Ärztin bietet ihr daher indirekt eine palliative Sedierung an, d. h. die Gabe stark beruhigender Medikamente in der Sterbephase.

---

[3] Die finale Konjunktion *damit* tritt im Korpus nicht mit der Abtönungspartikel *nur* auf.
[4] Die Sprechersiglen für Ärztinnen lauten *ARw* und für Ärzte entsprechend *ARm*. Analog dazu werden PatientInnen mit *PAm* und *PAw*, Angehörige mit *ANm* und *ANw* abgekürzt.

Beispiel 1 (Palliativ_24_02_A_20180706)

```
147  ARw:   aber des jetzt nur als perspekTIve sozusagen,(--)
148         wenn sie irgendwann SAgen,
149         die Übelkeit ist- (-)
150         sO: SCH:LIMM,
151         für MICH, (--)
152         dass ich_s nich mehr AUShalde, (-)
153         und ich lieber SCHLAfen möchte, (--)
154         dann- (--)
155         wär des was was mir auch MAchen können; (-)
156         ja- (--)
157         weil wir schOn in ner situaTION sind,
158         wo wir so_n bisschen mit_m rücken zur WAND stehen;
159         WAS die- (--)
160         medikamente gegen Übelkeit an[geht;        ]
161  PAw:                                [<<p> hm_HM;>]
162  ARw:   <<p> ne,>
163  PAw:   also MIR is Eba-
164         des hört sich [auch schlimm] AN,
165  ARw:                 [ja;         ]
166         [ja; ]
167  PAw:   [Aber-](-)
168         wenn des EINmal am tAg isch,
169         dann [isch des WIE-=]
170  ARw:        [oKEE;         ]
171  PAw:   =also selbscht berührt mich des jetzt nich ALL zu sehr;
172  ARw:   mit dem SPUcken;
173         <<creaky> ja;> (-)
174         geNAU;
175         Eben; (--)
176         nur dass sie_s mal geHÖRT [ham;     ]
177  PAw:                             [hm:_HM; ]
```

Gleich zu Beginn des Ausschnitts rahmt die Ärztin ihre folgenden Äußerungen prospektiv „nur als perspekTIve" (Z. 147) und restringiert damit bereits im Voraus die unmittelbare Situationsrelevanz ihrer Ausführungen zur palliativen Sedierung für das Hier und Jetzt des Visitengesprächs. Durch das folgende Konditionalgefüge (Z. 148–155) skizziert sie sodann ein mögliches zukünftiges Szenario, innerhalb dessen die anzusprechende Maßnahme für die Patientin dennoch relevant werden könnte. Zu diesem „mentalen Raum" (*mental space*; Fauconnier 1994), den sie durch den *space builder* (Fauconnier 1994: 16) „wenn" etabliert, baut sie zugleich insofern „epistemische Distanz" (*epistemic distance*; Fauconnier 1997: 93)[5] auf, als sie sich in Bezug auf dessen Eintreten als nicht sicher wissend positioniert: Durch das Indefinitadverb „irgendwann" (Z. 148) verortet sie den dargestellten Fall des verschlechterten Befindens in einer ungewissen Zukunft, ohne dessen Eintrittszeitpunkt „durch ein Prädikat zu charakterisieren und eine Identifizierung durch den Adressaten zu unterstützen bzw. überhaupt erwarten zu lassen" (Zifonun, Hoffmann & Strecker 1997: 43). Im Sinne eines empathischen *recipient design* wird das potenziell bedrohliche Szenario der Sedierung so zunächst einmal nur als ein hypothetisches eingeführt.

Die Ausgestaltung des eröffneten mentalen Raums geht außerdem mit einer Origoverschiebung einher: Die Ärztin gestaltet ihren szenischen Entwurf durch eine animierte Rede (Ehmer 2011: 62)[6] aus der Perspektive der Patientin, die durch das *verbum dicendi* „sagen" (Z. 148) in der Protasis der Konditionalkonstruktion eingeleitet wird. In der durch den Konnektor „dann" (Z. 154) eingeführten Apodosis thematisiert sie schließlich die Möglichkeit, einen solchen ‚Schlafzustand' im Falle des dargestellten Szenarios medikamentös herbeizuführen. Die Verwendung des Konjunktivs in Z. 155 zeugt dabei weiterhin von der ‚epistemisch agnostischen' (Stivers et al. 2018: 1342) Haltung der Ärztin gegenüber der Sedierungsmaßnahme. Das Sprechen über die Sedierung kann folglich als ein Therapieangebot charakterisiert werden (vgl. Stivers et al. 2018). Eine verbale Minimalreaktion durch die Patientin erfolgt erst in Z. 161, nachdem die Ärztin einen mit „weil" eingeleiteten *account* für die Thematisierung der palliativen Sedierung liefert (Z. 157–160). Nach einem verständnissichernden „ne," (Z. 162) durch die Ärztin setzt die Patientin zu einer Relativierung ihrer Beschwerden an, indem sie gewissermaßen die äußere Perspektive auf ihre physische und psychische Verfassung mit ihrer eigenen, inneren Sicht kontrastiert: So konzediert sie zwar zunächst eine potenzielle Einschätzung ihres Zustands von außen (dies wird durch den Gebrauch des kognitiven Verbs „anhören" deutlich) als „schlimm" (Z. 164), die sie jedoch durch die folgende mit „Aber" (Z. 167) eingeleitete Adversativkonstruktion als inkongruent zu ihrem eigenen Empfinden darstellt. Besonders hervorgehoben wird der Kontrastaufbau durch die Versetzung des Adverbs „selbst" ins Vorfeld der folgen-

---

[5] Ehmer (2011: 57) spricht in diesem Zusammenhang auch vom „modalen Status", der ausdrückt, „welche Möglichkeit oder Wahrscheinlichkeit die Sprecher einem mentalen Raum in Bezug auf den Reality Space zuschreiben."
[6] In Anlehnung an Tannen (2007: 112), die solche fiktiven Redeinszenierungen nicht als „reported speech", sondern als „constructed dialogue" bezeichnet, entwickelt Ehmer (2011) den Begriff der „animierten Rede". Vgl. auch Günthner (1997) zu solchen Redeinszenierungen.

den negierten Reformulierung der Patientin in Zeile 171. Durch die überlappend realisierte Rückmeldung „oKEE;" (Z. 170) sowie die ko-konstruierte Weiterführung der Patientenaussage mit der Präpositionalphrase „mit dem SPUcken;" (Z. 172) dokumentiert die Ärztin ihr Verstehen.

Mit den Responsivpartikeln „genau" und „eben" in den Zeilen 174 und 175 behandelt sie schließlich die patientenseitige Sicht retrospektiv als selbstevident, als keine im Kontrast zu ihren Ausführungen stehende Information (vgl. Oloff 2017; Betz & Deppermann 2018) und legitimiert so das psychische und somatische Empfinden der Patientin in dieser schwierigen Situation. Durch die folgende *nur dass Sie*-Konstruktion in Z. 176, die als eigenständige Intonationsphrase realisiert ist, expliziert sie schließlich den hypothetischen Charakter des Therapieangebots: Das Wissen um die palliative Sedierung hat keine unmittelbare Relevanz für das Hier und Jetzt der Behandlungsplanung, sondern ist lediglich in dem in ungewisser Zukunft liegenden konditionalen Raum für die Patientin relevant. Die Finalkonstruktion ist insofern als sprechhandlungsbezogen zu charakterisieren, als die Ärztin mit ihr explizit den Zweck bzw. das Ziel ihrer vorherigen Äußerungen offenlegt und damit im Sinne eines *accounts* die „Verständlichkeit und den Normbezug des eigenen Handelns" (Deppermann 2014: 28) ausweist. Das Thematisieren der palliativen Sedierung wird so, vor allem durch den Gebrauch des kognitiven Verbs „hören", retrospektiv als eine bloße Wissensübermittlung gerahmt, die keine *ad hoc*-Entscheidung der Patientin relevant setzt und so einer möglichen patientenseitigen Überforderung vorbeugt. Die Patientin wird auf diese Weise mit der Möglichkeit der einschneidenden und potenziell beängstigenden Maßnahme einer palliativen Sedierung vertraut gemacht und damit auf eine mögliche zukünftige Entscheidung vorbereitet. Zugleich fungiert die Finalkonstruktion auch als sequenzschließende Ressource: Durch sie wird die Thematisierung einer palliativen Sedierung abgeschlossen und Ärztin und Patientin wenden sich im Folgenden weiteren Behandlungsmaßnahmen zu. Die Finalkonstruktion dient so nicht allein der (Re-)Qualifikation von Situationsrelevanz eines bestimmten Wissens, sondern fungiert auch als ein *exit device* aus der Erklärsequenz und dient der Rückkehr zur ärztlichen Agenda nach der Thematisierung dieser potenziell belastenden Information.

5.2 Finalkonstruktionen mit emotiven Verben

In Abgrenzung zu den bisherigen Beobachtungen sollen nun solche sprechhandlungsbezogenen Finalkonstruktionen in den Fokus rücken, die mit emotiven Verben bzw. Verbalphrasen gebildet werden. Anhand zweier Beispiele sollen ihre sequenziellen und funktionalen Spezifika exemplarisch aufgezeigt werden.

Zunächst wird dazu ein Ausschnitt aus einem Gespräch betrachtet, in dem der Patient im Beisein seiner Lebensgefährtin die Diagnose einer Krebserkrankung im Bereich des Lymphgewebes erhält. Im Kontext der anschließenden Besprechung des Therapieplans betont der Arzt dezidiert, dass eine Heilung nicht anvisiert wird:

Beispiel 2 (Onkologie_019-01_191214)
```
019   ARm:   °h unser ZIEL ist,
020          die KRA:NKheit; (---)
021          in SCHACH zu halten; (2.5)
022          aber der ansatz ist !NICHT!,
023          die für immer und ewig aus dem körper zu ent[FERnen.  ]
024   PAm:                                                [<<p> ja;>]
025   ARm:   was HEIlung bedeutet;
026   PAm:   ja;
027   ARm:   ja? (--)
028          wir sind froh wenn es komplEtt verSCHWINdet, (--)
029          sie würden aber TROTZdem anschließend,
030          in rEgelmäßigen (-) ABständen nachgesorgt werden? (1.3)
031          °hh und, (1.2)
032          MEIstens is es so,=
033          =dass die krAnkheit !IR!gendwann mal wieder kommt;
034   ANw:   hm_HM;
035   ARm:   ja?
036   PAm:   [hm_HM,          ]
037   ARm:   [das kann scho]n SEIN;
038   PAm:   [ja;  ]
039   ANw:   [kann] schon SEIN.
040          hm_HM;
041   ARm:   nur dass sie (-) nicht entTÄUSCHT sind,
042          (-) wenn es jetzt WEGgeht,
043          und Irgendwann später KOMMT_S wieder,
044          und sie dann SA:gen,
045          warUm ist das bei mir wieder geKOMmen? (1.3)
046          °h das ist NICHTS ungewöhnliches; (--)
047          unser ZIEL ist es,
048          ihnen lebensZEIT,
049          lebensqualiTÄT, (--)
050          krankheitsFREIe zeit zu [geben; ]
051   PAm:                           [hm_HM; ]
```

Mit der Projektorkonstruktion (Günthner 2008) zu Beginn des vorliegenden Ausschnitts verdeutlicht der Arzt das Ziel der therapeutischen Maßnahmen, die Erkrankung des Patienten „in Schach zu halten" (Z. 021). Nach einer 2,5-sekündigen Gesprächspause expliziert er seine metaphorische Äußerung *ex negativo* dahingehend, dass es sich bei der Therapie nicht um ein kuratives Verfahren handelt (Z. 022–023) und eine „HEIlung" (Z. 025) folglich nicht anvisiert wird. Der Patient liefert Rückmeldesignale zu den Ausführungen des Arztes (Z. 024, 026), der darauf zunächst mit einem verständnissichernden „ja?" (Z. 027) reagiert, ehe er schließlich zu einer Elaboration des Therapieziels und einem möglichen Rezidiv ansetzt (Z. 028–033). Durch das prosodisch markierte Indefinitadverb „!IR!gendwann" (Z. 033) verortet der Arzt einen möglichen Wiederauftretenszeitpunkt jedoch auch hier in einem ungewissen in der Zukunft liegenden Zeitraum und baut damit nicht nur temporale, sondern auch epistemische Distanz zu dem mentalen Raum auf (Fauconnier 1997: 93, vgl. Beispiel 1). Es folgt eine Sequenz der Verstehensdarstellung und -sicherung (Z. 034–038), die in einer bestätigenden Wiederholung (Schegloff 1996: 195) der ärztlichen Zusammenfassung „das kann schon SEIN" (Z. 037) durch die Lebensgefährtin in Z. 039 kulminiert.

Im Anschluss wird schließlich die im Fokus des Interesses stehende Konstruktion „nur dass sie (-) nicht entTÄUSCHT sind" (Z. 041) als eigenständige Intonationsphrase realisiert, mit der der Arzt auch hier einen *account* für seine vorangehende Wissensvermittlung liefert. Durch die negierte Konstruktion rahmt er die zuvor übermittelten heiklen und potenziell belastenden Informationen retrospektiv als eine Maßnahme zur Prävention möglichen negativen Erlebens durch den Patienten: Die Aufklärung über ein potenzielles Wiederauftreten der Krankheit soll diesen auf das Szenario eines Rückfalls vorbereiten und so eine potenzielle Enttäuschung abfedern. Die Finalkonstruktion kann also auch hier insofern als sprechhandlungsbezogen charakterisiert werden, als durch sie der Zweck bzw. das Ziel der zuvor getätigten Äußerungen expliziert wird. Damit geht eine Zurückstufung der situativen Relevanz der vermittelten Informationen für das Hier und Jetzt einher: Mit dem Konditionalgefüge (Z. 041–045), dessen Apodosis die Finalstruktur selbst darstellt, skizziert der Arzt einen außerhalb des *reality space* der laufenden Interaktion liegenden mentalen Raum, innerhalb dessen seine Ausführungen für den Patienten potenziell bedeutsam sind.

Sowohl in Bezug auf die temporale als auch die deiktische Ausgestaltung des Konditionals wird auch hier die Abgrenzung des Hier und Jetzt vom skizzierten mentalen Raum deutlich: Zunächst wird der mentale Raum durch die in der Protasis erneut verwendete indefinite Temporalangabe „Irgendwann später" (Z. 043, s. auch Z. 040) im Gegensatz zum „jetzt" (Z. 042) der aktuellen Therapiebesprechung in einer ungewissen Zukunft verortet (s. Kapitel 5.1). Mit der durch das *verbum dicendi* „sagen" (Z. 044) eingeleiteten animierten Rede, die durch das Temporaladverb „dann" (Z. 044) in dem soeben eröffneten konditionalen mentalen Raum verortet wird, erfolgt schließlich auch eine deiktische Abgrenzung vom Hier und Jetzt der laufenden Interaktion: Die ätiologische Frage nach dem „warUm" (Z. 045) eines möglicherweise auftretenden Rezidivs formuliert der Arzt aus der Perspektive seines Patienten und verlässt damit die *hic-nunc-ego*-Origo.

Mit der folgenden normalisierenden Stellungnahme spricht der Arzt wieder als medizinischer Experte und bewertet das soeben skizzierte Szenario als „NICHTS ungewöhnliches" (Z. 046). Die Wissensvermittlung sowie deren Relevanzmodalisierung durch die Finalkonstruktion enden schließlich mit einer Reformulierung der eingangs bereits verwendeten Projektorkonstruktion „unser ZIEL ist es" (Z. 047), deren B-Teil in Form einer von Selting (2007) als Listenkonstruktion beschriebenen Drei-Komponenten-Struktur erfolgt: „ihnen lebensZEIT, lebensqualiTÄT, (--) krankheitsFREIe zeit zu geben" (Z. 048–050). Auch hier fungiert die Finalkonstruktion also sequenzschließend.

Wie auch in dem zuvor analysierten Beispiel wird deutlich, dass die sprechhandlungsbezogene Finalkonstruktion sowohl als *account* für vorherige Wissensvermittlungen sowie auch als retrospektive Modalisierung der unmittelbaren Situationsrelevanz der thematisierten Informationen fungiert. Das Beispiel 2 unterscheidet sich jedoch insofern von dem zuvor analysierten, als es nicht allein um die Relevanz des Wissens als solches (wie der Option einer bestimmten Behandlungsmöglichkeit in Bsp. 1) für den konstruierten mentalen Raum geht, sondern um eine affektive Reaktion auf dessen mögliches Eintreten: Das Wissen um ein mögliches Rezidiv wird vorliegend als eine Art Präventionsmaßnahme vom Arzt übermittelt, um einem möglichen negativen Erleben, einer unerwarteten Enttäuschung durch den Patienten vorzubeugen. In diesem Zusammenhang können die sprechhandlungsbezogenen Finalkonstruktionen mit emotiven Verbalphrasen – die in den untersuchten Daten im Übrigen stets mit der negierten Zuschreibung von Emotionen negativer Valenz erfolgen – als eine prospektiv operierende Ressource zur Anzeige von Empathie im Sinne einer verstehenden Perspektivübernahme charakterisiert werden.

Im Folgenden soll noch ein weiterer Beleg für diesen emotiv ausgerichteten Subtyp analysiert werden. Konträr zu den vorherigen Beispielen ist die epistemische Distanz der Ärztin zum entworfenen Szenario hier sehr gering, weshalb der eröffnete mentale Raum nicht als hypothetisch bezeichnet werden kann.

Der untenstehende Transkriptausschnitt entstammt der ersten Visite der Oberärztin bei einem Patienten, der seit einer Woche auf der Palliativstation liegt. Im bisherigen Gesprächsverlauf wurde bereits über die schlechten Blutwerte des Patienten und die Wassereinlagerungen in seiner Lunge gesprochen.

Anschließend fährt die Oberärztin damit fort, ein Dilemma bezüglich der Medikation zu thematisieren: Der Patient leidet unter Herzproblemen und muss daher eigentlich Herzmedikamente nehmen. Diese würden jedoch seine Niere weiter schwächen, die von einem Tumor befallen und daher in ihrer Funktion ohnehin eingeschränkt ist.

Beispiel 3 (Palliativ_233_13_A_20190307)
```
001   ARw:   die M-
002          medikaMENte die sie noch hAtten:,
003          f:ür ihr HERZ,
004          die müssen weiter pauSIERT bleiben,=
005          =weil die NIEre nAch wie vOr, (---)
006   ANw:   hm_HM;
007   ARw:   äh-
008          etwas EINgeschränkt in ihrer funktiOn is;
009   ANw:   hm_HM;
010   PAm:   ja,
011          klar,
012   ARw:   is nich SCHLECHter geworden,
013          aber auf kEInen fall BESser;=
014          =<<p> also WIR->
015          °h <<all> letztes mal hatten wer eins VIER,=
016          =jetzt ham_mer eins FÜNF,>
017          <<p> das is SO-
018   ANw:   [hm_HM,   ]
019   ARw:   [gleiches] niVEAU;>=
020   ANw:   =hm_HM,
021          <<p> hm_HM;
022          [hm_HM;>   ]
023   ARw:   [aber DANN,]
024          m:üss mer_s weider pauSIEren;=
025          =nur dass sie sich nich wUndern wo sind meine
              medikaMENte;
026   ANw:   <<f> ` ´n:ee,>
027   PAm:   [(hm_HM/nein,)           ]
028   ANw:   [<<behaucht> da hätt ich dann sch]on nach geFRA[GT;>   ]
029   ARw:                                                  [<<f> ja]
              DÜRfen sie ja;
```

Während die Ärztin in Beispiel 1 der Patientin ein Angebot hinsichtlich eines spezifischen Medikamentes unterbreitete, formuliert die Oberärztin hier zunächst qua ihrer fachlichen Autorität und Expertise die unilateral getroffene Therapieentscheidung, dass die Herzmedikamente des Patienten „weiter pauSIERT bleiben," müssen (Z. 004). Diese Maßnahme wird gegenüber dem Patienten nicht zur Disposition gestellt, sondern durch das deontisch gebrauchte Modalverb „müssen" (Z. 004) als zwingend und daher als nicht verhandelbar angekündigt. Trotz des fehlenden Angebots einer weiteren Diskussion über die Medikation liefert die Ärztin sodann einen auf fachmedizinischem Wissen basierenden *account* für ihre Ankündigung (vgl. Angell & Bolden 2015: 47), indem sie durch die kausale Konjunktion „weil" eine Erklärung einleitet: „ = weil die NIEre nAch wie vOr, (---) [...] äh- etwas EINgeschränkt in ihrer funktiOn is;" (Z. 005–008). Sowohl die Ehefrau des Patienten als auch der Patient selbst ratifizieren im Folgenden diese Erklärung, ehe die Ärztin mit einer näheren Erläuterung zum Krankheitsverlauf in Form einer Adversativstruktur fortfährt: „is nich SCHLECHter geworden, aber auf kEInen fall BESser;" (Z. 012–013). Diese Aussage wird sodann weitergehend spezifiziert, indem die Ärztin auf die konkreten Nierenwerte zurückgreift und so für die Entscheidung, die Medikamente abgesetzt zu lassen, weitere fachliche Evidenz anführt. Im Anschluss daran wiederholt sie die bereits unilateral getroffene Entscheidung und rahmt diese so als aus medizinischen Fakten resultierenden Kulminationspunkt (Z. 023–024). Danach folgt schließlich die prosodisch eigenständig realisierte *nur dass Sie*-Konstruktion (Z. 025).

Im Gegensatz zu den beiden vorangehend analysierten Beispielen ist die *nur dass Sie*-Konstruktion hier nicht in einen durch eine Konditionalstruktur eröffneten mentalen Raum eingebettet. Dennoch verweist die Ärztin auch hier prospektiv auf ein in der Zukunft, d. h. außerhalb des Hier und Jetzt (*reality space*) liegendes Szenario, das sich durch das Fehlen der Herzmedikamente auszeichnet. Wie auch in den anderen beiden Beispielen geht die Ausgestaltung dieses Szenarios mit einer verbalisierten Perspektivübernahme in Form einer Origoverschiebung einher: Durch die Aussage „wo sind meine mediKAMENte;" (Z. 025) verlässt die Ärztin die unmittelbar gegebene deiktische Origo und verankert den in der animierten Rede ausgedrückten Gedanken in der Origo des Patienten.

Dass die Oberärztin an dieser Stelle Wissen vermittelt, das aktuell nicht von unmittelbarer Relevanz ist, liegt in den institutionellen Gegebenheiten begründet: Die Oberärztin kommt lediglich einmal pro Woche zur Visite, sodass sie den Patienten zu diesem Zeitpunkt mit all den Wissensbeständen ‚versorgen' muss, die in den folgenden Tagen bis zur nächsten Visite potenziell relevant werden könnten. So nimmt sie auch hier eine Relevanzmodalisierung der vermittelten Informationen vor, antizipiert zugleich ein zukünftiges Szenario, in dem die gegebene Information bedeutsam ist, und verhindert so negatives Erleben. Die sprechaktbezogene Finalkonstruktion *nur dass Sie sich nicht wundern* fungiert hier folglich als eine Art retrospektiver epistemischer Disclaimer (Hewitt & Stokes 1975), der sich wie folgt paraphrasieren lässt: „Wenn Sie feststellen, dass Ihre Herzmedikamente fehlen, dann erinnern Sie sich an die Information, die ich Ihnen gegeben habe, sodass Sie sich nicht wundern".

Anders als im vorherigen Beispiel verfügt die Ärztin im vorliegenden Ausschnitt jedoch über eine höhere epistemische Sicherheit bezüglich der Zutreffenswahrscheinlichkeit des mentalen Raums: Sie vermittelt kein Wissen für eine möglicherweise eintretende zukünftige Situation, sondern für ein Szenario, dessen Eintreten sie selbst veranlasst hat. Die epistemische Distanz zu der thematisierten Situation ist folglich – anders als in Beispiel 1 und 2 – sehr gering.

Mit dieser veränderten Wissenskonstellation geht eine institutionsspezifische Funktionserweiterung der Konstruktion einher: Der sprechhandlungsbezogene Finalsatz dient hier nicht allein der Relevanzmodalisierung einer Informationssequenz, sondern vielmehr auch der Rahmung einer dargestellten medizinischen Maßnahme als unverhandelbar. Konträr zu den zuvor analysierten Transkriptausschnitten wird in diesem Beispiel neben der epistemischen Autorität der Ärztin also auch ihre deontische Autorität relevant gesetzt.[7] Die Ausführung deontischer Autorität liegt in diesem Fall darin, dass sie ohne vorherige Rücksprache mit dem Patienten, sondern allein qua ihres Wissens über die Wechselwirkung zwischen den Herzmedikamenten und der tumorbefallenen Niere die Herzmedikamente abgesetzt hatte. Diese unilateral getroffene Medikationsentscheidung wird durch die Finalkonstruktion als eine Maßnahme gerahmt, über die der Patient sich zukünftig zu wundern vermag – deren Diskussion in der aktuellen Gesprächssituation jedoch nicht zur Disposition gestellt wird. Allerdings handelt es sich bei deontischer Autorität, zumindest einem gesprächsanalytischen Verständnis nach, nicht um eine unilateral hervorgebrachte, seinen InteraktionspartnerInnen ‚übergestülpte' Größe. Vielmehr muss die von einem Sprecher eingenommene deontisch superiore Haltung von den anderen GesprächsteilnehmerInnen ratifiziert werden, um eine relevante Gesprächsgröße darzustellen (vgl. Lukes 1978: 649). Im Falle des vorliegenden Transkriptausschnittes findet eine solche Ratifikation nicht statt: Die Ehefrau des Patienten weist die von der Ärztin vorgenommene Fremdpositionierung ihrer eigenen Person und die ihres Mannes als reine ‚Empfänger' von Wissen zu-

---

[7] Das Konzept der *deontics* nimmt innerhalb der gesprächsanalytischen Forschung auf den Anspruch bzw. die Berechtigung von Interagierenden Bezug, künftige Handlungen ihrer GesprächspartnerInnen zu bestimmen (vgl. Stevanovic & Peräkylä 2012: 299).

rück und nimmt sprachlich eine deontisch gleichberechtigte Haltung ein: Auf ein prosodisch sehr auffällig konturiertes „<<f> ˇˊn:ee,>" (Z. 026) folgt die Aussage „da hätt ich dann schon nach geFRAGT;" (Z. 028), mittels derer die Ehefrau innerhalb des von der Ärztin eröffneten Szenarios eine durch den Konjunktiv als hypothetisch gerahmte Reaktion entwirft. Durch das Adverb „da", dem hier sowohl eine lokale als auch eine konditionale und temporale Semantik zukommt, verankert sie ihre Aussage ebenfalls in diesem hypothetischen künftigen Szenario und verweist darauf, dass sie sich gar nicht erst ‚gewundert', sondern sich direkt nach dem Grund für das Absetzen der Medikamente erkundigt hätte. Die Ärztin wiederum positioniert sich im Folgenden abermals als deontisch höherstehend, indem sie der Angehörigen das Recht zuspricht, Informationen einzuholen: „<<f>ja DÜRfen sie ja;>" (Z. 029).

Der Unterschied zwischen diesem und den beiden vorangehend analysierten Beispielen liegt, zusammenfassend betrachtet, im Grad der deontischen Autorität der Ärztin und der epistemischen Sicherheit in Bezug auf die entworfene Zukunft: Da die Ärztin selbst *ex ante* über die medikamentöse Situation verfügte und somit durch ihr außersprachliches Handeln sowohl Gegenwart als auch Zukunft bereits determinierte, ist der modale Status des konstruierten mentalen Raums durch eine hohe Zutreffenswahrscheinlichkeit charakterisiert (vgl. Ehmer 2011: 56). Die Konstruktion wird hier also nicht allein zur Relevanzmodalisierung eines hypothetisch relevanten Wissens eingesetzt, sondern dient zugleich der deontisch superioren Positionierung durch die Ärztin, die ihre Medikationsvorgabe mittels des Finalsatzes als nicht weiter verhandelbar rahmt. Ein weiterer Unterschied zu den anderen beiden Beispielen besteht ferner darin, dass die Interaktionspartnerin der Ärztin, in diesem Fall die Ehefrau des Patienten, die durch die *nur dass Sie*-Konstruktion etablierte Welt negiert: Da sie die Fremdpositionierung ihres Mannes als passiver Patient und ihrer eigenen Person als passive Angehörige zurückweist, kann die evozierte Reaktion des Wunderns in Bezug auf das Zukunftsszenario gar nicht erst zustande kommen.

6 Fazit

In den vorangehenden Analysen konnte gezeigt werden, dass es sich bei der sprechhandlungsbezogenen Finalkonstruktion *nur dass Sie* um eine Konstruktion im Sinne eines musterhaft verfestigten, rekurrent auftretenden Form-Funktions-Paares handelt. Diese Konstruktion ist dabei insofern auf die epistemischen Erfordernisse der Institution Krankenhaus zugeschnitten, als sie in deren Rahmen eine spezifische Funktion für das Wissensmanagement der Interagierenden erfüllt. Nachfolgend sollen nun die wesentlichen Analyseergebnisse zusammengefasst und Gemeinsamkeiten sowie Unterschiede der beiden hier betrachteten formalen Subtypen der Konstruktion abschließend aufgezeigt werden.

Wird der Blick zunächst auf den Kontext gelegt, in dem die *nur dass Sie*-Konstruktion auftritt, so ist festzuhalten, dass ÄrztInnen dann auf diese Finalkonstruktion zurückgreifen, wenn sie den PatientInnen Informationen ohne unmittelbare Situationsrelevanz vermitteln. Während etwa das Pflegepersonal die PatientInnen im Laufe eines Tages mehrfach aufsucht, findet die ärztliche Visite nur einmal täglich – die Oberarztvisite sogar nur einmal wöchentlich – statt. Die ÄrztInnen sehen sich daher bisweilen mit der Herausforderung konfrontiert, sowohl Wissensangebote zu machen, deren Bedeutung im Hier und Jetzt unmittelbar zum Tragen kommt, als auch solche Wissensbestände zu transferieren, die die PatientInnen möglicherweise erst zu einem künftigen Zeitpunkt X benötigen. Die Finalkonstruktion stellt in diesem Kontext eine Lösung für das kommunikative Problem dar, den Zeitraum, zu dem die PatientInnen das vermittelte Wissen benötigen, auszuweisen: Die Konstruktion bildet eine Art epistemischen Disclaimer und indiziert so die nur mittelbare Relevanz des Gesagten – was dann zumeist auch zu einer Schließung der jeweiligen Wissenssequenz führt. *Nur dass Sie* geht den entsprechenden Informationen hierbei entweder voran, rahmt diese also prospektiv, oder erscheint nachgestellt und modifiziert in dieser Position die Situationsrelevanz des vermittelten Wissens retrospektiv. Unabhängig von ihrer Position ist zu beobachten, dass die Konstruktion in allen Fällen in ein von den ÄrztInnen konstruiertes hypothetisches Szenario bzw. einen evozierten mentalen Raum eingebettet ist. In den hier analysierten Beispielen geht das Eröffnen eines solchen Raumes stets mit animierter Rede und einem Origowechsel einher; durch ein solches „Demonstrieren der (Sprech-)Handlung einer Figur in einem mentalen Raum" (Ehmer 2011: 62–63) mit gleichzeitiger Perspektivübernahme wird ein stärkerer Adressatenbezug erreicht, mit dem wiederum eine höhere Involvierung der PatientInnen einhergeht (vgl. Clark & Gerrig 1990: 793).

Innerhalb der Konstruktion wurde in Abhängigkeit davon, ob die Leerstelle von einem mentalen Verb wie *wissen* oder von einem emotiven Verb wie *wundern* gefüllt ist, zwischen zwei Konstruktionsvarianten differenziert. Die Variante *nur dass Sie + emotive Verbalphrase* dient neben der Restriktion der unmittelbaren Situationsrelevanz einer Information auch der Prävention möglichen negativen Erlebens: Sind die PatientInnen bereits auf ein potenzielles Szenario vorbereitet, fällt die Reaktion darauf möglicherweise weniger heftig aus. Innerhalb der emotiv ausgerichteten Konstruktionsvariante wurde schließlich ein von den beiden anderen Beispielen abweichender Fall herausgearbeitet: Die epistemische Distanz der Ärztin zum entworfenen Szenario ist hier sehr gering, da sie selbst durch ihr außersprachliches Handeln das Szenario, innerhalb dessen sie einem negativen Erleben des Patienten vorzubeugen versucht, bereits erschaffen hat. Der eröffnete mentale Raum, auf den der epistemische Disclaimer *nur dass Sie* Bezug nimmt, muss folglich nicht zwangsläufig hypothetischer Natur sein.

Literatur

Altmann, Hans (1987): Zur Problematik der Konstitution von Satzmodi als Formtypen. In Jörg Meibauer (Hrsg.), *Satzmodus zwischen Grammatik und Pragmatik. Referate anläßlich der 8. Jahrestagung der Deutschen Gesellschaft für Sprachwissenschaft Heidelberg*, 22–56. Tübingen: Niemeyer.

Angell, Beth & Galina B. Bolden (2015): Justifying medication decisions in mental health care: Psychiatrists' accounts for treatment recommendations. *Social Science & Medicine* 138, 44–56.

Bergmann, Jörg & Uta Quasthoff (2010): Interaktive Verfahren der Wissensgenerierung: Methodische Problemfelder. In Ulrich Dausendschön-Gay, Christine Domke & Sören Ohlhus (Hrsg.), *Wissen in (Inter-)Aktion. Verfahren der Wissensgenerierung in unterschiedlichen Praxisfeldern*, 21–34. Berlin, New York: De Gruyter.

Bentz, Martin, Martin Binnenhei, Georgios Coussios, Juliana Gruden, Wolfgang Imo, Lisa Korte, Thomas Rüdiger, Antonia Ruf-Dördelmann, Michael R. Schön, Sebastian Stier (2017): Von der Pathologie zum Patienten: Optimierung von Wissenstransfer und Verstehenssicherung. *SpIn – Arbeitspapiere Sprache und Interaktion* 72, 1–45.

Betz, Emma & Arnulf Deppermann (2018): Indexing Priority of Position: *Eben* as Response Particle in German. *Research on Language and Social Interaction* 51, 171–193.

Buscha, Annerose (1976): Isolierte Nebensätze im dialogischen Text. *Deutsch als Fremdsprache* 13 (5), 274–279.

Clark, Herbert H. & Richard J. Gerrig (1990): Quotations as Demonstrations. *Language* 66 (4), 767–805.

Deppermann, Arnulf (2010): Konklusionen: Interaktives Verstehen im Schnittpunkt von Sequenzialität, Kooperation und sozialer Struktur. In Arnulf Deppermann, Ulrich Reitemeier, Reinhold Schmitt & Thomas Spranz-Fogasy (Hrsg.), *Verstehen in professionellen Handlungsfeldern*, 363–384. Tübingen: Narr.

Deppermann, Arnulf (2014): Konversationsanalyse: Elementare Interaktionsstrukturen am Beispiel der Bundespressekonferenz. In Jörg Hagemann & Sven Staffeldt (Hrsg.), *Pragmatiktheorien: Analysen im Vergleich*, 19–47. Tübingen: Stauffenburg.

Deppermann, Arnulf (2018): Wissen im Gespräch. In Karin Birkner, Karin & Nina Janich (Hrsg.), *Handbuch Text und Gespräch*, 104–142. Berlin, Boston: De Gruyter.

Dürscheid, Christa (2010): *Syntax: Grundlagen und Theorien*. 6. aktual. Auflage. Stuttgart: Vandenhoeck & Ruprecht.

Ehmer, Oliver (2011): *Imagination und Animation. Die Herstellung mentaler Räume durch animierte Rede*. Berlin, New York: De Gruyter.

Eisenberg, Peter (2013): *Der Satz. Grundriss der deutschen Grammatik.* Stuttgart, Weimar: Metzler.
Evans, Nicholas (2007): Insubordination and its uses. In Irina Nikolaeva (Hrsg.), *Finiteness. Theoretical and Empirical Foundations*, 366–431. Oxford: Oxford University Press.
Fauconnier, Gilles (1994): *Mental Spaces: Aspects of Meaning Construction in Natural Language.* Cambridge: Cambridge University Press.
Fauconnier, Gilles (1997): *Mappings in Thought and Language.* Cambridge: Cambridge University Press.
Goldberg, Adele E. (1996): Construction Grammar. In Keith Brown & James E. Miller (Hrsg.), *Concise Encyclopedia of Syntactic Theories*, 68–71. Oxford: Pergamon.
Günthner, Susanne (1993): „ ... weil – man kann es ja wissenschaftlich untersuchen" – Diskurspragmatische Aspekte der Wortstellung in WEIL-Sätzen. *Linguistische Berichte* 143, 37–59.
Günthner, Susanne (1997): Stilisierungsverfahren in der Redewiedergabe – Die „Überlagerung von Stimmen" als Mittel der moralischen Verurteilung in Vorwurfsrekonstruktionen. In Margret Selting & Barbara Sandig (Hrsg.), *Sprech- und Gesprächsstile*, 94–122. Berlin, New York: De Gruyter.
Günthner, Susanne (2008): Projektorkonstruktionen im Gespräch: Pseudoclefts, *die Sache ist*- Konstruktionen und Extrapositionen mit *es*. *Gesprächsforschung – Online-Zeitschrift zur verbalen Interaktion* 9, 86–114.
Günthner, Susanne (2011): Grammatical constructions and communicative genres. In Heidrun Dorgeloh & Anja Wanner (Hrsg.), *Syntactic Variation and Genre*, 195–217. Berlin, Boston: De Gruyter.
Günthner, Susanne (2013): Vom schriftsprachlichen Standard zur pragmatischen Vielfalt? Aspekte einer interaktional fundierten Grammatikbeschreibung am Beispiel von *dass*-Konstruktionen. In Jörg Hagemann, Wolf P. Klein & Sven Staffeldt (Hrsg.), *Pragmatischer Standard*, 223–243. Tübingen: Stauffenburg.
Günthner, Susanne (2014): The dynamics of *dass*-constructions in everyday German interactions – a dialogical perspective. In Susanne Günthner, Wolfgang Imo & Jörg Bücker (Hrsg.), *Grammar and Dialogism. Sequential, Syntactic, and Prosodic Patterns between Emergence and Sedimentation*, 179–206. Berlin, Boston: De Gruyter.
Heritage, John (2013): Epistemics in Conversation. In Jack Sidnell & Tanya Stivers (Hrsg.), *The Handbook of Conversation Analysis*, 370–394. Malden u. a.: Blackwell.
Hewitt, John P. & Randall Stokes (1975): Disclaimers. *American Sociological Review* 40 (1), 1–11.
Imo, Wolfgang (2015): Was ist (k)eine Konstruktion? In Christa Dürscheid & Jan G. Schneider (Hrsg.), *Handbuch Satz, Äußerung, Schema.* Berlin, Boston: De Gruyter.
Linell, Per (2005): *The Written Language Bias in Linguistics: Its Nature, Origins and Transformations.* London, New York: Routledge.
Lukes, Steven (1978): Power and authority. In Tom Bottomore & Robert Nisbet (Hrsg.), *A History of Sociological Analysis*, 633–676. New York: Basic Books.
Oloff, Florence (2017): *Genau* als redebeitragsinterne, responsive, sequenzschließende oder sequenzstrukturierende Bestätigungspartikel im Gespräch. In Hardarik Blühdorn, Arnulf Deppermann, Henrike Helmer & Thomas Spranz-Fogasy (Hrsg.), *Diskursmarker im Deutschen. Reflexionen und Analysen*, 207–232. Göttingen: Verlag für Gesprächsforschung.

Oppenrieder, Wilhelm (1991): *Von Subjekten, Sätzen und Subjektsätzen. Untersuchungen zur Syntax des Deutschen*. Tübingen: Niemeyer.
Reis, Marga (1997): Zum syntaktischen Status unselbstständiger Verbzweit-Sätze. In Christa Dürscheid, Karl-Heinz Ramers & Monika Schwarz (Hrsg.), *Sprache im Fokus. Festschrift für Heinz Vater*, 121–144. Tübingen: Niemeyer.
Schegloff, Emanuel A. (1996): Confirming Allusions: Toward an Empirical Account of Action. *American Journal of Sociology* 102, 161–216.
Schlobinski, Peter (1992): *Funktionale Grammatik und Sprachbeschreibung. Eine Untersuchung zum gesprochenen Deutsch sowie zum Chinesischen*. Opladen: Westdeutscher Verlag.
Selting, Margret (2007): Lists as embedded structures and the prosody of list construction as an interactional resource. *Journal of Pragmatics* 39, 483–526.
Selting, Margret, Peter Auer, Dagmar Barth-Weingarten, Jörg R. Bergmann, Pia Bergmann, Karin Birkner, Elizabeth Couper-Kuhlen, Arnulf Deppermann, Peter Gilles, Susanne Günthner, Martin Hartung, Friederike Kern, Christine Mertzlufft, Christian Meyer, Miriam Morek, Frank Oberzaucher, Jörg Peters, Uta Quasthoff, Wilfried Schütte, Anja Stukenbrock & Susanne Uhmann (2009): Gesprächsanalytisches Transkriptionssystem 2. *Gesprächsforschung – Online-Zeitschrift zur verbalen Interaktion* 10, 353–402.
Stevanovic, Melisa & Anssi Peräkylä (2012): Deontic Authority in Interaction: The Right to Announce, Propose, and Decide. *Research on Language & Social Interaction* 45 (3), 297–321.
Stivers, Tanya, John Heritage, Rebecca K Barnes, Rose McCabe, Laura Thompson & Merran Toerien (2018): Treatment Recommendations as Actions. *Health Communication* 33 (11), 1335–1344.
Tannen, Deborah (2007): *Talking Voices. Repetition, Dialogue, and Imagery in Conversational Discourse*. Cambridge: Cambridge University Press.
Weuster, Edith (1983): Nicht-eingebettete Satztypen mit Verb-Endstellung im Deutschen. In Klaus Olszok & Edith Weuster (Hrsg.), *Zur Wortstellungsproblematik im Deutschen*, 7–87. Tübingen: Narr.
Zifonun, Gisela, Ludger Hoffmann & Bruno Strecker (1997): *Grammatik der deutschen Sprache*. Berlin u. a.: De Gruyter.

Isabella Buck, Juliane Schopf

Sprachliche Ressourcen zur Vorbereitung von Patientenentscheidungen in dienstleistungsorientierten medizinischen Settings

Abstract: Ausgehend von der Tatsache, dass die gesprächsanalytische Forschung zur Entscheidungsfindung in der medizinischen Kommunikation fast nur kurative Settings beleuchtet und der wachsende Sektor der Präventions- und Präferenzmedizin bislang annähernd unberücksichtigt bleibt, fokussiert der Beitrag zwei nicht-kurative medizinische Bereiche: Gespräche auf der Palliativstation und in reisemedizinischen Impfsprechstunden.

Exemplarisch werden drei sprachliche Ressourcen beschrieben, mithilfe derer professionelle AkteurInnen Patientenentscheidungen vorbereiten, die deontische Autorität der PatientInnen fördern und zum Ausdruck bringen, dass deren individuelle Präferenzen die Entscheidungsgrundlage bzgl. medizinischer Interventionen darstellen: Fremdpositionierungen nach dem Muster „Sie sind X", Modalverben und animierte Rede mit Origo-Verschiebung.

Keywords: Medizinische Kommunikation, Präventions-/Präferenzmedizin, Entscheidungen, deontische Autorität, Dienstleistungsorientierung

1 Einleitung

Neben dem traditionellen kurativen Ansatz entwickelt sich im Gesundheitswesen ein stetig wachsender Sektor der individualisierten Präventions- und Präferenzmedizin (vgl. Synofzik 2009). Denkt man beispielsweise an die Reproduktionsmedizin, die Reisemedizin, die Palliativmedizin oder an die zahlreichen individuellen Gesundheitsleistungen (IGeL), wird klar, dass hier nicht mehr die Heilung von Krankheiten im Zentrum steht, sondern eine Orientierung an den Bedürfnissen und Wünschen der PatientInnen. ÄrztInnen und PflegerInnen werden demzufolge mehr als „service supplier" (Heritage & Lindström 2012) denn als Heilkundige verstanden und PatientInnen häufig als

Isabella Buck, Universität Münster, Germanistisches Institut, isabella.buck@uni-muenster.de
Juliane Schopf, Universität Hamburg, Institut für Germanistik, juliane.schopf@uni-hamburg.de

‚KundInnen' bezeichnet. Da dieses Setting eine spezifische Beziehungskonstellation zwischen dem medizinischen Personal und den PatientInnen kontextualisiert und deren Interaktion prägt, ist fraglich, inwiefern Erkenntnisse der medizinischen Konversationsanalyse, welche fast ausschließlich anhand kurativ ausgerichteter medizinischer Kommunikation gewonnen wurden, auf den Bereich der Präferenzmedizin übertragen werden können.

Dieses Desiderats nimmt sich der vorliegende Beitrag an und arbeitet heraus, auf welche sprachlich-interaktiven Ressourcen ÄrztInnen und PflegerInnen in nicht-kurativen, präferenzmedizinischen Settings zurückgreifen, um Patientenentscheidungen vorzubereiten[1] und Entscheidungsräume zu eröffnen. Daneben wird auch aufgezeigt, wie die professionellen AkteurInnen der Patientenautonomie verstärkt Raum geben und wie sie sich als DienstleisterInnen positionieren. Dazu ziehen wir Gespräche aus zwei unterschiedlichen präferenzorientierten Interaktionskontexten – der reisemedizinischen Impfsprechstunde und der Palliativstation – als Datengrundlage heran. Während die KundInnen in der reisemedizinischen Impfsprechstunde in der Regel gesund sind und sich eigeninitiativ sowie präventiv gegen etwaige Infektionen an der Reisedestination schützen wollen, sind die PatientInnen auf der Palliativstation so schwer und fortgeschritten erkrankt, dass die Behandlung nicht mehr auf eine Heilung, sondern nur noch auf eine Symptom- und Schmerzlinderung abzielt. In beiden Gesprächsgattungen ist die Behandlung der PatientInnen fakultativ, d. h. es liegt keine absolute Indikation vor (vgl. Damm 2009).

Der vorliegende Beitrag ist wie folgt gegliedert: Zunächst wird in einem ersten Schritt (Abschnitt 2) ein Forschungsüberblick zur Entscheidungsfindung in der medizinischen Interaktion gegeben. Anschließend stellen wir in Abschnitt 3 das zugrundeliegende Gesprächskorpus vor und erläutern das methodische Vorgehen. Im analytischen Teil (Abschnitt 4) werden exemplarisch die drei sprachlichen Ressourcen „Fremdpositionierung nach dem Muster ‚Sie sind X'", „Modalverben" und „Animierte Rede mit Origo-Verschiebung" beleuchtet, die der Eröffnung von Entscheidungsräumen dienen. Abschnitt 5 setzt die Ergebnisse schließlich zusammenfassend in einen größeren Kontext.

---

[1] Da Entscheidungen im Gesundheitssektor nicht immer sofort in der jeweiligen Interaktionssituation getroffen werden und als mentaler Prozess auch nicht beobachtbar sind, fokussiert der Beitrag die sprachliche Gestaltung der *Vorbereitung* von Entscheidungen. Damit werden auch Fälle inkludiert, in denen Entscheidungen auf einen späteren Zeitpunkt vertagt werden.

2 Entscheidungsfindung in der medizinischen Interaktion

In den aus der Medizinethik stammenden Beziehungsmodellen (Charles, Gafni & Whelan 1997; Emanuel & Emanuel 1992) wird die Entscheidungsfindung häufig zumindest indirekt als ‚Kulminationspunkt' der sozialen Beziehung zwischen ÄrztInnen und PatientInnen betrachtet.[2] Unter Verwendung von Schlagwörtern wie *Shared Decision Making* oder *Patientenzentriertheit* wird beständig die Maxime wiederholt, PatientInnen aktiv in die medizinische Entscheidungsfindung einzubeziehen und sich an ihren Präferenzen zu orientieren (vgl. Koerfer & Albus 2018: 469). Besonders ausgeprägt ist die Orientierung an der Patientenautonomie im Rahmen des Dienstleistungsmodells, das Emanuel & Emanuel (1992) dem lange Zeit vorherrschenden paternalistischen Modell diametral gegenüberstellen. In einer dienstleistungsorientierten Modellierung des Arzt-Patient-Verhältnisses suchen PatientInnen ÄrztInnen als reine DienstleisterInnen auf, von denen sie gewisse Leistungen erwarten; die ÄrztInnen wiederum stellen ihr Wissen in den Dienst der PatientInnen, ohne deren Wünsche zu hinterfragen (vgl. Maio 2007: 2278).

Problematisch an den medizinethischen Konzepten ist zunächst, dass sie qua ihrer Modellhaftigkeit in kaum einem Arzt-Patient-Gespräch in Reinform vorliegen (vgl. Peters 2015: 80). Zudem suggerieren diese abstrakt-apodiktischen Modelle, dass es sich bei Entscheidungen um punktuelle Ereignisse handle, die im interaktiven Verlauf einer Begegnung zwischen ÄrztIn und PatientIn eindeutig zu lokalisieren seien. Eine solche Annahme wird der de facto vorhandenen Komplexität von Entscheidungsfindungen jedoch nur bedingt gerecht (vgl. Gulbrandsen 2020). Aus einer interaktionalen Perspektive, die an der kommunikativen Realität ansetzt, handelt es sich bei Entscheidungen vielmehr um prozesshafte Gebilde, die situativ emergieren und deshalb vor dem Hintergrund ihrer inhärenten Prozesshaftigkeit zu analysieren sind. Ein solcher Zugang zum Thema ‚Entscheidungsfindung' impliziert auch, die Kontextgebundenheit von Entscheidungen zu berücksichtigen und somit anzuerkennen, dass die konkrete Ausgestaltung von Entscheidungsfindungsprozessen vom jeweiligen medizinischen Setting abhängt. Insbesondere dann, wenn schwerwiegende Entscheidungen zu treffen sind, liegen komplexe Aushandlungen vor, die sich mitunter nicht in einem einzigen

---

2 Da bislang keine gesprächsanalytischen Arbeiten zur Entscheidungsfindung in der Pflege-Patient-Interaktion vorliegen, kann in diesem Kapitel lediglich auf den Forschungsstand zu Arzt-Patient-Interaktionen eingegangen werden.

Arzt-Patient-Gespräch erschöpfen, sondern sich auch in Folgeinteraktionen mit weiteren Personen ereignen.

Wird der Blick auf das weite Feld der Präferenzmedizin gerichtet, ist es ferner als problematisch zu erachten, dass die erwähnten Modelle zur Arzt-Patient-Beziehung lediglich in Bezug auf kurative Settings entwickelt und bisher auch lediglich auf solche angewendet wurden (vgl. etwa McCormack et al. 2011). In das heterogene Gesamtbild von Entscheidungsprozessen sind jedoch auch solche medizinischen Disziplinen einzubeziehen, in denen keine absoluten Indikationen existieren und in denen die PatientInnen daher autonome Entscheidungen treffen können.

Der Fokus interaktional ausgerichteter Arbeiten, die der Prozesshaftigkeit und Kontextgebundenheit von Entscheidungen Rechnung tragen, liegt aktuell insbesondere auf Entscheidungshandlungen in kurativen Settings und den vollzogenen deontischen und epistemischen Positionierungen von ÄrztInnen und PatientInnen (vgl. u. a. Angell & Bolden 2015; Groß 2018; Stivers et al. 2018; Lindström & Weatherall 2015; Tate 2019). In Anlehnung an Searles (1976) Konzeptualisierung der Relation zwischen Wort und Welt lassen sich die beiden eng miteinander verwobenen Größen *epistemics* und *deontics* wie folgt beschreiben: Derjenige, der durch seine Worte die Welt verändern kann, indem er etwa eigenständig einen für viele andere Personen gültigen Beschluss fasst, verfügt über deontische Autorität, während derjenige, der seine Worte basierend auf seinem Wissen den bestehenden Tatsachen in der Welt anpassen kann, epistemische Autorität besitzt (vgl. Stevanovic & Peräkylä 2012: 299). Die deontische Dimension einer Entscheidung verweist somit auf das Recht, eigene und fremde Handlungen festzulegen, während sich die epistemische Dimension auf die Wissensbestände von Interagierenden bezieht.

Die Frage, die sich an die vorangehenden Ausführungen anschließt, lautet, wie Entscheidungsfindungsprozesse ausgestaltet sind, wenn keine absoluten Indikationen vorliegen, sondern wenn die Präferenzen der PatientInnen die Orientierungsgröße ärztlichen und pflegerischen Handelns bilden. Es ist davon auszugehen, dass die deontische Autorität der institutionellen AkteurInnen in solchen Fällen für die Entscheidungsfindung kaum eine Rolle spielt, da diese den PatientInnen hier ‚auf Augenhöhe' begegnen und ihnen allenfalls ihr Expertenwissen zur Verfügung stellen. Aber auch in solchen Kontexten obliegt den professionellen AkteurInnen qua ihrer institutionellen Rolle prinzipiell das Recht der sequenziellen und thematischen Organisation des Gesprächs. Deshalb kommt ihnen zum einen die Aufgabe zu, den PatientInnen entsprechende Entscheidungsräume zu öffnen, ihnen also zu signalisieren, dass sie autonom eine Entscheidung treffen können. Zum anderen müssen sie die PatientInnen, die sich häufig an der deontischen Autorität der ÄrztInnen orientieren (vgl. Landmark, Gulbrandsen & Svennevig 2015), dazu zu bringen, eine Entscheidung hinsichtlich des weiteren Vorgehens zu treffen. Der vorliegende Beitrag geht daher der Frage nach, welche sprachlichen Ressourcen AkteurInnen medizinischer Institutionen in nicht-kurativen Settings einsetzen, um Entscheidungen der PatientInnen vorzubereiten und entsprechende Partizipationsräume zu eröffnen.

3 Datengrundlage und methodisches Vorgehen

Die für die folgende Analyse herangezogenen Daten entstammen zum einen dem Projekt „Gespräche in der Impfsprechstunde". Im Rahmen dieses Projektes wurden im Zeitraum von Mai 2017 bis Februar 2019 an sieben unterschiedlichen Standorten im deutschsprachigen Raum insgesamt 68 Arzt-Patient-Interaktionen in reisemedizinischen Impfsprechstunden aufgezeichnet. Bei den Gesprächen handelt es sich ausschließlich um Erstkontakte im öffentlichen Gesundheitsdienst. Zum anderen wurde für den vorliegenden Beitrag auch auf die Gesprächsdaten des Projektes „Kommunikation in der Palliativmedizin: Pflegerisches und ärztliches Sprechen mit PalliativpatientInnen" zurückgegriffen. Das Datenkorpus dieses Projektes umfasst 250 ärztliche und 613 pflegerische Interaktionen mit PatientInnen und teilweise deren Angehörigen, die in den Jahren 2018 und 2019 auf der Palliativstation des Städtischen Klinikums Karlsruhe erhoben wurden. Alle verwendeten Audiodaten wurden nach GAT 2 (Selting et al. 2009) transkribiert.

Methodisch ist dieser Beitrag der linguistischen Gesprächsanalyse verpflichtet, die einen induktiven Ansatz zur ‚mikroskopischen' Untersuchung der sprachlichen, situativ vollzogenen Konstruktion von Handlungen innerhalb sozialer Interaktionen darstellt (vgl. Couper-Kuhlen & Selting 2018; Schegloff 2007). Basierend auf den frühen konversationsanalytischen Arbeiten (vgl. insb. Sacks, Schegloff & Jefferson 1974) bildet dabei die Orientierung am Prinzip der Sequenzialität die oberste Analyseprämisse, das besagt, dass jedes Gespräch das Produkt einer linearen zeitlichen Abfolge von Gesprächsbeiträgen ist. Diese situative Emergenz einer Interaktion ernst zu nehmen, bedeutet, einzelne Aussagen nicht isoliert, sondern stets vor dem Hintergrund ihres sequenziellen Kontextes zu analysieren (vgl. Auer 1986). Gleichzeitig sind interaktive Handlungen als von den GesprächspartnerInnen kollaborativ hervorgebrachte Erzeugnisse zu betrachten. Diese für die Gesprächsanalyse ebenfalls konstitutive Annahme impliziert schließlich auch einen emischen, d. h. der Teilnehmerperspektive verhafteten Zugriff auf Interaktionen: So wird die Bedeutung konversationeller Handlungen nicht aus der retrospektiv operierenden Perspektive der Analysierenden bestimmt; stattdessen gilt es, nachzuzeichnen, welche Bedeutung die Interagierenden ihren Handlungen selbst verleihen (vgl. Deppermann 2000: 98).

4 Sprachliche Ressourcen zur Vorbereitung von Entscheidungen

Im Folgenden werden drei verschiedene sprachliche Ressourcen vorgestellt, auf die ÄrztInnen bzw. PflegerInnen in unseren Daten frequent zurückgreifen, wenn es darum geht, Entscheidungen der PatientInnen vorzubereiten. Pro Strategie wird dabei exemplarisch ein Gesprächsausschnitt einer näheren Betrachtung unterzogen.

4.1 Fremdpositionierung nach dem Muster „Sie sind X"

Ehe der untenstehende Transkriptausschnitt einsetzt, hatten sich die Pflegerin, der Patient und dessen Ehefrau[3] über die Schmerzen des Patienten unterhalten. Anschließend führt die Pflegerin an, dass sie verschiedene Medikamente mitgebracht habe:

Ausschnitt 1: Angst vor Novalgin (407_13_P_20190320; 00:02:08 – 00:02:24)

```
027   PFW1:   und novalgin hab ich !NOCH!mal.
028           ich WEISS dass sie_s:-=ks-
029           a bissl ANGSCHT davor ham-=
030           =wenn_s ihne jetzt zu vIEl isch köm_mer die LETSCHde,
031           (-)
032           au WEGlassa.
033           <<p> weil SIE->
034           sie sind der CHEF. (--)
035   PAM1:   (jo [las]sa se mr [DO;) ]
036   PFW1:       [gä,]
037                           [ich la]ss es ihne do STEH,
038           sie entSCHEIda des:; (-)
039   ANW1:   (isch do d_ver[PAckung,)]
040   PFW1:                 [SELber;  ]
```

Nach der Information, dass es sich bei einem der mitgebrachten Medikamente um Novalgin (Schmerzmittel) handelt, bringt die Pflegerin eigeninitiativ ihr Wissen

---

[3] Folgende Sprechersiglen werden in allen Transkripten gebraucht: PFW/PFM für Pflegekraft weiblich/männlich, PAW/PAM für PatientInnen und ARW/ARM für ÄrztInnen.

über die Angst des Patienten vor diesem Medikament ein. Hiervon leitet sie sodann das Angebot ab, die letzte Tablette wegzulassen (Z. 030–032).[4] Mittels der konditionalen *wenn-dann*-Struktur stellt die Pflegerin die Medikamentengabe dabei als vom Bedarf des Patienten abhängig dar; zudem wird auch durch die Verwendung des Pronomens der 1. Pers. Pl. „mer" (,wir') deutlich, dass die Pflegerin sich nicht als alleinige Entscheidungsautorität positioniert. Stattdessen verpflichtet sie sich selbst kommissiv dazu, entsprechend der patientenseitigen Präferenz zu agieren (vgl. Groß 2018: 329): Sollte der Patient Novalgin nicht nehmen wollen, wird sie nicht auf eine Einnahme insistieren, was andernfalls, wenn dem Medikament eine absolute medizinische Indikation zugrunde läge, ihre Aufgabe wäre. Hier ist die Eröffnung eines Entscheidungsraums für den Patienten aber problemlos möglich.

Schließlich erfolgt eine Begründung der kommissiven Sprechhandlung mittels eines nicht propositionsbezogenen *weil*-Satzes (vgl. Günthner 1993: 40–42): „<<p>weil SIE->sie sind der CHEF." (Z. 033–034). Der Patient wird an dieser Stelle durch den Einsatz einer Metapher explizit als Hauptträger der Entscheidung positioniert. Die Pflegerin wiederum positioniert sich auf diese Weise gewissermaßen als ,Angestellte' des Patienten. In der bislang vorliegenden Literatur zu Entscheidungsfindungen im Gespräch zwischen ÄrztInnen und PatientInnen ist zwar der Fall beschrieben, dass ein Patient zum professionellen Akteur (zumeist zum Arzt) sagt, dass dieser eine Entscheidung treffen könne, da er der ,Chef' sei (vgl. Lindström & Weatherall 2015: 43). Der umgekehrte Fall, dass PatientInnen durch diese Metapher selbst als deontische Autoritäten positioniert werden, wird in der einschlägigen Literatur jedoch nicht erwähnt.

Auffällig an der vorliegenden Fremdpositionierung ist der Kontrast zwischen der starken Metapher einerseits und der Belanglosigkeit der Entscheidung andererseits. Ob der Patient die Tablette jetzt, später oder gar nicht einnimmt, wirkt sich zwar (evtl.) auf dessen Schmerzempfinden aus; es ist jedoch nicht davon auszugehen, dass diese Entscheidung große Auswirkungen auf seine Zukunft hat. Dass die Pflegerin es dennoch für notwendig erachtet, hier von einer solch deontisch starken Metapher Gebrauch zu machen, zeigt an, dass sie sich an dem in Kommunikationsleitfäden häufig postulierten Ideal, die Präferenzen der PatientInnen als Maximen des eigenen Handelns zu betrachten, orientiert.

---

4 Der Patient hatte im Laufe des Tages bereits mehrere Novalgintabletten genommen; die Tablette, die die Pflegerin nun mitbringt, ist gemäß der Medikamentenverordnung die letzte Tablette für diesen Tag.

Der Patient reagiert auf das Angebot, indem er die Pflegerin imperativisch dazu auffordert, das Schmerzmedikament im Zimmer zu lassen, um es später ggf. doch zu nehmen. Somit handelt er zwar in Übereinstimmung mit der Fremdpositionierung der Pflegerin und positioniert sich auch selbst als deontische Autorität. Eine explizite, metakommunikative Bezugnahme auf die Chef-Metapher bleibt jedoch aus. Die Pflegerin sichert dem Patienten als Antwort auf seine Aufforderung zu, die Medikamente wie gewünscht im Zimmer zu lassen. Eine endgültige Entscheidung, ob und wann das Medikament eingenommen wird, wird an dieser Stelle nicht getroffen, sondern auf einen späteren Zeitpunkt verschoben.

Nachdem der Patient das Angebot der Pflegerin bereits angenommen hat, positioniert sie ihn ein weiteres Mal als alleinige Entscheidungsinstanz – „sie entSCHEIda des:;" (Z. 038) –, worauf der Patient aber zumindest verbal nicht reagiert. Stattdessen wendet sich seine Ehefrau an die Pflegerin und fragt nach der Verpackung des Medikamentes. In Überlappung mit dieser Frage expandiert die Pflegerin ihre Äußerung um das Pronomen „SELber;" (Z. 040) und geht anschließend auf die Frage der Ehefrau ein (nicht mehr abgedruckt).

Neben der hier exemplarisch analysierten Konstruktionsvariante „Sie sind der Chef" treten im Untersuchungskorpus noch weitere Formen der prädikativen „Sie sind X"-Konstruktion auf. Dabei ist die Leerstelle zumeist durch ein metaphorisch gebrauchtes Substantiv wie „ChefIn" oder „KönigIn" gefüllt; es tritt aber auch die Adjektivphrase „frei in X (Ihren Entscheidungen, Ihrem Handeln)" auf. Insgesamt wird das Prädikativ der Kopulakonstruktion stets von einem auf deontische Autorität verweisenden Element repräsentiert, sodass allen Konstruktionsvarianten eine explizite Fremdpositionierung der/des Angesprochenen als EntscheidungsträgerIn gemein ist („König Kunde"; Koerfer & Albus 2018: 512). Da es sich bei den zur Disposition stehenden Punkten in keinem Fall um eine für die Zukunft der PatientInnen folgenschwere Entscheidung handelt, muten die verwendeten Metaphern mitunter fehl am Platze an. Sie sind jedoch insofern hoch funktional, als sie auf den Dienstleistungscharakter verweisen, der den hier beschriebenen Settings inhärent ist.

4.2 Modalverben

Dem unten angeführten Transkriptausschnitt aus einer reisemedizinischen Impfsprechstunde geht voraus, dass die Ärztin die Patientin vor dem Hintergrund einer anstehenden Südamerika-Reise über den Ablauf und die Therapieoptionen bei einer Typhusinfektion sowie die Impfmodalitäten und Schutzraten der Typhusvakzine aufklärt.

Ausschnitt 2: Typhusimpfung (Impfsprechstunde_L_Bolivien_Chile_Peru; 12:45: 64–13:34:29)

```
364  ARW1:   ja bei einfacheren (.) reisebedingungen (.)
             kann mer_s
             MAchen;=ne,
365          einfache REIsebedingungen,
366          längere AUFenthalte (.) ja:;
367          aber die (.) entSCHEIdung-
368          sie SEhen schon,
369  PAW1:   ja;
370  ARW1:   man MUSS es nich,
371          [man ] KANN es;
372  PAW1:   [ja; ]
373  ARW1:   es LIEGT n bisschen an ihnen;
374          äh (.) man SCHAdet nIch mit der impfung,
375          sie is auch nich allzu TEUer;
376          sie äh kostet irgendwas irgendwie (.) ZWANzich
             vierundzwanzich euro so;
377          in dieser (.) GRÖßenordnung;
378  PAW1:   ja aber wie alle impfungen wird die auch nebenwirkungen
             haben KÖNnen,
379          wenn_s DUMM kommt,
380  ARW1:   jede impfung [kann impfreaktionen her]VORrufen,
381  PAW1:                [und DANN äh-           ]
382  ARW1:   das is RICHtich,=ne,
383  PAW1:   dann MUSS ich das [jetz nich machen;  ]
384  ARW1:                     [ne,=in erster     ] linie an der
             impfSTELle,
385  PAW1:   ja;
386  ARW1:   <<all> im einzelfall kann man sich natürlich mal
             ANgeschlagen fühlen,>
387          oder auch mal ne allergische (.) reaktion entwickeln das
             is KLAR,
388          ne?
389  PAW1:   hm[_MH,]
390  ARW1:     [gut;]
```

Nach einer allgemeinen Aufklärungssequenz zur Impfung kommt die Ärztin in Zeile 364 erstmalig auf die Situation der Patientin zu sprechen. Die Äußerung ist durch das Indefinitpronomen *man* („mer") depersonalisiert in Form des generellen Leitsatzes formuliert, dass die Verabreichung einer Typhusimpfung bei einfachen Reisebedingungen möglich ist. Dabei setzt die Ärztin das Modalverb *können* in seiner epistemischen und normativen Verwendungsweise ein (vgl. Zifonun, Hoffmann & Strecker 1997: 1886): Sie bringt gleichzeitig Wissen über die Indikationen von Typhusimpfungen sowie die geltenden Vorschriften in dem Sinne ein, dass gewisse Reisemodalitäten eine Immunisierung nahelegen, ÄrztInnen in solchen Fällen aber nicht dazu verpflichtet sind, zu impfen. Der Übergang von dieser allgemeinen Richtlinie zum konkreten Handeln im Fall der Patientin wird durch die adversative Konjunktion *aber* eingeleitet, womit die Ärztin eine mögliche Diskrepanz zwischen der erwähnten Leitlinie und ihrer Anwendung auf die aktuelle Situation antizipiert. Dies wird durch die Äußerung „sie SEhen schon," (Z. 368) noch konkretisiert, da die Ärztin hierdurch den fakultativen Status der Typhusimpfung als logische Konsequenz des zuvor Gesagten rahmt.

Anschließend zieht die Ärztin einen praktischen Schluss aus den zuvor dargelegten Fakten: In der syntaktischen Parallelkonstruktion „man MUSS es nich, man KANN es;" (Z. 370–371) werden die beiden Modalverben *müssen* und *können* kontrastiert, indem im zweiten Teil des Dualitätspaars die Negation von *müssen* durch *können* substituiert wird. Durch die dichotom aufeinander bezogenen Modalverben *müssen* und *können* bringt die Ärztin den Grad der Verbindlichkeit des medizinischen Eingriffs zur Sprache und verdeutlicht die Handlungsmöglichkeiten „in ihrem Verhältnis zueinander" (Brünner & Redder 1983: 71): Die Impfung ist nicht absolut indiziert und auch die Charakteristika der geplanten Reise führen nicht zu einer eindeutigen Impfempfehlung. Auf der anderen Seite liegen aber auch keine absoluten Kontraindikationen vor, d. h. die Impfung birgt keine Risiken gesundheitlicher oder finanzieller Natur (Z. 374–375). Durch die Modalverben wird angezeigt, dass die Entscheidung in einem Spektrum von ‚nicht zwingend notwendig', aber ‚möglich' angesiedelt ist und innerhalb dieses Rahmens nicht rein medizinisch getroffen werden kann. Vielmehr hängt die Entscheidung von den Präferenzen der Patientin ab, der die Ärztin mit der Äußerung „es LIEGT n bisschen an ihnen;" (Z. 373) den deontischen Status einer aktiven Entscheidungsträgerin zuschreibt.

Diese Fremdpositionierung wird von der Patientin im Folgenden angenommen, indem sie ab Z. 378 von einem sehr passiven und ausschließlich von kurzen Ratifikationen geprägten Interaktionsverhalten (Z. 369, 372) dazu übergeht, sich verstärkt ins Gespräch einzubringen. In Z. 378 äußert sie zunächst ihre Bedenken bezüglich etwaiger Nebenwirkungen der Impfung. Auffällig ist hier die gesichtsschonende Rahmung durch die epistemische Verwendung von *werden* in Kombination mit dem Modalverb *können*, womit die Sprecherin den Gewissheitsgrad ihres Hintergrundwissens als potentiell unsicher markiert. Durch den circumstanziellen Gebrauch des Modalverbs, mit Hilfe dessen dem Impfstoff „inhärente Eigenschaften im Sinne von Dispositionen zugeschrieben werden" (Zifonun, Hoffmann & Strecker 1997: 1889), bringt die Patientin darüber hinaus ihr Bewusstsein dafür zum Ausdruck, dass Nebenwirkungen nicht zwingend, sondern nur in ungünstigen Einzelfällen („wenn_s DUMM kommt,"; Z. 379) auftreten. Diesen Einwand greift die Ärztin samt dem Modalverb *können* auf, indem sie ihn als allgemeinen Leitsatz reformuliert („jede impfung kann impfreaktionen herVORrufen,"; Z. 380) und das Hintergrundwissen der Patientin, auf dem der Einwand basiert, als korrekt bewertet („das is RICHtich, = ne,"; Z. 382). Die Ärztin reicht dann Fakten bezüglich möglicher Nebenwirkungen nach (Z. 384, 386 und 387) und rahmt diese als selbstevident („natürlich"; Z. 386) sowie als Bestandteil des *common ground* („das is KLAR"; Z. 387). Auf diese Weise expandiert sie ihre Aussage, obwohl die Patientin bereits in Z. 383 eine finale Entscheidung gegen die Typhusimpfung getroffen hat. Die Verbalisierung des Entschlusses erfolgt in Form einer Inferenz aus den zuvor verifizierten Befürchtungen hinsichtlich möglicher Nebenwirkungen („dann MUSS ich das jetz nich machen;"; Z. 383). Auch an dieser Stelle ist der Einsatz des Modalverbs auffällig: Die Patientin greift mit dem prosodisch hervorgehobenen *müssen* in Kombination mit der Negationspartikel *nicht* eine Struktur auf, die die Ärztin in Zeile 370 bereits etabliert hat. Allerdings wird die Negation von *müssen* an dieser Stelle in anderer, nämlich intrasubjektiv-volitiver Funktionsweise zum Ausdruck einer persönlichen Entscheidung eingesetzt. Dabei kommt der Sprecherin „die Nähe zu normativen oder circumstantiellen Deutungen zustatten: [Sie] kann [ihre] eigenen Wünsche als Erfordernis der Umstände oder als generell [...] Wünschenswertes ausgeben" (Zifonun, Hoffmann & Strecker 1997: 1891).

Insgesamt fällt im hier angeführten Transkriptausschnitt – wie auch in anderen Gesprächen des vorliegenden Korpus – auf, dass die professionellen AkteurInnen in Entscheidungssituationen häufig einen Wechsel zwischen einer Orientierung an medizinischen Wissensbeständen und einer *client attentiveness* (Angell & Bolden 2015: 47) vornehmen. Dabei setzen sie im Rahmen der Erläuterung epistemischer bzw. normativer Hintergründe sowie innerhalb von *option-listing-* und Empfehlungssequenzen (vgl. Toerien, Shaw & Reuber 2013: 879) Modalverben ein. Die verschiedenen Modalverben stellen diesbezüglich eine Ressource dar, um aus medizinischer Perspektive einen Entscheidungsraum zu eröffnen und das Spektrum zu verbalisieren, innerhalb dessen nachfolgend eine individuelle Entscheidung zu treffen ist.

Im nächsten Beispiel nutzt ein anderer Arzt ebenfalls den Kontrast zwischen den Modalverben *können* und *müssen* zum Abstecken eines Entscheidungsspektrums, bedient sich aber zusätzlich noch der Ressource der animierten Rede, welche nun fokussiert werden soll.

4.3 Animierte Rede mit Origo-Verschiebung

Transkriptausschnitt 3 setzt ein, nachdem der Arzt der Patientin, die eine Reise nach Thailand plant, grundlegende Informationen zu Risikogruppen und dem Verlauf einer Meningokokken-Infektion dargelegt und sie über die Modalitäten der Immunisierung in Kenntnis gesetzt hat.

Ausschnitt 3: Meningokokken in Thailand (Impfsprechstunde_J_Thailand; 28:26:17–28:46:.96)

```
905  ARM1:  und dann <<rhythmisch> kAnn man (.) hi:er (.) IMPfen.>
906  PAW2:  hm_MH,
907  ARM1:  man KANN,
908         man MUSS nich,
909         wenn SIE sagen nee,
910         also (.) sie können mir hier blumig beSCHREIben,
911         was alles passiert wenn fukushima exploDIERT,
912         das passSIERT mir nich,
913         ich WILL des nich,
914         und die wahrscheinlichkeit is GANZ ganz gering;
915         dann !MA!chen wer_s auch nich;=ne?
916  PAW2:  mir wär_s (.) LIEber;
917  ARM1:  so.
918         dann-
919         gut (.) dAnn machen wir hier meningoKOKken,
```

Die dem Ausschnitt vorangehende Aufklärungssequenz mündet in einer handlungsbezogenen Conclusio des Arztes (Z. 905), welche durch eine rhythmische und retardierende prosodische Gestaltung in Dreiklangform sowie die fallende Tonhöhenbewegung am Ende der Intonationsphrase als Abschluss bzw. als Übergang zu einer nächsten Gesprächsaktivität gerahmt wird. Durch den Gebrauch der entsprechenden Modalverben drückt der Arzt aus, dass im individuellen Fall der Patientin mit ihren geplanten Reisemodalitäten eine Impfung gegen Meningokokken möglich, erlaubt und nicht übertrieben sei (vgl. Abschnitt 4.2).

In Z. 909 leitet der Arzt durch die metakommunikative Konditionalstruktur inklusive *verbum dicendi* („wenn SIE sagen") eine hypothetische direkte Rede bzw. Pseudoquotation (vgl. Sams 2007) der Patientin ein, welche bis zur zugehörigen Apodosis („dann !MA!chen wer_s auch nich; = ne?) in Z. 915 reicht. Die *wenn-dann*-Struktur illustriert hier den hypothetischen Charakter der folgenden fiktiven Aussagen. Mittels animierter Rede (vgl. Ehmer 2011: 60–123) eröffnet der Arzt einen mentalen Raum (Fauconnier 1994), in welchem eine hypothetische Impfeinstellung der Patientin inszeniert und mit diversen rhetorisch-stilistischen Elementen performativ angereichert wird. Zur Markierung des wechselnden Standpunktes nimmt der Arzt zunächst eine Origo-Verschiebung vor, welche bis Z. 914 reicht: Während „SIE" in Z. 209 noch auf die Patientin referiert, wird dasselbe Pronomen „sie" in Z. 210 – ohne dass es zu einem Sprecherwechsel kommt – aus der (imitierten) Perspektive der Patientin als Anredeform für den Arzt genutzt. Ehmer (2011: 123) beschreibt Redewiedergaben dieser Art als Strategie, die der Demonstration und Animation eines zuvor beschriebenen Sachverhalts – hier der Fakultativität und der relativen Indikation der Meningokokken-Impfung – dient. Mit dem Wechsel des semiotischen Modus ins Demonstrieren findet also eine Verschiebung der Origo aus dem Hier und Jetzt hin zu einer anderen, imaginierten Origo statt.

Neben einer Untermauerung der Fakultativität der Impfung wird die hypothetische Wiedergabe einer fiktiven Impfeinstellung auch genutzt, um aufzuzeigen, dass die patientenseitige Einstellung als zentral für die Impfentscheidung erachtet wird. Zur Illustration, dass sogar sehr negative und impfkritische Ansichten im Setting der reisemedizinischen Impfsprechstunde legitim sind, formuliert der Arzt die hypothetische Rede der Patientin in überspitzter Art und Weise. Neben einer Metapher, die im Sinne eines Understatements die Wahrscheinlichkeit einer Meningokokken-Infektion geringer als das faktisch bestehende Infektionsrisiko erscheinen lässt („was alles passiert wenn fukushima exploDIERT,"; Z. 911), gibt er eine sehr eindeutig formulierte fiktive Meinung der Patientin in Form einer dreigliedrigen Listenstruktur (Z. 912–914) wieder. Diese mit *extreme case formulations* (Pomerantz 1986) angereicherte Liste illustriert und kondensiert die hypothetisch formulierte Ansicht und verstärkt das Potential der animierten Rede als „Vergegenwärtigungsstrategie" (Günthner 2000: 363) einer möglichen Patienteneinstellung.

Im performativen Rahmen der animierten Rede kann der Arzt eine strikte Ablehnung der Impfung vonseiten der Patientin ohne abschwächende *hedges* o. Ä. problemlos als Option anführen, da er die fiktiv zitierte Patientin auf diese Weise „nicht richtig imitiert, sondern in der Imitation stilisiert" (Bergmann 1998: 121). Obwohl durch die Origo-Verschiebung die Perspektive der Patientin eingenommen und aus dieser Perspektive eine hypothetische Meinung verbalisiert wird, referiert die animierte Rede nicht auf die aus dem Gesprächsverlauf abgeleitete Einstellung, sondern imitiert einen ganz bestimmten Typus von PatientInnen: Der Arzt formuliert hier Äußerungen, die für VertreterInnen einer bestimmten sozialen Kategorie typisch sind und die „zum Teil ausgedacht [...], zum Teil aber auch der Realität abgelauscht" sind und die „die gemeinten sozialen Kategorien als [...] solche charakterisieren" (Schwitalla 1994: 232). Die beschriebene rhetorische Strategie des Arztes fordert eine Stellungnahme und Entscheidung der Patientin ein, da ihr durch die animierte Rede auf affektive Weise eine drastische, extrem risikofreudige und ablehnende Einstellung in den Mund gelegt wird, zu der sie sich positionieren muss. Des Weiteren verdeutlicht der Arzt, sich an den – wie auch immer ausgerichteten – Präferenzen der Patientin zu orientieren, indem er aus der entworfenen hypothetischen Einstellung exemplarisch eine Entscheidung und Handlungskonsequenz ableitet („dann !MA! chen wer_s auch nich; = ne?"; Z. 915). Er gibt der Patientin auf diese Weise eine Schablone an die Hand, mit der sie eine entsprechende Entscheidung generieren kann. Die animierte Rede dient demnach dazu, die Positionierung der Patientin gegenüber der Impfung zu elizitieren: Sie kann als Hilfestellung dienen, „der Wahrheit [hier: der eigenen Impfeinstellung, I.B./J.S.] durch Überzeichnung näher [zu] kommen" (Bergmann 1998: 121), indem sie für die Patientin zwei gangbare Wege eröffnet.

Die Konditionalstruktur rahmt diesbezüglich nicht nur die animierte Rede und markiert den Wechsel der Origo, sondern bietet der Patientin auch eine Hilfestellung bei der Positionierung zur Impfung, indem das Antezedens zwei Lesarten hinsichtlich der Faktizität eröffnet: Entweder sie verhält sich affiliativ zur Proposition der animierten Rede und entscheidet sich gegen die Impfung oder sie grenzt sich von dieser ab und entscheidet sich für die Durchführung der Immunisierung. Durch den Gebrauch eines hypothetischen Konditionals bewirkt der Arzt, dass sich die Patientin für eine faktive oder nicht-faktive Lesart desselben und demnach gegen oder für die Impfung entscheiden muss. Letzteres trifft hier zu: Die Patientin äußert in Z. 916 in direktem Anschluss an die Apodosis, dass sie einen Impfschutz gegen Meningokokken bevorzugen würde.

5 Fazit

Dieser Beitrag ist der Frage nachgegangen, auf welche sprachlichen Ressourcen AkteurInnen in dienstleistungsorientierten medizinischen Interaktionen zurückgreifen, um Patientenentscheidungen vorzubereiten und Beteiligungsräume zu eröffnen. Der Fokus lag auf Gesprächen, in denen die Heilung von Krankheiten nicht als Ziel von Interventionen gilt. In den angestellten Analysen konnten exemplarisch drei sprachliche Strukturen identifiziert werden, die GesundheitsakteurInnen einsetzen, um die Kommunikation mit PatientInnen in Entscheidungssituationen zu gestalten und den PatientInnen aufzuzeigen, dass diese autonome Entscheidungen fällen dürfen:

Fremdpositionierung nach dem Muster „Sie sind X": Aussagen wie „Sie sind der Chef" positionieren die PatientInnen durch den Gebrauch von Metaphern als HauptträgerInnen von Entscheidungen. Komplementär dazu zeigen die Angehörigen der medizinischen Institution damit an, dass sie ihr Handeln nach dem dienstleistungsorientierten Motto „der Kunde ist König" an den Präferenzen der PatientInnen ausrichten. Bemerkenswert ist dabei, dass diese deontisch starken Metaphern in keiner Relation zur Tragweite der jeweils anstehenden Entscheidung stehen, da es in diesen Kontexten um verhältnismäßig unwichtige Entscheidungen hinsichtlich relativ indizierter Interventionen geht. Zur Kontextualisierung der Zuweisung von deontischer Autorität ist das Muster „Sie sind X" jedoch hochfunktional.

Modalverben: Der frequente Einsatz von Modalverben in präferenzorientierten medizinischen Entscheidungssituationen dient in den uns vorliegenden Daten dazu, aus professioneller Perspektive einen Rahmen abzustecken, innerhalb dessen die PatientInnen dann als selbstbestimmte EntscheidungsträgerInnen eine individuelle Entscheidung treffen können. Mithilfe unterschiedlicher Modalverben wird primär der Indikationsgrad einer medizinischen Maßnahme markiert, aber auch damit zusammenhängendes Hintergrundwissen, Richtlinien und Erfahrungen kommuniziert. Dadurch erhalten die PatientInnen das nötige Wissen, um ihre deontischen Rechte, über die sie innerhalb des Dienstleistungsbereiches verfügen, umsetzen zu können.

Animierte Rede mit Origo-Verschiebung: Aus einer hypothetischen Patientenperspektive heraus formulieren ÄrztInnen häufig mögliche Einstellungen und Entscheidungen, welche z. T. sehr drastisch und überspitzt ausfallen können. Im performativen Raum der animierten Rede werden so mögliche Argumentationsstrukturen und Entscheidungswege skizziert. Dies dient als serviceorientierte Hilfestellung, mittels derer sich die PatientInnen ihrer persönlichen Präferenzen bewusst werden können: Sie brauchen nurmehr zu äußern, ob sie mit der vorgezeichneten Meinung übereinstimmen oder dieser widersprechen, statt selbständig argumentieren und abwägen zu müssen. Dadurch, dass sich die ÄrztInnen die (hypothetischen) Redebeiträge der PatientInnen lediglich zur performativen Darstellung ‚leihen', zeigen sie auf der sprachlichen Ebene an, dass die Entscheidungshoheit bei den PatientInnen liegt.

Im hier untersuchten präferenzorientierten Feld wurde evident, dass die professionellen AkteurInnen häufig versuchen, die deontische Autorität der PatientInnen zu bestärken und diesen eine autonome Entscheidungshoheit zuzuschreiben. Des Weiteren machen ÄrztInnen/PflegerInnen wiederholt und anhand verschiedener sprachlicher Strukturen deutlich, dass sie sich an den Wünschen der PatientInnen orientieren und ihr Handeln bzw. die entsprechenden medizinischen Maßnahmen daran ausrichten. Dieser Aspekt tritt besonders stark bei Entscheidungen zutage, die keine bzw. keine hohe medizinische Indikation aufweisen und somit fakultative Interventionen betreffen. Da in solchen Fällen aus medizinischer Sicht keine Option klar vorzuziehen ist, dienen die individuellen Präferenzen der PatientInnen als alleinige Grundlage der Entscheidung bzgl. des weiteren Vorgehens.

Literatur

Angell, Beth & Galina B. Bolden (2015): Justifying medication decisions in mental health care: Psychiatrists' accounts for treatment recommendations. *Social Science & Medicine* 138, 44–56.

Auer, Peter (1986): Kontextualisierung. *Studium Linguistik* 19, 22–47.

Bergmann, Jörg (1998): Authentisierung und Fiktionalisierung in Alltagsgesprächen. In Herbert Willems & Martin Jurga (Hrsg.), *Inszenierungsgesellschaft. Ein einführendes Handbuch*, 107–123. Opladen: Westdeutscher Verlag.

Brünner, Gisela & Angelika Redder (1983): *Studien zur Verwendung der Modalverben*. Tübingen: Narr.

Charles, Cathy, Amiram Gafni & Tim Whelan (1997): Shared decision-making in the medical encounter: What does it mean? (or it takes at least two to tango). *Social Science & Medicine* 44 (5), 681–692.

Couper-Kuhlen, Elizabeth & Margret Selting (2018): *Interactional Linguistics. Studying Language in Social Interaction*. Cambridge u. a.: Cambridge University Press.

Damm, Reinhard (2009): Informed consent zwischen Indikations- und Wunschmedizin: Eine medizinrechtliche Betrachtung. In Matthias Kettner (Hrsg.), *Wunscherfüllende Medizin. Ärztliche Behandlung im Dienst von Selbstverwirklichung und Lebensplanung*, 183–208. Frankfurt a.M.: Campus.

Deppermann, Arnulf (2000): Ethnographische Gesprächsanalyse: Zu Nutzen und Notwendigkeit von Ethnographie für die Konversationsanalyse. *Gesprächsforschung – Online-Zeitschrift zur verbalen Interaktion* 1, 96–124.

Ehmer, Oliver (2011): *Imagination and Animation. Die Herstellung mentaler Räume durch animierte Rede*. Berlin, New York: De Gruyter.

Emanuel, Ezekiel J. & Linda L. Emanuel (1992): Four Models of the Physician-Patient Relationship. *Journal of the American Medical Association* 267 (16), 2221–2226.

Fauconnier, Gilles (1994): *Mental Spaces. Aspects of Meaning Construction in Natural Languages*. Cambridge: Cambridge University Press.

Groß, Alexandra (2018): *Arzt/Patient-Gespräche in der HIV-Ambulanz. Facetten einer chronischen Gesprächsbeziehung*. Göttingen: Verlag für Gesprächsforschung.

Gulbrandsen, Pål (2020): Shared decision making: improving doctor-patient communication. *British Medical Journal* 368, o. S.

Günthner, Susanne (1993): „ … weil – man kann es ja wissenschaftlich untersuchen" – Diskurspragmatische Aspekte der Wortstellung in WEIL-Sätzen. *Linguistische Berichte* 143, 37–59.

Günthner, Susanne (2000): *Vorwurfsaktivitäten in der Alltagsinteraktion. Grammatische, prosodische, rhetorisch-stilistische und interaktive Verfahren bei der Konstitution kommunikativer Muster und Gattungen.* Tübingen: Niemeyer.

Heritage, John & Anna Lindström (2012): Knowledge, Empathy, and Emotion in a Medical Encounter. In Anssi Peräkylä & Marja-Leena Sorjonen (Hrsg.), *Emotion in Interaction*, 256–273. Oxford u. a.: Oxford University Press.

Koerfer, Armin & Christian Albus (2018): Aufklärungs- und Entscheidungsdialoge. In Armin Koerfer & Christian Albus (Hrsg.), *Kommunikative Kompetenz in der Medizin. Ein Lehrbuch zur Theorie, Didaktik, Praxis und Evaluation der ärztlichen Gesprächsführung*, 467–560. Göttingen: Verlag für Gesprächsforschung.

Landmark, Anne Marie D., Pål Gulbrandsen & Jan Svennevig (2015): Whose decision? Negotiating epistemic and deontic rights in medical treatment decisions. *Journal of Pragmatics* 78, 54–69.

Lindström, Anna & Ann Weatherall (2015): Orientations to epistemics and deontics in treatment discussions. *Journal of Pragmatics* 78, 39–53.

Maio, Giovanni (2007): Medizin auf Wunsch? Eine ethische Kritik der präferenzorientierten Medizin, dargestellt am Beispiel der Ästhetischen Chirurgie. *Deutsche Medizinische Wochenschrift* 132, 2278–2281.

McCormack, Lauren A., Katherine Treiman, Douglas Rupert, Pamela Williams-Piehota, Eric Nadler, Neeraj K. Arora, William Lawrence & Richard L. Street (2011): Measuring patient-centered communication in cancer care. A literature review and the development of a systematic approach. *Social Science & Medicine* 72 (7), 1085–1095.

Peters, Tim (2015): *„Sie können sich das quasi aussuchen, welches sie nehmen." Die interaktionale Aushandlung der therapeutischen Entscheidungsfindung in der medizinischen Ausbildung.* Mannheim: Verlag für Gesprächsforschung.

Pomerantz, Anita (1986): Extreme Case Formulations: A Way of Legitimizing Claims. *Human Studies* 9, 219–229.

Sacks, Harvey, Emanuel A. Schegloff & Gail Jefferson (1974): A Simplest Systematics for the Organization of Turn-Taking for Conversation. *Language* 50 (4), 696–735.

Sams, Jessie (2007): Quoting the Unspoken. An analysis of quotations in spoken discourse. *Colorado Research in Linguistics* 20 (1), 1–16.

Schegloff, Emanuel A. (2007): *Sequence Organization in Interaction. A Primer in Conversation Analysis. Volume 1.* Cambridge: Cambridge University Press.

Schwitalla, Johannes (1994): Poetisches in der Alltagskommunikation. In Dieter W. Halwachs, Christine Penzinger & Irmgard Stütz (Hrsg.), *Sprache, Onomatopöie, Rhetorik, Namen, Idiomatik, Grammatik. Festschrift für Karl Sornig zum 65. Geburtstag* (Grazer Linguistische Monographien 11), 228–243. Graz.

Searle, John R. (1976): A classification of illocutionary acts. *Language in Society* 5, 1–23.

Selting, Margret, Peter Auer, Dagmar Barth-Weingarten, Jörg Bergmann, Pia Bergmann, Karin Birkner, Elizabeth Couper-Kuhlen, Arnulf Deppermann, Peter Gilles, Susanne Günthner, Martin Hartung, Friederike Kern, Christine Mertzlufft, Christian Meyer, Miriam Morek, Frank Oberzaucher, Jörg Peters, Uta Quasthoff, Wilfried Schütte, Anja Stukenbrock & Susanne Uhmann (2009): Gesprächsanalytisches Transkriptionssystem 2 (GAT 2). *Gesprächsforschung – Online-Zeitschrift zur verbalen Interaktion* 10, 353–402.

Stevanovic, Melisa & Anssi Peräkylä (2012): Deontic Authority in Interaction: The Right to Announce, Propose, and Decide. *Research on Language and Social Interaction* 45 (3), 297–321.

Stivers, Tanya, John Heritage, Rebecca K. Barnes, Rose McCabe, Laura Thompson & Merran Toerien (2018): Treatment Recommendations as Actions. *Health Communication* 33 (11), 1335–1344.
Synofzik, Matthis (2009): Denken auf Rezept? Ein Entscheidungsmodell für die präferenzorientierte Medizin. In Matthias Kettner (Hrsg.), *Wunscherfüllende Medizin. Ärztliche Behandlung im Dienst von Selbstverwirklichung und Lebensplanung*, 153–182. Frankfurt a.M.: Campus.
Tate, Alexandra (2019): Treatment Recommendations in Oncology Visits: Implications for Patient Agency and Physician Authority. *Health Communication* 34 (13), 1597–1607.
Toerien, Merran, Rebecca Shaw & Markus Reuber (2013): Initiating decision-making in neurology consulatations: ‚recommending' vs. ‚option-listing' and the implications for medical authority. *Sociology of Health & Illness* 35, 873–890.
Zifonun, Gisela, Ludger Hoffmann & Bruno Strecker (1997): *Grammatik der deutschen Sprache*. Berlin, New York: De Gruyter.

Wolfgang Imo
Die verbale Aushandlung von Auslösern/ Ursachen und Verantwortlichkeiten bei Krebs

Abstract: Krebs ist eine Krankheit, die in der öffentlichen Diskussion meist mit Ursachen und Auslösern verknüpft wird. In der Medizin ist aber bei vielen Krebsarten keine Ursache-Folge-Beziehung bekannt. Diese Krebsarten passieren ‚einfach so'. Den PatientInnen ist dies meist nicht bewusst, und selbst wenn sie es wissen, haben sie dennoch das Bedürfnis nach Ursachenforschung und Bestätigung durch die Ärztin oder den Arzt, den Krebs nicht durch eigene Fehler selbst hervorgebracht zu haben. In dem Beitrag wird anhand eines Korpus von Aufklärungsgesprächen in der Onkologie gefragt, wie und an welchen Stellen PatientInnen das Thema der Krebsursache in das Gespräch einbringen, welche Laienkonzepte von Krebsursachen dabei deutlich werden und wie die Ärztinnen und Ärzte auf die patientenseitige ‚Ursachenforschung' reagieren.

Keywords: Konversationsanalyse, Angewandte Linguistik, verbale Aushandlung von Auslösern und Ursachen

1 Einleitung

Krebs ist eine Krankheit, die in der öffentlichen Diskussion stärker als andere Krankheiten mit Auslösern und Ursachen (und, damit zusammenhängend, Verantwortlichkeiten für die Auslösung der Krankheit) verknüpft ist: Die Debatte um Rauchen und Rauchverbote wird mit der krebserregenden Wirkung des Rauchens verbunden (die Schockkampagne mit Warnhinweisen und abschreckenden Bildern auf Zigarettenpackungen befeuert die Wahrnehmung zusätzlich), die aktuelle Debatte um das Verbot des Pestizids Glyphosat dreht sich um dessen mögliche krebsauslösende Wirkung, und das Wort Asbest evoziert sofort Krebsgefahr, um nur einige der bekanntesten Assoziationen von Krebs und Auslöser zu nennen. In der Medizin ist aber bei vielen (und auch weit verbreiteten) Krebsarten wie Lymphkrebs oder Brustkrebs (noch) keine (klare) Ursache-Folge-Beziehung bekannt.[1] Diese Krebsarten passieren ‚einfach so'. Den PatientInnen ist

---

[1] Streng genommen kann man zwischen Auslöser und Ursache bei Krebs unterscheiden: Ursache ist eine unkontrollierte Zellteilung. Auslöser können beispielsweise Strahlenbelastung, be-

Wolfgang Imo, Universität Hamburg, Institut für Germanistik, wolfgang.imo@uni-hamburg.de

Open Access. © 2021 Wolfgang Imo, publiziert von De Gruyter. Dieses Werk ist lizenziert unter einer Creative Commons Namensnennung - Nicht-kommerziell - Keine Bearbeitung 4.0 International Lizenz.
https://doi.org/10.1515/9783110688696-006

dies meist nicht bewusst, und selbst wenn sie es wissen, haben sie dennoch das Bedürfnis einerseits nach Ursachenforschung und andererseits aber auch nach der Bestätigung durch die Ärztin oder den Arzt, den Krebs nicht durch eigene Fehler (meist die Ernährung oder gereller den Lebensstil betreffend) selbst hervorgebracht zu haben.

Es ist daher nicht verwunderlich, dass der Themenkomplex der Auslöser bzw. Ursachen und – in der Regel implizit, aber zuweilen auch explizit – Verantwortlichkeiten für eine Krebserkrankung in der Arzt-Patient-Kommunikation eine wichtige Rolle spielt. Im Rahmen eines von der Deutschen Krebshilfe geförderten Forschungsprojekts mit dem Titel *Von der Pathologie zum Patienten: Optimierung von Wissenstransfer und Verstehenssicherung in der Onkologie zur Verbesserung der Patientensicherheit* (Projektnr. 111172) sind in einem Zeitraum von Oktober 2014 bis März 2015 insgesamt 56 Diagnosemitteilungs- und Therapieplanungsgespräche im Städtischen Klinikum Karlsruhe erhoben worden. In diesen Gesprächen wird den PatientInnen erstmals ihre Diagnose geschildert und die sich anschließende Therapie erläutert (vgl. Bentz et al. 2016 zu einer ausführlichen Projektdarstellung). Auf der Basis dieser Daten wird in vorliegendem Beitrag gefragt, wie und an welchen Stellen PatientInnen das Thema der Krebsursache in das Gespräch einbringen, welche Laienkonzepte von Auslösern dabei deutlich werden, wie implizit dabei die Frage nach der eigenen oder fremden Verantwortlichkeit mitschwingt, wie die Ärztinnen und Ärzte auf die patientenseitige ‚Ursachenforschung' reagieren und mit welchen Strategien von Seiten der Ärztinnen und Ärzte auch vorgreifend Ursachen und Verantwortlichkeiten thematisiert werden.[2]

---

stimmte Viren, Asbest etc. sein. Weder die MedizinerInnen noch die PatientInnen trennen jedoch zwischen diesen Begriffen, wie die Daten zeigen. Beide werden zur Bezeichnung der Auslöser verwendet. Dies hängt m. E. damit zusammen, dass die Ursache (unkontrollierte Zellteilung) insofern ‚unbefriedigend' ist, als sie keinen Ansatzpunkt bietet bei der Frage, ob man selbst am Entstehen des Krebses beteiligt war bzw. was man in Zukunft ‚besser' machen könnte.

2 Aus Platzgründen musste dieser Beitrag stark gekürzt werden. Eine ausführliche Version mit weitaus mehr Beispielen (zu dem Komplex Krebs als Schicksal oder Vererbung und Krebs und Lebensstil werden dort mehr Fälle mit stärkerer Bezugnahme zu argumentativen Mustern diskutiert) und unterschiedlichen Typen der Aushandlung von Ursachen und Verantwortlichkeiten (beispielsweise zur Rolle von Kontrolluntersuchungen und zur Frage, wieso Krebs trotz Kontrolluntersuchung entstehen kann) findet sich bei Imo (2020).

2 Krankheit, Krankheitsursachen und Verantwortlichkeiten

In ihrer mittlerweile zum Klassiker avancierten Untersuchung *Illness as metaphor* stellt Sontag (1978) zahlreiche kommunikative Muster rund um Krebserkrankungen heraus, die auch heute noch zu beobachten sind, beginnend mit der Feststellung, dass Krebs, anders als die meisten anderen Krankheiten, bei medizinischen Laien „thoroughly old-fashioned kinds of dread" (Sontag 1978: 6) hervorruft. Lange Zeit führte das zu einer auch von Ärztinnen und Ärzten propagierten Verdrängungsstrategie: Es wurde vermieden, die Krankheit beim Namen zu nennen, und Betroffene versuchten ihre Erkrankung vor Bekannten und teilweise sogar Angehörigen geheim zu halten. Dass das Verschweigen der Krankheit weder die Probleme löst noch den heutigen Anforderungen an eine Aufklärung der PatientInnen entspricht, ist unbestreitbar. Doch eine Neukonzeptionierung von Krebs, eine Entmystifizierung, steht auch heute noch aus. Eine Strategie der Entmystifizierung besteht darin, systematisch zu versuchen, Krebsursachen festzustellen. Wie Sontag in ihrer Untersuchung zeigt, wurde die im 19. Jahrhundert ähnlich mit namenloser Furcht aufgeladene Krankheit Tuberkulose schlagartig entmystifiziert, als man die Erreger feststellte und so Ursache-Wirkungs-Beziehungen deutlich wurden. Tuberkulose verwandelte sich in der öffentlichen Wahrnehmung schnell von einer schicksalshaften Krankheit zu einer einfachen, prosaischen Infektion. Bei Krebs ist entsprechend ebenfalls das Bemühen zu beobachten, klare kausale Bezüge zwischen Krankheit und Auslöser festzustellen. Die bloße Feststellung, dass es zahlreiche potentielle Ursachen gibt, reicht dabei aber nicht aus. Wie Sontag (1978: 60) in ihrer historisch-vergleichenden Studie zeigt, wurde früher auch Tuberkulose als mysteriöses Leiden behandelt, das auf „myriad causes" zurückgeführt wurde. In genau der gleichen Weise wird dem Krebs als „unsolved riddle" damit versucht beizukommen, dass man sich darauf einigt, dass er „multi-determined" sei: „A variety of factors – such as cancer causing substances ('carcinogens') in the environment, genetic makeup, lowering of immuno-defenses (by previous illness or emotional trauma), characterological predisposition – are held responsible for the disease" (Sontag 1978: 60). Die Parallelen zu früheren Ansichten zur Entstehung von Tuberkulose sind auffällig, auch dort wurden neben Umwelteinflüssen psychosomatische Faktoren wie Charaktereigenschaften oder Traumata verantwortlich gemacht. Der Rekurs auf eine multifaktorielle Erklärung ist dabei allerdings, so Sontag (1978: 61), als ein typisches Anzeichen dafür anzusehen, dass eine

wirkliche Ursachenkenntnis (noch) nicht vorliegt – mit Folgen für die gesellschaftliche Wahrnehmung der entsprechenden Krankheit: „The notion that a disease can be explained only by a variety of causes is precisely characteristic of thinking about diseases whose causation is not understood." Bei der Diskussion über Krebs führt dies dazu, dass eben nicht nur eine große Bandbreite an möglichen Ursachen diskutiert wird, sondern dass diese häufig auch moralisch bzw. mit verantwortungsbezogenem Fokus aufgeladen sind in dem Sinne, dass sie auf negatives Verhalten (Zigaretten rauchen, übergewichtig sein, Solariumbesuche etc.) der Betroffenen zurückgeführt werden. Durch die mediale Aufmerksamkeit entsteht eine gesellschaftliche Wahrnehmung von Krebs als:
– immer noch mysteriöse, nicht wirklich verstandene und oft nicht therapierbare Krankheit, die
– auf nicht eindeutige Weise und oft sehr vage mit einer breiten Palette möglicher Ursachen verknüpft ist (die Tatsache, dass selbst einigermaßen gesicherte Korrelationen wie Rauchen und Lungenkrebs sich lediglich durch ein erhöhtes Risiko, nicht aber durch eine ausnahmslose Ursache-Folge-Beziehung auszeichnen, trägt zu dem Gefühl der Nichtkontrollierbarkeit der Ursachen bei) und bei der
– regelmäßige Vorsorge angeraten ist, um Krebs frühzeitig erkennen und besser behandeln zu können.

Dieser dritte Aspekt wird ebenfalls durch die Medien (beispielsweise durch groß angelegte Plakatkampagnen des Gesundheitsministeriums zur Krebsvorsorge) gesellschaftlich verankert und führt zu einer Wahrnehmung der Kontrollierbarkeit von Krebs: Wer sich selbst gegenüber verantwortlich handelt und regelmäßig zur Vorsorge geht, so die Meinung vieler, ist vor Krebs geschützt. Entsteht dann trotz Vorsorge und trotz der nach eigener Wahrnehmung erfolgten Vermeidung der bekannten Ursachen eine Krebskrankheit, so stellt sich ein Gefühl der ungerechten, unfairen ‚Bestrafung', des willkürlichen ‚Herausgepicktwerdens' ein. Ausgenommen die Fälle, in denen erbliche Krebskrankheiten bekannt sind (hier stellt sich den Betroffenen zumindest eine greifbare Ursache), herrscht grundsätzlich die Meinung, dass Krebs eine Krankheit ist, „that strikes each person, punitively, as an individual. No one asks ‚Why me?' who gets cholera or typhus. But ‚Why me?' (meaning ‚It's not fair') is the question of many who learn they have cancer" (Sontag 1978: 28).
  Da die umweltbedingten möglichen Krebsauslöser (UV-Strahlen oder karzinogene Stoffe in Kleidung oder Nahrung) viel zu unspezifisch sind und zudem praktisch jeder diesen ausgesetzt ist, aber nicht jeder Krebs bekommt, lenkt die

Frage „Warum ich?" den Blick unweigerlich auf psychische Aspekte. Schon im 19. Jahrhundert war die Ansicht weit verbreitet, dass Stress krebslauslösend ist (Sontag 1978: 52–53). In den 1970er Jahren, als die Arbeit von Sontag erschien, war offenbar gerade im gesellschaftlichen Diskurs die Ansicht weit verbreitet, dass „cancer-prone are those that are not sufficiently sensual or in touch with their anger" (Sontag 1978: 25), und heute wird Meditation und Entschleunigung als Prävention gegen Krebs propagiert. All diese Ansätze der ‚Psychologisierung' von Krebs können als Versuche angesehen werden, "control over the experiences and events (like grave illnesses) over which people have in fact little or no control" (Sontag 1978: 25) zu gewinnen. Wenn die Krankheit Krebs psychologisch erklärt werden kann, bietet sich vermeintlich Raum für Ursachenbekämpfung (z. B. Stressvermeidung, Aufbau von Achtsamkeit etc.). Das negative Gegenstück dieses gefühlten Kontrollgewinns ist dabei aber die erhöhte Verantwortung der Patientinnen und Patienten für die Ursache und Überwindung der Krankheit: „Ostensibly, the illness is the culprit. But it is also the cancer patient who is made culpable. Widely believed psychological theories of disease assign to the luckless ill the ultimate responsibility both for falling ill and for getting well" (Sontag 1978: 57).

Im Folgenden sollen nun exemplarisch meist patientenseitig, aber auch ärzteseitig geäußerte Bezüge zu Auslöser bzw. Ursache und Verantwortung dargestellt werden: In Abschnitt 3.1. werden Aspekte behandelt, die mit der ‚Schicksalshaftigkeit' und ‚Nicht-Kontrollierbarkeit' der Erkrankung zusammenhängen (z. B. Fragen der Vererbbarkeit oder zufälliger Mutationen). In Abschnitt 3.2. wird auf den Themenbereich ‚Krebs und Lebensstil' eingegangen.[3] Dabei wurden nicht nur alle Gespräche auf die genannten Themenkomplexe hin durchsucht, sondern auch gefragt, ob und wie jeweils Patientinnen und Patienten oder Ärztinnen und Ärzte eines der jeweiligen Themen initiieren.

---

3 Vgl. die in der Einleitung genannte Langversion (Imo 2020), in der nicht nur die beiden eben genannten Themen breiter und tiefer diskutiert werden, so dass auf eine breitere Palette an sprachlichen Mitteln der Relevantsetzung der Ursachenfrage durch PatientInnen und auf die Argumentationsmuster der ÄrztInnen eingegangen werden kann, sondern zusätzlich auch noch die wichtige Rolle (aus Patientensicht) von Vorsorgeuntersuchungen und vor allem die Patientenfrage, weshalb Krebs trotz Vorsorgeuntersuchungen entstehen kann, beleuchtet werden.

3 Auslöser, Ursachen und (implizite) Verantwortlichkeiten: Perspektivendivergenzen von Arzt und Patient

3.1 Krebs als mehr oder weniger zufällige Mutationen von Zellen – Schicksal oder Vererbung?

Wie im vorigen Abschnitt dargestellt, ist es vor allem der Charakter des Zufälligen und Schicksalshaften, der PatientInnen Probleme macht, wie der folgende Auszug aus einem Gespräch mit einem Patienten mit der Diagnose Hodgkin Lymphom zeigt. Im Anschluss an die Diagnosemitteilung und erste Therapieplanung gibt der Arzt dem Patienten Raum, selbst noch Fragen zur Diagnose zu stellen (Transkriptionen nach GAT 2.0; Selting et al. 2009):

Beispiel 1: Hodgkin Lymphom
```
371   AM02   ham sie noch ne frage zur diagNOse selbst?
372   PM15   °hh was heißt diagNOse,
373          (-) sie MEInen die-
374          [was mein-]
375   AM02   [die krank]heit SELBST,
376   PM15   °hh ja GOTT,
377          pffff
378          ich verSTEHse net;
379          wie des entSTEHT,
380          des ist das EIn[zigste was ich mir NICHT-]
381   AM02                  [((lacht))                ]
382   PM15   [ich hab da was ge ich-              ]
383   AM02   [DA sind noch viele forscher am werk.]
384   PM15   Ich hAb da was geLEsen,
385          aber WISsen se,
386          das geht da REIN und rAus,
387          und und sagt mir DOCH nicht viel.
388   AM02   hm_hm.
389   PM15   des da irgendwas GSCHTÖRT is,
390          ich man FRAGT sich halt,
391          woHER das plötzlich kOmmt,
392          man kann sich des net erKLÄRN,
393          °hh vor ALlen dingen weil- (-)
394          was ICH mir nicht-
```

```
395         mich FRAge,
396         is wie das so SCHLEIchend kommen kann;
397         des IS so-
398         und man in ne ganz Andere richtung geDACHT hat zuerst. hh°.
399            [DES is des w-  ]
400   AM02  °hh [sie hAben einen] etwas Untypischen (--) DARstellungsmodus,
401         weil sie keine vergrößerten LYMPHknoten ham.
```

Das einzige Problem, das der Patient hat, ist, dass er nicht verstehen kann, wie der Lymphkrebs bei ihm entstanden ist. Das Nicht-Verstehen wird durch resignative sprachliche Mittel wie das „pffff" (Z. 377) sowie die Interjektion „ja GOTT" (Z. 376) angezeigt. Auch die „extreme case formulation" (Pomerantz 1986) „das EINzigste was ich mir NICHT" (Z. 380) verweist auf das Verstehensproblem. Der Arzt reagiert mit Lachen und der Feststellung, dass die Ursachenforschung noch läuft – er impliziert also, dass nicht nur für die PatientInnen, sondern auch für die ÄrztInnen Auslöser und Ursachen nicht bekannt sind. Diese wenig befriedigende Antwort führt zu einer Reformulierung, bei der der Patient sich zunächst durch das de-agentivierende Indefinitpronomen *man* in eine suggerierte große Gruppe von nicht näher spezifizierten Personen stellt, die ratlos vor der Krankheit stehen: „man FRAGT sich halt, woHER das plötzlich kOmmt"[4] (Z. 390–391) und „man kann sich des net erKLÄRN" (Z. 392) (vgl. Imo & Ziegler 2018 zu solchen de-agentivierenden Funktionen von *man*). Auch wenn hier kein expliziter Verweis auf Verantwortung erfolgt, kann davon ausgegangen werden, dass hinter dem Wunsch nach Erklärung auch der Wunsch liegt, zu wissen, ob man selbst die Krankheit hätte verhindern oder doch zumindest frühzeitiger erkennen können: Man sieht dies daran, dass der Patient zum Personalpronomen *ich* wechselt und von der allgemeinen Frage der Ursache der Krankheit, die ungeklärt bleiben muss, auf seinen konkreten Fall refokussiert: Die Krankheit hat sich schon lange entwickelt und wurde aber nicht entdeckt, da sie mit Rückenschmerzen verwechselt wurde. Der Grund dafür war, dass, anders als bei einem Hodgkin-Lymphom sonst üblich, die Lymphknoten nicht vergrößert waren. Es geht also implizit auch darum wer die Verantwortung für das späte Erkennen der Krankheit trägt. Auf dieses Thema geht der Arzt nun ein, denn hier sind klare Aussagen möglich. Der Arzt erläutert nochmals die Anamneseschritte und erklärt, dass der Patient einen Sonderfall darstellt. Danach steigt der Patient selbst aus der Thematisie-

---

4 Ob im engeren Sinne Ursache oder Auslöser erfragt werden, bleibt sowohl bei der Patientenfrage als auch der Antwort des Arztes unklar.

rung der Ursachen und der Vorgeschichte aus und leitet mit „SO und wie geht es jetzt wEiter?" in die konkrete Therapieplanung über.

Während die kausale Verknüpfung von Krebs und Vererbbarkeit bzw. erhöhte Risikochancen bei Verwandten von den ÄrztInnen stets aufgegriffen und je nach Krebstyp bestätigt oder negiert wird, kann die Frage nach der eigentlichen Ursache der Mutation selbst nicht beantwortet werden, wie der folgende Auszug aus einem Gespräch mit einem Patienten mit Haarzellleukämie zeigt. Die Schwester des Patienten (GW01) bringt hier das Thema der Ursachen bzw. genauer Auslöser ein:

Beispiel 2: Haarzellleukämie
```
389    GW01    <<p> hm_hm,>
390            (1.4)
391            °hhh darf ich noch was FRAgen,
392            ich hab noch net ganz verSTANden;=
393            diese HAAR (.) zell (.) leukämie;
394            °hh ähm,
395            °h (1.1)
396            wie muss ich mir das VORstellen;
397            da entsteht dann plötzlich IRgendwas im knochemark?
398            was dann SOzusagen diese blut äh äh blut äh äh zellen,
399            also diese ROten weißen und die blUtplättchen,
400            °h ähm ZAHL verrIngert?=
401            =also w_wie- (.)
402            ich weiß net so richtig wie ich mir das VORstellen soll;
403            °hhh is äh-
404    AM03    °hh ÄHM-
405            (--)
406            JA das_s gUt dass sie da nAchfragen;
407            also knOchenmark is ja die BLUT (.) fabrik;
(. . .)
422    AM03    da ham wir AUCH gemessen,
423            (-) das ist zweifelsFREI so,
424            (---) EIne (.) <<sehr deutlich> MUtAtIon> in dieser zelle
               stattgefunden.
425            is ja MEIstens so;
426            die ALler (.) Aller (.) meisten krEbsformen,
427    PM29    hm_hm,
428            (1.0)
429    AM03    sind zurückzuführen auf EIne (.) oder mEhrere,
```

```
430          (--) mUtaTIOnen;
431          im erbgut DIEser zelle.
432          (-)[ja,    ]
433   GW01      [hm_hm,]
434          <<p>hm_hm,>
(. . .)
457   GW01  hm_hm,>
458          (-) und wie kommt diese MUtationen zustande?
459          was is der AUSlöser,
460   AM03  (--) WIE (.) das is;
461          (-) [öh eine sch] so genannte sponTAN (.) mutation;
462   GW01      [einfach SO,]
463          [oKAY,]
464   PM29  [aHA, ]
465   GW01  (---)
466   PM29  ((hustet))
467   AM03  eine <sehr deutlich <sponTA:Nmutation>>.
468   GW01  hm_hm,
469          (---)
470   AM03  WIE-
471          also das is ja der PUNKT,
472          KREBS,
473          (-) wird,
474          (---)
475   GW01  hm_hm,
476   AM03  (--) IMmer Immer häufiger,
477          waRUM,
478          weil die menschen immer immer ÄLter werden,
479          (-) ja?
480          (---) es is eine er<rAnkung eigentlich des ÄLteren menschen;
481          (-) in Unserem LE:ben;
482          was MEInen sie während wir hier sItzen;
483          entstehen TAUsende oder milliOnen von mutatIonen,
484   PM29  hm_hm,
485   AM03  die das körper (.) reparaTURsystem aber wieder (-) korrigIeren
             kann;
486   GW01  hm,=
487   PM29  =JA:_ja;
488   AM03  aber naTÜRlich ist das nicht hUndertprozentig sIcher das system;
489   GW01  <<p>hm_hm;>
```

```
490  AM03   °h SO muss man sich das vOrstellen;=ne,
491  GW01   (--) Okay.
492         (---) weil ich mein FÜNFzig jahre ist jetzt meiner ansicht nach
             net wirklich jung,
493  AM03   es gibt KINder [die krebs haben;]
494  GW01                  [<<p>JA_ja;>      ]
495          [ja ALso,            ]
496  AM03    [also naTÜRlich,=ja,]
497  GW01   ja;
498  PM29   ja,
499  GW01   (-) JA_ja;
500  AM03   es is SCHICKsalhaft.
501  GW01   JA_ja:
502         (-) o[KAY-   ]
503  PM29        [SPRICH]wörtlich.
504         ja.
505  GW01   WÜRD das auch bedeuten es hat auswirkungen auf den rest der
             famIlie,
506         also das ma auch sagt oKAY,
507         es KANN theoretisch sein,
508         [dass das] SOzusagen wenns äh-°hhh
509  AM03   [nein.   ]
510  AM03   nein es hat KEIne [auswirkung] (aus)-
511  GW01                     [oKAY.     ]
512         hm,
513  AM03   überhAupt KEIne [auswirkung] auf den rEst der familie;=
514  GW01                   [ja; oKAY:; ]
515         =muss nicht heißen dass wenn ER es hat dass dann andere,
516         dass (-) wir Auch dazu NEIgen.
517         SO mein ich das.
518         (1.6)
519  AM03   RICHtig.
520         ERStens es ist keine erbkrankheit,
521  GW01   hm_hm;
522  AM03   ZWEItens dIese krankheit,
523         zu krIegen im alter von FÜNFzig.
524  GW01   hm_hm;
525  AM03   bedeutet für den rEst der familie !Ü!berhaupt kein
             [erhöhtes risiko.]
526  GW01   [<<p> oKAY,>      ]
```

```
527         [<<p> ja,>]
528   PM29  [hm_hm;     ]
529   GW01  <<p> oKAY,>
530         <<p> ja,>
531         (--) <<p> oKAY;>
532         gut.
```

Zum Gesprächsende thematisiert die Schwester des Patienten ihr Problem, das Entstehen der Krebserkrankung nachzuvollziehen. Dabei spielt vor allem eine Rolle, dass sie nicht versteht, wie „dann plötzlich IRgendwas im knochenmark" (Z. 397) entstehen soll – sie fragt dabei explizit nach dem „AUSlöser" (Z. 459).[5] Der Arzt setzt in der Folge mit einer langen Erklärung an, wobei die Mutation für die ÄrztInnen den relevanten Ursachenpunkt darstellt. Für die PatientInnen und deren Angehörige ist das aber eine unbefriedigende Erklärung, da die Entstehungsfrage damit lediglich von „Wie entsteht Krebs?" zu „Wie entsteht die Mutation?" verschoben wird. Genau diese Frage stellt die Schwester in Z. 458 und setzt damit ihr Interesse am Feststellen eines Auslösers der Krankheit relevant. Der Arzt beantwortet die Frage mit dem Fachbegriff („eine sch so genannte sponTAN (.) mutation"; Z. 461), während parallel GW01 selbst mit „einfach SO" (Z. 462) alltagssprachlich mit einem Gemeinplatz die gleiche Antwort liefert. Sowohl der Patient als auch die Schwester quittieren die Antwort des Arztes mit eher zögernden, abwartenden Signalen mit steigender Tonhöhe, die zur Fortsetzung der Erläuterung durch den Arzt einladen („oKAY," und „aHA,"; Z. 463–464). Der Arzt wiederholt den Fachbegriff und liefert dann eine Erklärung für Spontanmutationen, die im Laufe des Alters einfach aufgrund der schieren Menge an Mutationen immer wahrscheinlicher vom Körper nicht korrigiert werden können (Z. 485). Die Schwester des Patienten führt gegen diese Erklärung an, dass ihr Bruder mit fünfzig Jahren noch nicht sehr alt sei (sie sagt zwar „net wirklich jung" (Z. 492), dies ist jedoch im Kontext und auch belegbar durch die Reaktion des Arztes als ein Versprecher zu werten). Der Arzt erinnert daran, dass Krebs nicht nur ältere Menschen befällt („es gibt KINder die krebs haben"; Z. 493), womit er selbst einräumt, dass die Kausalerklärung durch das Alter nicht ausreichend ist. Dies führt dann schließlich zur Kapitulation vor jeglicher Ursachenfeststellung, indem durch den Gemeinplatz (Gülich 1978) bzw. die „Kontext-Prägung" (Feilke 1996: 307) „es is SCHICKsalhaft" (Z. 500) an die Akzeptanz der Nicht-Bestimmbarkeit von Auslösern und Ursachen – und

---

5 Im gesamten Gespräch zeigt sich, dass Arzt, Patientin und Lebensgefährte gleichermaßen (und gleichermaßen unscharf) von Auslösern und Ursachen sprechen.

implizit damit auch die Aufgabe der Suche nach Verantwortung – appelliert wird. Der Gemeinplatz wird durch den Patienten als solcher explizit bezeichnet und akzeptiert („SPRICHwörtlich. Ja."; Z. 503–504). Entsprechend wird von der Ursachenthematik auf die Vererbungskausalität gewechselt. Hier verfügt der Arzt über medizinisch gesichertes Wissen, indem er für diese Krebsart jegliche Vererbung ausschließen kann. Damit endet die umfangreiche, von der Patientin initiierte Sequenz zu Auslösern, Ursachen und Vererbung.

3.2 Krebs und Lebensstil

In der öffentlichen Wahrnehmung spielen physische und psychische Aspekte des Lebensstils wie Rauchen, Ernährung oder Stress eine zentrale Rolle. Explizite Ursachenfragen, die mit dem Lebensstil zusammenhängen, gehen in den untersuchten Daten entsprechend immer von den PatientInnen aus, die sich unsicher darüber sind, ob sie z. B. durch ihre Ernährung selbst am Entstehen der Krebskrankheit beteiligt waren, wie im folgenden Auszug aus einem Gespräch mit einer Patientin mit chronisch myelomonozytärer Leukämie:

Beispiel 3: chronische myelomonozytäre Leukämie
```
319   PW38    [°hh ] ä:h wo ich NOCH ne frage zu hab,
320           ich hab äh schon JAHre lang des ähm;
321           (---) wegen WAdenkrämpfe;
322   AM00    (-) maGNEsium;
323   PW38    (-) ja: aber die die äh taBLETten.
324           weil man die äh-
325           NICH die tabletten.
326           die BRAUsetabletten.
327           (--) weil man die andern naja nicht mehr verSCHRIEben bekommen
              hat,
328           (---) da kann das NICH mit zusAmmenhängen;=ne,
329   AM00    RICHtig,
330           (.) DA,
331           kann das NICHT,
332   PW38    gut;
333   AM00    mit,
334           zuSAMmenhängen.
335           [das STIMMT,]
336   PW38    [und mit zi ]TROnensprudel,
337           den kaloRIENarmen,
```

```
338          den ich zuHAUse trink,
339          AUCH nicht;
340          (1.4)
341   AM00   RICHtig.
342          (-) es GIBT,
343          (-) KEIne,
344          (--) erNÄHrungsgewohnheiten;=ja,
345          (--) die,
346          (---) zu DIEser art der erkrankung,
347   PW38   <<p> FÜHren können;>
348   AM00   FÜHRN.
349          (.) oKAY,
350   PW38   <<p> ja;>
351   AM00   (--) UNabhängig davon;
352          gilt IMmer;
353          und es gilt GRAde (.) für krebspatienten,
354          (--) dass (---) man sich (--) geSUND (-) ernähren soll.
355          DAS gilt Immer;
356   PW38   hm_hm;
357   AM00   ja?
358          (---) das is KLAR;
359          ((zieht die Nase hoch)) ALso-
360          WIE die behandlung genau aussieht,
361          (1.2)
362          WAS das bedeutet;
363          (---) und !WO! die behandlung gemacht wird;
364          (-) DAS erklärt ihnen unsere frau dOktor ((anonymisiert)) nachher
             noch.
```

Zum Ende der Diagnosemitteilung und Therapieschilderung bringt die Patientin das Thema Krebs und Ernährung ins Spiel, indem sie sich vergewissert, dass weder die Magnesiumbrausetabletten noch der kalorienarme Zitronensprudel als Auslöser oder Ursache (beides kann hier zutreffen) in Frage kommen. Beides sind insofern ‚Kandidaten' für ernährungsbezogene Auslöser, als Tabletten nicht zur ‚normalen' Ernährung gehören und daher in Verdacht geraten können, und kalorienarme Getränke Süßstoffe enthalten, die medial immer wieder mit Krebs in Verbindung gebracht werden – gesunde Ernährung liegt in der Verantwortung des Einzelnen und ungesunde Ernährung kann bekanntermaßen Krankheiten auslösen. Der Arzt greift ähnlich wie im vorigen Beispiel das Thema Ernährung auf und stellt pauschal fest, dass keine bekannte Korrelation vorliegt. Durch die prosodische Realisierung – Rhythmisierung der Äußerung in Z. 335–343 durch Pausen, Realisierung der Äußerung in insgesamt sechs Intonationsphrasen, starke Akzentuierung und ein mitten in den Satz eingeschobenes Vergewisserungssignal (Z. 344) – kontextualisiert er diese Information als besonders wichtig. Die Patientin akzeptiert diese Aussage in Z. 342 mit einer kollaborativen Äußerungsvervollständigung, sie beendet die Äußerung des Arztes und signalisiert damit Zustimmung. Zudem bestätigt sie die Rückfrage „oKAY" (Z. 344) des Arztes positiv durch „ja;" (Z. 350). Da ÄrztInnen generell das Patientenwohl im Auge haben müssen und die Absolutheit der Aussage, dass Ernährungsgewohnheiten und die vorliegende Art der Leukämie nicht korrelieren, dazu verleiten könnte, dass PatientInnen nicht mehr auf ihre Ernährung achten, schränkt der Arzt in der Folge ein, dass gesunde Ernährung dennoch „IMmer" (Z. 352) und „GRAde (.) für krebspatienten" (Z. 353) zu empfehlen ist, was von ihm allerdings als bekanntes Wissen („das is KLAR"; Z. 358) suggeriert wird.

Ein wichtiger Aspekt in den Gesprächen bezüglich des Themenfelds Auslöser/Ursachen und Verantwortungen sind subjektive Krankheitstheorien: Nach Birkner (2006: 153) werden subjektive Krankheitstheorien definiert als „die Vorstellungen, die Patient/innen von den Ursachen ihrer Erkrankung und – damit zusammenhängend – von deren Beeinflussbarkeit und Folgen haben." Was subjektive Krankheitstheorien besonders problematisch machen kann, ist die Tatsache, dass sie „Ursachenvorstellungen von Schuld und Strafe" enthalten können (Birkner 2006: 158). Bei manchen Krankheiten hat dies geringe Auswirkungen, bei anderen dagegen tiefgreifende. Letzteres trifft für subjektive Krankheitstheorien über Krebs zu: Falsche Vorstellungen von der Beeinflussbarkeit der Krebserkrankung durch besondere Diäten können zu Mangelerscheinungen führen oder es kann sogar die Ansicht entstehen, man könne durch eine Änderung des Lebensstils ohne weitere Therapie den Krebs heilen (was zu einer Non-Compliance in Bezug auf die medizinische Therapie führen kann). Ein Beispiel für eine sehr stark vorgefasste und stabile subjektive Krankheitstheorie der letzteren Art offenbart der Lebensgefährte einer Patientin mit einem invasiven duktalen Mammakarzinom. Er geht davon aus, dass Stress der Auslöser war und drängt die Ärztin geradezu dazu, Argumente für seine Position zu liefern (Patientin PW und Lebensgefährte LM sprechen mit einem leichten möglicherweise portugiesischen oder spanischen Akzent):

Beispiel 4: invasives duktales Mammakarzinom
```
0176   AW14   weil das wichtigste für SIE dass sie gesund werden,
0177          ist dass der tumor RAUS aus dem körper kommt.
0178          (1.5)
0179   PW69   <<p> ja.>
```

```
0180  LM    °h von WAS kommen diese;
0181  AW14  wenn man WÜSste wovon [brUstkrebs_ kommt,
0182  LM                          [a:rt,
0183        ja man investiert millIARden sogar;
0184        bis JETZT;
0185        schon seit hUndert millionen jahre invesTIERT man;
0186        und KEIner weiß bescheid.
0187        [KEIN  ] mIllimeter wEiter;
0188  AW14  [GEnau.]
0189  LM    wOzu diese [investiTION;]
0190  AW14             [es ist eine ] MULtifaktorielles geschEhen,
0191  LM    [ja;]
0192  AW14  [es ] gibt nicht EIne ursache,
0193        wenn wir die ursachen KENnen würden,
0194        könnten wir_s von AN[fang an,]
0195  LM                        [STRESS; ]
0196        (--)
0197  LM    muss man mal [daZU sagen;]
0198  AW14               [also es is ] SICHer.
0199        [STRESS,   ]
0200  LM    [erNÄHrung,]
0201  AW14  es ist erNÄHrung,
0202        [es is SPORT,  ]
0203  LM    [imMUNschwäche,]
0204  AW14  es ist geNEtik,
0205        es gibt (.) sEhr sehr VIEle;
0206        (---) ähm,
0207        (--) Ursachen die_s haben KANN,
0208        und wenn man alles ein BISschen zusammennimmt,
0209        KANN sowas einfach entstehen.
0210        ja:,
0211  LM    A:Hso.
0212        STRESS.
0213  AW14  hm_hm;
0214        (1.4)
0215  LM    in diesem beruf is schOn bisschen STRESS.
0216  AW14  <<p> ja::;>
0217  LM    mehr als (-) in ei- AN[deren (beruf),]
0218  AW14                       [was MACHen sie] denn,
0219  PW69  ich bin beim deutsche rote KREUZ,
```

```
0220            gewEsen [SCHWESter,]
0221    AW14            [hm_hm,     ]
0222    PW69    °h also rote KREUZ schwester,
0223            IMmer im dienst [immer,]
0224    LM                      [ja,    ]
0225    PW69    [kein FREI,         ]
0226    LM      [wenig beZAHlung;]
0227    AW14    °hh
0228    PW69    [ja:::;          ]
0229    LM      [VIEL (.) zu tun,]
0230    PW69    <<p> ja::;>
0231    LM      [alLEIne manchmal,]
0232    PW69    [(die GANze zeit;)]
0233    LM      [zu ZWEIT,    ]
0234    PW69    [seit SIEBzehn] jahre bin ich dOrt;
0235    AW14    [hm_hm; ]
0236    PW69    [auf die] GLEIche stelle;_ja,
0237    LM      (und) das IST dann halt so.
0238    AW14    °hh SICHer auch,
0239            also was man AUCH weiß und erforscht hat,
0240            ist das viel WECHsel schichten,
0241            so NACHT [schichten und       ] sowas,
0242    PW69             [<<aufgeregt> JA_ja,>]
0243    AW14    (-) sowas KANN auch des [krEbsrisiko    ] erhöhen,
0244    PW69                            [ich hab ((xxx)),]
0245    PW69    ja:;
0246    AW14    [da GIBT es,]
0247    LM      [A::hso;   ]
0248            SEH_N sie?
0249            [das IS,]
0250    AW14    [gibt es] STUdien aus däne[mark] die das bewiesen haben,
0251    PW69                              [ja; ]
0252    LM      das HEIßT,
0253    LM      wenn wir mal ein bisschen kombiNIEren,
0254            und das bedeutet es ist (-) eine ART,
0255            (1.5)
0256            verMINderung von (-) aggressIven in (-) mIttlere stufe,
0257            (-) durch die (.) STRESSabbau,
0258            durch eine Ausgeglichenes (-) [ARbeitsklima;      ]
```

```
0259   AW14                         [sie werden den TUmor] nicht
                mehr wegkriegen;
0260   AW14     was DA ist ist [da:;    ]
0261   PW69                    [ist DA;]
0262   AW14     wenn sie jetzt SAgen,
0263            von heute auf MORgen,
0264            ich mach mir jetzt ein schönes LEben;
0265            und mach m_meinen kompletten stress schalt ich AUS,
0266            wird dieser tUmor nicht verSCHWINden;
0267            (-) des EINzige was ihnen passieren kann,
0268            ist dass der WEIter wächst,
0269            der sitzt RElativ nah an der achselhöhle,
0270            im SCHLIMMsten fall kann es ihnen passieren.
0271   PW69     [((xxx))]
0272   AW14     [dass    ] der streut in die LYMPH[knoten; ]
((ab da über das Krankheitsbild))
```

Nach der Diagnose- und ersten Therapieschilderung initiiert der Lebensgefährte LM das Themenfeld der Auslöser und Ursachen (auch hier wieder wird beides nebeneinander ohne Abgrenzung verwendet: Immunschwäche, Genetik, Stress, Ernährung werden alle als Ursachen genannt, wobei letztere zugleich auch Auslöser im engeren Sinn sein können). Die Ärztin gesteht eine völlige Unkenntnis der Medizin bezüglich der Ursachen ein, was LM mit seiner Kritik an ergebnisloser, milliardenschwerer Forschung aufgreift, die ohne weitere Einschränkung durch die Ärztin mit „GEnau" (Z. 0188) bestätigt wird. Auf den Vorwurf „wOzu diese investiTION" (Z. 0189) durch LM gibt die Ärztin in Z. 0190 erst die fachterminologische Antwort, Krebs sei ein „MULtifaktorielles geschEhen" – vgl. die Diskussion in Abschnitt 2 von Sontags (1978: 61) Hypothese, dass der Rekurs auf die Multifaktorialität im Endeffekt nichts weiter als das Zugeständnis sei, dass die Ursachenkenntnis unbekannt ist –, die sie dann alltagssprachlich umschreibt (Z. 0192). LM beginnt nun mit „STRESS" (Z. 0195) einen möglichen Auslöser zu nennen. Die Ärztin greift dies auf, parallel erweitert LM in Z. 0200 die Liste durch „erNÄHrung" und in Z. 0203 durch „imMUMschwäche", während die Ärztin Sport und Genetik als weitere Ursachenfaktoren hinzufügt und schließlich betont, dass es das Zusammenwirken der Ursachen ist, das möglicherweise Krebs auslöst. Während bis zu dieser Stelle die Beiträge von LM darauf hinzudeuten schienen, dass er die These der multifaktoriellen Entstehung unterstützt – schließlich lieferte er selbst drei mögliche Ursachen –, zeigt sich nun aber, dass er bereits eine Krankheitstheorie hat: Mit dem Erkenntnisprozessmarker „A:Hso." (Z. 0211) wird normalerweise eine Information im Sinne von

„ich habe eine Information erhalten und habe keine weiteren Fragen dazu" (Imo 2009: 78) als zufriedenstellend quittiert, d. h. es wäre hier erwartbar, dass er die Multifaktorialität anerkennt. Das folgende „STRESS" (Z. 0212) zeigt aber, dass er die vorige Liste in seinem Sinne interpretiert hat und es ihm primär um die Akzeptanz von Stress als Ursachenfaktor durch die Ärztin ging. Die übrigen Faktoren werden von ihm ausgeklammert. Nach einer zunächst schwach zustimmenden Reaktion durch die Ärztin und einer Pause beharrt LM auf seiner Ursachenbestimmung, indem er den Beruf von PW als stressiger als andere Berufe bezeichnet (Z. 0215–0217) und damit dem stressigen Beruf die Verantwortung für die Krebsentstehung zuweist. Die Ärztin greift das Thema schließlich auf und fragt die Patientin nach ihrem Beruf. Gemeinsam beklagen sich nun PW und LM über Stressfaktoren in diesem Beruf (zu wenig Freizeit, zu schlechte Bezahlung, zu hohe Arbeitsbelastung). Diese flüssige kollaborative Klage der beiden zeigt, dass es sich hier um eine Struktur des Wiedererzählens (vgl. Schumann et al. 2015 zu Formen und Funktionen des Wiedererzählens von Episoden) handelt, dass also beide in der Situationseinschätzung übereinstimmen. Es ist zu vermuten, dass beide schon zuvor über Stress als Krankheitsauslöser gesprochen haben und entsprechend auch diese subjektive Krankheitstheorie teilen. Ein Beleg dafür könnte sein, dass, nachdem die Ärztin die Annahme bestätigt, dass Stress ein Faktor sein kann und dies zudem als durch Forschung gesichertes Wissen darstellt, die Patientin aufgeregt zustimmend mit „JA ja" (Z. 0242) reagiert, sich also bestätigt sieht. Die Reaktion von LM, das triumphale an die Ärztin gerichtete „SEH_N sie" (Z. 0248), legt darüber hinaus retrospektiv offen, dass er der von der Ärztin zu Beginn gelieferten Erklärung der zahlreichen Ursachen, die noch dazu nicht sicher bestätigt sind, keinen Glauben schenkt. Er deutet das Eingehen der Ärztin auf Stress als eine *mögliche* Ursache als Beleg für eine *eindeutige* Ursache und setzt direkt mit der darauf aufbauenden Schlussfolgerung an, dass eine Verminderung des Stresspegels den Krebs von einer aggressiven in eine „mIttlere stufe" (Z. 0256) umwandeln könne. Hier zeigt sich die Gefahr von subjektiven Krankheitstheorien, die auf Kausalattributionen beruhen: Während die Schlussfolgerung, in Zukunft Stress zu vermeiden, sicherlich gesundheitlich sinnvoll ist (allerdings keinen Schutz vor Krebs bietet), ist die Schlussfolgerung, durch Stressreduktion Krebs zu therapieren, lebensgefährlich und birgt die Gefahr einer Non-Compliance der vorgeschlagenen medizinischen Therapie. Entsprechend greift die Ärztin auch sofort ein, sie unterbricht LM (Z. 0259) und stellt unmissverständlich fest, dass der Tumor so nicht entfernt werden kann, was durch den Gemeinplatz „was DA ist ist da:" (Z. 0260) bekräftigt wird. Die Patientin signalisiert ihre Akzeptanz dieser Einschätzung durch die parallele Äußerungsvervollständigung („ist DA"; Z. 0261). Trotz der Zustimmung erläutert die Ärztin darauf nochmals in einer längeren Ausführung (Z. 0262–0272), dass Stressreduktion in keinem Fall einen Therapieerfolg zeitigen wird. Die Stelle zeigt zugleich auch nochmals deutlich auf, dass und warum der Fokus der ÄrztInnen auf der Therapie und nicht der Ursache liegt: Nicht nur sind Ursachen oft gar nicht bekannt, sondern selbst dann, wenn sie bekannt sind (wie im Falle des Rauchers), kann ohnehin nichts mehr dagegen getan werden. Ursachen spielen also keine Rolle oder haben bestenfalls den Charakter von Empfehlungen für eine zukünftige Verbesserung der Lebensweise (Rauchen aufgeben, Sport treiben, auf ausgewogene Ernährung achten), die allerdings den sehr generellen Charakter einer Binsenweisheit zum gesunden Leben haben und auf die Schaffung eines guten gesundheitlichen Hintergrunds für die Therapie abzielen.

4 Fazit

Ein Aspekt, der sich wie ein roter Faden durch die Gespräche zieht, ist die Verwendung von Gemeinplätzen wie *das ist schicksalshaft, das ist halt/einfach so, was da ist ist da* oder *das passiert einfach so*. Es handelt sich dabei um verbale Strategien, mit denen die ÄrztInnen rhetorisch an die PatientInnen appellieren, das Thema der Auslöser- und Ursachenforschung und damit implizit auch das Nachdenken über die eigene Verantwortung aufzugeben und sich der zentralen Agenda der ÄrztInnen, dem Fokus auf die in die Zukunft gerichtete Therapie, anzuschließen, und mit denen umgekehrt auch PatientInnen versuchen, die Krankheit zu akzeptieren und ‚verstehbar' zu machen. Nicht ohne Grund taucht dabei häufig auch die Modalpartikel *einfach* auf (vgl. zu weiteren Fällen Imo 2020), die ebenfalls alltagsrhetorisch die Aufgabe hat, beim Gesprächspartner einen Verzicht des Einforderns von Details zu bewirken. Es zeigte sich allerdings, dass dieser Appell an das unhinterfragte Akzeptieren von den PatientInnen nicht ohne Weiteres akzeptiert wird. Meist müssen Arzt/Ärztin und Patient/Patientin erst in einer längeren Sequenz die Relevanzen aushandeln, bis sich die Sicht der ÄrztInnen zumindest auf der Oberfläche, d. h. im beobachtbaren Rahmen des Gesprächs, durchsetzt. Der *common ground* ist damit für die Diagnosemitteilungs- und Therapieplanungsgespräche hergestellt. Ob aber die PatientInnen ihren Fokus auf Kausalattributionen tatsächlich auch global und nicht nur lokal aufgeben und auf die Rekonstruktion ihrer Krankheitsgeschichte dann auch wirklich verzichten, bleibt fraglich. Hier wäre eine Anschlussforschung mittels Fragebögen das geeignete Mittel, um zu erforschen, ob und inwieweit die Frage nach Auslösern, Ursachen und Verantwortung (die implizit fast immer bei diesen Fragen mitschwingt) während und nach der Therapie weiter eine Rolle im Leben der PatientInnen spielt und wie erfolgreich die ÄrztInnen bei ihrer Aufgabe der Refokussierung der Patientenanliegen weg von der Ursachenforschung hin zur Krebstherapierung sind.

Literatur

Bentz, Martin, Martin Binnenhei, Georgios Coussios, Juliana Gruden, Wolfgang Imo, Lisa Korte, Thomas Rüdiger, Antonia Ruf-Dördelmann, Michael R. Schön & Sebastian Stier (2016): Von der Pathologie zum Patienten: Optimierung von Wissenstransfer und Verstehenssicherung in der medizinischen Kommunikation. *SpIn* 72, 1–43. http://krebs hilfe.sprache-interaktion.de/wp-content/uploads/2016/08/Bentz-et-al.-2016-Von-der-Pa thologie-zum-Patienten.pdf (letzter Zugriff: 13.10.2020).

Birkner, Karin (2006): Subjektive Krankheitstheorien im Gespräch. *Gesprächsforschung – Online-Zeitschrift zur verbalen Interaktion* 7, 152–183.

Feilke, Helmuth (1996): *Sprache als soziale Gestalt*. Frankfurt a.M.: Suhrkamp.

Gülich, Elisabeth (1978): „Was sein muß, muß sein." Überlegungen zum Gemeinplatz und seiner Verwendung. *Bielefelder Papiere zur Linguistik und Literaturwissenschaft* 7, 1–41.

Imo, Wolfgang (2009): Konstruktion oder Funktion? Erkenntnisprozessmarker („change-ofstate tokens") im Deutschen. In Susanne Günthner & Jörg Bücker (Hrsg.), *Grammatik im Gespräch*, 57–86. Berlin: De Gruyter.

Imo, Wolfgang (2020): Krebs und persönliche Kontrolle: Ursachen und Verantwortlichkeiten. *SpIn* 83. (http://arbeitspapiere.sprache-interaktion.de/arbeitspapiere/arbeitspapier83.pdf) (letzter Zugriff: 13.10.2020).

Imo, Wolfgang & Evelyn Ziegler (2018): Situierte Konstruktionen: das Personalpronomen *man* im Kontext der Aushandlung von Einstellungen zu migrationsbedingter Mehrsprachigkeit. *OBST* 94, 75–104.

Pomerantz, Anita (1986): Extreme Case Formulations: A way of legitimating claims. *Human Studies* 9, 219–229.

Schumann, Elke, Elisabeth Gülich, Gabriele Lucius-Hoene & Stefan Pfänder (Hrsg.) (2015): *Wiedererzählen: Formen und Funktionen einer kulturellen Praxis*. Bielefeld: Transcript.

Selting, Margret, Peter Auer, Birgit Barden, Jörg Bergmann, Elizabeth Couper-Kuhlen, Susanne Günthner, Christoph Meier, Uta Quasthoff, Peter Schlobinski & Susanne Uhmann (2009): Gesprächsanalytisches Transkriptionssystem 2 (GAT 2). *Gesprächsforschung – Online-Zeitschrift zur verbalen Interaktion* 10, 353–402.

Sontag, Susan (1978): *Illness as metaphor*. New York: Farrar, Straus and Giroux.

Heike Ortner
‚Therapeutischer' Widerspruch: Epistemische Rechte und Pflichten in physiotherapeutischen Interaktionen

Abstract: In einer Physiotherapie im Rahmen einer neurorehabilitativen Maßnahme wird verbal und körperlich fortlaufend teils explizit und teils implizit die körperliche Bewegungsfähigkeit und -ausführung evaluiert. Der Beitrag fokussiert die konversationelle Aushandlung von epistemischer Autorität und teilweise deontischer Autorität anhand des Beispiels einer spezifischen Praktik: des therapeutischen Widersprechens im Sinne einer Bewertung, die von den Selbstbewertungen (oft Selbstabwertungen) der Patient*innen abweicht. Die Therapeut*innen sind dabei aufgrund ihres Fachwissens und ihrer Berufserfahrung, aber auch aufgrund von konversationellen Normen der zwischenmenschlichen Beziehung gefordert, mit den Patient*innen unter Einsatz unterschiedlicher verbaler und multimodaler Mittel alternative Perspektivierungen interaktiv auszuhandeln.

Keywords: Physiotherapie, Rehabilitation, Widersprechen, Bewerten, Multimodalität

1 Einleitung

Ein Aufenthalt in einem neurologischen Rehabilitationszentrum soll Patientinnen und Patienten dabei helfen, individuell zugeschnittene Ziele zu erreichen (vgl. Frommelt & Grötzbach 2010: 13). Die junge Patientin aus Beispiel 1[1] befindet sich zum Zeitpunkt der Ton- und Videoaufnahme zum wiederholten Mal in einer Rehabilitationsklinik und kennt den Physiotherapeuten gut. In dem fol-

---

[1] Die Transkription orientiert sich an GAT 2 (Selting et al. 2009), ergänzt durch die bei Mondada (2014) veranschaulichten Konventionen zur Notation verschiedener Ebenen interaktionaler Displays – leicht angepasst, um dem Material des vorliegenden Beitrags besser gerecht zu werden. Eine kurze Lesehilfe: Die fett hervorgehobene Zeile enthält das verbale Transkript mit zeitlich zugeordneten Einsatz- (*) und Endpunkten (/*) für multimodale Displays. Die kursive Zeile stellt eine am Standarddeutschen orientierte Übertragung dar. Darunter finden sich verbale Umschreibungen der verkörperten Interaktionsanteile (* = Gestik, µ = therapeutische Handlungen, + = Blickverhalten, ¥ = andere Handlungen, ∆ = Körperorientierung).

Heike Ortner, Universität Innsbruck, Institut für Germanistik, heike.ortner@uibk.ac.at

Open Access. © 2021 Heike Ortner, publiziert von De Gruyter. Dieses Werk ist lizenziert unter einer Creative Commons Namensnennung - Nicht-kommerziell - Keine Bearbeitung 4.0 International Lizenz.
https://doi.org/10.1515/9783110688696-009

genden kurzen Ausschnitt widerspricht er einer negativen Einschätzung der Patientin in Bezug auf die Leistung des Musculus psoas major.

Beispiel 1: Der is schwach bei mir
Einheit 001, ((00:02:40.682 – 00:03:11.800))
T1 = Therapeut, P1 = Patientin

```
01   T1    >* >+ >μ >¥p1 des /* ¥t1 is OAna von die krÄftigschten /Y mUskel ¥ wos
           ma HOBM;
           das ist einer der kräftigsten Muskeln was wir haben
     t1    >* kratzt sich am Kinn /*
           >+ blickt auf LL und Hüfte von p1 ---------------------------->>
           >μ hält mit LH LL von p1 fest ------------------------------->
                         ¥ richtet Rolle unter Knien von p1 zurecht /¥
                                                                   ¥ kniet
           sich auf Liege ------------------------------------------------>
     p1       >¥ liegt in Rückenlage mit angezogenen Knien auf der Liege-->>
02   T1    (0.5) der
03         (0.7) /¥ (0.3)
     t1    ------/¥
04   P1    ((lacht)) der μ is * SCHWACH ¥ + bei mir.
           der ist schwach bei mir
     t1                 μ positioniert und manipuliert mit BH LL von p1 ----->>
     p1                   * berührt/kratzt sich mit LH am Nacken --------->
                              ¥ hebt Kopf
05   T1    <<rall> na ¥ [des] > /¥
           nein das
     t1             ¥ beugt sich weiter nach vorn /¥
     p1    >*---------------------------------------------------------->
06   P1         <<:-)> [das] is der SCHWÄCH+*ste > bei mir. /*
                das ist der schwächste bei mir
     p1    >*---------------------------------------------------------->
     p1                        + blickt auf zu T1/Knie ------------->
     t1                        *schüttelt den Kopf /*
07   T1    der * der springt /* schneller an wie μ ANdere;
           der der springt schneller an wie andere
     p1       * lässt LH auf die Matte fallen /*
     t1                              μ positioniert und manipuliert
           mit RH Knie, mit LH l. Hüfte von p1 ------------------------>>
```

Der Therapeut unterbricht die schon seit einer Weile nicht funktionierende Entspannung des genannten Muskels, um sich in Z. 03 auf der Liege gegenüber der Patientin neu zu positionieren und die stützende Rolle zurechtzurücken. In Z. 04 reagiert die Patientin mit einem Lachen (begleitet von einer Selbstberührung), gefolgt von einer negativen Beurteilung ihres Muskels, die sie in Z. 06 trotz des in der Überlappung von Z. 05 angedeuteten Widerspruchs des Therapeuten mit einer hyperbolischen Abwertung verstärkt, unterstützt durch das Suchen nach Blickkontakt. Obwohl das Lachen und die ‚smile voice' auf scherzhafte Modalität hindeuten, ist die Selbstabwertung im Sinne eines krankheitsbedingten Defizits ernst gemeint und wird vom Therapeuten mit einer Erläuterung des Problems als nicht von der Kraft abhängig relativiert. Multimodal unterstützt er dies, indem er einen neuen Anlauf startet, die angestrebte Entspannung des Muskels zu erleichtern. Durch das therapeutische Handeln sind sowohl das Blickverhalten als auch gestische Displays eingeschränkt.

Das Fachwissen, das der Therapeut über den fokussierten Muskel hat, und seine Interpretation des Verhaltens infolge der therapeutischen Manipulation stehen hier im Widerspruch zur verbal und körperlich explizierten Selbstabwertung der Patientin. Mit seiner Meinungsäußerung wird der Therapeut einerseits der interaktionalen Anforderung gerecht, dass die negative Selbstbewertung in Z. 04 und Z. 06 eine Reaktion konditionell relevant setzt (im Sinne von Schegloff 1972), andererseits beantwortet er die mit dem Suchen nach Blickkontakt nonverbal gestellte Frage der Patientin nach seiner professionellen Meinung als Experte. Anders als in Alltagsgesprächen ist es im Kontext einer Physiotherapie nicht nur möglich, sondern in vielen Fällen erforderlich, realistische und somit auch negative Bewertungen körperlicher Funktionen abzugeben. Dies steht dem Therapeuten aufgrund seines epistemischen Status als Experte zu (aufgrund seiner „knowledgeability", nach Heritage 2012). Seinem patientenzentrierten Rollenverständnis entsprechend begründet er seine Einschätzung, die in eine über den Transkriptausschnitt hinausgehende längere Erklärung der Funktion des Psoas und der noch erforderlichen Therapiemaßnahmen mündet.

Im Rahmen des Pilotprojekts[2] „Therapeutische Bewegungsinstruktionen in der Neurorehabilitation" wurden physiotherapeutische Interaktionen in einer österreichischen Reha-Klinik videografiert und unter verschiedenen Gesichtspunkten nach Kriterien der multimodalen Analyse von natürlichen Interaktio-

---

2 Die Erhebung wurde von der zuständigen Ethikkommission mit strengen Auflagen genehmigt. Dazu gehört, dass in Publikationen keine Abbildungen verwendet werden dürfen. Aus Datenschutzgründen werden zu Alter, Herkunft und Diagnose der beteiligten Personen nur vage Angaben gemacht, insoweit es für das Verständnis des Beispiels notwendig ist.

nen (vgl. z. B. Deppermann 2013) ausgewertet. Der vorliegende Beitrag legt den Fokus auf eine spezifische professionelle Praktik: Therapeutenseitiges Widersprechen wird exemplarischen multimodalen Detailanalysen unterzogen und einzelfallübergreifend kategorisiert. Die übergeordneten Forschungsfragen lauten: Wie, mit welchen multimodalen Ressourcen und mit welchen therapeutischen Funktionen wird Nicht-Übereinstimmen ko-konstruiert bzw. ein Konsens über therapeutische Maßnahmen ausgehandelt?

Das Korpus umfasst insgesamt 420 Minuten Video- und Tonmaterial aus zehn Einheiten mit neun verschiedenen Therapeut*innen und Patient*innen. Methodische Grundlage der Analyse ist die qualitative multimodale Interaktionsanalyse bzw. die Analyse ‚verkörperter Interaktion' (*embodied interaction*, Mondada 2013), die alle Ausdrucksressourcen – Stimme, Mimik, Gestik, Körperposition, Blickverhalten, Berührungen, Bewegungen im Raum, Nähe- und Distanzverhalten, Objektmanipulation – als einerseits sequenziell strukturiert, andererseits komplex miteinander koordiniert betrachtet (vgl. Beiträge in Schmitt 2007).

2 Grundlagen der Analyse

Die linguistische Physiotherapieforschung ist vor allem von konversationsanalytischen Ansätzen geprägt und entsteht häufig aus einem unmittelbaren Praxiskontext, in dem typische sprachliche Praktiken in verschiedenen Phasen einer physiotherapeutischen Interaktion evaluiert werden, z. B. die Aushandlung der Ziele der Therapie (u. a. Parry 2004a). Vereinfacht gesagt beruht das motorische (Neu-)Lernen in der Physiotherapie auf der Umsetzung verbaler und körperlicher Anleitungen mit manueller Unterstützung, was fortgesetzte Beobachtung, Beurteilung und Bearbeitung von normabweichenden Bewegungen sowie ständige Kooperationsbereitschaft der Patient*innen erfordert (vgl. Parry 2004b: 978). Eine physiotherapeutische Einheit wird von Interaktionsrollen (Status- und Rollenüberzeugungen) und Identitätskonstruktionen der beteiligten Personen geprägt, aber auch von institutionellen Bedingungen und situativen Umständen (z. B. Therapiefortschritt und Tageszeit).

Der vorliegende Beitrag fokussiert die konversationelle Aushandlung von epistemischer Autorität (beruhend auf Wissen über Sachverhalte, vgl. Heritage & Raymond 2005) und teilweise deontischer Autorität (beruhend auf situativen Vorrechten, vgl. Stevanovic & Peräkylä 2012). In den folgenden Ausführungen werden drei Aspekte dieses Themas theoretisch verortet: Epistemische Autorität im medizinischen Kontext, Bewerten als therapeutische Aufgabe sowie Widerspruch gegen Bewertungen als konversationelle Praktik im Zusammenhang mit der Präferenzorganisation.

Heritage (2012: 4) unterscheidet zwischen *epistemic stance*, dem Ausdruck der Haltung zum Wahrheitsgehalt von Aussagen, und *epistemic status*, d. h. der in der Einleitung bereits erwähnten „knowledgeability" relativ zu anderen Partizipierenden. Meist wird dieser Aspekt in sozialen Interaktionen implizit vorausgesetzt (vgl. Stevanovic & Peräkylä 2012: 317). Ob auf ein Display epistemischer und deontischer Autorität kongruente oder inkongruente Reaktionen erfolgen, ist sehr stark abhängig vom *common ground* in Hinblick auf die Verantwortung der Partizipierenden für das in ihren Äußerungen konstruierte Wissen (Heritage & Raymond 2005). Die Wissensasymmetrie zwischen den Therapeut*innen als Expert*innen und den Patient*innen als medizinischen Laien und gleichzeitig Expert*innen für ihre individuellen Beschwerden ist prinzipiell funktional (vgl. Parry 2004a: 678). Die Therapeut*innen verfügen nicht nur über breites Fachwissen, sondern folgen in der Interaktion auch den in der Ausbildung erworbenen normativen Modellen und (Quasi-)Theorien ihres Berufs, den „professional stocks of interactional knowledge" (Peräkylä & Vehviläinen 2003: 730). Sehr allgemeine Empfehlungen für das richtige Feedback in der Physiotherapie sind externe Rückmeldungen (Attributionen von Problemen auf nicht persönliche sowie auf veränderbare Ursachen), positive Verstärkung mit Lob, mehrfache Wiederholung einer Übung und genügend Pausen (vgl. Fries & Freivogel 2010: 245).

Ein Teil der therapeutischen Aufgaben sind nun wie erwähnt fortlaufende Bewertungen der Bewegungsausführungen. In der Gesprächsanalyse wurden Bewertungen insbesondere unter dem Blickwinkel ihrer sequenziellen Organisation, also ihrer Positionierung und der darauf folgenden Gesprächsschritte thematisiert, vor allem in Zusammenhang mit der Präferenzorganisation (vgl. Pomerantz 1984; Auer & Uhmann 1982; Levinson 2000). Im vorliegenden Beitrag wird ein breiteres Verständnis angelegt: Als Bewertung gilt alles, was mit Termini wie „modality, evaluation, attitude, affect, subjectivity, or stance" (Kärkkäinen 2006: 700), mit ‚appraisal' aus der systemisch-funktionalen Linguistik nach Halliday (systematisiert von Martin & White 2005) oder in Anlehnung an Goodwin & Goodwin (1992), Kärkkäinen (2006) und Heritage (2012) als ‚*assessment*' bezeichnet wird. Bewertungen können sich körperlich oder durch eine grammatische oder lexikalische Wahl eines Interaktanten ausdrücken. In der interaktionalen Forschung wird dies üblicherweise von der dynamischen intersubjektiven Konstruktion von Positionierung (*stance*) unterschieden. *Stance* wird beispielsweise analytisch rekonstruierbar durch körperliche, syntaktische, semantische und/oder prosodische Parallelität oder ‚Resonanz' zwischen Interagierenden (vgl. Kärkkäinen 2006). Zentral ist für die folgenden Ausführungen die Sichtweise von Goodwin & Goodwin (1992: 155–156), die verschiedene

Bedeutungsebenen von *assessments* beschreiben, darunter *assessment activities*, bei denen Bewertungen von mehreren Partizipant*innen gemeinsam vorgenommen werden. Es handelt sich um *shared understandings*, die verschiedene interaktive Konsequenzen haben bzw. den Partizipant*innen Vorhersagen über die interaktive Struktur erlauben (vgl. Goodwin & Goodwin 1992: 166–167).

In einer therapeutischen Interaktion gelten jedoch andere Regeln und Normen als in einem Alltagsgespräch, sodass nicht alle Erkenntnisse zu Bewertungen aus der konversationsanalytischen Forschung ohne Weiteres übertragbar sind. So sind Bewertungshandlungen (*assessments*) sehr häufig, aber zwischen den Partizipant*innen ungleich verteilt. Die Therapeut*innen sind ständig vor allem mithilfe ihres ‚professionellen Blicks' (Goodwin 1994) und haptischer Wahrnehmung (Berührungen) mit Bewertungen beschäftigt, müssen ihre Einschätzungen jedoch nicht fortlaufend verbal oder auf andere Weise interaktional greifbar preisgeben, sondern nur an bestimmten Positionen während der manuellen Therapie oder wenn die Patient*innen Bewertungen einfordern. In dem von mir aufgezeichneten Material sind folgende drei Arten von patient*innenseitigen Bewertungsabfragen sehr häufig:
1. *performance feedback* (Bewertungen des aktuellen Therapiegeschehens und der aktuellen Ausführung einer Übung)
2. Bewertungen der Fortschritte, des bereits Erreichten
3. Zukunftsprognosen über den zu erwartenden weiteren Therapieerfolg oder individuelle Perspektiven

Gill (1998: 346) beschreibt ähnliche Prozesse in Arzt-Patienten-Gesprächen und dass in diesem Kontext die Patient*innen die Position für Nachfragen sowie die Demonstration ihres Wissens genau ausloten und unsicheres Wissen als Einladung zur Abgabe einer ärztlichen Expertise präsentieren. In Bezug auf eine Physiotherapie in der Neurorehabilitation bedeutet dies, dass die vorgenommenen Bewertungen eine sorgfältig getroffene Auswahl aus einem sehr breiten Repertoire darstellen: Dieses Repertoire betrifft nicht nur die lexikalischen und syntaktischen Bewertungsausdrücke und die multimodalen Optionen des Bewertens, sondern auch die Bewertungsqualität (z. B. Bevorzugung positiver Aspekte), die Bewertungstiefe (Exaktheit, Ausführlichkeit) und die Bewertungsintensität. Gegenstand des Beitrags sind jedoch nicht die Bewertungen an sich, sondern ihre interaktionalen Konsequenzen, und zwar konkret wenn sie einen Widerspruch gegen eine patient*innenseitig geäußerte Bewertung darstellen. Widerspruchssequenzen mit dem prototypischen Ablauf Behauptung, Vollzug des ‚Widersprechens', Vollzug einer Bearbeitungsaktivität (z. B. Einwand) und Ratifikation erfolgreicher Bearbeitung wurden ausführlich von Spranz-Fogasy (1986) anhand des Beispiels ‚Schlichtungsgespräche' dargestellt. Einige der von ihm genannten Formen und Techniken werden in der Diskussion der Beispiele aufgenommen.

Prinzipiell ist der Widerspruch gegenüber einer Beurteilung in Paarsequenzen weniger präferiert als Zustimmung (vgl. Levinson 2000: 365), mit zwei Ausnahmen: Bewertungen, die eine Selbstanklage darstellen, sodass Nicht-Widersprechen gesichtsverletzende Zustimmung bedeutet, sowie Komplimente (vgl. Pomerantz 1984; vgl. auch Schegloff 2007: 59–60). Widerspruch ist strukturell betrachtet also kein *alignment* (gemeinsame Ausrichtung), kann aber auch kooperativ sein und *affiliation* (Zugehörigkeit) vermitteln (vgl. Lee & Tanaka 2016: 3–4). Heritage & Raymond (2005: 16) betrachten das Management von wissensbasierten Rechten und Verantwortungen an verschiedenen konversationellen Positionen und stellen eine Verbindung zu Höflichkeit und positivem Gesicht (*face*) her. Je nach Position des *assessments* ergeben sich unterschiedliche epistemische Rechte.

Denken wir nun Präferenzorganisation, Bewerten, Widerspruch und epistemische Rechte zusammen, stellt sich die Frage, welche epistemischen Evaluationsrechte und -pflichten in einer Therapieinteraktion bestehen.

3 Ergebnisse: Typen des ‚therapeutischen Widersprechens'

3.1 Widersprechen als professionelles Recht

Anders als in vielen Formen von Arzt-Patienten-Gesprächen, in denen institutionelle und emotionale Anforderungen der Patientenbetreuung in Konflikt treten (vgl. Ruusuvuori 2007: 598), gibt es in der Physiotherapie Zeit für das vertiefte Eingehen auf Probleme, und zwar ohne dass dies die Behandlung verzögert, da solche Sequenzen parallel zum körperlichen Handeln stattfinden können. In Beispiel 2 spricht die ältere Patientin, die nach einem Schlaganfall das freie Stehen und Gehen neu lernen muss, ein Problem an: eine unwillkürliche Pendelbewegung des rechten Fußes beim Aufsetzen.

Beispiel 2: Ein bisschen Sorgen
Einheit 004, ((12:03.903-12:22.360))
T5 = Physiotherapeutin, T6 = Ergotherapeutin, P4 = Patientin

((P4 sitzt auf der Liege, vor ihr steht ein Pult, auf dem sie ihre Hände abstützt. T5 (Physiotherapeutin) sitzt links von ihr auf einem Hocker, T6 (Ergotherapeutin) hockt rechts von ihr. Alle drei blicken auf P4s Füße.))

```
01   P4   mei (.) * mei ↑FUASS tuat Δ Olleweil /* so /Δ so-
              mein mein Fuß tut immer wieder so so
     p4            * schüttelt leicht den Kopf /*
     t5                        Δ lehnt sich leicht nach vorne und unten
              in Richtung von P4s Füßen /Δ
02        << p >des mocht Δ_{t6} ma eigentli ¥ a bissi > /¥ SURgn.
              das macht mir eigentlich ein bisschen Sorgen
     t5                           ¥ rückt mit dem Stuhl etwas zurück /¥
03   T6   an LINken + oder an [RECHten]?
              den linken oder den rechten?
     t6           + blickt in P4s Gesicht ------------------------->
04   P4              [na der] RECHte tuat olleweil so (.)<<p, len> a bissi
          umanOnder'>
              nein der rechte tut immer wieder so ein bisschen herum
05        (0.3) + (0.2)
     t6        ---->+ blickt auf P4s Füße
06   T5   oba i (.) also ich μ_{t5} (0.7) wenn I des μ_{t6} jetzt so (-) be[OB]ocht-
              aber ich (.) also ich (0.7) wenn ich das jetzt so beobachte
     t5           μ überprüft mit LH Position von P4s Knie, mit RH P4s
              r. Knöchel ----------------------------------------->
     t6                          μ stabilisiert P4s r. Knöchel->>
07   T5   hob i jetzt NIT des gfÜhl-
              hab ich jetzt nicht das Gefühl
08   T5   dass es μ Irgendwie wEsentli +_{t5} SCHLECHter +_{p4} wordn isch +_{p4} [gö?]
              dass es irgendwie wesentlich schlechter geworden ist, gell?
     t5   μ löst LH, RH bleibt bei P4s Knöchel ------------------>>
     t5                  + blickt in P4s Gesicht ---------------->
     p4                            + blickt kurz in T5s Gesicht
              und dann auf ihre Füße -------------------------->>
09   P4   [hm hm] (-)
10   P4   i-i * kunn des /* söba i kunn des NIT so guat sogn <<pp> > kimmt ma
          vor; >
              ich kann das selbst ich kann das nicht so gut sagen kommt mir vor
     p4   * zuckt mit den Achseln /*
```

In Z.01 vermittelt die Patientin vor allem durch ihre veränderte Körperorientierung, dass irgendetwas mit ihrem Fuß nicht stimmt. Die Aufmerksamkeit der Therapeutinnen liegt bereits bei den Füßen, verbal vermittelt die Patientin in Z.01 und Z.04 nur sehr vage, was ihr Sorgen bereitet. Die Nachfrage von T6 in Z. 03 deutet bereits an, dass das angesprochene Problem nicht eindeutig ist.

Nachdem sie durch ihr Blickverhalten eine Begutachtung vermittelt hat, gibt T5 in Z. 06 bis Z. 08 an, dass ihrer professionellen Einschätzung nach das angesprochene Problem schon länger besteht, sich aber nicht verändert hat. Sie erkennt also das unerwünschte unkontrollierbare Bewegungsmuster des Fußes an, widerspricht der Patientin jedoch hinsichtlich der Einordnung als akut und letztendlich auch der aktuellen Relevanz, sodass wieder zur eigentlichen Übung übergegangen werden kann. Diese Technik kann nach Spranz-Fogasy (1986: 40) als Alternativbehauptung eingestuft werden. Obwohl die Therapeutin mit dem Herstellen von Blickkontakt und einer einfühlsamen Sprechweise empathisches Eingehen auf die Problemdarstellung vermittelt, zieht sich die Patientin in Z. 09–10 merklich zurück, was durch das Abwenden des Blickes, ein Achselzucken und ihre verbale Abschwächung der zuvor geäußerten Sorgen ausgedrückt wird.

So wie Beispiel 2 widerspricht die therapeutische Evaluation sehr häufig den subjektiven Einschätzungen der Patient*innen (vgl. auch ähnliche Ergebnisse in der Studie von Josephson et al. 2015: 131–134). Und wie in Z. 06 ist auch in den meisten anderen Instanzen dieser Art des Widerspruchs das von Heritage (2002) ausführlich beschriebene Phänomen des *oh*-Vorlaufs zu beobachten, also einer Einleitung des Nicht-Übereinstimmens mit einem Vorläuferelement insbesondere dann, wenn der/die widersprechende Partizipant*in epistemische Priorität für sich beanspruchen kann (vgl. Heritage 2002: 32).

Sequenziell und multimodal wird der Widerspruch häufig durch die Ankündigung der Uneinigkeit, z. B. mit einem Kopfschütteln, eingeleitet (ein sogenanntes „pre-disagreement" nach Schegloff 2007: 69). Der eigentliche Widerspruch muss aber zwingend explizit und verbal ausgeführt werden. Wie im Beispiel wird dies aber erst nach einer Phase der verkörperten – manuellen oder visuellen – Evaluation vorgenommen. Es bleibt jedoch nur selten dabei: Die Patient*innen deuten ihrerseits hauptsächlich durch multimodale Displays wie Senken des Blicks, Wegschauen und schwache Rezeptionssignale an, dass sie mit der professionellen Einschätzung nicht einverstanden sind oder weiteren Erklärungsbedarf haben (siehe Z. 08 und Z. 09). Die Therapeut*innen nehmen dies in den meisten Fällen wahr und führen ihre Einschätzung weiter aus: mit verbalen Erläuterungen, oft gestützt durch manuelle Veranschaulichungen. Typisch ist dabei auch die durch das Herstellen von Blickkontakt realisierte Vergewisserung, dass die Patient*innen die Erklärungen verstehen. Die Patient*innen ihrerseits bringen sich mit intensivierten Beurteilungen ihrer Schwierigkeiten ein, zeigen das Problem übertrieben vor, klagen verbal mit höherer Lautstärke und stärkeren Betonungen. Es handelt sich auf beiden Seiten um Grounding-Aktivitäten (nach Clark & Brennan 1991; Deppermann & Schmitt 2008). Typischerweise enden solche oft relativ langen Abschnitte jedoch damit, dass sich die therapeutenseitige Evaluation durchsetzt.

Das Nicht-Übereinstimmen ist in Fällen wie diesen insofern ein ‚professionelles Recht', als das *troubles telling* der Patient*innen interaktional bearbeitet werden muss. Die interaktive Konstruktion beschränkt sich nicht auf die sequenzielle Abfolge 1. Bewertung durch Patient*in – 2. Widerspruch von Therapeut*in mit alternativer Bewertung – 3. Quittierung durch Patient*in mit unterschiedlichen Exkursen und Schleifen. Die Dauer und Qualität der Sequenz ist ganz wesentlich von den gleichzeitig zur verbalen Ausführung ablaufenden multimodalen Displays beider Seiten abhängig. In Beispiel 2 etwa gesteht die Patientin zwar in Z. 09–10 zu, dass ihr im Gegensatz zur Therapeutin die Möglichkeit der klaren Einstufung fehlt, aber ihre körperliche Ausrichtung zum problembehafteten Fuß vermittelt, dass sie die epistemischen Rechte in Hinblick auf ihr subjektives Empfinden nicht abzugeben bereit ist. Dieser Rückzug auf das individuelle Körpergefühl ist seinerseits eine Technik des Widersprechens in physiotherapeutischen Interaktionen, die nur den Patient*innen als Möglichkeit offensteht.

3.2 Widersprechen als professionelle Pflicht

In Beispiel 1 zog die scherzhaft übertriebene Selbstabwertung der Patientin eine ruhige, aber eindeutige Gegenbewertung des Therapeuten nach sich. Ähnliches geschieht in Beispiel 3, in dem dieselbe Patientin wie in Beispiel 2 in derselben Phase der Einheit mit einer verbal und nonverbal vollzogenen starken Selbstabwertung ein Lob abwehrt, was eine entsprechende Verhandlung über das Geleistete, das Können und Nicht-Können der Patientin nach sich zieht.

Beispiel 3: Nicht so einfach
Einheit 004, ((11:26.902-11:51.666))
T.05 = Physiotherapeutin, T.06 = Ergotherapeutin, P.04 = Patientin

((P4 steht an dem aufgebauten Pult (siehe Bsp. 3) und hält sich daran mit den Händen fest. Rechts von ihr sitzt T5 auf einem Hocker, links von ihr steht T6, beide blicken auf P4s Torso.))

```
01    P4     ((stöhnt)) ¥ u::µ:h muss i no amoi a bissi [↑ZRUCK,]
              uh ich muss noch einmal ein bisschen zurück
      p4            ¥ wankt und setzt sich schnell auf die Liege zurück
      t5            µ fasst schnell zu und stützt P4 mit BH an der Hüfte
02    T5                                         [!PAU!se.]
```

'Therapeutischer' Widerspruch — 161

```
03  T5    !BRA:!Δvo,+
          bravo
    p4           Δ richtet sich auf------------------------------------>
04  T6    SE/ΔHR + [guat;]
          sehr gut
    p4    ->/Δ
    t5           + blickt hinauf zum Spielbrett------------------------>
05  T5         [UND?]
          und?
06  T6    die + NÄCHsten zwoa-a-hoib rEIhen;
          die nächsten zweieinhalb Reihen
    t6          + blickt P4 ins Gesicht
07  T5    scho + !WIE!der zwoa-a-hoib rEIhen.
          schon wieder zweieinhalb reihen
    t5    -----+ blickt P4 ins Gesicht --------------------------------->
08  T5    jo + !SU:!pa,
          super
    t5    + kurzer Blick zum Spielbrett und wieder zurück zu P4s Gesicht --->
09  P4    na NA;
          nein nein
10  P4    des is nix bsunderes
          das ist nichts Besonderes
11  P4    ¥(2.1)/¥
    p4        ¥ nimmt Gefäß mit den Steckobjekten, schüttelt es und stellt es
          wieder hin /¥
12  T5    ((lacht))
13  P4    <<lächelnd> dass i des immer do +_p4 EInisteck>,+_p4
          dass ich das immer da hineinstecke
    p4                           + blickt in Richtung von T6
                                 + blickt auf die Füße --->
14  T5    +_t6 na +_t5 JO,
          na ja
    t6    + blickt auf den Boden (gleiche Richtung wie P4 ---------------->>
    t5         + blickt auf Hüfte von P4 ------------------------(bis
          Z.16)->
15  T5    da brAUcht + ¥ ma (.) musst stabil STEhen-
          da braucht man (.) da musst du stabil stehen
    p4    -------> + Suchbewegungen zu beiden Seiten mit Blick und Kopf --->>
    p4           ¥ rutscht auf der Liege leicht hin und her-------------->
```

```
16   T5    und + oa hond /¥ muass FREI werden ja?
           und eine Hand muss frei werden ja?
     t5         + blickt P4 ins Gesicht ------------------------------------>
     p4    -------------/¥
17   T5    des + isch nIt so EINfach.
           das ist nicht so einfach
     t5         + blickt auf den Boden, gleiche Richtung wie P4 und T6 ------->>
18   T6    hm hm
19   T5    wenn ma µ sich ¥ überlEgt=gö=vor/¥ zwEI WOchen (Name P4),
           wenn man sich überlegt vor zwei Wochen, (Name von P)
     t5              µ stabilisiert mit RH l.Knie von P4, mit LH die r.Hüfte von
                     P4->>
     t5                         ¥ beugt sich nach vorne und unten /¥
20   P4    jo (-) hot ma ¥ des no NIT /¥ zsAmmbrocht=gö?
           ja, hat man das noch nicht zusammengebracht, gell?
     t6                ¥ macht einen Schritt zurück, beugt sich nach vorne /¥
```

Die Patientin muss zum wiederholten Mal längere Zeit stehen und gleichzeitig eine Übung mit einem Holzsteckspiel durchführen. Bereits bei der vorhergehenden Wiederholung hat sie ihr Unverständnis über den Sinn der Übung ausgedrückt. Die Therapeutinnen finden die Leistung, zweieinhalb Reihen geschafft zu haben, jedoch sehr gut und drücken explizit ihr Lob aus, prosodisch mit starken Akzentuierungen hervorgehoben (Z. 03–08) und begleitet von Blicken in das Gesicht der Patientin. Mimisch zeigt die Patientin mit einem leicht nach unten gezogenen Mundwinkel an, dass sie dies anders sieht, und verdeutlicht das in der Folge nahezu defätistisch: durch eine abwertende Geste in Z. 11, bei der sie die Schachtel mit den Holzstückchen schüttelt, durch eine begleitende und darüber hinausgehende verbale Abwertung der Übung an sich und ihres Könnens (Z. 09–13) sowie durch das Suchen nach Bestätigung mit der kurzen Aufnahme von Blickkontakt (Z. 13), nachdem sie diesem während des Lobs ausgewichen war. Die Physiotherapeutin kündigt zunächst die gegenläufige Zweite Bewertung (laut Auer & Uhmann 1982) typischerweise mit einer Partikel an (Z. 14), bevor sie in Z. 15–17 sowohl den physiotherapeutischen Sinn als auch die erbrachte Leistung in ein positiveres Licht rückt. Der Widerspruch wird zwar mit verallgemeinerndem *man* abgeschwächt, es handelt sich jedoch um die stärkste Form des Widerspruchs nach Spranz-Fogasy (1986: 38), die Gegenbehauptung mit einem starken Abschlusssignal (*gö?*, in Z. 20). Die Patientin weicht dem direkten Blickkontakt mit den Therapeutinnen aus (ab Z. 17) und richtet sich körperlich auf der Liege und vor dem Pult anders ein. Ohne diese körperliche Abwendung von den Therapeutinnen aufzugeben, stimmt sie jedoch schließlich in Z. 20 in das in Z. 19 eingeleitete und von der Therapeutin prosodisch und durch die Formulierung offen gelassene Angebot einer abschließenden positiven Bewertung ein, indem das Geschäfte mit den Leistungen in früheren Therapieeinheiten verglichen wird. Auf diese Weise wird ein gemeinsames Verständnis über den Sinn und Erfolg der therapeutischen Interventionen erzielt.

3.3 Epistemische Rechte und Pflichten im Konflikt

Die ‚künstliche Reziprozität' einer Therapiesituation (Pawelczyk 2011: 55 für den Kontext Psychotherapie) und die ungleiche Machtverteilung sind jedoch auch mögliche Ursachen für Konflikte, zumal Therapeut*innen professionelle Distanz und Empathie jonglieren und in ihrer Verantwortung für die Patient*innen Compliance/Adherence sicherstellen müssen. Nicht alle diese Einflussfaktoren auf den therapeutischen Prozess lassen sich in einer interaktionalen Studie rekonstruieren. In den bisherigen Beispielen haben die Patientinnen die alternative Evaluation des Therapeuten bzw. der Therapeutin übernommen. In Beispiel 4 liegt der Fall anders, hier kommt es zu einer nicht nur hinsichtlich der Lautstärke intensiven Störung der therapeutischen Beziehung.

Beispiel 4: Du hast ja ka Parese
Einheit 006, ((00:26:24.088 – 00:27:21.200))
T8 = Therapeutin, P6 = Patientin

((P6 liegt in Seitenlage auf der Liege. T8 und P6 arbeiten bereits seit einigen Minuten daran, dass der richtige Muskel beim Heben des Knies anspringt.))

```
01   P6    >¥t8 na oba i !KUNN! des [net;
           nein aber ich kann das nicht
     t8    >¥ holt Hocker an die Liege heran und richtet die Position ein --->
02   T8
                          [nein ¥ <<cresc > jetzt konzenTRIER * dich >
           mal= /*
           nein jetzt konzentrier dich mal
     t8                                                          * schüttelt
           den Kopf /*
03   T8    << ff > =na!TÜR!lich kannst ¥ du dAs > –
           natürlich kannst du das
     t8    ---------------->¥ setzt sich auf Hocker -------------------->
```

04	¥	(0.7) /¥
	t8	¥ fährt an die Liege heran ¥
05	T8	du hAst ja ka * pa/*!RE!ʃse.
		du hast ja keine Parese (= Lähmung, Anm. H.O.)
	t8	* wirft r. Unterarm mit Handfläche nach oben schnell in die Höhe /*
	t8	ʃ berührt RL von P6 mit LH

((Genaue Anweisungen zur richtigen Ansteuerung der Muskeln zum Heben des Knies mit taktiler Unterstützung, 22 sec.))

28	P6	<<p > i !KUNN! des ↓nEt (Name von T8). >
		ich kann das nicht (Name von T8)
29	T8	>µ ((seufzt)) Δ (0.1) * (0.2) /Δ + (0.5) /*
	t8	>µ fixiert mit LH Hüfte und mit rechter Hand Knie von P6 --------->>
	t8	Δ beugt sich mit dem Oberkörper nach vorne zu P6 /Δ
	t8	* rollt mit den Augen /*
	t8	+ blickt P6 ins Gesicht --------->>
30	T8	tu ¥ a+mal (0.3)
		tu einmal
31	P6	ja i WILLS [ja]'
		ja ich wills ja
32	T8	[pro]BIER a/mal ↑NUR (0.4)
		probier mal nur
33	P6	JA?
		ja?
34	(0.4)	
35	T8	das knIE * LEICHT /* machen Ohne bewEgung;
		das knie leicht machen ohne bewegung
	t8	*schüttelt leicht den Kopf /*
36	P6	<<h > !LEICHT!? >
		leicht
37	T8	ge*NAU; /*
		genau
	t8	* nickt /*

Dieses Beispiel umfasst mehrere Abschnitte. Nach einer bereits ziemlich langen Phase des Misslingens der Bewegungsausführung zeigen sich die Patientin und die Therapeutin prosodisch, mimisch und gestisch frustriert. Auf die Rechtfertigung der Patientin in Z. 01, dass sie die angeforderte Bewegung schlicht nicht ausführen könne, folgt ein sehr gesichtsbedrohender Angriff der Therapeutin (Z. 02–04) in großer Lautstärke, mit starken Akzentuierungen und begleitet von einer wegwerfenden Handbewegung, dass das Problem bei der mangelnden Konzentration liegen müsse, da der anzusteuernde Muskel nicht gelähmt sei.

Epistemisch und deontisch betrachtet kann die Therapeutin die Ehrlichkeit des Bemühens der Patientin infrage stellen und mehr Anstrengung einfordern. Es handelt sich dabei aber um einen Angriff auf das positive ebenso wie auf das negative Gesicht. Im Therapiekontext ist *compliance* nach Anweisungen präferiert bzw. auch verzögerte *compliance* markiert (vgl. Kent 2012 für eine Diskussion von *incipient compliance*). Andererseits sind die Therapeut*innen Dienstleister*innen, die auf die Mitarbeit der Patient*innen angewiesen und der partizipativen Entscheidungsfindung verpflichtet sind, also den Patient*innen bei der Bewältigung der alltagsrelevanten Therapieziele helfen (vgl. Frommelt & Grötzbach 2010). Nach dieser kurzen Eskalation versucht es die Therapeutin mit einer neuerlichen Anleitung. In Z. 28 bekräftigt die Patientin ihre Unfähigkeit leise, aber eindeutig und mit einer direkten Anrede der Therapeutin. Diese quittiert es mit einem Augenrollen, das die Patientin aufgrund ihrer Position nicht sehen kann, während das Seufzen für sie wahrnehmbar ist. Es folgt eine neuerliche Aushandlung der geforderten Bewegung (Z. 30–37), wiederum mit manueller Unterstützung durch die Therapeutin und in harmonischerer Art, sowohl was die Lautstärke und Intensität als auch die Resonanz zwischen Therapeutin und Patientin als Anzeichen für Intersubjektivität (vgl. Kärkkäinen 2006) angeht.

Dieses durch starke emotionale Erregung gekennzeichnete Beispiel stellt eine Ausnahme im Korpus dar. Es ist zwar häufig so, dass Anleitungen bei wiederholten Durchgängen prosodisch und durch stärkeren Druck bei der manuellen Unterstützung intensiviert werden, ebenso wie das Lob nach letztendlichem Gelingen, auch kommt es zeitweise zu kleinen Meinungsverschiedenheiten über die Bewertung des Erreichten (siehe Beispiel 3), doch ein offener Konflikt wie in Beispiel 4 ist selten. Es wird jedoch wieder schnell zur Refokussierung übergegangen – der Widerstand der Patientin vermittelt der Therapeutin, dass eine andere Anleitungsstrategie erforderlich ist, was am Abschluss der Bearbeitungssequenz (mehrere Minuten nach Ende des Transkriptausschnitts) zu einem einigermaßen zufriedenstellenden Ergebnis für beide Beteiligten führt.

Quasi das Gegenstück zu diesem Typ stellt das implizite Widersprechen durch das Nicht-Eingehen auf patientenseitiges *troubles telling* dar. Diese Form kann hier aus Gründen des Umfangs nicht anhand eines Beispiels diskutiert werden. Werden Bewertungen durch die Therapeut*innen verweigert, ist dies meist kein Zeichen für mangelnde Empathie oder Vermeidungsverhalten, sondern eine Strategie, die Aufmerksamkeit der Patient*innen von den Defiziten abzuziehen (vgl. Parry 2004b: 1002). Dieses Nicht-Eingehen auf negative Emotionalität und der Fokus auf Urteile über Fähigkeiten und die Ergebnisse der Therapie wird etwa von Josephson et al. (2015: 134–135) allerdings kritisch gesehen.

4 Zusammenfassung

Abstrahiert man aus den identifizierten Sequenzen des Nicht-Übereinstimmens Muster der sequenziellen Organisation und der multimodalen Realisierung, ergeben sich drei obligatorische Schritte und einige Tendenzen hinsichtlich der interaktionalen Aushandlung.

Initiierung (z. B. Beispiel 3, Z. 09–13): Die betrachteten Sequenzen werden fast ausschließlich durch eine negative Selbstwahrnehmung (Körperempfindung) der Patientinnen und Patienten angestoßen, und zwar nicht am Beginn einer Übung, sondern nach bereits mehrfachen Versuchen, eine Bewegung auszuführen, oder gegen Ende einer längeren Übungsphase. Die Selbstwahrnehmung wird teils nur mit Unmut signalisierenden Vokalisationen, teils verbal mit prosodischer Intensivierung oder durch körperliche Displays von Unzufriedenheit (z. B. Unterbrechen der Übung) angezeigt. In allen Fällen wird eine Reaktion der Therapeutinnen und Therapeuten konditionell relevant gesetzt.

Widerspruch (z. B. Beispiel 2, Z. 06–08): Der Widerspruch von therapeutischer Seite kann sehr schnell erfolgen, ihm geht jedoch häufig eine kurze Phase mit einem verkörperten Display der Prüfung der negativen Bewertung voraus (z. B. mit haptischer Wahrnehmung, oft verbunden mit einer Veränderung der körperlichen Positionierung). Die Realisierung des Widerspruchs erfolgt meistens in expliziter verbaler Form, selten aber auch implizit durch körperliches Handeln (Weitermachen) oder multimodale Displays wie Kopfschütteln. Verbaler Widerspruch beinhaltet ein alternatives, meist nicht gesichtsbedrohendes Erklärungsmodell für die aufgetretenen Schwierigkeiten. Erklärungsmodelle beziehen sich hauptsächlich auf Aspekte, die außerhalb der Verantwortung der Patient*innen liegen, oder enthalten eine Abschwächung der von den Patient*innen beobachteten Einschränkungen.

Weitere Aushandlungsprozesse (z. B. Bsp. 4, Z. 07–11): Der Widerspruch wird im weiteren Verlauf nicht immer aufgelöst. Eine Möglichkeit ist die Fortsetzung und Vertiefung der Erklärungen durch die Therapeut*innen, was insbesondere dann geschieht, wenn die alternative, nicht-abwertende Erklärung für Probleme verbal oder körperlich zurückgewiesen wird oder die Problembekundung wiederholt wird. In diesen Fällen wird das Problem in mehreren Schleifen bearbeitet.

Wie die Beispiele zeigen, ist Nicht-Übereinstimmen keineswegs ein Anzeichen für Konflikte zwischen den Interagierenden. Auch beim konfliktträchtigen, emotionalen Divergieren in Beispiel 4 gelangen Therapeutin und Patientin nach einer Phase der beiderseitigen Irritation letztendlich zu einer geteilten Evaluation und neuerlichen Aufgabenorientierung. Im Sinne der hier vorgenommenen Analysen kann man davon ausgehen, dass therapeutenseitiger, verbal und/

oder multimodal vollzogener Widerspruch in den meisten Fällen ein nur vorläufiges Auseinandergehen im therapeutischen Prozess ist, das einen notwendigen Zwischenschritt darstellt, um die gemeinsamen Aufgaben zu erfüllen: die aktuelle Bewegungsausführung oder die Übung zu bewältigen, Schmerzen zu vermeiden und langfristige Erfolge anzupeilen.

Transkriptionskonventionen[3]

T01	Teilnehmer*innenkürzel verbal
t01	Teilnehmer*innenkürzel verkörperte Aktivität
* /*	Gestik (einschließlich gestische Kopfbewegungen)
	(* = Einsatz oder Änderung einer verkörperten Aktivität, /* = Schlusspunkt)
µ	manuelles therapeutisches Handeln
+	Blick
∫	Berührung
¥	Körperbewegung und Objekthandeln
∆	Veränderung in der Körperorientierung und Proxemik
> +	Display beginnt vor dem Transkriptausschnitt
---> / --->>	Display geht über die Zeile / über den Transkriptausschnitt hinaus
LH, RH, BH, LL, RL, BL	linke Hand, rechte Hand, beide Hände, linkes Bein, rechtes Bein, beide Beine

Literatur

Auer, J. C. P. & Susanne Uhmann (1982): Aspekte der konversationellen Organisation von Bewertungen. *Deutsche Sprache* 10, 1–32.

Clark, Herbert H. & Susan Brennan (1991): Grounding in communication. In Lauren Resnick, John M. Levine & Stephanie D. Teasley (Hrsg.), *Perspectives on socially shared cognition*, 127–149. Washington: American Psychological Association.

Deppermann, Arnulf (2013): Multimodal interaction from a conversation analytic perspective. *Journal of Pragmatics* 46 (1), 1–7.

Deppermann, Arnulf & Reinhold Schmitt (2008): Verstehensdokumentationen: Zur Phänomenologie von Verstehen in der Interaktion. *Deutsche Sprache* 36 (3), 220–245.

Fries, Wolfgang & Susanna Freivogel (2010): Motorische Rehabilitation. In Peter Frommelt & Hubert Lösslein (Hrsg.), *Neuro-Rehabilitation. Ein Praxishandbuch für interdisziplinäre Teams*, 225–266. Berlin u. a.: Springer.

---

[3] An dieser Stelle werden nur jene Transkriptionszeichen angegeben, die über GAT 2 hinausgehen.

Frommelt, Peter, Holger Grötzbach (2010): Kontextsensitive Neurorehabilitation: Einführung in die klinische Neurorehabilitation. In Peter Frommelt, Hubert Lösslein (Hrsg.), *Neuro-Rehabilitation. Ein Praxishandbuch für interdisziplinäre Teams*, 3–22. Berlin u. a.: Springer.

Gill, Virginia Teas (1998): Doing attributions in medical interaction: Patients' explanations for illness and doctors' responses. *Social Psychology Quarterly* 61 (4), 342–360.

Goodwin, Charles (1994): Professional vision. *American Anthropologist* 96 (3), 606–633.

Goodwin, Charles & Marjorie Harness Goodwin (1992): Assessments and the construction of context. In Alessandro Duranti & Charles Goodwin (Hrsg.), *Retinking context*, 147–190. Cambridge: Cambridge University Press.

Heidtmann, Daniela & Marie-Joan Föh (2007): Verbale Abstinenz als Form interaktiver Beteiligung. In Reinhold Schmitt (Hrsg.), *Koordination. Analysen zur multimodalen Interaktion* (Studien zur Deutschen Sprache 38), 263–292. Tübingen: Narr.

Heritage, John (2002): Oh-prefaced responses to assessments: a method of modifying agreement/disagreement. In Cecilia E. Ford, Barbara A. Fox & Sandra A. Thompson (Hrsg.), *The language of turn and sequence* (Oxford studies in sociolinguistics), 196–224. Oxford u. a.: Oxford University Press.

Heritage, John (2012): The epistemic engine: Sequence organization and territories of knowledge. *Research on Language and Social Interaction* 45 (1), 30–52.

Heritage, John & Geoffrey Raymond (2005): The terms of agreement: Indexing epistemic authority and subordination on talk-in-interaction. *Social Psychology Quarterly* 68 (1), 15–38.

Josephson, Iréne, Robyn Woodward-Kron, Clare Delany & Amy Hiller (2015): Evaluative language in physiotherapy practice. How does it contribute to the therapeutic relationship? *Social Science and Medicine* 143, 128–136.

Kärkkäinen, Elise (2006): Stance taking in conversation: From subjectivity to intersubjectivity. *Text and Talk* 26 (6), 699–731.

Kent, Alexandra (2012): Compliance, resistance and incipient compliance when responding to directives. *Discourse Studies* 14 (6), 711–730.

Lee, Seung-Hee & Hiroko Tanaka (2016): Affiliation and alignment in responding actions. *Journal of Pragmatics* 100, 1–7.

Levinson, Stephen C. (2000): *Pragmatik*, 3. Aufl. Tübingen: Niemeyer.

Martin, James Robert & Peter R.R. White (2005): *The language of evaluation. Appraisal in English*. Basingstoke, New York: Palgrave Macmillan.

Mondada, Lorenza (2013): Interactional space and the study of embodied talk-in-interaction. In Peter Auer, Martin Hilpert, Anja Stukenbrock & Benedikt Szmrecsanyi (Hrsg.), *Space in language and linguistics. Geographical, interactional and cognitive perspectives* (Linguae & litterae 24), 247–275. Berlin, New York: De Gruyter.

Mondada, Lorenza (2014): Conventions for multimodal transcriptions. Abrufbar unter URL: https://mainly.sciencesconf.org/conference/mainly/pages/Mondada2013_conv_multimodality_copie.pdf (letzter Zugriff 10.02.2018).

Parry, Ruth H. (2004a): Communication during goal-setting in physiotherapy treatment sessions. *Clinical Rehabilitation* 18, 668–682.

Parry, Ruth Helen (2004b): The interactional management of patients' physical incompetence: a conversation analytic study of physiotherapy interactions. *Sociology of Health and Illness* 26 (7), 976–1007.

Pawelczyk, Joanna (2011): *Talk as therapy. Psychotherapy in a linguistic perspective*. Berlin, Boston: De Gruyter.
Peräkylä, Anssi & Sanna Vehviläinen (2003): Conversation analysis and the professional stocks of interactional knowlege. *Discourse and Society* 14 (6), 727–750.
Pomerantz, Anita (1984): Agreeing and disagreeing with assessments: Some features of preferred/dispreffered turn shapes. In J. Maxwell Atkinson & John Heritage (Hrsg.), *Structures of social action* (Studies in emotion and social interaction), 57–101. Cambridge u. a.: Cambridge University Press
Ruusuvuori, Johanna (2007): Managing affect: integration of empathy and problem solving in health care encounters. *Discourse Studies* 9 (5), 597–622.
Schegloff, Emanuel A. (1972): Notes on conversational practice: formulating place. In David N. Sudnow (Hrsg.), *Studies in social interaction*, 75–119. New York u. a.: The Free Press.
Schegloff, Emanuel A. (2007): *Sequence organization in interaction. A primer in Conversation Analysis I*. Cambridge u. a.: Cambridge University Press.
Schmitt, Reinhold (Hrsg.) (2007): *Koordination. Analysen zur multimodalen Interaktion* (Studien zur Deutschen Sprache 38). Tübingen: Narr.
Selting, Margret, Peter Auer, Dagmar Barth-Weingarten, Jörg Bergmann, Pia Bergmann, Karin Birkner, Elisabeth Couper-Kuhlen, Arnulf Deppermann, Peter Gilles, Susanne Günthner, Martin Hartung, Friederike Kern, Christine Mertzlufft, Christian Meyer, Miriam Morek, Frank Oberzaucher, Jörg Peters, Uta Quasthoff, Wilfried Schütte, Anja Stukenbrock & Susanne Uhmann (2009): Gesprächsanalytisches Transkriptionssystem 2 (GAT 2). *Gesprächsforschung. Online-Zeitschrift zur verbalen Interaktion* 10, 353–402.
Spranz-Fogasy, Thomas (1986): *‚widersprechen'. Zu Form und Funktion eines Aktivitätstyps in Schlichtungsgesprächen. Eine gesprächsanalytische Untersuchung*. Tübingen: Narr.
Stevanovic, Melisa & Anssi Peräkylä (2012): Deotic authority in interaction. The right to announce, propose, and deside. *Research on Language and Social Interaction* 45 (3), 297–321.

Heike Knerich, Miriam Haagen

Jugendliche erzählen vom Tod ihres Vaters: Verfahren der Aktualisierung und Distanzierung

Abstract: Dieser Beitrag befasst sich mit Verfahren der „Aktualisierung und Distanzierung" (Stukenbrock 2013), die Jugendliche bei der Rekonstruktion der Ereignisse im Kontext des Todes ihres Vaters in psychotherapeutisch geführten Interviews verwenden. Anhand einer Einzelfallstudie werden narrative Verfahren der Aktualisierung wie Redewiedergabe beim Erzählen und Distanzierungsverfahren wie „man"-Formate und Kopulakonstruktionen herausgearbeitet. Dies wird überblicksartig verglichen mit fallbezogenen Merkmalsbündeln in den weiteren Interviews im Korpus: Diese befinden sich auf einem Kontinuum zwischen Aktualisierung und Distanzierung. Abschließend werden die Ergebnisse aus interdisziplinärer Perspektive diskutiert.

Keywords: Erzählen, Trauer, Jugendliche, Aktualisierung, Distanzierung

1 Einleitung

In diesem Aufsatz beschäftigen wir uns aus gesprächsanalytischer Perspektive damit, wie Jugendliche im Alter von 14 bis 18 Jahren in semistrukturierten Interviews mit erfahrenen Psychotherapeutinnen den Tod ihres Vaters schildern. Wir ergänzen dies mit Betrachtungen aus psychotherapeutischer Perspektive.

In allen Gesprächen sprechen die Jugendlichen darüber, was sie im Kontext des Todesfalls erlebt haben. Dabei verwenden die Betroffenen unter anderem Verfahren, mit denen sie das Erlebte aktualisieren oder sich davon distanzieren. Nach einem Überblick über das Projekt und die Daten sowie über den theoretisch-methodischen Hintergrund zeigen wir dies anhand einer Einzelfallstudie.

Ergänzend fassen wir dann die Ergebnisse zum gesamten Korpus überblicksartig zusammen und stellen kurz dar, wie die Jugendlichen die kontextunabhängig verfügbaren Verfahren der Aktualisierung und Distanzierung an die spezifischen kontextbezogenen Aufgaben dieser Gesprächsform und -thematik anpassen. Zudem

---

Heike Knerich, Universität Bielefeld, Fakultät für Linguistik und Literaturwissenschaft, AG Sprache und Kommunikation, heike.knerich@uni-bielefeld.de
Miriam Haagen, Hamburg, praxis@miriam-haagen.de

zeigen wir, wie die Betroffenen durch die Auswahl sowie die Kombination von Verfahren individuelle sprachlich-kommunikative Lösungen für die schwierige Aufgabe finden, ein sehr belastendes existenzielles Lebensereignis im institutionellen Kontext darzustellen. Abschließend diskutieren wir aus interdisziplinärer Perspektive, inwiefern dies auf die Frage nach dem psychosozialen Umgang mit Jugendlichen, die von Elternverlust betroffen sind, bezogen werden kann.

2 Projektbeschreibung und Datenmaterial

Für das interdisziplinäre Projekt „Sprechen mit Jugendlichen über Verlust und Trauer" wurden semistrukturierte Interviews erhoben, die mit einem offenen Einstieg mit narrativem Fokus beginnen; später stellt die Interviewerin auch Fragen zu einigen Themen, wenn diese zuvor von den interviewten Jugendlichen nicht direkt angesprochen wurden. Die Daten liegen als Audio- und Videoaufnahmen vor.

Um jugendliche Teilnehmerinnen und Teilnehmer zu gewinnen, wurden Flyer in Trauerzentren ausgelegt, sodass die dort an Trauergruppen teilnehmenden Jugendlichen die Möglichkeit hatten, sich selbstständig zu melden. Das untersuchte Korpus enthält fünf nach GAT 2 (vgl. Selting et al. 2009) transkribierte Interviews mit Jugendlichen, die zum Zeitpunkt des Gesprächs zwischen 14 und 18 Jahre alt waren. Die Interviews wurden von erfahrenen Psychotherapeutinnen geführt: einer tiefenpsychologisch arbeitenden ärztlichen und einer verhaltenstherapeutisch arbeitenden psychologischen Therapeutin.

In allen Gesprächen schildern die Jugendlichen, was sie im Kontext des Todesfalls erlebt haben, beispielsweise im Krankenhaus oder als die Polizei der Familie Xden plötzlichen Tod des Vaters mitgeteilt hat. Diese Sachverhaltsdarstellung (vgl. Kallmeyer 1985: 85) erfolgt in unserem Korpus meist in narrativer Form oder zumindest mit narrativen Elementen (s. u.).

Wie inzwischen mehrfach gezeigt und diskutiert wurde, handelt es sich bei Interviews – selbst wenn diese deutlich stärker standardisiert sind als die vorliegenden – um Interaktion, in der die Beteiligten sich aufeinander einstellen, Äußerungen spezifisch auf ihr Gegenüber und den direkten Kontext zuschneiden und in gemeinsame Aushandlungsprozesse eintreten (vgl. Maynard et al. 2002; Potter & Hepburn 2005; Nikander 2012; Deppermann 2013). Daher können sie als eine bestimmte Form des institutionellen Gesprächs begriffen werden.

Die explorative Methode der konversationsanalytisch basierten linguistischen Gesprächsanalyse eignet sich zur Auswertung dieser Interviews, da so die Interaktion erfasst werden kann und dieser qualitative Zugang eine genaue Beschreibung kommunikativer und interaktiver Verfahren sowie ihrer Funktion ermöglicht.

3 Theoretisch-methodischer Hintergrund

Etwa vier Prozent aller Kinder in der westlichen Welt verlieren ein Elternteil oder beide Eltern vor ihrem 18. Lebensjahr. Dies kann neben psychischen und sozialen auch lebenslang anhaltende körperliche Beschwerden oder Krankheiten zur Folge haben (Überblick bei Lytje & Dyregrov 2019). Denn das Erleben von Elternverlust durch Tod, plötzlich oder aufgrund von Krankheit, ist für Jugendliche eine weitere sehr schwierige Anpassungsaufgabe während der Krise des Übergangs ins Erwachsenenalter.

Obwohl sich das Todeskonzept von Jugendlichen kaum von dem Erwachsener unterscheidet und sie ähnliche Trauerprozesse durchlaufen, zeigen Jugendliche ihre Trauerreaktionen weniger offen, wohl aus der Befürchtung, durch den Verlust eines Elternteils in eine Außenseiterrolle in ihrer Gleichaltrigengruppe zu geraten. Die Trauer von Jugendlichen wird daher von Außenstehenden häufig unterschätzt und die Betroffenen erhalten weniger Unterstützung (vgl. Weiß 2006).

In der frühen Adoleszenz zwischen 12 und 14 Jahren zeigen Jugendliche zudem eher ein Abwehrverhalten (vgl. Christ 2000), um eigene, aber auch fremde Emotionsausbrüche zu verhindern. Jugendliche ab dem Alter von 15 Jahren trauern ähnlich wie Erwachsene, die Trauerphase ist aber deutlich kürzer. Obwohl sie nun in der Lage sind, ihre Trauer deutlich zu beschreiben, trauern sie weiterhin vor allem allein (vgl. ausführlich bei Haagen & Möller 2013).

Trennung und Verlust in der Kindheit werden in unserer Gesellschaft inzwischen zwar als belastende Lebensereignisse gewertet, aber deren weitreichende psychosoziale Bedeutung wird oft emotional nicht anerkannt (vgl. Lang-Langer 2009). Dies kann dazu führen, dass Krisen sich vertiefen und aus Verlusten seelische Traumata werden. Für die Entwicklung von Unterstützungsangeboten, die dies verhindern sollen, sind explorative Interviewstudien hilfreich. Dies gilt für den Bereich der Trauerbegleitung (vgl. Müller & Willmann 2016) ebenso wie den Bereich der Kinder- und Jugendpsychotherapie (vgl. Haagen & Möller 2013). Auch in der psychologischen Literatur werden für eine theoretische Fundierung und konzeptionelle Entwicklung größerer Studien qualitative Untersuchungen gefordert (vgl. Dowdney 2000: 828). Dennoch bleiben Jugendliche aus zahlreichen Studien ausgeschlossen oder sind zumindest unterrepräsentiert.

Etliche konversationsanalytische Studien haben gezeigt, auf welche Weise Kinder und Jugendliche in verschiedenen Formen von institutionellen Gesprächen Fragen und Unterstellungen zu ihrem Gefühlsleben zurückweisen (vgl. zusammenfassend Lamerichs, Alisic & Schasfoort 2018: 27). In diesem Zusammenhang weisen die Autorinnen auf die Problematik hin, dass diese Gruppe zudem selten mit dem Ziel interviewt wird, die an sie gerichteten psychosozialen Angebote direkt zu verbessern (vgl. Lamerichs, Alisic & Schasfoort 2018: 27). Die Autorinnen zeigen in ihrer Studie, dass die Gesprächskompetenz von Kindern in Gesprächen, die ohne ein direktes Beratungs- oder Diagnoseziel geführt werden, deutlicher sichtbar wird; sie weisen darauf hin, dass daraus Hinweise abgeleitet werden können, wie man Kinder ermutigen kann, über Trauma und Verlust zu sprechen (vgl. Lamerichs, Alisic & Schasfoort 2018: 44).

Mit unserer gesprächsanalytischen Auswertung von Interviews mit betroffenen Jugendlichen sollen ebenfalls Ergebnisse und Reflexionsansätze erarbeitet werden, die auch in die Konzeption entsprechender Hilfsangebote in Zukunft Eingang finden können, denn Gespräche mit Jugendlichen in existenziellen Grenzsituationen verlangen ein besonderes Feingefühl (vgl. auch Haagen & Knerich 2019). Wie Gesprächseinstiege seitens der psychotherapeutischen Interviewerinnen die Reaktion der betroffenen Jugendlichen beeinflussen, zeigt Kohl (2020) für unser Korpus.

Zu Interaktionssituationen, in denen Kinder oder Jugendliche über Elternverlust und diesbezügliche Trauer *sprechen,* liegen über Haagen & Knerich (2019) und Kohl (2020) hinaus kaum *gesprächsanalytische* Forschungsarbeiten vor, denn bei Lamerichs, Alisic & Schasfoort (2018) wurden zwar ebenfalls semistrukturierte Interviews von einer Psychotherapeutin geführt und konversationsanalytisch ausgewertet, aber es geht nur in einigen Fällen um Elternverlust. Zudem liegt der Fokus nicht auf dem Elizitieren narrativer Sequenzen, sondern stärker darauf, wie die Kinder das belastende Ereignis überstanden haben; die interviewten Kinder sind zudem mit 8–10 Jahren jünger (vgl. Lamerichs, Alisic & Schasfoort 2018: 31–32).

Wir haben uns für unsere Studie auf Jugendliche ab 14 Jahren konzentriert, weil der Erzählerwerb in diesem Alter als vollständig abgeschlossen gilt, d. h. narrative Rekonstruktionen können selbstständig strukturiert werden und alle Mittel und Formen, mit denen eine Erzählung szenisch gestaltet und emotional nachvollziehbar gemacht werden kann, sind vollständig erworben (vgl. Hausendorf & Quasthoff 2005: 165–168, 179–180, 182, 191, 196).

Unter Erzählen verstehen wir die mündliche Rekonstruktion selbsterlebter vergangener Ereignisse. Solche narrativen Rekonstruktionsaktivitäten im Gespräch sind aus gesprächsanalytischer Sicht unabdinglich interaktiv konstituiert (vgl. auch Gülich & Mondada 2008: 105). Dass Gespräche und damit alle Aktivitäten der Beteiligten stets interaktiv fundiert sind sowie sich sequenziell und prozessual im Verlauf entfalten, kennzeichnet auch unsere Analyseperspektive insgesamt (einführend zur Gesprächsanalyse vgl. beispielsweise Gülich & Mondada 2008; Deppermann 2008).

Bei der narrativen Rekonstruktion von selbsterlebten Ereignissen wird in der aktuellen Erzählsituation eine frühere Situation rekonstruiert. Dabei nehmen Erzählerinnen und Erzähler vorwiegend die Perspektive des damaligen, erzählten Ich ein (erzählte Zeit), sie können jedoch auch aus der Jetzt-Perspektive (Erzählzeit) des erzählenden Ich kommentieren (vgl. u. a. Lucius-Hoene & Deppermann 2002: 24–29).

In der Literatur wird die episodische Erzählung in Bezug auf die Struktur, die affektive Qualität und die Perspektivierung als prototypische Form behandelt: Ein*e Sprecher*in rekonstruiert im Gespräch eine einmalige, vergangene Handlungs- oder Ereignisabfolge, die temporal und lokal eindeutig zuzuordnen ist und sich – zumindest minimal – durch Ungewöhnlichkeit auszeichnet. Dabei wird die Perspektive einer der Akteur*innen eingenommen. Es werden evaluative/expressive Sprachformen sowie direkte Rede verwendet und es ist – zumindest phasenweise – eine ausgeprägte Detaillierung mit szenischem Präsens in diesen Phasen festzustellen. (vgl. Quasthoff 1980: 27–28).

Beim Bericht dagegen handelt es sich um eine nüchterne Rekonstruktion vergangener Ereignisse, d. h. es fehlen expressive und evaluative sprachliche Formen, es wird keine direkte Rede verwendet und zudem folgt die Chronologie nicht zwingend dem Ablauf der Geschehnisse. Der Bericht wird entweder als Form des Erzählens verstanden (vgl. Kotthoff 2017: 21), als angrenzende „berichtende Darstellung" betrachtet (Lucius-Hoene & Deppermann 2002: 153–154) oder vom narrativen Rekonstruieren abgegrenzt (vgl. Haagen & Knerich 2019: 229).

Szenische Mittel des Erzählens wie Rede- bzw. Gedankenwiedergabe und narratives Präsens gelten bei Stukenbrock (2013, 2015) als Verfahren der Aktualisierung. Mittels solcher Aktualisierungsverfahren nähern die Betroffenen sich in der Erzählsituation der erzählten Situation an. Mit entpersonalisierenden Verfahren, der Verwendung von „man"-Formaten und Kopulakonstruktionen, die wir hier als Distanzierungsverfahren bezeichnen, stellen sie dagegen Distanz her (vgl. Stukenbrock 2015: 84–85). Auf der interaktionalen Ebene wirkt eine geringe Involvierung der Adressatin distanzierend, während eine ausgeprägtere Adressatenorientierung, ein Wechsel zwischen einer Erzähl- und einer Kommentarebene und die Involvierung der Adressatin durch Humor oder Empathie aktualisierend wirken (vgl. Stukenbrock 2015: 90).

In einer Studie zum Sprechen über Kindsverlust in der Spätschwangerschaft rekonstruiert Stukenbrock (2015) drei Gestaltungstypen, Typ eins und drei basieren auf Aktualisierungs-, Typ zwei auf entpersonalisierenden Verfahren: Der erste Gestaltungstyp ist eine szenisch durchgestaltete narrative Rekonstruktion mit humoristischen Elementen, bei der die Erzählerin in der Erzählsituation zudem einen Bezug zur Interviewerin herstellt; beim dritten Gestaltungstyp führt die narrative Aktualisierung der emotionalen Belastung dazu, dass diese auch in der Erzählsituation manifest wird und die Erzählerin überwältigt. Demgegenüber nehmen beim zweiten Gestaltungstyp entpersonalisierende bzw. unpersönliche Verfahren in Form von „man"-Formaten und Kopulakonstruktionen im Gesprächsverlauf zu, sodass diese Darstellung zunehmend von Distanzierungsverfahren geprägt ist (vgl. Stukenbrock 2015: 77–86).

Ähnlich unterscheiden Deppermann und Lucius-Hoene (2005) verschiedene Darstellungsformen von traumatischen Erlebnissen und setzen diese mit Verarbeitungsprozessen in Beziehung: Sowohl eine nicht-narrative, stark entsubjektivierte Darstellung, die nur durch Unterstützung der Gesprächspartnerin überhaupt zu Stande kommt, als auch eine narrative Re-Inszenierung der eigenen Hilflosigkeit, die als aktuell noch andauernd erzählt wird, werden als Zeichen für eine unvollständige Verarbeitung eines Traumas gewertet. Hinweise auf Verarbeitung dagegen geben detailreich sowie szenisch gestaltete narrative Rekonstruktionen. Allerdings sollte eine solche Einschätzung sowohl auf einer Kenntnis der habituellen individuellen Erzählweise der Betroffenen als auch auf einer Zusammenschau aller sprachlich-kommunikativen Mittel beruhen (vgl. Deppermann & Lucius-Hoene 2005: 62–69). Für Letzteres sind genaue Fallstudien wie die Folgende unerlässlich.

4 Rekonstruktion des Ereignisses

Die Rekonstruktion der Ereignisse im Kontext des Todesfalls ist ein wichtiger Aspekt in unserem Korpus, d. h. auf welche Weise die interviewten Jugendlichen schildern, wie sie die Todesnachricht erhalten oder den Todesfall miterlebt haben. Am Gesprächsbeginn thematisieren dies alle Interviewten selbstinitiiert, allerdings in unterschiedlicher Form (s. u.). In einigen Fällen kommt die Interviewerin später im Gesprächsverlauf darauf zurück. In der nun folgenden Fallstudie zeigen wir, wie der Jugendliche mit dem Pseudonym Mirko zu Beginn eher Distanzierungsverfahren verwendet und später im Gespräch dann narrativ rekonstruiert und dabei vermehrt auf Aktualisierungsverfahren rekurriert. Mirkos Vater kam bei einem Verkehrsunfall ums Leben, seine Eltern lebten zu diesem Zeitpunkt getrennt. Mirko berichtet, dass er die Wochenenden mit seinem Vater verbrachte, unter der Woche lebte er bei seiner Mutter und ihrem Lebenspartner Tobias (Pseudonym).

4.1 Einzelfallstudie: Mirko berichtet zunächst distanziert und erzählt im Gesprächsverlauf

Im ersten Gespräch mit Mirko berichtet er auf eine erste Erzählinitiierung hin zunächst mit reduzierter Perspektive des erzählten Ich und Distanzierungsverfahren (Min. 00:45–01:54). Auf die zweite Erzählinitiierung reagiert er mit einer episodischen Rekonstruktion, in der sich Distanzierungs- und Aktualisierungsverfahren mischen (Min. 17:22–22:01).

Die ärztliche Psychotherapeutin, die das Interview führt (I1), stellt zu Beginn des Gesprächs zum einen den Common Ground darüber her, was jetzt passieren soll, und setzt ihr Wissensdefizit bezüglich der Dinge relevant, die Mirko (KJ4) selbst erlebt hat (ausführlich vgl. Kohl 2020: 30–33), zum anderen gibt die Interviewerin I1 in der Eröffnungsphase Wertschätzung gegenüber dem Jugendlichen KJ4 zu erkennen und positioniert ihn als Mitglied einer Gruppe von Kindern und Jugendlichen (vgl. Kohl 2020: 44). Daraufhin erfolgt ihre erste Erzählinitiierung (Z. 22):

```
22   I1:   (0.86) <<p> da kannst du erstmal so (-) erZÄHlen.>
23   KJ4:  ((schmatzt)) also bei MIR ist <<p> (äh) mein papa
           gestor[ben,>]
24   I1:          [hm_hm-]
```

Auf diesen narrativen Zugzwang reagiert Mirko mit einem Story Preface (vgl. Gülich & Mondada 2008: 105), welches er aus einer Ich-zentrierten Perspektive formuliert: Er verwendet den Dativ des Reflexivpronomens der 1. Person Singular und ein Possessivpronomen in der erster Person Singular (Z. 23).

Nach dem Hörersignal der Interviewerin in Z. 24 wechselt Mirko die Perspektive, indem er die zeitliche Situierung mit einer Kopulakonstruktion formuliert („es war ... "; Z. 25), was die Interviewerin mit affektiver Emphase ratifiziert (Z. 26):

```
25   KJ4:  es war letztes jahr am DATUM_TODESTAG_VATER?
26   I1:   (0.46) oh_ja;
```

Nach einer kurzen von I1 initiierten Aushandlung über den zeitlichen Abstand zur jetzigen Situation (hier nicht gezeigt) präzisiert Mirko die Tageszeit ebenfalls mittels einer distanzierenden Kopulakonstruktion (Z. 33):

```
33   KJ4:  (0.36) und zwar ähm: (-) mor/ also was heißt MORgens
           es war so MITtags <<dim> gegen ZWEI glaube ich
           ungefähr,>
34         (.) eins(e) zwei_so um den dreh,
35         °h ist er zur ARbeit gegangen [und ähm-]
36   I1:                                 [hm_hm. ]
37   KJ4:  (1.03) papa wohnte dort STRASSE_NAME_1 und
           [dann]
```

```
38  I1:   [hm_hm;]
39  KJ4:  in der STRASSE_NAME_2 über (die) kreuzung gegangen,
40  I1:   hm_HM-
41  KJ4:  über GRÜN und von der anderen seite kam n es ju wi, (.)
42  KJ4:  [um die] ecke;
43  I1:   [<<pp> oh;>]
44        (0.91)
```

Hier setzt KJ4 relevant, dass er den Zeitpunkt nicht genau weiß und vermittelt somit indirekt und mit mehreren sprachlichen Formen, dass er nicht direkt Zeuge war („so MITtags, glaube ich ungefähr, so um den dreh,"; Z. 33–34), d. h. dass er keinen direkten „epistemic access" (Stivers, Mondada & Steensig 2011: 9–13) hat. Im Folgenden nimmt Mirko keine Perspektive eines erzählten Ich ein, sondern berichtet über Fakten. Dabei handelt es sich um eine Wahl der Darstellungsweise, was im Vergleich mit den anderen Gesprächen besonders deutlich wird (s. u.). Trotz der Situierung, auf die auch eine narrative Rekonstruktion folgen könnte, weist die Wahl der Perspektive der dritten Person Singular und das Bemühen um Präzision bei Zeit- und Ortsangaben auf einen Bericht hin. Auffällig ist hier zudem, dass Mirko den Unfall selbst ausspart und ohne personale Agency formuliert: „kam n es ju wi, [um die] ecke" (Z. 41–42) – der SUV ist der Agent, Mirko nennt auch den Fahrer nicht. Die Interviewerin begleitet dies mit einem leisen Rezeptionssignal, übernimmt aber trotz Mirkos leicht fallender Intonation nicht das Rederecht (Pause, Z. 44).

In Zeile 45 setzt der Jugendliche mit einem äußerungsinitialen „ja" in der Funktion eines Zögerungs- und Planungssignals neu an (zu „ja" als Diskursmarker vgl. Imo 2013: 176–184) und setzt dabei zunächst die Plötzlichkeit relevant:

```
45  KJ4:  ja und es kam halt ganz PLÖTZlich für mich auch,
46        und das war ich da_ich/ erstmal ähm auch-
47        (0.78)
48  I1:   is er als RADfahrer überfahren [(worden),]
49  KJ4:                                 [nee_nee als]
          FUSSgänger.
50  I1:   als FUSSgänger;
51  KJ4:  war auch in der (.) ähm mo_mor/
          also in der ZEITUNG_NAME_1 [drin- ]
52  I1:                              [ah_ja;]
53  KJ4:  (0.47) <<p> ja vor einem jahr halt;>
54  I1:   (--) ja;
```

Er wechselt dabei von einer distanzierenden Kopulakonstruktion („es kam") in die Ich-Perspektive („für mich"). Die Folgeäußerung ist von Formulierungsschwierigkeiten (vgl. Gülich 2005: 234) geprägt, sie beginnt ebenfalls mit einem Wechsel von einer Kopulakonstruktion in die Ich-Perspektive („das war – ich da_ich"; Z. 46) und wird dann abgebrochen. Mirko setzt mit einem Temporaladverb neu an, belässt diese Äußerung aber in schwebender Intonation unvollständig (Z. 46), woraufhin eine Pause entsteht (Z. 47). Die Interviewerin geht nicht auf die Formulierungsschwierigkeiten oder die Relevantsetzung der Plötzlichkeit ein, sondern orientiert sich am vorherigen faktengeprägten Bericht und fragt nach genaueren Informationen (Z. 48). Hier wird zur Erzählzeit interaktiv Nüchternheit hergestellt. Später bei der Analyse dieser Sequenz berichtete die Interviewerin jedoch, dass sie sich an diese Pause als einen Schrecken erinnert, etwas, das sie sich nicht vorstellen konnte oder wollte. Die psychotherapeutische Hypothese ist, dass sie das innere Bild nicht sehen konnte oder wollte, das sich der Junge von dem Unfall gemacht hatte. Gesprächsanalytisch weist die Nüchternheit darauf hin, dass sie es an dieser Stelle nicht sehen konnte, weil ihr Gegenüber es ihr nicht präsentierte.

Mirko ergänzt die erfragte Information (Z. 49) und verweist darauf, dass über den Unfall seines Vaters auch in der Tageszeitung berichtet wurde (Z. 51). Er belegt damit, dass das Ereignis gesehen und beschrieben wurde und setzt zugleich seine Darstellungsweise mit der einer Pressemeldung in Verbindung.

Er schließt diese Sequenz mit distanzierenden „man"- und Kopulakonstruktionen (Z. 55–65) ab:

```
55   KJ4:   und ähm es war halt total äh: (-) plötzlich
            und [man konnte es] gar nicht richtig realiSIEren
56   I1:        [JA;          ]
57   KJ4:   weil [es waren] keine KRANKheiten;=
58   I1:        [JA.      ]
59   KJ4:   =wo man weiß ja gut es KOMMT dann irgendwann;
60   KJ4:   [°h sondern]
61   I1:    [hm_hm;    ]
62   KJ4:   war halt_n ganz n/ (-) normaler montag,
63   I1:    HM_hm.
64   KJ4:   und ähm (0.42) war_s halt auch total überRASCHend;
65          (0.41)
66   I1:    hm_[hm.]
67   KJ4:      [und] erstmal gings mir_halt (.) total SCHLECHT;=
68   I1:    (.) hm_hm.
69   KJ4:   (0.36) ich bin aber schon (0.36) tatsächlich (0.3)
```

```
                   zwei tage später wieder in die SCHUle gegangen-
70   I1:   hm_HM;
71   KJ4:  um mich auch einfach a_ABzulenkn;=
```

Er wechselt dann aber nach einer Pause für eine zweite, abschließende Rahmung in Form einer Evaluation der schwerwiegenden Folgen in die erste Person Singular (Z. 67). Dieser Wechsel von Bericht zu Emotionscharakterisierung ist auffällig, wird aber interaktiv nicht weiter bearbeitet: Die Interviewerin ratifiziert mit einem Hörsignal (Z. 68), woraufhin Mirko seine Umgangsweise mit der emotionalen Belastung darstellt und begründet (Z. 69–71).

Eine zweite Erzählinitiierung der Interviewerin zum Thema der Ereignisse im Kontext des Todesfalls erfolgt deutlich später. Sie setzt erneut einen globalen Zugzwang (vgl. Quasthoff 2001: 1303), der auf eine narrative Rekonstruktion aus der eigenen Perspektive ihres Gegenübers abzielt (Z. 652–653):

```
652  I1:   (2.84) hm/ hm/ hm/ kannst du dich noch erINnern
           wie das WAR,
653        wie du davon erFAHren hast von dem unfall?
654  KJ4:  (-) ja_a das war (0.5) das wa::r/
           ich war halt schon zu HAUse-
655        (0.45) und meine mutter kommt halt immer n bisschen
           SPÄter-=
656        =und tobias auch;
657        (0.34) ((schmatzt)) und DANN war mama da?
658        (0.35) und (-) is EINkaufn gegangen,
659        (1.07) und war total lange weg,
660        und ich hab mich schon gewundert;=
661        =und hab_ich tobias gefragt
           warum ist mama so lange weg,=
662        =und er meinte (-) ja die hat äh: ne
           alte ARbeitskollegin wiedergefunden,
```

In Zeile 654 reagiert Mirko darauf zunächst mit einer durch Formulierungsarbeit (vgl. Gülich 1994) geprägten unpersönlichen Formulierung („ja_a das war (0.5) das wa::r/ "), die an die Formulierungsweise der Interviewerin anschließt („wie das WAR"; Z. 652), wechselt dann aber zu einer episodisch-narrativen Rekonstruktion („ich war"), in der seine Perspektive als erzähltes Ich deutlich wird: Er beginnt in Zeile 654 mit einer lokalen Situierung (vgl. Kotthoff 2017: 38), schiebt dann eine allgemeine Regel ein (Z. 655–656) und schildert dann den Ablauf (Z. 657–659) und seinen kognitiven Status als erzähltes Ich (Z. 660), um dann auf das Aktualisierungsverfahren der eingeleiteten Redewiedergabe zu rekurrieren, mit dem er einen kurzen Austausch mit dem Lebenspartner seiner Mutter re-inszeniert (Z. 661–662). In dieser Sequenz setzt Mirko die lange Abwesenheit seiner Mutter relevant, indem er sie zuerst als Ausgangspunkt seiner beginnenden Beunruhigung und dann als Kernfrage der re-inszenierten Interaktion mit Tobias darstellt.

Im Verlauf der narrativen Sequenz bleibt Mirko bei der Perspektive des erzählten Ich und verwendet wiederholt die Aktualisierungsverfahren der Redewiedergabe (Z. 667–669, hier nicht gezeigt), Gedankenwiedergabe (s. u., Z. 678–680) und der ausgeprägten narrativen Detaillierung, der Atomisierung (vgl. Quasthoff 1980: 28), in der gesamten Darstellung (beispielhaft Z. 675–677):

```
675  KJ4:  (0.64) und dann bin ich halt RAUS gegangen,
676        aber dann stand da mama,
677        (0.51) mit GANZ viel polizei hinter (i:hr)-=
678        =und ich DACHte erst so-
679        oh GOTT;=
680        =ist der kollegin von mama was passiert?
681  I1:   HM_hm.
682  KJ4:  und aber s_s/ hat sich halt (-)
            nich mit ner kolLEgin getroffen;=
683        =(mir wurd halt/) tobias (halt/hat) so gesagt,
684        damit ich das nich erFAHR,
```

Bei der dann folgenden Rekonstruktion der Mitteilung durch seine Mutter bleibt Mirko nur teilweise bei der Perspektive des erzählten Ich. Er beginnt mit Handlungen seiner Mutter („mich so in ARM genommen, und mir das so (.) erZÄHLT"; Z. 687–688), verwendet hier allerdings keine Redewiedergabe, sondern belässt es bei der Handlungsbeschreibung (Z. 685–688). Die Interviewerin ratifiziert dies mit einer Hörerrückmeldung (Z. 689):

```
685  KJ4:  (0.5) und dann hat [mama    ] mir das/
686  I1:                      [hm_hm;  ]
687  KJ4:  (-) hat mama mich so in ARM genommen,
688  KJ4:  (0.47) und mir das so (.) erZÄHLT;
689  I1:   (.) HM_hm;
690  KJ4:  (0.26) ähm (.) auch ganz (-) sanft_und so-=
            =dass ich das (0.64) sozusagen [GUT ver]trage-
691  I1:                                   [hm_hm. ]
```

In Zeile 690 verlässt der Jugendliche die Perspektive des erzählen Ich – markiert durch Formulierungsarbeit (längere Pause, gefüllte Pause, weitere kürzere Pausen) –, nimmt eine Bewertung der Mitteilung durch seine Mutter vor („sanft") und nennt das Ziel seiner Mutter, dass er es gut vertragen solle. So wechselt er hier kurz zur Perspektive der Mutter.

Dann setzt er mit einem adversativen Anschluss mit schwebender Intonation fort (Z. 692):

```
692  KJ4:  [aber-       ] (0.35)
693  I1:   [<<p> hm_hm->]
694  KJ4:  ich (0.46) konnt auch gar nicht WEInen in diesem
            augen[blick;=]
695  I1:        [NEE/;  ]
696  KJ4:  =ich hab einfach nur geSCHRIEN_und dachte es
            kann nicht sein,=
697  KJ4:  =und [°hh  ]
698  I1:        [ja_a;]
699  KJ4:  ALles ist auf_einmal zusammengebrochn;=
700  KJ4:  =mein/ also ne halbe WELT für mich is (dann) [gebrochn.=]
701  I1:                                                [hm_hm;    ]
702  KJ4:  =weil wir auch noch so_viel zusammen MACHen wollten,
703  I1:   °hhh
```

Nach einer Pause rekonstruiert er seine emotionale Reaktion als emotionales Verhalten (Z. 694–696), das Nicht-Weinen-Können bestätigt die Interviewerin sehr emphatisch (Z. 695). Durch den adversativen Anschluss und die Darstellung seiner Reaktion („geschrien") zeigt Mirko, dass er „das" (vgl. Z. 690) entgegen der dargestellten Intention seiner Mutter gerade *nicht* gut vertragen hat.

Mittels einer Verschleifung verbindet er dies mit einer Darstellung seiner Fassungslosigkeit in Form von Gedankenwiedergabe (Z. 696–697). Im schnellen Anschluss mit „und" verwendet er die vorgeformte Struktur (vgl. Knerich 2013: 5–19) „alles ist auf einmal zusammengebrochen" für die allumfassende Katastrophe, die syntaktisch die Form einer distanzierenden Kopulakonstruktion hat (Z. 699). Er stuft dies ebenfalls in schnellem Anschluss zurück, indem er aus der Perspektive der ersten Person Singular reformuliert und dann repariert zu: „ne halbe WELT für mich is dann gebrochen" (Z. 700). Durch diese Reparatur ist der Perspektivwechsel markiert. Mit einem kausalen Anschluss mit „weil" begründet er dies unter anderem (eingeschränkt mit „auch") mit den Zukunftsplänen, die er mit seinem Vater hatte (Z. 702).

Bis hierhin überwiegen in dieser Sequenz die Aktualisierungsverfahren. Im kommenden Ausschnitt verwendet Mirko abschließend wieder mehr Distanzierungsverfahren: eine „man"-Konstruktion (Z. 704) und Kopulakonstruktionen (Z. 706, 708). Er formuliert also die Schwierigkeit, das existenzielle Ereignis zu realisieren und den damit verbundenen Schock in distanzierender Weise. Den Schock charakterisiert er näher über seine Tränenlosigkeit – immer noch in distanzierender Kopulakonstruktion und mittels einer Hyperbel („keine einzige"; 706):

```
704  KJ4:  und ähm man konnte es halt gar nicht GLAUben;
705  I1:   (.) HM_hm.
706  KJ4:  (0.52) und das war SO ein schock_das/ (.)
            <<len> da kam keine einzige TRÄne;>
707  I1:   (-) ja;
708  KJ4:  die kam erst SPÄter/ (dann) halbe stunde später,
709        als ich °hh dachte-
710        (0.34) also das ist jetzt wirklich WAHR,
711        die polizei ist HIER (-) in unse_m/ (-) in unser wohnung;
712        (0.46) <<p> äh:> (0.44) u:nd meine mutter erzählt
            mir_ja auch kein quatsch,
713  I1:   (.) hm_hm.
714  KJ4:  (-) u:nd dann hab ich (rich/) realisiert es ist
            jetzt ECHT,=
715        =das ist WAHR,
```

Indem er die Tränenlosigkeit wiederholt benennt (Z. 694, 706) und mit dem Schock in verbindet, setzt er erneut relevant, dass er zuerst nicht weinen konnte und stellt das Weinen zudem subtil als positiv oder notwendig dar. In dieser Sequenz haben die Tränen grammatisch Agentivität, nicht das erzählte Ich (Z. 706, 708), was auch als unpersönliche Formulierung betrachtet werden kann. Mit aktualisierender Gedankenwiedergabe wechselt er dann wieder zur Perspektive des erzählten Ich (Z. 709). Er setzt hier die Schwierigkeit, den Tod seines Vaters zu realisieren, sehr relevant, indem er eine innere Argumentation mit Begründungen und der Zurückweisung der Alternative, dass seine Mutter ihm „Quatsch" erzähle, narrativ in Szene setzt (Z. 710–712) und dies noch einmal abschließend bestätigend formuliert und reformuliert (Z. 714–715). Zudem lässt er mittels der Negation die Möglichkeit aufscheinen, dass er getäuscht wird. Dies verweist auch auf die bereits in Szene gesetzte Lüge des Lebenspartners der Mutter (s. o.). Gleichzeitig schließt er mit der Reformulierung der Realisierung („das ist wahr"; Z. 715) die – weitestgehend narrativ erfolgte – Rekonstruktion ab, mit der er die Frage der Interviewerin bearbeitet hat, ob er sich noch erinnern könne, wie er von dem Unfall erfahren habe.

Im Anschluss rekonstruiert Mirko dann, was in den folgenden Tagen und Wochen passiert ist. Er beginnt diese – hier nicht mehr gezeigte – Rekonstruktion, indem er beide Relevanzen reformuliert, was wie ein Scharnier zwischen der ersten und der folgenden narrativen Sequenz fungiert: „(0.61) aber hat natürlich MOnate_WOCHen noch ged/also monate (0.3) geDAUert; °hh bis ich e_echt wusste, okay das ist jetzt echt kein SCHERZ;" (Z. 716–717). Psychoanalytisch könnte man die Negation (kein Quatsch, kein Scherz) so deuten, dass er tatsächlich zuerst gedacht hat, seine Mutter erzähle „Quatsch".

Für die gezeigten Sequenzen lässt sich festhalten, dass Mirko zu Gesprächsbeginn berichtend und später im Gespräch narrativ rekonstruiert. Dabei nutzt er zuerst vorwiegend Distanzierungsverfahren. Die narrative Rekonstruktion im späteren Teil des Gesprächs ist dann von Aktualisierungsverfahren geprägt: starke narrative Detaillierung, Atomisierung, Perspektive eines erzählten Ich, In-Szene-Setzen emotionaler Handlungen und szenische Gestaltung mittels Gedanken- und Redewiedergabe. Auch hier verwendet der Jugendliche jedoch noch Distanzierungsverfahren wie „man"-Formate, Kopulakonstruktionen, aber auch weitere Verfahren wie Wechsel in die Perspektive der Mutter und Verschiebung der Agentivität zu den Tränen.

Durch die Verwendung von Distanzierungsverfahren, d. h. entpersonalisierenden bzw. unpersönlichen Verfahren, unterscheidet sich Mirkos Rekonstruktion des Ereignisses von den entsprechenden Schilderungen durch drei der anderen Interviewten. Im Folgenden sollen Unterschiede und Gemeinsamkeiten überblicksartig dargestellt werden.

4.2 Überblick über alle fünf Interviews bezüglich der Schilderung des Todesfalls

Die Analyse der Rekonstruktion der Ereignisse im Kontext des Todesfalls ergibt komplexe *fallbezogene* Merkmalsbündel auf einem Kontinuum zwischen Aktualisierung und Distanzierung für die fünf vorliegenden Interviews. Wir fokussieren im Folgenden vorwiegend auf die in der Fallstudie bereits eingeführten Phänomene.

Mirko (s. o.) und Judith (KJ5) berichten zu Gesprächsbeginn zunächst, was passiert ist, ohne dezidiert die Perspektive eines erzählten Ich einzunehmen; eine weitere Rekonstruktion der Ereignisse findet dann erst im Gesprächsverlauf statt. Im Gegensatz zu Mirko rekonstruiert Judith die Ereignisse aber ausschließlich gemeinsam mit Interviewerin I1 in Form von Frage-Antwort-Sequenzen, die durch I1 initiiert werden. Dabei verändert Judith den Skopus und die Stoßrichtung der Fragen, z. B. steckt sie den Zeitrahmen deutlich enger und rekonstruiert nicht das erfragte eigene Erleben, sondern berichtet über ihren Vater. Judith verwendet dabei viele „man"-Formate und Kopulakonstruktionen.

Die anderen drei Jugendlichen dagegen rekonstruieren narrativ, wie sie die Todesnachricht erhalten oder den Todesfall miterlebt haben, d. h. aus der Perspektive eines erzählten Ich. Timon (KJ3) und Tanja (KJ2) verwenden dabei ausschließlich Aktualisierungsverfahren: Timon stellt den Tod seines Vaters, den er miterlebt hat, episodisch-narrativ dar und verwendet Mittel der emotionalen Aktualisierung, welche die Interviewerin I1 mit affektiv gefärbten Ratifizierungen wie „oh gott" oder „!O!ha" bestätigt. Dabei erzeugt Timon jedoch weder einen deutlichen „performativen Überschuss" (Stukenbrock 2015) noch bricht die narrative Rekonstruktion zusammen. D. h. diese narrative Rekonstruktion ähnelt weder dem ersten Stukenbrock'schen Gestaltungstyp, bei dem die Erzählerin mit gestaltungsorientierten und aktualisierenden Verfahren eine ausgeprägte Gestaltungsmacht und -fähigkeit beweist, indem sie einen darstellerischen sogenannten „performativen Überschuss" erzeugt, noch dem dritten Gestaltungstyp, bei dem die Aktualisierung zu einem Zusammenfallen von erzählter Situation und Erzählsituation und zu einem Zusammenbruch der narrativen Rekonstruktion führt (vgl. Stukenbrock 2015).

Tanja (KJ2) verwendet beim Erzählen der Ereignisse im Kontext des Todesfalls eher paraverbale und besonders stimmliche Mittel der Aktualisierung. Die Interviewerin I2, eine psychologische Psychotherapeutin, beteiligt sich sehr intensiv an der Rekonstruktion der Ereignisse: I2 moduliert zwischen erzählter Zeit und Erzählzeit, übernimmt narrative Fortsetzungen und sogar Äußerungen, zu denen sie keinen epistemischen Zugang (vgl. Stivers, Mondada & Steensig 2011: 9–13) haben kann – und die von Tanja dann auch mehrfach inhaltlich korrigiert werden.

Temmo (KJ1) produziert eine selbstinitiierte und selbst durchgeführte komplexe, reflektierend-narrative Rekonstruktion, mit der er zwischen Aktualisierung und Distanzierung moduliert. Er verwendet zur Distanzierung allerdings keine „man"- oder Kopulakonstruktionen, sondern reflektierende Formulierungen, mit denen er die Erzählzeit mit der erzählten Zeit verbindet. Narrative Aktualisierung erfolgt auch mittels einer Rekonstruktion emotionaler „szenenhafter Bilder", die der Jugendliche in eine abgeschlossene narrative Gesamtgestalt einbettet, was die Interviewerin I1 ausschließlich mit Hörsignalen unterstützt. Temmo produziert auf diese Weise zwar keinen „performativen Überschuss", aber man könnte von einem „reflektierenden Überschuss" sprechen. Somit kommt Temmos Erzählung Stukenbrocks erstem Gestaltungstyp am nächsten, ist aber nicht mit diesem gleichzusetzen.

5 Zusammenfassung und Fazit

Alle fünf Jugendlichen können die existenziellen Ereignisse schildern, allerdings in unterschiedlicher Ausgestaltung und mit unterschiedlich intensiver Unterstützung durch die Interviewerinnen. Es finden sich keine klar voneinander abgrenzbaren Gestaltungstypen wie bei Stukenbrock (2013, 2015), sondern individuelle sprachlich-kommunikative Lösungen für die schwierige Aufgabe, ein sehr belastendes Lebensereignis im institutionellen Kontext darzustellen.

Die Jugendlichen rekurrieren dabei unter anderem auf die gezeigten Aktualisierungs- und Distanzierungsverfahren. Zu letzteren haben wir – neben den von Stukenbrock (2015) genannten „man"-Formaten und Kopulakonstruktionen – auch Reflexionen aus der Perspektive des erzählenden Ich gezählt. Mittels dieser Verfahren bleiben zwei Jugendliche nahe am Bericht – Mirko am Gesprächsbeginn und Judith, die narrative Fragmente mit Distanzierungsverfahren kombiniert. Die anderen Interviewten erzählen in ausgebauter Weise, entweder rein episodisch oder verbunden mit selbstinitiierten oder durch die Interviewerin fremdinitiierten Reflexionen und Wechseln in die Perspektive der Erzählzeit.

Die für Gespräche mit Kindern und Jugendlichen konversationsanalytisch rekonstruierten Verfahren des Zurückweisens von Fragen und Unterstellungen zu ihrem Gefühlsleben (s. o.) und des Nicht-Wissens (vgl. Lamerichs, Alisic & Schasfoort 2018 zu „I don't know") finden wir in unserem Korpus nicht. Die psychotherapeutische Hypothese ist: Wenn jemand inhaltlich oder formal etwas Bestimmtes von den Jugendlichen will, reagieren sie eher mit Nicht-Wissen. Unsere Gespräche wurden dagegen zieloffen geführt, die Jugendlichen sollten auf ihre Weise möglichst viel erzählen, auch weil wir erwartet haben, dass wir so am meisten über ihr inneres Erleben erfahren, und weil das Erzählen an sich schon etwas Heilsames haben kann. Im Vergleich damit ist das psychotherapeutische Erstgespräch nicht derart zieloffen.

Alle unsere Probandinnen und Probanden wollten gerne erzählen, einige hatten sogar nachgefragt, wann es denn endlich losgehe, obwohl sie in Trauergruppen waren, in denen auch Austausch stattfand. Dies legt nahe, dass es den Betroffenen nicht nur um das offene Erzählen ging, sondern auch um eine Art von Veröffentlichung durch das Erzählen.

Unsere Ergebnisse zeigen, dass eine interessierte Haltung in Verbindung mit einem möglichst zieloffenen Gespräch mit einer narrativen Ausrichtung, die jedoch nicht zu viel Anspruch an die Form – im Sinne eines „richtigen Erzählens" – stellt, Jugendlichen ermöglichen kann, über existenzielle und belastende Erlebnisse zu sprechen.

Literatur

Christ, Grace (2000): *Healing children's grief: Surviving a parent's death from cancer*. New York: Oxford University Press.
Deppermann, Arnulf (2008): *Gespräche analysieren*. Wiesbaden: VS Verlag.
Deppermann, Arnulf (2013): Interview als Text vs. Interview als Interaktion. *Forum qualitative Sozialforschung* 14 (3), o.S. (PID): https://nbn-resolving.org/urn:nbn:de:0114-fqs1303131 (letzter Zugriff 19. 02.2020).
Deppermann, Arnulf & Gabriele Lucius-Hoene (2005): Trauma erzähler – kommunikative, sprachliche und stimmliche Verfahren der Darstellung traumatischer Erlebnisse. *Psychotherapie und Sozialwissenschaft* 7 (1), 35–73.
Dowdney, Linda (2000): Annotation: Childhood Bereavement Following Parental Death. *Journal of Child Psychology and Psychiatry* 41 (07), 819–830.
Gülich, Elisabeth (1994): Formulierungsarbeit im Gespräch. In Světla Čmejrková, František Daneš & Eva Havlová (Hrsg.), *Writing vs Speaking. Language, Text, Discourse, Communication*, 77–95. Tübingen: Narr.
Gülich, Elisabeth (2005): Unbeschreibbarkeit: Rhetorischer Topos – Gattungsmerkmal – Formulierungsressource. *Gesprächsforschung – Online-Zeitschrift zur verbalen Interaktion* 6/2005, 222–244.
Gülich, Elisabeth & Lorenza Mondada (2008): *Konversationsanalyse. Eine Einführung am Beispiel des Französischen*. Tübingen: Niemeyer.
Haagen, Miriam & Heike Knerich (2019): Jugendlichen zuhören: Gespräche über den Tod des Vaters. Eine qualitative Studie. *Persönlichkeitsstörungen* 23, 225–235.
Haagen, Miriam & Birgit Möller (2013): *Sterben und Tod im Familienleben. Beratung und Therapie von Angehörigen von Sterbenskranken. Mit einem Vorwort von Dieter Bürgin*. Göttingen u. a.: Hogrefe.
Hausendorf, Heiko & Uta Quasthoff (2005): *Sprachentwicklung und Interaktion. Eine linguistische Studie zum Erwerb von Diskursfähigkeiten*. Radolfzell: Verlag für Gesprächsforschung.
Imo, Wolfgang (2013): *Sprache in Interaktion. Analysemethoden und Untersuchungsfelder*. Berlin u. a.: De Gruyter.
Kallmeyer, Werner (1985): Handlungskonstitution im Gespräch. Dupont und sein Experte führen ein Beratungsgespräch. In Elisabeth Gülich & Thomas Kotschi (Hrsg.), *Grammatik, Konversation, Interaktion: Beiträge zum Romanistentag 1983*, 81–123. Tübingen: Niemeyer.
Knerich, Heike (2013): *Vorgeformte Strukturen als Formulierungsressource beim Sprechen über Angst und Anfälle*. Berlin: Logos.
Kohl, Justine (2020): „(2.12) joa es geht um_mein VAter,". *Gesprächsanfänge in semistrukturierten Interviews mit trauernden Jugendlichen*. Bielefeld: Universität Bielefeld. doi:10.4119/unibi/2942039.
Kotthoff, Helga (2017): Erzählen in Gesprächen. Eine Einführung in die konversationsanalytische Erzählforschung mit Übungsaufgaben. *Freiburger Arbeitspapiere zur Germanistischen Linguistik* 38, 1–77.
Lamerichs, Joyce, Eva Alisic & Marca Schasfoort (2018): Accounts and their epistemic implications. An investigation of how ‚I don't know' answers by children are received in trauma recovery talk. *Research on Children and Social Interaction* 2 (1), 25–48.
Lang-Langer, Ellen (2009): *Trennung und Verlust, Fallstudien zur Depression in Kindheit und Jugend*. Frankfurt a.M.: Brandes und Apsel.

Lucius-Hoene, Gabriele & Arnulf Deppermann (2002): *Rekonstruktion narrativer Identität. Ein Arbeitsbuch zur Analyse narrativer Interviews.* Wiesbaden: VS Verlag für Sozialwissenschaften.

Lytje, Martin & Atle Dyregrov (2019): The price of loss – a literature review of the Psychosocial and health consequences of childhood bereavement. *Bereavement Care* 38 (1), 13–22.

Maynard, Douglas W. & Nora Cate Schaeffer (2002): Standardization and its discontents. In Douglas W. Maynard, Hanneke Houtkoop-Steenstra, Nora Cate Schaeffer & Johannes van der Zouwen (Hrsg.), *Standardization and tacit knowledge. Interaction and practice in the Survey Interview*, 3–45. New York u. a.: Wiley.

Müller, Heidi & Hildegard Willmann (2016): *Trauer: Forschung und Praxis verbinden; Zusammenhänge verstehen und nutzen. Mit einem Vorwort von Henk Schut.* Göttingen u. a.: Vandenhoeck & Ruprecht.

Nikander, Pirjo (2012): Interviews as discourse data. In Jaber F. Gubrium, James A. Holstein, Amir B. Marvast & Karyn D. McKinney (Hrsg.), *The Sage handbook of interview research*, 397–413. London: Sage.

Potter, Jonathan & Alexa Hepburn (2005): Qualitative interviews in psychology: problems and possibilities. *Qualitative Research in Psychology* 2 (4), 281–307.

Quasthoff, Uta M. (1980): *Erzählen in Gesprächen. Linguistische Untersuchungen zu Strukturen und Funktionen am Beispiel einer Kommunikation des Alltags.* Tübingen: Narr.

Quasthoff, Uta M. (2001): Erzählen als interaktive Gesprächsstruktur. In Gerd Antos, Klaus Brinker, Wolfgang Heinemann & Sven F. Sager (Hrsg.), *Text- und Gesprächslinguistik. Ein internationales Handbuch zeitgenössischer Forschung*, 1293–1309. Berlin, New York: De Gruyter.

Selting, Margret, Peter Auer, Dagmar Barth-Weingarten, Jörg Bergmann, Pia Bergmann, Karin Birkner, Elisabeth Couper-Kuhlen, Arnulf Deppermann, Peter Gilles, Susanne Günthner, Martin Hartung, Friederike Kern, Christine Mertzlufft, Christian Meyer, Miriam Morek, Frank Oberzaucher, Jörg Peters, Uta Quasthoff, Wilfried Schütte, Anja Stukenbrock & Susanne Uhmann (2009): Gesprächsanalytisches Transkriptionssystem 2 (GAT 2). *Gesprächsforschung – Online-Zeitschrift zur verbalen Interaktion* 10, 353–402.

Stivers, Tanya, Lorenza Mondada & Jakob Steensig (2011): Knowledge, morality and affiliation in social interaction. In Tanya Stivers, Lorenza Mondada & Jakob Steensig (Hrsg.), *The Morality of Knowledge in Conversation*, 3–24. Cambridge: Cambridge University Press.

Stukenbrock, Anja (2015): Verlustnarrative im Spannungsfeld zwischen erzählter Situation und Erzählsituation: Linguistische Fallanalysen. In Carl Eduard Scheidt, Gabriele Lucius-Hoene, Anja Stukenbrock & Elisabeth Waller (Hrsg.), *Narrative Bewältigung von Trauma und Verlust*, 76–93. Stuttgart: Schattauer.

Stukenbrock, Anja (2013): Die Rekonstruktion potenziell traumatischer Erfahrungen: Sprachliche Verfahren zur Darstellung von Kindsverlust. *Gesprächsforschung – Online Zeitschrift zur verbalen Interaktion* 14, 167–199.

Weiß, Sabine. (2006): *Die Trauer von Kindern, Jugendlichen und jungen Erwachsenen um den verstorbenen Vater.* München: Ludwig-Maximilians-Universität. https://edoc.ub.uni-muenchen.de/7351/1/Weiss_Sabine.pdf (letzter Zugriff 19. 02.2020).

Sprachwissenschaftliche Zugänge II:
Wechselwirkungen zwischen öffentlicher
Kommunikation, subjektiven und fachlichen
Krankheitstheorien

Yvonne Ilg

Einleitung: Wechselwirkungen zwischen öffentlicher Kommunikation, subjektiven und fachlichen Krankheitstheorien

Medizinisches Wissen ist nichts Festes, Unveränderbares und für sich alleine Stehendes, medizinisches Wissen entsteht und verändert sich vielmehr laufend in einem komplexen Gefüge unterschiedlicher Medien und Akteur*innen mit sich teilweise widersprechenden Motiven und Inhalten (vgl. auch Busch & Spranz-Fogasy 2015: 338).[1] Das medizinische *Fachwissen* wird geprägt in diskursiven Gefügen, in spezifischen historischen, soziokulturellen, personellen und kommunikativen Konstellationen (vgl. u. a. Fleck 1994 [1935]) und wandelt sich ständig. Zugleich stehen den fachlichen Wissensinhalten medizinische *Laien- und Vermittlungsdiskurse* (vgl. z. B. Busch 2015) gegenüber bzw. diese befinden sich in einem ständigen gegenseitigen Austausch mit dem Fachdiskurs. *Subjektive Krankheitstheorien* (vgl. u. a. Flick 1998; Birkner 2006; Birkner & Vlassenko 2015) widersprechen teilweise fachlichen Diskursen, werden durch sie aber auch beeinflusst. Zugleich prägen *medial-öffentliche Diskurse* subjektive wie auch gesamtgesellschaftliche Wissensbestände zu Gesundheit, Krankheit, deren Ursachen und Therapien maßgeblich mit (vgl. u. a. McKay 2006: 253; Busch 2015: 374). Die digitale Revolution hat dabei die Art und Weise der medial-öffentlichen Diskurse, ihre Form, Produktion, Reichweite sowie die Produzenten- und Rezipientenschaft grundlegend verändert. Gesundheit und Krankheit werden heute nicht nur in klassischen Massenmedien wie Zeitung und Fernsehen (vgl. z. B. McKay 2006; Spieß 2011; Brünner 2011), sondern auch in Online-Foren (vgl. z. B. Kleinke 2015; Reimann 2018), Blogs (vgl. z. B. Cochrane 2017), auf Facebook (vgl. z. B. Koteyko & Hunt 2016) und anderen Social Media-Plattformen interaktiv und öffentlich ausgehandelt (vgl. auch Locher & Turnherr 2017; Koteyko & Hunt 2018). Die beschriebenen Prozesse formen und verändern das medizinische Wissen maßgeblich und haben Auswirkungen auf die klinische Praxis und ihre Akteur*innen, etwa bezüglich der Akzeptanz bestimmter Diagnosen, Behandlungs- und Therapieformen.

---

1 Marina Iakushevich, Ruth Maria Mell, Marie-Luis Merten, Theresa Schnedermann und Juliane Schopf waren an der Konzeption des diesem Abschnitt zugrunde liegenden Tagungspanels (vgl. die Einleitung zu diesem Band) mit beteiligt. Ihnen danke ich herzlich.

Yvonne Ilg, Universität Zürich, Deutsches Seminar, yvonne.ilg@ds.uzh.ch

In diesem Kontext ist nach dem Verhältnis medizinischer Fachdiskurse, subjektiver Krankheitstheorien und medial-öffentlicher Kommunikationsformen zu fragen, nach entsprechenden Wechselwirkungen und der diskursiven Konstituierung und Veränderung medizinischen Wissens sowie nach Kollisionen fachlicher und allgemeiner Wissensbestände (vgl. hierzu auch Busch 2015: 384). Welche Akteur*innen sind in den unterschiedlichen Domänen an der Wissenskonstituierung beteiligt? Wer ist in welcher Rolle Teil des medial-öffentlichen Diskurses; wer ist Produzent*in, wer Rezipient*in? Welche Gesprächs- und Textsorten, welche Themen, kommunikativen Konstellationen, Muster und Kontexte sind für den hier interessierenden interdiskursiven Austausch relevant? Und welche Implikationen haben die beschriebenen Prozesse für die Medizin als Fach und die klinische Praxis?

Die Beiträge dieses Abschnitts nähern sich diesem Fragen- und Themenkomplex aus vielfältigen Richtungen:

Joachim Peters und Natalie Dykes zeichnen in ihrem Beitrag *Die palliativmedizinische Fachkultur in Geschichte und Gegenwart – sprachwissenschaftliche Perspektiven* die Entwicklung der Palliativmedizin über die letzten 20 Jahre auf der Basis eines umfangreichen Korpus des Fachdiskurses nach. Mittels korpuslinguistischer Methoden zeigen die Autor*innen auf, wie die noch verhältnismäßig junge Fachrichtung sich sprachlich zunehmend „diszipliniert" – z. B. hinsichtlich Wortschatz, Themenvielfalt und textuellen Eigenschaften –, in diesem Prozess von gesellschaftlich-diskursiven Debatten beeinflusst wird und sich zu denselben zugleich öffentlich immer deutlicher positioniert.

Yvonne Ilg widmet sich in ihrem Beitrag *„Medizinische Terminologie im öffentlichen Diskurs. Konjunkturen und Veränderungen von* Schizophrenie" den Austauschbewegungen zwischen öffentlichem und fachlichem Diskurs anhand des psychiatrischen Terminus *Schizophrenie*. In einer korpuslinguistisch-quantitativ und qualitativ ausgerichteten Analyse zeichnet sie die gemeinsprachliche „Karriere" des psychiatrischen Fachausdrucks seit seiner Prägung 1908 bis ins 21. Jahrhundert nach und fragt nach dessen Kontexten und Veränderungen hin zu einem alltagssprachlichen Bewertungsausdruck. Die Untersuchung nimmt dabei auch die zugehörigen Implikationen für das Fach Psychiatrie in den Blick, in dem der Terminus und das Konzept heute stark umstritten sind und nach Alternativen gesucht wird.

Sebastian Kleele, Marion Müller und Kerstin Dressel befassen sich in ihrem Beitrag mit einem hochaktuellen Thema. Unter dem Titel *Krankheits- und Risikokommunikation im medialen Diskurs. Eine wissenssoziologische Betrachtung der Berichterstattung zum Thema Hantaviren* untersuchen sie die mediale Kommunikation und Prägung einer von Viren übertragenen, potenziell langwierigen Infektionskrankheit. Die Autor*innen lenken den Blick auf diskursive Muster, wie

z. B. den Wechsel zwischen Überspitzung/Angsterzeugung und folgender Relativierung/Beruhigung möglicher Gefahren und Risiken in der Berichterstattung, zeigen Probleme derselben für das Verständnis des Phänomens auf und ordnen sie – auch vor dem Hintergrund der aktuellen COVID19-Pandemie – in das größere Bild der Seuchendiskurse ein.

In ihrem Beitrag „*Wer länger raucht, ist früher tot*" – *Construal-Techniken des (populärmedizinischen) Online-Positionierens* stellt Marie-Luis Merten ebenfalls die mediale Repräsentation von Gesundheitsthemen ins Zentrum. Thema sind allerdings nicht Zeitungsartikel, sondern zugehörige Online-Kommentare auf den Plattformen von *Spiegel Online* und *Zeit Online* aus den Jahren 2013 bis 2018. Die Autorin legt den Fokus auf die kommunikative Praktik des Positionierens und zeigt am Beispiel der Konditionalgefüge *wer X (der) Y* und *wenn X (dann) Y*, wie User*innen in der digitalen Interaktion Ansichten und Meinungen zu Gesundheitsthemen verhandeln und so den medialen Diskurs aktiv mitgestalten.

Daniel Knuchel widmet sich in seinem Beitrag der Kommunikation zu medizinischen Themen in Online-Foren. Unter dem Titel *Diskurs-Latenz: Re-Aktivierungen von Stereotypen rund um HIV/AIDS in Onlineforen* zeigt er in einer korpuspragmatischen Analyse auf, wie Stereotype und moralisierende Erklärungsmuster zu HIV/AIDS aus den 1980er und frühen 1990er Jahren im von ihm untersuchten Online-Forum med1.de auch in den 2010er Jahren (re-)aktualisiert werden – ungeachtet des veränderten medizinischen Wissensstandes. Die Untersuchung macht dabei zugleich deutlich, wie Fragen der Schuld bzw. Verantwortung für die eigene Gesundheit/Krankheit diskursiv geprägt und medial vermittelt werden.

Simon Meier-Vieracker schließlich nimmt in seinem Beitrag „*immer noch chemo*" – *Zeitlichkeit in digitalen Krankheitserzählungen* Blogs als Kommunikationsform in den Blick. Anhand einer korpuslinguistischen Analyse von 11 Blogs von bzw. teilweise über Patient*innen mit einem Glioblastom, einem nicht heilbaren Hirntumor, untersucht er die digitalen Krankheitserzählungen auf rekurrente kommunikative Muster und Strukturen. Als zentralen Aspekt der Texte arbeitet Meier-Vieracker die zeitliche Situierung und Strukturierung des Krankheitsgeschehens heraus, die zugleich der narrativen Einbettung und damit der subjektiven Einordnung und Bewertung der erlebten medizinisch-therapeutischen Ereignisse dienen. Die Studie verweist damit parallel auf das sinnstiftende Element der digitalen *Illness narratives*, welche durch Leser*innenkommentare zum interaktiven Austausch werden.

In der Zusammenschau machen die Beiträge deutlich, wie vielschichtig sich das hier behandelte Themenfeld präsentiert, das eine Vielzahl von kommunikativen Akteur*innen mit divergierenden Motiven, verschiedene Medien, Textsorten und kommunikative Praktiken umfasst. Zugleich lassen sich verbindende Aspekte benennen: So ist die Dichotomie zwischen genuin subjektiven Erfahrungen, persönlichem Erfahrungswissen und individuellen Deutungen auf der einen und als objektiv bewerteten medizinischen Befunden, als entpersonalisiert und verallgemeinerbar dargestelltem Wissen der Medizin auf der anderen Seite für die Thematik auf verschiedenen Ebenen relevant. Dabei handelt es sich um einen Aspekt, der auch für die Abschnitte (I) zu *Sprach-/Diskurshandlungen in medizinisch-therapeutischen Zusammenhängen* und (III) zu *Bezügen zwischen ‚Gesundheit'/‚Krankheit' und Vorstellungen von ‚Normalität'* in diesem Band von grundlegender Bedeutung ist (vgl. auch die zugehörigen Abschnittseinleitungen).

Als zweiten verbindenden Aspekt verdeutlichen verschiedene der Beiträge die Rolle von Bewertungen in der diskursiven Verhandlung und Formung medizinischer Wissensbestände. Sei es, indem zu gesellschaftlich verhandelten Themen wie der Sterbehilfe in medizinisch-fachlichen Diskursen – nicht zuletzt zur Schärfung des eigenen disziplinären Profils – bewertend Stellung bezogen wird; sei es, indem im medial-öffentlichen Raum medizinische Fragen, Themen und individuelle Verhaltensweisen bewertet werden – von Fachexpert*innen unterschiedlicher Herkunft in massenmedialen Berichten oder von fachlichen Lai*innen in Forumsbeiträgen, Leser*innenkommentaren oder individuellen Krankheitserzählungen; oder sei es gar, indem medizinische Ausdrücke und Konzepte zur metaphorischen Diagnostizierung und Bewertung gänzlich anderer Umstände dem Fachdiskurs „entliehen" und damit nachhaltig verändert werden.

Schließlich verweisen die versammelten Untersuchungen auch auf den möglichen Beitrag der Linguistik zu medizinisch relevanten Fragen: Durch die Analyse und Herausarbeitung kommunikativer Eigenschaften und Dynamiken der vorgestellten Prozesse können diese besser verstanden werden. Erst auf dieser Grundlage wird es möglich, die Konsequenzen, Möglichkeiten und Grenzen spezifischer kommunikativer Praktiken sowie Implikationen der medial-öffentlichen Verhandlung von Gesundheitsthemen für die medizinische Versorgung und klinische Praxis besser abzuschätzen und das Potenzial allfälliger Eingriffe und Veränderungen besser zu erkennen (vgl. auch Reimann in diesem Band).

Literatur

Birkner, Karin (2006): Subjektive Krankheitstheorien im Gespräch. *Gesprächsforschung* 7, 152–183.

Birkner, Karin & Ivan Vlassenko (2015): Subjektive Theorien zu Krankheit und Gesundheit. In Albert Busch & Thomas Spranz-Fogasy (Hrsg.), *Sprache in der Medizin*, 135–153. Berlin, Boston: De Gruyter.

Busch, Albert (2015): Medizindiskurse: Mediale Räume der Experten-Laien-Kommunikation. In Albert Busch & Thomas Spranz-Fogasy (Hrsg.), *Handbuch Sprache in der Medizin*, 369–388. Berlin, Boston: De Gruyter.

Busch, Albert & Thomas Spranz-Fogasy (2015): Sprache in der Medizin. In Ekkehard Felder & Andreas Gardt (Hrsg.), *Handbuch Sprache und Wissen*, 135–153. Berlin, Boston: De Gruyter.

Brünner, Gisela (2011): *Gesundheit durch Fernsehen. Linguistische Untersuchungen zur Vermittlung medizinischen Wissens und Aufklärung in Gesundheitssendungen*. Duisburg: Universitätsverlag Rhein-Ruhr.

Cochrane, Leslie E. (2017): An imagined community of practice: Online discourse among wheelchair users. *Linguistik Online* 87 (8), 151–166.

Fleck, Ludwik (1994 [1935]): *Entstehung und Entwicklung einer wissenschaftlichen Tatsache. Einführung in die Lehre vom Denkstil und Denkkollektiv*. Mit einer Einleitung hg. von Lothar Schäfer & Thomas Schnelle. 3. Aufl. Frankfurt a.M.: Suhrkamp.

Flick, Uwe (Hrsg.) (1998): *Wann fühlen wir uns gesund? Subjektive Vorstellungen von Gesundheit und Krankheit*. Weinheim, München: Juventa.

Kleinke, Sonja (2015): Internetforen: Laiendiskurs Gesundheit. In Albert Busch & Thomas Spranz-Fogasy (Hrsg.), *Handbuch Sprache in der Medizin*, 405–422. Berlin, Boston: De Gruyter.

Koteyko, Nelya & Daniel Hunt (2016): Performing health identities on social media: An online observation of Facebook profiles. *Discourse, Context and Media* 12, 59–67.

Koteyko, Nelya & Daniel Hunt (Hrsg.) (2018): Special issue ‚Discourse analysis perspectives on online health communication'. *Discourse, Context & Media* 25.

Locher, Miriam A. & Franziska Thurnherr (Hrsg.) (2017): Language and Health Online. *Linguistik Online* 87 (8).

McKay, Susan (2006): Health and the media. In Keith Brown, Anne H. Anderson, Laurie Bauer, Margie Berns, Graeme Hirst & Jim Miller (Hrsg.), *Encyclopedia of language and linguistics*, 253–255. Amsterdam: Elsevier.

Reimann, Sandra (2018): *Sprache des Hungerns. Selbstreflexion, Diagnostik und sprachwissenschaftliche Untersuchungen der Internetplattform www.hungrig-online.de*. Tübingen: Narr.

Spieß, Constanze (2011): *Diskurshandlungen. Theorie und Methode linguistischer Diskursanalyse am Beispiel der Bioethikdebatte*. Berlin, Boston: De Gruyter.

Joachim Peters, Natalie Dykes

Die palliativmedizinische Fachkultur in Geschichte und Gegenwart – sprachwissenschaftliche Perspektiven

Abstract: Die Palliativmedizin hat sich in den letzten 20 Jahren zu einem eigenständigen Teilfach entwickelt. Durch diese rezente Institutionalisierung bietet sich diese Disziplin besonders für eine diachrone Studie an, die die schrittweise Etablierung eines neuen Forschungs- und Behandlungsbereiches nachvollzieht. Die vorliegende Arbeit stellt eine korpusbasierte Diskursanalyse vor, die die Entwicklungen deutschsprachiger palliativmedizinischer Fachpublikationen nachzeichnet. Eine Keywordanalyse deckt zentrale Unterschiede zu verwandten Disziplinen auf. Kollokationen, gezielte Suchanfragen und Konkordanzanalysen ermöglichen einen detaillierteren Einblick in die einzelnen Phasen und zeigen auf, wie sich das Fach zunehmend ausdifferenziert hat.

Keywords: Palliativmedizin, Fachtextlinguistik, Korpusbasierte Diskursanalyse, Diskurslinguistik

1 Einleitung

Die Palliativmedizin ist eine junge Disziplin, die in den letzten Jahrzehnten ein eigenständiges fachliches Profil mit spezifischen Zielen und Werthaltungen entwickelt hat. Dieser Formationsprozess hat sich nicht nur in institutioneller Form, etwa mit der Gründung von Palliativstationen, ambulanten Palliativdiensten und einer Fachgesellschaft vollzogen, sondern zeigt sich auch durch die Herausbildung einer spezifischen Fachsprache und einer eigenen wissenschaftlichen Publikationskultur. Eben diese Publikationskultur steht im Zentrum dieses Beitrags, der zum Ziel hat, ausgehend von Fachpublikationen die Entwicklungsgeschichte des Fachs und die Ausdifferenzierung zur eigenständigen Disziplin nachzuvollziehen. Das Ergebnis ist eine Diskursgeschichte in palliativmedizinischen Fachmedien der letzten 20 Jahre, die in Phasen kategorisiert dargestellt wird.

Joachim Peters, Friedrich-Alexander-Universität Erlangen, Department Germanistik und Komparatistik, joachim.peters@fau.de
Natalie Dykes, Friedrich-Alexander-Universität Erlangen, Department Germanistik und Komparatistik, natalie.mary.dykes@fau.de

Open Access. © 2021 Peters Joachim et. al. publiziert von De Gruyter. Dieses Werk ist lizenziert unter einer Creative Commons Namensnennung - Nicht-kommerziell - Keine Bearbeitung 4.0 International Lizenz.
https://doi.org/10.1515/9783110688696-012

Die Studie kann in zweierlei Hinsicht Neuigkeitsgehalt beanspruchen. Zum einen sind die Palliativmedizin und das Lebensende linguistisch bisher kaum erforscht (z. B. Lindtner-Rudolph & Bardenheuer 2015; Peters et al. 2019), insbesondere stellen die sprachlichen Spezifika einer Disziplin, die sich vorrangig mit Patienten[1] am Lebensende befasst, ein Forschungsdesiderat dar. Zum anderen sind korpuslinguistische Forschungsansätze in der Diskurslinguistik im deutschsprachigen Raum bisher eher selten auf medizinische Texte angewandt worden (eine Ausnahme ist etwa Knuchel 2019), während es im englischsprachigen Raum zahlreiche Beispiele für solche Studien gibt (z. B. Potts & Semino 2017; Semino et al. 2017; Semino et al. 2018). In der von Gesprächslinguistik und interaktionaler Linguistik dominierten deutschen Medizinlinguistik muss also auch die eingesetzte Methodik als innovativ gelten.

Ziel der Studie ist es, den akademischen Fachdiskurs der Palliativmedizin diachron zu modellieren und zeittypische Paradigmen und Konjunkturen des Faches herauszuarbeiten. Neben einer allgemeinen Diskursbeschreibung werden pro Zeitraum wichtige inhaltliche und konzeptuelle Tendenzen der Palliativmedizin aus dem Korpus extrahiert. Dabei soll die große Datenmenge intersubjektive Validität bei der linguistischen Diskursbeschreibung gewährleisten. Methodisch stehen Keywords und Kollokationen als Standardmethoden der Korpuslinguistik im Zentrum.

2 Traditionelle und korpusbasierte Diskurslinguistik als methodische Bezugssysteme

„Diskurs" und „Diskursanalyse" zählen seit nunmehr mindestens zwanzig Jahren zu den etablierten Forschungsparadigmen; dies nicht nur in der Linguistik, sondern auch in sozialwissenschaftlichen Disziplinen. Obwohl starke Bezüge zur Fachtextlinguistik (vgl. Busch-Lauer 2001; Weinreich 2010), zur diskursiven Erforschung fachspezifischer (akademischer) Sprache (etwa Schuster 2010) und zur Korpuslinguistik bestehen, ist dieser Beitrag primär aus diskurslinguistischer Perspektive zu lesen. Dabei wird eine vermittelnde Position zwischen der klassischen, vor allem im deutschsprachigen Raum verbreiteten qualitativen

---

[1] Wenn in diesem Beitrag von „Arzt", „Palliativmediziner" oder „Patient" gesprochen wird, so referieren wir damit auf die Rolle von Ärztinnen und Ärzten sowie Patientinnen und Patienten und allgemein auf den Berufsstand von Palliativmedizinerinnen und –medizinern.

Diskurslinguistik und der korpusbasierten Diskursforschung britischer Prägung angestrebt (vgl. Warnke & Spitzmüller 2011; Koller 2017). Vereinfachend verstehen wir unter einem Diskurs „eine Vielheit von Aussagen mit syntaktisch-semantischen Bezügen und einem/ mehreren thematischen Zentrum/Zentren in einer formalen oder situationellen Rahmung" (Spitzmüller & Warnke 2008: 137). Grundlage dieser Definition ist die Annahme, „dass gesprochene und geschriebene Texte aufgespannt sind in einem sowohl synchron als auch diachron konstituierten Bezugsnetz thematisch verwandter Texte" (Bluhm et al. 2000: 4; vgl. Spitzmüller & Warnke 2011). Dies entspricht freilich eher einem qualitativen Verständnis von Diskurslinguistik, das seine wissenschaftliche Fundierung aus dem Diskursansatz von Foucault bezieht. Aus dem Wunsch, die Geschichte einer spezifischen Fachkultur inhaltlich und strukturell zu überblicken und zu beschreiben, resultiert die Notwendigkeit, die jeweils relevanten Systeme, die aus textförmigen Äußerungen bestehen, möglichst als Ganzes zu untersuchen. Trotz der Unmöglichkeit, prinzipiell unabschließbare Diskurse durch elektronische Korpora vollständig zu erfassen, kann mittels ausgewogener Korpuszusammenstellung ein näherungsweise repräsentativer Überblick über das jeweilige Feld geleistet werden.

2.1 Beschreibung der untersuchten Korpora

Das Untersuchungskorpus besteht aus Zeitschriften- und Buchpublikationen aus den Bereichen Palliativmedizin und Palliative Care sowie einer Auswahl angrenzender Disziplinen, die durch Fachtexte aus den letzten 20 Jahren repräsentiert werden. Die Referenzkorpora wurden aus Texten der Bereiche Onkologie, Intensiv- und Notfallmedizin, Geriatrie und Gerontologie, Schmerzmedizin und Medizinethik/Medizinrecht gebildet. Die Dateien wurden von den Archivangeboten der jeweiligen Zeitschriften (siehe Tab. 1) heruntergeladen. Diese Fächer sind entweder historisch mit der Palliativmedizin verknüpft, verfügen über ähnliche Aufgabenbereiche (Alter, Patientenklientel, Bezug zu medizinischen Extremsituationen) oder tragen ein besonderes ethisches Reflexionspotential in sich. Um diachrone Aussagen zu ermöglichen, wurde das Korpus in sieben Zeiträume (2000–2002, 2003–2005, 2006–2008, 2009–2011, 2012–2014, 2015–2017, 2018–2019) eingeteilt. Somit wurden insgesamt 35 Keyword-Abgleiche durchgeführt.

Insgesamt beläuft sich die Datenmenge auf 54.089.447 Tokens in 10.799 Texten. Davon entfallen 40.780.415 Tokens auf das Referenzkorpus. Als Metadaten wurden die Disziplin, das Jahr sowie der Name des Publikationsorgans erfasst. Jedem Text wurde eine eindeutige Identifikationsnummer zugewiesen

Tab. 1: Im Korpus enthaltene Zeitschriften.

Disziplin	Zeitschrift
Palliativmedizin	*Zeitschrift für Palliativmedizin, Angewandte Schmerztherapie und Palliativmedizin*
Onkologie	*Der Onkologe, Deutsche Zeitschrift für Onkologie, Forum, Best Practice Onkologie*
Intensiv- und Notfallmedizin	*Medizinische Klinik, Intensivmedizin up2date, A&I – Anästhesiologie und Intensivmedizin*
Schmerzmedizin	*Der Schmerz*
Geriatrie/ Gerontologie	*Geriatrie-Report, Zeitschrift für Gerontologie und Geriatrie*
Medizinethik	*Ethik in der Medizin, Zeitschrift für medizinische Ethik*

(z. B. i_8217). Die Daten wurden zunächst mit regulären Ausdrücken und zusätzlich manuell bereinigt. Entfernt wurden folgende Inhalte:
a) Literaturverzeichnisse und Textinhalte von Grafiken, die jeweils keinen kohärenten genuinen Sprachgebrauch darstellen und somit die Korpushäufigkeiten unerwünscht verzerren
b) Englischsprachige Publikationen, Zitate und längere englischsprachige Textpassagen, die eine Verzerrung des Fremdwortgebrauchs bedeutet hätten
c) Inhalte der Kopf- und Fußzeile und Boilerplate-Texte (vor allem bibliografische Angaben)

Schließlich wurden über Häufigkeitslisten typische Encoding-Fehler identifiziert und im gesamten Korpus korrigiert. Anschließend erfolgte eine automatische Tokenisierung (Proisl & Uhrig 2016) sowie POS-Tagging und Lemmatisierung (Schmid 1995). Das fertige Korpus wurde auf einem CQPweb-Server installiert (Hardie 2012). So konnten anhand der Metadaten die Texte ausgewählt werden, die bestimmte Kriterien erfüllen; etwa alle Texte, die in einem festgelegten Zeitraum erschienen waren und außerdem einer bestimmten Fachdisziplin angehörten. Ein solches Subkorpus konnte anschließend für Keywords, Kollokationen oder Suchanfragen unabhängig von den restlichen Daten behandelt werden.

2.2 Keywords als quantitativer Zugang zu diskurslinguistischen Fragestellungen

In der korpusbasierten Diskursanalyse gehören Keywords zum methodischen Standardinventar (vgl. z. B. Baker 2004; Baker & Gabrielatos 2008; Baker, Gabrielatos & McEnery 2013; Brezina 2018). Sie basieren auf Vergleichen zwischen dem jeweiligen Untersuchungs- mit einem Referenzkorpus. Dazu werden zunächst alle Worthäufigkeiten beider Korpora gezählt. Da jedoch der direkte Vergleich absoluter Häufigkeiten aufgrund der Abhängigkeit von der Korpusgröße nicht aussagekräftig wäre, wird ein Assoziationsmaß verwendet. In dieser Studie verwenden wir LRC, das einen Mittelweg zwischen der Hervorhebung eher seltener, für das Zielkorpus tendenziell exklusiver Wörter und der Sicherstellung von ausreichender statistischer Evidenz (in Form von Signifikanz) darstellt (Evert, Dykes & Peters 2018). Im Vergleich zu statistischen Maßen wie Log Likelihood, das typischerweise für Kollokationen eingesetzt wird (vgl. Dunning 1993), werden durch LRC demnach diejenigen Wörter in den Vordergrund gerückt, die stark an das Untersuchungskorpus gebunden sind. Dieses Maß entspricht mittlerweile der Standardeinstellung in CQPweb und hat sich in unserer bisherigen Arbeit mehrfach bewährt (Dykes & Peters 2020). Wir verstehen Keywords als Eintrittspunkte in die Diskursanalyse, „a quick and simple way in" (Baker, Gabrielatos & McEnery 2013: 72), also als grundsätzliche Orientierungspunkte in Bezug auf die Frage, welche Wörter für ein Textkorpus besonders relevant sind. Die schiere Menge an Daten erlaubt keine erschöpfende Berücksichtigung aller Phänomene – so werden auch Muster, die auf Einzelwortebene beim manuellen Lesen schwer zu erfassen sind, typischerweise nicht unmittelbar durch die Keywords repräsentiert. Insofern sind Keywords als Hinweise auf bestimmte Aspekte aufzufassen, die für eine weitergehende Analyse lohnend erscheinen, nicht aber als eigenes Forschungsergebnis. Um eine diskursive Einordnung zu ermöglichen, bedürfen sie qualitativer Interpretation. Die Kategorisierung von Keywords ist ein subjektiver Prozess, der nicht ohne Kontextualisierung mittels Textlektüre erfolgen kann. Daher wurden zusätzlich Kollokationen und Konkordanzen der relevanten Keywords und analysiert (vgl. zum Überblick Egbert & Baker 2019; mit Fokus auf die Methodendiskussion Gabrielatos 2018; sowie der Sammelband von Taylor & Marchi 2018). Ein Beispiel für eine mit CQPweb berechnete Keywordliste findet sich im Anhang.

Kollokationen basieren auf einem ähnlichen Prinzip wie Keywords. Ist die Häufigkeit des gemeinsamen Auftretens eines bestimmten Wortes (*Node*) mit einem anderen Wort im Korpus innerhalb eines festgelegten Abstands (*Collocate*) überzufällig hoch, wird von einer Kollokation, also einer gerichteten Assoziation der Wörter gesprochen (Baker & Gabrielatos 2008). Beispielsweise hat das Wort *Lebensqualität* Kollokate wie *Bewahrung, Erhaltung, Beitrag, Steigerung, Sicherung, Verbesserung, Höchstmaß, höchstmöglich, bestmöglich* usw. Liest man Konkordanzen oder Textpassagen, so erscheint die Förderung von *Lebensqualität* als eine wichtige Aufgabe der Palliativmedizin.

In der vorliegenden Untersuchung wurde der Kontext zunächst auf fünf Wörter links und rechts der Node festgelegt, um Adjektivattribute besonders zu berücksichtigen wurde zudem eine Suche mit einer Spanne von einem Wort links und fünf Wörtern rechts der Node durchgeführt.

Kollokationen tragen zur adäquaten Erfassung der korpusspezifischen Wortbedeutung bei und ihre Untersuchung kann bereits in sich „eine semantische Analyse des Wortes" liefern (Sinclair 1991: 115–116). Kollokationen geben Auskunft über die häufigsten, wichtigsten oder salientesten Ideen, die mit einem Wort verbunden sind (Baker & Gabrielatos 2008). In dieser Untersuchung wurde ein gefiltertes Log Ratio-Maß zur Berechnung der Kollokationen eingesetzt. Ähnlich wie unser Keywordmaß baut es auf der Log Ratio-Statistik auf; einem Maß für die Größe der Differenz zwischen der (relativen) Häufigkeit der Kollokation neben der Node und ihrer (relativen) Häufigkeit im übrigen Korpus. Im Unterschied zum Maß, das für Keywords zum Einsatz kommt, wird hier ein Log-Likelihood-Filter eingesetzt, sodass nicht-signifikante Wörter ausgeschlossen werden (LRC dagegen beeinflusst auch den Wert signifikanter Wörter und ist damit ein im eigentlichen Sinne „gemischtes" Maß). Der Filter birgt den Vorteil, dass keine hohen Mindestwerte für die Frequenz der Node und möglicher Kollokationen mehr festgelegt werden müssen (Hardie 2012).

Ausgehend von Keywords und Kollokationen wurden schließlich Konkordanzanalysen durchgeführt. Eine Konkordanz ist eine Liste von Belegen eines bestimmten Wortes oder Suchausdrucks mit seinem Kontext (engl. *cotext*) auf beiden Seiten. Konkordanzen können alphabetisch nach der linken bzw. rechten Seite der Umgebung des Suchtreffers sortiert werden, wodurch sie die Untersuchung verschiedener Muster im Textmaterial erleichtern, um eine Kollokationsanalyse zu ergänzen. Liegt etwa der Fokus auf der Untersuchung attributiver Adjektive, ist eine Linkssortierung geeignet; für die Berücksichtigung nachgestellter Genitivattribute eher eine Rechtssortierung. Konkordanzanalysen ähneln konzeptuell hermeneutischen Methoden der qualitativen Diskursanalyse, sie ermöglichen jedoch zusätzlich ein Durchsuchen relevanter Textstellen nach den gewünschten Lexemen oder Merkmalen. Insbesondere lässt sich mithilfe von Konkordanzen sicherstellen, dass die tatsächliche Verwendung im Kontext auch den aus der Keyword-Liste gewonnenen Vorerwartungen entspricht. Es wurde dabei hermeneutisch vorgegangen: Ausgehend von einer stichprobenartigen Konkordanzlektüre wurden mit Excel über mehrere Korpuszeiträume hinweg aus den Keywords semantische Cluster gebildet.

In diesem Aufsatz sollten zunächst auf Grundlage der Keyword-Listen die wichtigsten Aufgaben, Ziele und Werthaltungen der Palliativmedizin in diachroner Hinsicht bestimmt werden. Dabei wurde von drei Gruppen unterschiedlicher Keywords ausgegangen:
a) Keywords, die über einen langen Zeitraum hinweg im Vergleich mit bestimmten Disziplinen auftreten (zeitliche Stabilität)
b) Keywords, die in einem spezifischen Zeitraum im Vergleich mit allen anderen Disziplinen auftreten (zuverlässiges Alleinstellungsmerkmal)
c) Keywords, die in allen Vergleichen über Zeiträume und Disziplinen hinweg erkannt werden (zeitstabile Kernwörter) Diese letzte Kategorie verdient als „Quintessenz palliativmedizinischer Vorstellungen" besondere Aufmerksamkeit.[2]

Zweitens sollte nach Möglichkeit eine Rekonstruktion inhaltlicher Textmuster im Sinne von Topoi erfolgen (Brookes & McEnery 2019; Dykes & Peters 2020). Sie dient zur Erfassung inhaltlicher Muster in den Texten und geht über eine bloße Analyse von „Makrothemen" in den Texten hinaus. Keywords wurden ausgehend von den Keywordlisten semantisch bzw. themenbezogen geclustert. Die entsprechenden Kategorien wurden nicht vordefiniert, sondern dem Paradigma der qualitativen Inhaltsanalyse (Kuckartz 2016) gemäß im Prozess der Analyse gebildet und aktualisiert.

2.3 Keywords – und nun? Präzisierung und Kontextualisierung

Die gefundenen Keywords lassen für sich genommen bereits wertvolle Rückschlüsse auf die Charakteristika der einzelnen Phasen des Diskurses und das jeweilige Selbstverständnis der Palliativmedizin zu. Wie jedoch Dykes & Peters (2020) für ein anderes Korpus mit ebenfalls medizinischem Thema diskutieren, werden die isolierten Wörter oft in zu vielen Kontexten verwendet, als dass präzise Beobachtungen ohne ausführliche Betrachtung der Einzelbelege in höherem Detailgrad möglich wären. Gleichzeitig ist die Anzahl der Belege gerade bei solchen vielfältig gebrauchten Wörtern oft zu groß, um eine systematische Ana-

---

[2] Zum ebenfalls in der Untersuchung angewandten Verfahren der Ermittlung zeitstabiler Kernwörter („disziplinenspezifische Zentralitätsberechnung") vgl. Peters (im Druck). Als zeitstabile Kernwörter dürfen diejenigen Wörter gelten, die im Abgleich mit mindestens vier Referenzdisziplinen und in mindestens fünf von sieben Korpuszeiträumen als Keywords ermittelt wurden.

lyse zuzulassen. Daher wurden gezielte Suchanfragen erarbeitet, um die Treffer präzise einzugrenzen.

Zur Illustration seien hier Beispiele für zeitstabile Keywords aufgeführt, die sich auf ‚Werte' beziehen. Die Suche erfolgt in allen Texten der letzten 20 Jahre aus palliativmedizinischen Publikationen. Werden Wörter wie *Autonomie, Empathie, Patientenorientierung* oder *Vertrauen*, die in den untersuchten palliativmedizinischen Fachtexten explizit als *Werte* oder *Werthaltungen* bezeichnet werden, nur für sich genommen gesucht, ergeben sich 8.801 Treffer – sicherlich mehr, als in angemessener Zeit detailliert untersucht werden könnte. Ein Aspekt, der hinsichtlich wertbezogener Wörter von besonderem Interesse ist, betrifft die Benennung kausaler Beziehungen: *wodurch können palliativmedizinische ‚Werte' umgesetzt werden?* Natürlich ist ohne eine erschöpfende Analyse aller Belege nicht damit zu rechnen, dass alle oder auch nur ein Großteil solcher Treffer gefunden werden können. Jedoch wird gerade durch die Beschränkung der Blick aufs Detail erst wieder möglich. Die exemplarische Suche folgt dem Muster:

[lemma=$kausal_verb] [pos="PTK.+|AP.+|KOU."]? [pos="ART|AD.+"]* ","? [lemma=$wert]

Unter *$kausal_verb* sind insgesamt 44 Verben zusammengefasst, die mit Kausalbeziehungen in Zusammenhang stehen (z. B. *antreiben, ermöglichen, lostreten, stärken*). Diese wurden auf Grundlage introspektiv ermittelter prototypischer Kandidaten ermittelt, die anschließend mithilfe eines onomasiologischen Wörterbuchs ergänzt wurden (Dornseiff 2004). Darauf folgt optional eine Sequenz von über POS-Tags definierten Wörtern und anschließend eines der Werte-Keywords (*Autonomie, Vertrauen*).

Die resultierende Konkordanz hat anstelle der ursprünglichen 8.801 Ergebnisse nur noch 93 Treffer. Die von CQPweb bereitgestellte Übersicht zur Verteilung über die Texte (Dispersion) zeigt Folgendes: Unter den 5 Jahren, in denen die gesuchten Werte relativ zur Textmenge insgesamt am häufigsten genannt wurden, ist nur eines, nämlich 2016, in dem auch das spezifische Muster signifikant häufig vorkam. Diese Beobachtung lässt für sich genommen noch keine sicheren Schlüsse darauf zu, ob in bestimmten Jahren in der palliativmedizinischen Fachliteratur etwa generell mehr kausale Zusammenhänge bzgl. zentralen Werten thematisiert wurden. Dennoch bietet die sehr unterschiedliche Verteilung der Wörter einen ersten Hinweis darauf, dass die Art und Weise, wie ‚Werte' im Diskurs verhandelt werden, sich über die Zeit hinweg verändert. Insbesondere fällt auf, dass die meisten Erwähnungen von ‚Werten' vor allem in der jüngsten Vergangenheit liegen: Unter den Top 5 der Jahrgänge mit den relativ betrachtet meisten Erwähnungen der zeitstabilen Werte-Keywords ohne weitere Kontextualisierung liegen vier Jahrgänge nach 2015. Die Treffer der Suchanfrage mit durch ein Verb ausgedrückter vorangestellter Kausalbeziehung verteilen sich hingegen am stärksten auf den Zeitraum von 2009–2014. Wie aufgrund der häufig explizit praktischen Ausrichtung medizinischer Publikationen zu erwarten ist, beziehen sich die genannten zwischenmenschlichen Werthaltungen insbesondere auf die Behandlungspraxis und die Beziehung zwischen Personal und Patient:

> Praktikanten oder Krankenpflegeschülerinnen sind häufig junge Menschen, in denen Patienten so etwas wie „Enkelkinder" sehen oder jedenfalls keine „Respektpersonen" so dass die Kontakte häufig ganz frei von Angst und Vorbehalten sind – dies schafft Vertrauen und bewirkt, dass Sterbende sich gerade diesen jungen Leuten anvertrauen und öffnen
> (Handbuch i_8176, 2018)

Neben unmittelbar an die Person gebundenen Merkmalen spielen vor allem kommunikative Aspekte eine Rolle:

> Gelingende Kommunikation schafft Vertrauen und bildet damit die Basis dafür, dass die Patientinnen offen über ihre Gefühle, Wünsche und Bedürfnisse sprechen können
> (Handbuch i_8080, 2011)

> Eine offene Kommunikation, in der persönliche Gefühle und Wahrnehmungen als solche frei geäußert werden können, führt zu gegenseitigem Vertrauen und unterstützt das Zusammenwachsen des Teams
> (Handbuch i_8107, 2014)

Den genannten korpuslinguistischen Methoden ist das Ziel gemein, das Erkennen impliziter oder expliziter Muster in großen Textmengen zu ermöglichen. Dabei soll idealtypisch eine Bündelung sich häufig wiederholender Textphänomene zu einer Gesamtaussage erfolgen.

3 Ergebnisse

Nachfolgend wird die Entwicklung der akademischen Publikationskultur der Palliativmedizin phasenweise betrachtet. Die angesetzten Phasen sind keineswegs als fest umgrenzte zeitliche Bereiche zu verstehen, die einander strikt ablösen. Vielmehr handelt es sich um ineinander übergehende, sich zeitlich mithin überlappende Textformationen mit ähnlichen oder sich überlappendenMerkmalen. Die Tatsache, dass diese Merkmalsbündel vor allem die Lexik der Texte betreffen, ist der verwendeten Keyword-Methodik geschuldet. Dennoch lassen sich die Ergebnisse nicht allein auf lexikalische Beobachtungen reduzieren.

3.1 Orientierungsphase (2000–2004)

Als die *Zeitschrift für Palliativmedizin* als Zusammenführung und bestimmender Bezugspunkt des deutschsprachigen Palliativdiskurses ins Leben gerufen wird, existiert bereits ein umfangreicher Fundus etablierter palliativmedizinischer Begrifflichkeiten. Viele der bereits in dieser Zeit existenten Grundhaltungen der Palliativmedizin sind in ihrer Aktualität auch heute noch ungebrochen. Einige zeitstabile Kernwörter weisen bereits in dieser Phase auf Werthaltungen, Ziele und Aufgaben hin. Das Vokabular der Palliativmedizin dieser Zeit ist jedoch noch auf einige wenige Teilaspekte der Disziplin verengt: Der Bereich der (Schmerz-)Linderung wird überproportional betont, Bezüge zu Krebssymptomen sind gegenüber anderen Symptomen dominant. Palliativmedizin erscheint als Disziplin, die sich vorwiegend mit Schmerzen und onkologischen Symptomatiken befasst (etwa *Tumorschmerz*, *Übelkeit* und *Erbrechen*). Dazu gehört auch die häufige Erwähnung von *Opioiden* bzw. *Opioidanalgetika*.

Die Palliativmedizin ist in dieser frühen Phase einem erkennbaren Legitimationsdruck ausgesetzt. Dies wird am relativ häufigen Vorkommen von legitimatorischen Sprechakten deutlich. Palliativmedizin wird als *notwendig*, *wichtig* und *unverzichtbar* charakterisiert. Die Notwendigkeit, die geographische Ausbreitung und gesellschaftliche Durchdringung mit Palliativmedizin zu fördern, wird beständig expliziert und evaluiert (*Versorgung*, *Netz*, *Aufgabe*, *Ausbau*, *Länder*), während ein bisher zu geringer Grad an palliativmedizinischer Versorgung moniert wird (*Defizit*, *schlecht*). Neben dem Aufzeigen von Missständen wird – gerade in Abgrenzung zur Sterbehilfe – auf positive Legitimationsnarrative zurückgegriffen. Das wohl wichtigste Narrativ ist hier die Darstellung der Sterbehilfe als ein ungesetzlicher und schlichtweg unnatürlicher Vorgang, wobei Hospiz- und Palliativeinrichtungen als einzige realistische Alternativen dargestellt werden. Palliativmedizin wird als Heilmittel gegen Sterbehilfe in Stellung gebracht, Angebote der Palliativversorgung seien intentional gegen entsprechende Forderungen gerichtet.

> Die Gesellschaft und insbesondere die Gesundheitspolitik sind aufgefordert, für eine angemessene Finanzierung ambulanter palliativmedizinischer Einrichtungen zu sorgen, auch um der zunehmenden Forderung nach aktiver Sterbehilfe den Boden zu entziehen.
> (*ZfP i_8515, 2002*)

> Durch aktive palliativmedizinische Behandlung und Begleitung kann praktisch immer so viel für die Patienten getan werden, dass aktive Sterbehilfe kein anhaltendes inständiges Begehren der Patienten bleibt. Dies ist durch eine gute Kontrolle der körperlichen Symptome, insbesondere der Schmerzen oder die Hilfestellung bei der Bewältigung psychischer, sozialer oder spiritueller Probleme zumeist zu erreichen. (*ZfP i_8569, 2002*)

Dieser sich aus der Sicht der Palliativmedizin verfestigenden Konkurrenz zu einer immer stärker werdenden gesellschaftlichen Sterbehilfebewegung entspricht die ausführliche Auseinandersetzung mit *Selbstbestimmung* und *Patientenautonomie* in den Texten. Beide Begriffe sind umkämpft, sie werden nachdrücklich auch von Befürwortern der Sterbehilfe besetzt: Sterbehilfe und ärztlich assistierter Suizid gelten in Publikationen wie *Humanes Leben – Humanes Sterben*, dem Organ einer führenden deutschen Organisation von Sterbehilfebefürwortern, als genuine Elemente von Autonomie am Lebensende. Dagegen wird in palliativmedizinischen Fachtexten ein differentes Verständnis von Autonomie am Lebensende vertreten, das maßgeblich auf dem Schlüsselkonzept der Patientenverfügung fußt.

Dennoch verbleiben die Texte dieser Zeit nicht auf dem Stand der Forderung nach einer reinen Schmerz- und Symptomlinderung. Vielmehr ist schon in dieser Zeit eine rasche Entwicklung hin zum allgemeineren Konzept der (mehrdimensionalen) ‚Lebensqualität' zu beobachten.

In den Textmerkmalen selbst ist eine Entwicklung hin zu einem ausgeprägteren Fachtextcharakter zu beobachten. Personalpronomen treten in dieser Frühphase im Abgleich mit anderen Disziplinen noch deutlich als Keywords hervor. Diese ausgeprägte Subjektivität der Texte lässt sich auf eine große Zahl an Interviews und introspektiv gestalteten Patienten- und Angehörigenbeispielen zurückführen. Die Textlänge der Zeitschriftentexte ist insgesamt geringer, Fachwortschatz wird seltener verwendet und zeigt geringere Varianz. Demgegenüber enthalten die Keywords zahlreiche Emotionswörter (*Angst, Trauer, Mitgefühl, Sorge, Einfühlsamkeit*). Diese zentrale Bedeutung von Emotionen ist einerseits auf die Ausrichtung auf das Lebensende als psychische Ausnahmesituation zurückzuführen, andererseits veranschaulicht sie den besonderen Stellenwert der emotionalen Befindlichkeit von Patienten und Angehörigen ausgehend von der Perspektive der Lebensqualität. Gerade der Arzt-Patienten-Interaktion und ihrer interpersonalen Konstellation zwischen Arzt, Patienten und Angehörigen kommt in den palliativmedizinischen Fachtexten eine zentralere Bedeutung zu als in den anderen Disziplinen.

3.2 Konsolidierungsphase (2005–2009)

In der Konsolidierungsphase vollzieht sich ein Ausbau im Bereich der Wörter, die auf eine verstärkte Institutionalisierung der Palliativmedizin als eigenständiges Fach hinweisen. Dies bezieht sich sowohl auf den universitären Bereich (*Universität, Curriculum, Studium, Studierende*) als auch auf andere palliativmedizinische Ausbildungskontexte und die allgemeine Verankerung der Palliativmedizin in der Humanmedizin (*Ausbildung, Fortbildung, Weiterbildung, Facharzt,*

Approbationsordnung, Zusatzweiterbildung). Gleichzeitig werden konkrete Institutionalisierungsvorgänge, wie der erstmalige Einzug der Palliativmedizin in das Curriculum der reformierten ärztlichen Approbationsordnung (*äAppO*) 2003 und die Einführung der Zusatzweiterbildung Palliativmedizin in den meisten Bundesländern 2006, in der Korpusanalyse sichtbar. Grundsätzlich besteht ein ausgeprägtes Bewusstsein für die Etablierung institutioneller palliativmedizinischer Strukturen, insbesondere in den Zeitschriftentexten.

Fast gleichzeitig mit diesen Institutionalisierungsprozessen zeigt sich eine zunehmende Pluralisierung von Behandlungsmethoden und Therapieformen. Substantivische und adjektivische Keywords wie *Musiktherapie, musiktherapeutisch, Aromatherapie, Physiotherapie, Klangtherapie, Sporttherapie, Bewegungstherapie, Akupunktur* oder *ätherische Öle* sind nur eine Auswahl der in diesem Bereich relevanten Wörter. Deutlich lässt sich der zunehmende Stellenwert von komplementären bzw. alternativen Therapieformen erkennen, die als ergänzende Bausteine eines individualisierten palliativmedizinischen Versorgungskonzeptes zu verstehen sind. Dennoch wird in den Texten beständig thematisiert, dass komplementäre, alternative und integrative Verfahren einem anhaltend hohen Rechtfertigungsdruck ausgesetzt sind und immer wieder in Bezug auf wissenschaftliche Evidenz kritisch hinterfragt werden.

Grundlage für die Wichtigkeit dieser personenzentrierten, oftmals nach „innen" gerichteten Therapieformen ist ein genereller Wandel der Vorstellung einer gelingenden Arzt-Patienten-Beziehung, die sich auf wichtige und hochfrequente Keywords aus den Bereichen Kommunikation, Information, Zusammenarbeit und Emotionen stützt. Für Ärzte und Patienten wird zunehmend ein egalitäres Verhältnis angestrebt, für das gegenseitiges ‚Verständnis' und ‚Einfühlsamkeit'/‚Empathie', aber auch ‚Ehrlichkeit' und ‚kommunikative Verantwortung' bestimmende Werte darstellen. Dieser zunehmende Abbau von Distanz zwischen Arzt und Patient gewinnt – ausgehend von der Palliativmedizin – später auch in anderen Disziplinen, etwa der Schmerzmedizin und Onkologie, an Bedeutung.

Auch auf der textlinguistischen Ebene werden strukturelle Veränderungen erkennbar (Kühtz 2007; Wiese 1984): Der Fachtextcharakter der Texte nimmt insofern zu, als dass die Bandbreite der verwendeten Fachbegriffe zunimmt und insgesamt mehr Fachwörter als Keywords erscheinen. Diese Entwicklung korrespondiert allerdings nicht mit einer Abnahme der Subjektivität der Texte. Die relative Zahl der verwendeten Pronomen erreicht zwischen 2009 und 2011 ein lokales und zwischen 2015 und 2017 ein globales Maximum, sie bleiben zudem im Abgleich mit anderen Disziplinen weiterhin Keywords. Dagegen ist der Prozess der Professionalisierung und „Verfachlichung" auch textstrukturell zu beobachten: die palliativmedizinischen Fachtexte sind zunehmend an medizinisch gängige Textaufbau- und Textgliederungsmuster angelehnt. Das Moment der Professionalisierung ist insbesondere deshalb klar nachvollziehbar, weil viele medizinische Publikationen ohnehin über einen ähnlichen Aufbau und relativ uniforme textstrukturelle Merkmale verfügen. In der Konsolidierungsphase findet die Angleichung an andere etablierte medizinische Disziplinen ihren Schlusspunkt.

3.3 Expansionsphase (2010–2014)

Die Jahre 2010–2014 markieren in den palliativmedizinischen Fachtexten eine besondere Zeit des Aufbruchs. In dieser Phase rücken in den Keywords neue Aufgabenbereiche, Behandlungsmethoden und Forschungsparadigmen in den Vordergrund:

a) Lebensstil und Lebensführung: Die Beschäftigung mit *Ernährung*, *Bewegung* und *Aktivität*, *geistiger Fitness* und allgemeiner *Selbstständigkeit* in Belangen der Lebensführung lässt einen verstärkten Einfluss gerontologischer Schwerpunkte erkennen.

b) Alter, Geriatrie und Gerontologie: Anlehnungen an die Gerontologie werden auch in der verwendeten Fachsprache und der eingenommenen Makroperspektive auf das Alter als gesellschaftlich relevantes Phänomen deutlich (*Alter*, *Hochaltrigkeit*, *hochbetagt*, *Kohorte*). Dabei verschiebt sich der Fokus vom Einzelpatienten zu ganzen Altersgruppen. Gleichzeitig steigt das Interesse an Alterssymptomen und neurodegenerativen Erkrankungen.

c) Pädiatrie: Zwischen 2010 und 2014 rücken pädiatrische Zusammenhänge stärker in den Fokus. Die pädiatrische Palliativversorgung ist mit einer Reihe von Keywords vertreten, die im Bereich der Substantive teils über die höchsten Keyness-Werte verfügen: *Kinder*, *Jugendliche*, *pädiatrisch*, *Pädiatrie*, sowie Komposita wie *Kinderpalliativstation*, *Kinderpalliativversorgung*, *Kinderperspektive*. Die Entwicklung in Deutschland entspricht dem Interesse an *pediatric palliative care* im englischsprachigen Bereich (zum aktuellen Stand Wolfe & Bluebond-Langner 2020), setzt jedoch etwas zeitversetzt ein: Die Task Force Paediatric Palliative Care der European Association for Palliative Care hatte schon 2007 die ACT-Charta (Association for Children with Life-Threatening or Terminal Conditions and their Families) und die Definition der Weltgesundheitsorganisation für pädiatrische Palliativversorgung weiterentwickelt (Craig 2007). In diesem Dokument der Europäischen Vereinigung für Palliativmedizin (EAPC) wurde dazu aufgerufen, die empfohlenen Standards für die Palliativversorgung von Kindern europaweit umzusetzen. Die Lexik der pädiatrischen Palliative Care unterscheidet sich nicht signifikant von anderen Bereichen der Palliativmedizin. Ziel ist auch hier optimale Lebensqualität des Patienten, wobei Familie und Angehörige noch stärker einbezogen werden.

Auch strukturell unterscheiden sich die Fachwortschätze dieser Phase von den vorhergehenden Korpuszeiträumen. Die Zahl der englischsprachigen Lehnwörter in den Keywords ist in dieser Phase am höchsten, insbesondere in den Bereichen ‚Methoden', ‚Paradigmen' und ‚Eigennamen' (*palliative, spiritual, supportive care, assessment, planning, therapy, pain, dignity, paediatrics, frailty, futility*). In der Regel werden diese Wörter aus der internationalen Forschung, insbesondere aus der traditionsgemäß fortschrittlichen englischsprachigen Palliativversorgung entlehnt, die in Bezug auf neue Begriffe prägend wirkt. In Fällen wie etwa *spiritual care* oder *dignity* wirkt die Palliativmedizin als „Mobilitätskanal" für englische Lexeme, die Eingang in die deutsche Fachsprache finden und schließlich auch in anderen Disziplinen, etwa Onkologie oder Geriatrie, adaptiert werden. Die Palliativmedizin stellt nun eine etablierte medizinische Disziplin dar, die mit ihren Begriffssystemen und ihrer spezifisch egalitären und kommunikationsbetonten Sicht auf die Beziehung zwischen Arzt und Patient ihrerseits Einfluss auf andere, mithin traditionellere Disziplinen entwickelt.

3.4 Reaktionsphase (2014–2019)

Der von uns als „Reaktionsphase" benannte Zeitabschnitt ist von einer expliziten Diskurspositionierung zu § 217 (Strafbarkeit der „Geschäftsmäßigen Förderung der Selbsttötung")[3] geprägt. Die die Gesetzesnovelle betreffenden Fragen bestimmen fortan weite Teile des Palliativdiskurses, sie sind nicht zuletzt an berufsständischen Fragen orientiert. Große Unsicherheit erfasst die Palliativmediziner und Palliativmedizinerinnen hinsichtlich diverser Fragen: Wie positioniert sich die Palliativmedizin als Fach zur Debatte? Welche Handlungen sind als Sterbehilfe zu werten? Ab wann ist eine Handlung als geschäftsmäßig (also als Handlung mit Wiederholungsabsicht) zu werten? Obwohl die kategorische Ablehnung der Sterbehilfe in der palliativmedizinischen Publikationskultur auch weiterhin einhellig vertreten wird, ergeben sich gewisse Interpretationsspielräume im Hinblick auf Unterlassungshandlungen, für die ein eigener reichhaltiger Wortschatz existiert: *Therapieverzicht, Therapiebegrenzung, Therapiezieländerung, Behandlungsbegrenzung, Sterbefasten, Freiwilliger Verzicht auf Nahrung und Flüssigkeit, Futility* und so fort. Die Frage, ob § 217 die Tätigkeit

---

3 „§ 217: IdF d. Art. 1 Nr. 2 G v. 3.12.2015 I 2177 mWv 10.12.2015 ist nach Maßgabe der Entscheidungsformel mit GG unvereinbar und nichtig gem. BVerfGE v. 26.2.2020 I 525–2 BvR 2347/15 u. a. Der Gesetzgeber kommt zu dem Schluss, dass „das allgemeine Persönlichkeitsrecht (Art. 2 Abs. 1 i.V.m. Art. 1 Abs. 1 GG) […] als Ausdruck persönlicher Autonomie ein Recht auf selbstbestimmtes Sterben [umfasse]."

von Palliativmedizinern einschränke und Mediziner unter Generalverdacht stelle, wird mindestens bis Anfang 2017 kontrovers diskutiert und schließlich zögerlich negativ beantwortet.

Durch die gesellschaftliche Debatte wird für die Palliativmedizin eine Diskurspositionierung nach außen notwendig. Die *Zeitschrift für Palliativmedizin* stellt das Debattenmedium nach innen dar, in dem unter Einbezug medizinethischer Normen Fragen erörtert werden, die die gesamte Fachkultur, ja den Berufsstand des Palliativmediziners per se betreffen. Gleichzeitig finden palliativmedizinische Vorstellungen auch in medizinethischen Texten zunehmend Gehör; Maßnahmen am Lebensende, Sterbehilfe und ihre rechtlichen Implikationen gehören seit 2015 zu den bestimmenden Themen in medizinethischen Fachpublikationen. Die häufigen Erwähnungen der Palliativmedizin in diesen medizinethischen Publikationen veranschaulichen den hohen Stellenwert der palliativmedizinischen Diskursposition in Bezug auf den Umgang mit Sterbehilfe. Die Stellungnahmen der „Deutschen Gesellschaft für Palliativmedizin" bleiben auch nicht auf den akademischen Kontext beschränkt, sondern werden öffentlichkeitswirksam publiziert und in Pressetexten rezipiert.

Die Reaktionsphase ist eine Zeit der zunehmenden Einbringung in gesellschaftlichen Debatten, aber auch eine der Selbstvergewisserung. So erfolgen immer wieder Rückblicke auf die eigene Fachgeschichte, die als geradliniger Entwicklungsprozess gezeichnet wird: der Entwicklung von einer personenzentrierten Keimzelle weniger Medizinerinnen und Mediziner mit enger Verbindung zum Hospizwesen als „Bürgerbewegung" über die gegenseitige Vernetzung und Entstehung einer Fachgesellschaft bis hin zur Etablierung und Verfestigung von institutionellen Strukturen. Die Palliativmedizin verfügt über ein ausgeprägtes Bewusstsein des eigenen „Disziplinencharakters". In vielen Texten wird den Textrezipienten die Entwicklung zur eigenständigen Disziplin bewusst gemacht, die historischen Wurzeln der Palliativmedizin ergründet. Ebenso ausgeprägt ist das Bewusstsein zukünftiger Herausforderungen für den Berufsstand des Palliativmediziners.

4 Diskussion und Fazit

Die vorliegende Analyse konnte den kaum überschaubaren Entwicklungsprozess der Palliativmedizin und ihrer Fachsprache auf Basis lexikalischer Muster nur kursorisch und überblicksartig behandeln. Diese Entwicklung ist linguistisch nicht nur auf der inhaltlichen Ebene der Lexik fassbar, sondern auch anhand einer zunehmenden Ausprägung von Fachtextmerkmalen, insbesondere in der Struktur der Texte. Gleichzeitig avanciert die Palliativmedizin in Bezug auf Fragen des Lebensendes zu einer zentralen diskursiven Instanz, deren Position auch in den deutschen Printmedien Gewicht besitzt. Die Analyse vermittelt das Bild einer jungen, sich entwickelnden, im wörtlichen Sinne selbst-bewussten, sich aber zunächst selbst bewusstwerdenden Fachkultur, die sich als Querschnittsdisziplin in einem Feld bestehender Disziplinen behaupten muss. Dabei stützen sich die Vertreter der Palliativmedizin auf neue, zum Teil grundlegend unterschiedliche Vorstellungen: So kommt der Kommunikation ein größerer Stellenwert zu, Selbstbestimmung und Patienteninformation dringen in den Vordergrund, ein egalitäres Arzt-Patienten-Verhältnis wird zum Ideal der Disziplin erhoben. Letztlich gelingt der Erwerb einer festen Position der Palliativmedizin im Feld der Humanmedizin durch das Besetzen von Nischen und das Verfolgen neuer Ansätze – insbesondere im Bereich sozialer Interaktionen.

Gleichzeitig besitzt die hier vorgestellte Analyse auch methodische Implikationen: Der Einbezug großer Datenmengen ermöglicht es, die Entstehung und Ausdifferenzierung der Palliativmedizin diskurslinguistisch zu beschreiben und wissenschaftliche Theorie- und Handlungsprofile des Faches im Wandel der Zeit zu erfassen. Keyword-Analysen in Verbindung mit qualitativen Methoden helfen dabei, die Grundstrukturen einer Fachkultur auf Basis lexikalischen Materials fassbar zu machen.

Literatur

Baker, Paul (2004): Querying keywords: Questions of difference, frequency, and sense in keywords analysis. *Journal of English Linguistics* 32 (4), 346–359.

Baker, Paul & Costas Gabrielatos (2008): Fleeing, Sneaking, Flooding. A Corpus Analysis of Discursive Constructions of Refugees and Asylum Seekers in the UK Press, 1996–2005. *Journal of English Linguistics* 36 (5), 5–38.

Baker, Paul, Costas Gabrielatos & Tony McEnery (2013): *Discourse analysis and media attitudes: The representation of Islam in the British press*. Cambridge: Cambridge University Press.

Bluhm, Claudia, Dirk Deissler, Joachim Scharloth & Anja Stukenbrock (2000): Linguistische Diskursanalyse. Überblick, Probleme, Perspektiven. *Sprache und Literatur in Wissenschaft und Unterricht* 86, 3–19.

Brezina, Vaclav (2018): *Statistics in Corpus Linguistics. A Practical Guide*. Cambridge: Cambridge University Press.

Brookes, Gavin & Tony McEnery (2019): The utility of topic modelling for discourse studies. *Discourse Studies* 21 (1), 3–21.

Busch-Lauer, Ines-Andrea (2001): *Fachtexte im Kontrast. Eine linguistische Analyse zu den Kommunikationsbereichen Medizin und Linguistik*. Frankfurt a.M.: Peter Lang.

Craig, Finella (2007): IMPaCCT. Standards for paediatric palliative care in Europe. *Eur J Pall Care* 14 (3),109–114. doi: 10.1007/s10482-008-0690-4.
Dornseiff, Franz (2004): *Der deutsche Wortschatz nach Sachgruppen.* 8., vollst. neubearb. u. mit einem alphabet. Zugriffsreg. vers. Aufl. / von Uwe Quasthoff. Berlin: De Gruyter.
Dunning, Ted (1993): Accurate methods for the statistics of surprise and coincidence. *Computational Linguistics* 19 (1), 61–74.
Dykes, Natalie & Joachim Peters (2020): Reconstructing argumentation patterns in German newspaper articles on multidrug-resistant pathogens: A multi-measure keyword approach. *Journal of Corpora and Discourse Studies* (3), 51–74. http://doi.org/10.18573/jcads.35
Egbert, Jesse & Paul Baker (Hrsg. 2019): *Triangulating Corpus Methodological Approaches in Linguistic Research.* London: Routledge.
Evert, Stefan, Natalie Dykes & Joachim Peters (2018): A quantitative evaluation of keyword measures for corpus-based discourse analysis. *Corpora and Discourse International Conference.* Lancaster http://www.stefan-evert.de/PUB/EvertEtc2018_CAD_abstract.pdf.
Gabrielatos, Costas (2018): Keyness analysis. nature, metrics and techniques. In Taylor, Charlotte & Anna Marchi (Hrsg.): *Corpus Approaches to Discourse. A critical review*, 225–258. London: Routledge.
Hardie, Andrew (2012): CQPweb – combining power, flexibility and usability in a corpus analysis tool. *International Journal of Corpus Linguistics* 17 (3), 380–409.
Knuchel, Daniel (2019): ‚Old' AIDS – ‚New' AIDS in Der Spiegel? A corpus linguistic approach to conceptualisations of HIV/AIDS. In Alexandra Gross, Ramona Pech, Ivan Vlassenko (Hrsg.): HIV/AIDS. Interdisziplinäre Perspektiven, 95–114. Berlin: L T.
Koller, Veronika (2017): Critical discourse studies. In Bernadette Vine (Hrsg.): *The Routledge Handbook of Language in the Workplace* (Routledge Handbooks in Applied Linguistics), 27–39. Abingdon: Routledge.
Kuckartz, Udo (2016): *Qualitative Inhaltsanalyse. Methoden, Praxis, Computerunterstützung.* Weinheim, Basel: Beltz Juventa.
Kühtz, Stefan (2007): *Phraseologie und Formulierungsmuster in medizinischen Texten.* Tübingen: Narr.
Lindtner-Rudolph, Heide & Hubert J. Bardenheuer (2015): Sprache am Lebensende: Chancen und Risiken ärztlicher Gesprächsführung in der Palliativmedizin. In Albert Busch & Thomas Spranz-Fogasy (Hrsg.): *Handbuch Sprache in der Medizin* (Handbuch Sprache in der Medizin 11). Berlin u. a.: De Gruyter, 243–263.
Peters, Joachim, Maria Heckel, Christoph Ostgathe & Mechthild Habermann (2019): Sprache in Bewegung – Schlüsselbegriffe der Palliativmedizin im Wandel der Zeit. *Zeitschrift für Palliativmedizin* 20 (3), 125–131. https://dx.doi.org/10.1055/a-0873-4234
Potts, Amanda & Elena Semino (2017): Healthcare professionals' online use of violence metaphors for care at the end of life in the US: a corpus-based comparison with the UK. *Corpora* 12 (1), 55–84. https://doi.org/10.3366/cor.2017.0109
Proisl, Thomas & Peter Uhrig (2016): SoMaJo: State-of-the-art tokenization for German web and social media texts. In Paul Cook, Stefan Evert, Roland Schäfer & Egon Stemle (Hrsg.): *Proceedings of the 10th Web as Corpus Workshop.* Berlin: Association for Computational Linguistics, 57–62. https://aclanthology.org/W16-2607.pdf
Schmid, Helmut (1995): Improvements in Part-of-Speech Tagging with an Application to German. In Susan Armstrong, Kenneth Church, Pierre Isabelle, Sandra Manzi, Evelyne

Tzoukermann & David Yarowsky (Hrsg.): *Proceedings of the ACL SIGDAT-Workshop*. Dublin: Springer, 13–25.

Schuster, Britt Marie (2010): *Auf dem Weg zur Fachsprache. Sprachliche Professionalisierung in der psychiatrischen Schreibpraxis (1800–1939)* (Reihe Germanistische Linguistik 286). Berlin, New York: De Gruyter.

Semino, Elena, Zofia Demjen, Jane Demmen, Veronika Koller, Sheila Payne, Andrew Hardie & Paul Rayson (2017): The online use of Violence and Journey metaphors by patients with cancer, as compared with health professionals: a mixed methods study. *BMJ Supportive and Palliative Care* 7(1),60–66. https://doi.org/10.1136/bmjspcare-2014-000785.

Semino, Elena, Zofia Demjen, Andrew Hardie, Sheila Payne, & Paul Rayson (2018): *Metaphor, Cancer and the End of Life. A Corpus-based Study*. London: Routledge.

Sinclair, John (1991): *Corpus, Concordance, Collocation*. Oxford: Oxford University Press.

Spitzmüller, Jürgen & Ingo H. Warnke (2011): *Diskurslinguistik. Eine Einführung in Theorien und Methoden der transtextuellen Sprachanalyse*. Berlin, Boston: De Gruyter.

Taylor, Charlotte & Anna Marchi (Hrsg. 2018): *Corpus Approaches to Discourse*. London: Routledge. doi: 10.4324/9781315179346.

Warnke, Ingo H. & Jürgen Spitzmüller (Hrsg. 2008): *Methoden der Diskurslinguistik. Sprachwissenschaftliche Zugänge zur transtextuellen Ebene* (Linguistik – Impulse & Tendenzen 31). Berlin, Boston: De Gruyter. doi: https://doi.org/10.1515/9783110209372.

Weinreich, Cornelia (2010): *Das Textsortenspektrum im fachinternen Wissenstransfer. Untersuchung anhand von Fachzeitschriften der Medizin*. Berlin: De Gruyter.

Wiese, Ingrid (1984): *Fachsprache der Medizin. eine linguistische Analyse*. Leipzig: Enzyklopädie.

Wolfe, Joanne & Myra Bluebond-Langner (2020): Paediatric palliative care research has come of age. *Palliat Med* 34 (3), 259–261. doi: 10.1177/0269216320905029.

Anhang

Tab. 2: Beispiel für eine Liste positiver Keywords: Subkorpus Palliativ2015_2017 (Zielkorpus) im Abgleich mit Subkorpus Geriatrie2015_2017 (Referenzkorpus, Keyword top 40). Die Berechnung wurde mit LRC und Log Ratio (Signifikanzfilter 0.01%, LL-Schwellenwert = 37.32) durchgeführt; Mindestfrequenz = 3 für das Ziel- und Referenzkorpus.

	Type	Frequenz absolut ZK	Frequenz pMW ZK	Frequenz absolut RK	Frequenz pMW RK	Ausprägung	Log Ratio	Log Likelihood
1	Palliativstation	523	190.19	4	2.01	+	6.56	528.94
2	Hospizarbeit	521	189.47	5	2.52	+	6.23	519.01
3	Palliativversorgung	3539	1286.99	37	18.62	+	6.11	3504.31
4	DGP	356	129.46	4	2.01	+	6.01	350.3
5	SAPV	864	314.20	10	5.03	+	5.96	848.13
6	Hospiz	329	119.64	4	2.01	+	5.89	321.55
7	Praktikerin	281	102.19	4	2.01	+	5.67	270.59
8	Trauerbegleitung	275	100.01	4	2.01	+	5.63	264.23
9	komplementär	575	209.10	10	5.03	+	5.38	541.75
10	Palliativmedizinischen	501	182.19	9	4.53	+	5.33	470.2
11	komplementären	578	210.20	11	5.53	+	5.25	538.59

(fortgesetzt)

Tab. 2 (fortgesetzt)

	Type	Frequenz absolut ZK	Frequenz pMW ZK	Frequenz absolut RK	Frequenz pMW RK	Ausprägung	Log Ratio	Log Likelihood
12	Hospizkultur	151	54.91	3	1.51	+	5.19	139.92
13	heilbar	393	142.92	8	4.03	+	5.15	362.99
14	Trauernde	189	68.73	4	2.01	+	5.09	173.64
15	Kind	1188	68.37	94	2.01	+	5.09	172.59
16	Hospizdienste	176	64.00	4	2.01	+	4.99	160.06
17	Palliativpatient	937	195.29	53	6.54	+	4.9	483.76
18	Patientenwille	163	59.28	4	2.01	+	4.88	146.52
19	Trauerarbeit	120	43.64	3	1.51	+	4.85	107.55
20	Corbin	108	39.28	3	1.51	+	4.7	95.12
21	Palliativmedizinischer	251	91.28	7	3.52	+	4.7	220.92
22	Obstipation	178	64.73	5	2.52	+	4.69	156.47
23	Grounded Theory	640	232.74	18	9.06	+	4.68	562.52
24	Hospizbewegung	282	102.55	8	4.03	+	4.67	247.47
25	Cicely Saunders	140	50.91	4	2.01	+	4.66	122.7
26	Selbstbestimmung	105	38.18	3	1.51	+	4.66	92.02

27	Tötung	277	100.73	8	4.03	+	4.65	242.31
28	Lebensqualität	103	37.46	3	1.51	+	4.63	89.96
29	schwerkrank	166	60.37	5	2.52	+	4.58	144.11
30	SOP	99	36.00	3	1.51	+	4.58	85.85
31	Hospizdienst	96	34.91	3	1.51	+	4.53	82.76
32	Palliativmediziner	159	57.82	5	2.52	+	4.52	136.91
33	Atemnot	889	323.29	28	14.09	+	4.52	765.37
34	Verstopfung	92	33.46	3	1.51	+	4.47	78.66
35	StGB[4]	152	55.28	5	2.52	+	4.46	129.74

---

[4] Strafgesetzbuch.

Yvonne Ilg
Medizinische Terminologie im öffentlichen Diskurs
Konjunkturen und Veränderungen von *Schizophrenie*

Abstract: Der psychiatrische Terminus *Schizophrenie* hat seit seiner Prägung 1908 durch den Schweizer Psychiater Eugen Bleuler erstaunliche Veränderungen erfahren. Neben der Diagnostizierung eines spezifischen Krankheitsbildes dient der Fachterminus heute auch der gemeinsprachlichen Bezeichnung und Bewertung widersprüchlicher Umstände und wird als diffamierendes Schimpfwort eingesetzt. Dieser Entwicklung wird im Beitrag mittels quantitativ-korpuslinguistischer und qualitativer Analysen unter Einbezug relevanter soziokultureller Kontexte nachgegangen. Untersuchungsgrundlage ist ein Korpus zum öffentlichen Diskurs für die Jahre 1908 bis 2009. Dabei wird auch diskutiert, welchen Beitrag die Sprachwissenschaft zu aktuellen psychiatrischen Debatten über die Ersetzung bzw. Umbenennung des Krankheitskonzepts ‚Schizophrenie' leisten kann

Keywords: Schizophrenie, Linguistik und Medizin, Psychiatrie, Öffentlicher Diskurs, Korpuslinguistik

1 Einleitung

„Und jetzt ist also schizophren beliebt", klagt der Zürcher Psychiatrieprofessor Jakob Wyrsch am 17. März 1972 in einem Leserbrief in der *Neuen Zürcher Zeitung* (Wyrsch 1972: 23). Anlass ist eine in derselben Zeitung wenige Tage zuvor zitierte übertragene Verwendung von *schizophren* als negatives Bewertungsadjektiv im Schweizer Parlament (vgl. Wyrsch 1972: 23; [o. A.] 1972: 22). Wyrsch ärgert sich darüber, dass es „leider das Schicksal der Psychopathologie [ist], daß ihre Fachausdrücke so gerne benützt werden, damit man sich gegenseitig mit Gelehrsamkeit beschimpfen kann" (Wyrsch 1972: 23). Früher sei es *hysterisch* gewesen, dann *Neurasthenie*, *Komplex* und *Psychopath* – „[u]nd jetzt ist also schizophren beliebt" (Wyrsch 1972: 23). Dabei, so fährt Wyrsch (1972: 23) fort, gäbe es „[d]eutsche Worte [...], die genau und scharf das aussagen, was dort im Nationalratssaal wohl gemeint war [...]. Aber man [...] nimmt den auf der Straße liegenden Fachausdruck."

Yvonne Ilg, Universität Zürich, Deutsches Seminar, yvonne.ilg@ds.uzh.ch

 Open Access. © 2021 Yvonne Ilg, publiziert von De Gruyter. [CC BY-NC-ND] Dieses Werk ist lizenziert unter einer Creative Commons Namensnennung - Nicht-kommerziell - Keine Bearbeitung 4.0 International Lizenz.
https://doi.org/10.1515/9783110688696-013

Der zugehörige Fachausdruck *Schizophrenie* wurde rund 65 Jahre zuvor, im Jahr 1908, vom Zürcher Psychiater Eugen Bleuler geprägt, der damit den Vorschlag *Dementia praecox* seines deutschen Kollegen Emil Kraepelin ersetzte (vgl. Bleuler 1908). Die auf dem Griechischen basierende Neubildung *Schizophrenie* (übersetzt etwa ‚Spaltung des Bewusstseins') hat sich in der Folge nach anfänglichen Schwierigkeiten (vgl. Bernet 2013: 21) im deutschsprachigen und internationalen Fachdiskurs etabliert und ist auch heute noch fest in der institutionellen Nomenklatur verankert (vgl. ICD-10: F20). Zugleich ist das zugehörige terminologische Feld, wie von Jakob Wyrsch 1972 bemängelt, heute auch in übertragener Verwendung lexikalisiert, zur Bezeichnung und Bewertung von Widersprüchlichem und als diffamierendes Schimpfwort. Dass dies wiederum Auswirkungen auf von der Diagnose Betroffene und damit auf die medizinische Praxis hat, darauf verweisen insbesondere seit den 1990er und 2000er Jahren Patient*innen-Organisationen und Psychiater*innen, wenn sie entsprechende Verwendungen als diskriminierend ablehnen (vgl. z. B. Schmutz 2012: 10; Finzen 1996: 26–34).

Diese hier skizzierte Verwendung und Veränderung des psychiatrischfachsprachlichen Terminus *Schizophrenie* und seiner Ableitungen im öffentlichen Diskurs, in alltags- bzw. gemeinsprachlichen Kontexten sind Thema des vorliegenden Beitrages.[1] Auf der Basis eines diachronen Korpus werden Konjunkturen und Veränderungen des Fachterminus im Laufe des 20. und 21. Jahrhunderts nachgezeichnet und deren fach(sprach)liche Konsequenzen in den Blick genommen.

2 Datengrundlage

Als Datengrundlage dienen Texte des öffentlichen Diskurses, Artikel aus Tageszeitungen sowie Protokolle öffentlicher Parlamentsdebatten, aus dem deutschen und deutschschweizerischen Sprachraum aus den Jahren 1908 bis 2009.[2] In

---

[1] Der Beitrag basiert auf Ilg (i. V.). Die Studie ist Teil des SNF-Projekts „*Schizophrenie*": *Rezeption, Bedeutungswandel und Kritik eines Begriffes im 20. Jahrhundert* und wurde vom Forschungskredit der Universität Zürich, der Janggen-Pöhn-Stiftung und der FAZIT-Stiftung unterstützt.

[2] Systematisch in die Untersuchung einbezogen wurden: *Berner Landeszeitung BL* (für die Jahre 1908–22), *Vossische Zeitung Voss* (1918–34), *Neue Zürcher Zeitung NZZ* (1908–2009), *Schaffhauser Nachrichten ShN* (1908–2009), *Frankfurter Allgemeine Zeitung FAZ* (1949–2009), *Neues Deutschland NeDeu* (1946–90); Protokolle der öffentlichen Debatten des Schweizer Parlaments PrCH (1908–2009), Plenarprotokolle des deutschen Bundestages PrD (1949–2009). Die

die Analyse einbezogen wurden dabei all jene Texte, die mindestens an einer Stelle die Buchstabenfolge <schizo> enthalten, sofern das zugehörige Lexem mit dem hier interessierenden Fachvokabular in Zusammenhang steht. Insgesamt handelt es sich um 13'769 Belege in 8'593 Texten. Für die Jahre 1950 bis 2009 wurden die Texte zusätzlich mit dem *TreeTagger* (Schmid 1999) lemmatisiert und nach dem STTS-Tagset mit Wortarten annotiert. Dieses Teilkorpus umfasst 52'411'519 Token.[3] Als Analysetool wurde die *IMS Open Corpus Workbench* (Hardie 2012) verwendet.

3 Frühe Verwendungskontexte von *Schizophrenie* im öffentlichen Diskurs

Bevor ein medizinischer Terminus in der Alltags- bzw. Gemeinsprache verändert werden kann, muss er Sprachbenutzer*innen außerhalb des fachkommunikativen Kontexts überhaupt erst zugänglich werden. Eine wichtige Rolle in zugehörigen Prozessen des Wissenstransfers und der Wissenszirkulation spielen der öffentliche Diskurs und dort insbesondere massenmediale Publikationen (vgl. z. B. Jung 1999; Stenschke 2004: 46–50). Mit Blick auf die ersten Dekaden des 20. Jahrhunderts soll deshalb im Folgenden zunächst gefragt werden, in welchen größeren thematischen Zusammenhängen und zu welchen Anlässen der neue Diagnoseterminus *Schizophrenie* und seine Ableitungen in den ersten Jahrzehnten im öffentlichen Diskurs verwendet werden (vgl. auch Ilg 2016: 45).

Verwendungskontext Psychiatrie

Ein zentraler Verwendungskontext der anfänglich noch sehr seltenen Belege von *Schizophrenie* und zugehörigen Ableitungen sind in den untersuchten Quellen psychiatrisch-fachliche Themen im engeren Sinn. Anlässe dazu sind wissenschaftliche Vorträge und Tagungen, Buchpublikationen und, insbesondere

---

Erhebung der Daten wurde unterstützt vom SNF-Projekt „*Schizophrenie*" und der Gruppe *Semtracks*. Ihnen danke ich herzlich.
3 Für ausführliche methodische Überlegungen bezüglich Zusammenstellung und Aussagekraft der Datengrundlage vgl. Ilg (i. V.).

in den untersuchten Schweizer Publikationen, akademische Graduierungsriten wie Promotionen, Antritts- und Abschiedsvorlesungen, über die hauptsächlich in den Qualitätszeitungen berichtet wird. Bei den Texten handelt es sich häufig um längere Artikel, ausführliche Berichte und Besprechungen, in denen das neue Fachvokabular im Kontext vielfältiger psychiatrischer Themen – häufig auch nur in einer Nebenbemerkung – verwendet wird.[4] Teilweise handelt es sich aber auch um kürzere Texte, um Kurzmeldungen und Veranstaltungshinweise, in denen die neue Terminologie in den Quellen auftritt. Beispiele für letzteres sind etwa summarische Meldungen zu abgeschlossenen Dissertationen wie in (1), einem frühen Beleg von 1919 in der *NZZ*, oder Ankündigungen von wissenschaftlichen Tagungen, wie in (2), einem Beleg aus der Berliner *Vossischen Zeitung* von 1926:

(1) Universität Zürich. Die Doktorwürde wurde verliehen [...] [v]on der medizinischen Fakultät: Fräulein Louise Rämi aus Zürich, Dissertation. Die Dauer der Anstaltsbehandlung der **Schizophrenen**. (NZZ, 27.05.1919, [o. A.], Lokales, Universität Zürich)[5]

(2) Psychiater-Tagung. Der Deutsche Verein für Psychiatrie hält seine Jahresversammlung am 21. und 22. April 1927 in Wien als [sic]. Als Referate sind vorgesehen: „Psychologie der **Schizophrenie**" (Gruhle – Heidelberg und Berze – Wien), „Psychopathenfürsorge" (Mönkemöller – Hildesheim) und „Der ärztliche Nachwuchs in den öffentlichen Irrenanstalten" (Mercklin). (Voss, 17.12.1926, [o. A.], Unterhaltungsblatt, Kunst, Wissenschaft, Literatur, Psychiater-Tagung)

Die erwähnten Belege und Anlässe verweisen alle auf Situationen, in denen das neue, von Eugen Bleuler geprägte fachsprachliche Vokabular im Rahmen einer breiteren Öffentlichkeit verwendet und auf diese Weise über den wissenschaftlichen und klinischen Kommunikationsraum hinaus einem größeren Personenkreis zugänglich gemacht wird. Die entsprechenden Zeitungstexte vergrößern

---

4 Vgl. für ausführliche Berichte zu Tagungen z. B.: Voss, 22.09.1927, Dr. Klare, Unterhaltungsblatt, Die Psychiater in Wien. Schizophrenie – Strafrecht – Neurologie zur Tagung des Deutschen Vereins für Psychiatrie und der Gesellschaft der Nervenärzte; NZZ, 07.12.1930, mm, V. Kongreß für Heilpädagogik in Köln der deutschen Gesellschaft für Heilpädagogik. Zu Buchpublikationen: 12.07.1930, Heinrich Mühsam, Unterhaltungsblatt, Geniale Menschen. Ernst Kretschmers Buch; NZZ, 22.07.1923, J. W., Körperbau und Charakter. Anmerkungen zu einem Buche. Zu einer Antrittsvorlesung: NZZ, 16.02.1928, –lsch., Feuilleton, Psychiatrie und Psychotherapie.
5 Wenn nicht anders vermerkt, stammen die Hervorhebungen in den Belegbeispielen in fetter Schrift von mir.

den Kreis der Rezipient*innen dabei nochmals und fungieren hinsichtlich der Verbreitung des neuen Fachvokabulars als zusätzliche Multiplikatoren.

Verwendungskontext Justiz

Neben psychiatrisch-fachlichen Kontexten im engeren Sinn wird das psychiatrische Vokabular aber auch häufig im Kontext des Justizwesens verwendet. In den Tageszeitungen ist die Gerichtsberichterstattung ein häufiger Kontext der Termini, wie z. B. in den Belegen (3) und (4) aus der *NZZ* und den *Schaffhauser Nachrichten*:

(3) Ueber den Lustmörder Schmid gibt eine Darstellung der Anstaltsleitung von Königsfelden folgendes Bild: [...] Im Januar 1927 ist er dann auf Grund eines psychiatrischen Gutachtens durch Gerichtsbeschluß wegen Geisteskrankheit (**Schizophrenie**) unter Vormundschaft gestellt worden. (NZZ, 17.08.1932, [o. A.], Unglücksfälle und Verbrechen. Der Lustmörder Schmid)

(4) Am Ende der Sitzung wurde das psychiatrische Gutachten verlesen, das zum Schlusse kommt: „Felber ist ein erblich belasteter **schizoider** Psychopath, leicht vermindert zurechnungsfähig." (ShN, 11.08.1936, [o. A.], Mordprozess Felber)

Psychiatrische Gutachten zeigen sich dabei als wichtiges Transportmittel der neuen Fachterminologie in außerpsychiatrische Kommunikationskontexte (vgl. auch Schuster 1999: 186). In der Lokalzeitung *Schaffhauser Nachrichten*, in der psychiatrisch-fachliche Inhalte im engeren Sinn fast gänzlich fehlen, ist die Gerichtsberichterstattung sogar nahezu der einzige Kontext, in dem die Leser*innen den verhältnismäßig neuen Fachtermini in den frühen Jahrzehnten des 20. Jahrhunderts überhaupt begegnen. Und auch in den untersuchten Parlamentsprotokollen sind Gerichtsfälle die ersten Anlässe zur (dort noch ausgesprochen seltenen) Verwendung des psychiatrischen Fachvokabulars. Meist handelt es sich um Fälle vor dem Versicherungsgericht, die allfällige Zusammenhänge von Militärdienst und Schizophrenie verhandeln.[6]

Zum hier weit gefassten Kontext der Justiz gehört schließlich auch das im Juli 1933 verabschiedete NS-*Gesetz zur Verhütung erbkranken Nachwuchses*, das verheerende Folgen nach sich zog (vgl. u. a. Brink 2010: 278–286) und Schizophrenie in den Katalog der zu verhütenden erblichen Krankheiten mit einschloss.

---

6 Vgl. z. B. PrCH: Nationalrat, Herbstsession, 03. Sitzung, 27.09.1923, S. 559; Nationalrat, Herbstsession, 06. Sitzung, 28.09.1925, S. 676.

Ein entsprechender Beleg ist das Beispiel (5) aus dem Jahr 1933 aus der *Vossischen Zeitung*:

(5) Auf die neun Krankheiten, die das Gesetz als Erbkrankheiten aufzählt, verteilt sich diese Zahl [der Erbkranken, die innerhalb kurzer Zeit zu sterilisieren sind] etwa folgendermaßen:
Angeborener Schwachsinn 200 000
Schizophrenie 80 000
Manisch-depressives Irresein ... 20 000
[...]   ------------
            410 600
(Voss, 21.12.1933, [o. A.], Unterhaltungsblatt, 400 000 Erbkranke sterilisiert)

Entsprechende Belege im Zusammenhang mit dem NS-Gesetz verweisen dabei auch auf den Einfluss spezifischer politischer Konstellationen und Kontexte für die Verbreitung fachsprachlicher Terminologie. Dass dabei häufig wiederholte syntaktische Einreihungen von *Schizophrenie, Schizophrene, schizophren* und weiteren Ableitungen mit zu verhindernden Erbkrankheiten wie in (5) und Kontextualisierungen in der Beschreibung verurteilter Verbrecher wie in (3) und (4) die Ausdrücke nachhaltig verändern, ist anzunehmen.

Verwendungskontext Kunst

Ein dritter wichtiger Kontext des neuen Fachvokabulars in den ersten Dekaden des 20. Jahrhunderts im öffentlichen Diskurs ist schließlich die Kunst (vgl. auch Bernet 2013: 11). Eingebettet in einen breiteren „Genie und Wahnsinn"-Diskurs interessierte sich die zeitgenössische Psychiatrie bereits lange vor Bleuler für „den genialen Künstler" (vgl. z. B. Gockel 2010: 1–103) und in diesem Zuge für Verbindungen des Krankheitsbildes Schizophrenie und der Kunst. Eine in hohem Maße öffentlichkeitswirksame Publikation hierzu ist die *Bildnerei der Geisteskranken* von 1922 des Psychiaters und Kunsthistorikers Hans Prinzhorn, in welcher dieser die Werke von Menschen mit Schizophrenie-Diagnose als besonders faszinierend einstuft (vgl. Prinzhorn 1922: 53). Genauso wie Prinzhorns Publikation und die zugehörige Heidelberger Sammlung sorgen auch die sogenannten Pathographien, etwa die berühmte Schrift *Strindberg und van Gogh. Versuch einer pathographischen Analyse unter vergleichender Heranziehung von Swedenborg und Hölderlin* des Psychiaters Karl Jaspers von 1922 (vgl. Jaspers 1922), zeitgenössisch für viel Publizität. Auch in den hier untersuchten Quellen finden sich diverse Berichte, Rezensionen und weitere Artikel zur Thematik.[7] Die große öffentliche Resonanz der Werke trägt mit zur Verfestigung „des schizophrenen Künstlers" als typischer Figur im gesellschaftlichen Gedächtnis bei (vgl. auch Gockel 2010: 13).

Bei vielen der insgesamt 522 Belege (in total 307 Texten) zu *Schizophrenie, schizophren, schizoid* etc. aus der ersten Hälfte des 20. Jahrhunderts (vgl. Ilg i. V. für die genaue Anzahl Belege und Texte pro Jahr) handelt es sich um eine „unsystematische Vermittlung" im Sinne Jungs (1999: 196): Das Fachvokabular wird in den Texten des öffentlichen Diskurses häufig nicht weiter erklärt, von den Rezipient*innen wird es quasi „nebenbei ‚aufgeschnappt'" (Jung 1999: 196) und die Bedeutung muss aus dem Kontext erschlossen werden. Dabei ist anzunehmen, dass der entsprechende Entterminologisierungsprozess nachhaltige semantische Veränderungen mit sich bringt, hin zu einer im Vergleich zur ursprünglichen Bedeutung weniger differenzierten Denotation und zu veränderten Konnotationen (vgl. auch Meyer & Mackintosh 2000: 113–114). Insbesondere die beschriebenen Verwendungskontexte der Justiz und Kunst führen dabei zu Attributen und zugehörigen deontischen Aufladungen (vgl. Hermanns 2012 [1995]: 150–151) der Gefährlichkeit, Gewalttätigkeit, aber auch der (u. a. künstlerischen) Genialität von *Schizophrenie* bzw. von Menschen mit einer Schizophrenie-Diagnose, welche die psychiatrischen Termini lange begleiten (vgl. hierzu u. a. Holzinger, Angermeyer & Matschinger 1998; Gaebel, Baumann & Witte 2002).

Im Vergleich zu den folgenden Dekaden der zweiten Jahrhunderthälfte und des 21. Jahrhunderts sind die frühen Belege zum untersuchten terminologischen Feld jedoch noch selten und auch die lexikalische Varianz innerhalb des Feldes ist im untersuchten Korpus noch verhältnismäßig gering.[8]

---

7 Vgl. u. a. NZZ, 17.09.1922, Prof. Dr. Kurt Glaser, Bildnerei der Geisteskranken; Voss, 03.06.1923, Dr. Karl Birnbaum, Die schöpferische Psychose; NZZ, 25.06.1922, Rudolf K. Goldschmit, Feuilleton, Von Strindberg und van Gogh; Voss: 26.05.1926, Ludwig Marcuse, Unterhaltungsblatt, Denker der Zeit. Karl Jaspers.
8 Vgl. für diese Einschätzung die zugehörigen Auszählungen sowie eine zusätzlich hinzugezogene Analyse in den DWDS-Kernkorpora in Ilg (i. V.). Das hier untersuchte Korpus für die Jahre 1950 bis 2009 umfasst insgesamt 13'247 Belege in 8'286 Texten.

4 Konjunkturen und Veränderungen von *Schizophrenie* im öffentlichen Diskurs

Deutliche Veränderungen von *Schizophrenie* und den zugehörigen Ableitungen sind im Korpus in der zweiten Hälfte des 20. Jahrhunderts zu beobachten, was im Folgenden ausgehend von primär quantitativen Analysen gezeigt werden soll.

4.1 Gebrauchsfrequenz, Lexemverteilung und Produktivität

Einen ersten Einblick in Veränderungen von Verwendungsweisen gibt die Untersuchung der Gebrauchsfrequenz (vgl. für das Folgende auch Maatz & Ilg 2020; Ilg & Maatz 2015: 75–77). In den nachfolgenden Abb. 1 und 2 ist für ausgewählte Publikationen die Anzahl aller Texte (d. h. Artikel, Protokolle etc.) mit mindestens einem Beleg zum Konfix *schizo-* in Relation zur Gesamtzahl aller in der jeweiligen Publikation erschienenen Texte pro Jahr und pro 100 Texte dargestellt. In Abb. 1 sind es die Angaben für die *Frankfurter Allgemeine Zeitung* (vgl. Maatz & Ilg 2020), ein deutsches Leitmedium mit internationaler Reichweite, und für die Deutschschweizer Lokalzeitung *Schaffhauser Nachrichten*.

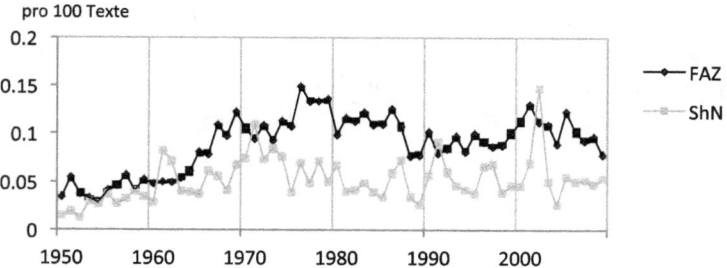

Abb. 1: Gebrauchsfrequenz zum Konfix *schizo-*, *Frankfurter Allgemeine Zeitung* (Maatz & Ilg 2020) und *Schaffhauser Nachrichten*, 1950–2009.

Ergänzend dazu sind in Abb. 2 die vergleichbaren Angaben für die Protokolle der Plenardebatten des deutschen Bundestages (PrD) (vgl. Ilg & Maatz 2015: 76) und jene der öffentlichen Debatten des Schweizer Parlaments (PrCH) dargestellt.

In all diesen unterschiedlichen Publikationen, der Qualitäts- und Lokalzeitung sowie den Parlamentsprotokollen, aus den beiden Sprachregionen der Deutschschweiz und der Bundesrepublik ist – wie von Jakob Wyrsch im eingangs zitierten *NZZ*-Leserbrief zeitgenössisch bemerkt – ein deutlicher Anstieg und Höhepunkt der Gebrauchsfrequenz zum Lexemfeld *Schizophrenie* in den

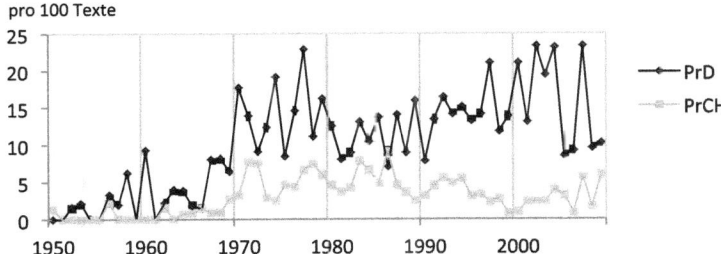

Abb. 2: Gebrauchsfrequenz zum Konfix *schizo-*, Protokolle der Plenardebatten des Bundestages (Ilg & Maatz 2015: 76) und der öffentlichen Debatten des Schweizer Parlaments, 1950–2009.

1970er Jahren zu sehen. Während in den Protokollen der Bundestagsdebatten die Frequenz in den 1990er und 2000er Jahren erneut ansteigt, flacht sie in den restlichen Publikationen nach den 1970er Jahren allmählich wieder ab, bleibt aber dennoch höher als in den 1950er Jahren und davor.

In dieser Hochkonjunktur lassen sich zudem nachhaltige Veränderungen in der Verteilung der einzelnen Lexeme innerhalb des Feldes erkennen. Exemplarisch dazu ist in Abb. 3 die Verteilung der drei zentralen Lexeme, des Diagnosenamens *Schizophrenie*, des davon abgeleiteten Adjektivs *schizophren* und des substantivierten Adjektivs *(der/die/das) Schizophrene*, in Relation zu allen ermittelten *schizo*-Belegen in der *FAZ* abgebildet (vgl. Maatz & Ilg 2020).

Wie die Abbildung zeigt, ist der Diagnosename *Schizophrenie* über die gesamte Zeit das häufigste Lexem, die Substantivierung *Schizophrene* das seltenste der drei. In den 1970er Jahren ist dabei eine deutliche Steigerung der relativen Frequenz des Adjektivs und von dessen Substantivierung zu erkennen: Jene grammatischen Formen, die Eigenschaften übertragen und Personen bezeichnen, werden im Vergleich zum Diagnosenamen häufiger. Die relative Frequenz

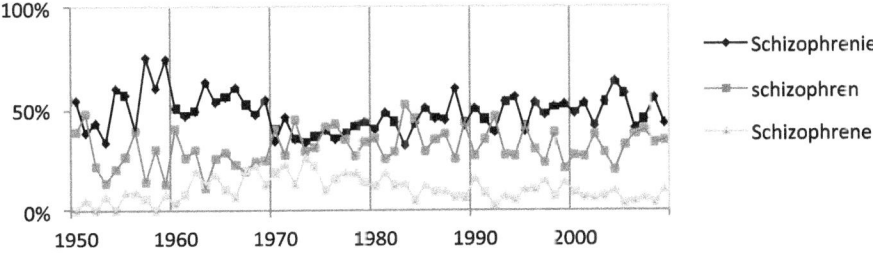

Abb. 3: Prozentuale Verteilung der Lexeme *Schizophrenie*, *schizophren* und *Schizophrene* in der *FAZ*, 1950–2009 (Maatz & Ilg 2020).

des Adjektivs bleibt auch in den Folgejahrzehnten erhöht, die Substantivierung *Schizophrene* verliert ab den 1980er/1990er Jahren an Bedeutung. – Die geschilderten Entwicklungen zeigen sich dabei auch in den meisten anderen untersuchten Publikationen (vgl. Maatz & Ilg 2020; Ilg & Maatz 2015: 77; Ilg i. V.).

Schließlich sind in der betrachteten Zeitspanne auch Veränderungen in der lexikalischen Varianz des Wortfeldes zu beobachten. In Abb. 4 ist dazu die Entwicklung der Anzahl Types zum Wortfeld *schizo-* von 1950 bis 2009 nach Dekade und Publikation sortiert aufgeführt.

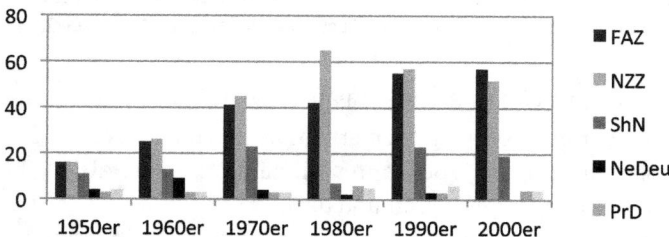

Abb. 4: Anzahl Types zum Wortfeld *schizo-* nach Dekade und Publikation, 1950–2009.

Wie die Abbildung zeigt, steigt in den 1960er und 1970er Jahren auch die Produktivität und damit die Varianz des Wortfeldes, insbesondere in den Tageszeitungen. Im Korpus sind vermehrt Okkasionalismen und Neubildungen beobachtbar, die auf eine verstärkte gemeinsprachliche Integration des Fachvokabulars hindeuten.[9] Dazu gehören insbesondere substantivische Determinativkomposita mit *Schizophrenie* als Erst- oder Zweitglied wie z. B. *Schizophrenieforschung*[10] und *Intellektuellen-Schizophrenie*[11] sowie weitere, auch explizit gemein- bzw. umgangssprachlich geprägte Ableitungen zum Konfix *schizo-* wie *Ober-Schizo*[12] oder *schizomäßig*[13].

---

9 Vgl. Ilg (i. V.) für eine detaillierte Auflistung und Analyse entsprechender Bildungen.
10 ShN, 11.01.1972, K., Region, Ein Kurs über moderne Medizinpsychologie.
11 FAZ, 17.09.1977, Friedrich-Carl Richard, Briefe an die Herausgeber, Der Journalisten Mitschuld.
12 FAZ, 06.06.1973, Feuilleton, Bilderflucht in die Bilderwelt. "Wechselstrom / Gleichstrom" von Heathcote Williams in Hamburg.
13 NZZ, 06.07.1986, [o. A.], [Inserate], Schauspielhaus Zürich. Roger Vitrac. VICTOR oder Die Kinder an der Macht.

4.2 Ausweitung der Verwendungskontexte

Zur näheren Betrachtung relevanter Diskurse und thematischer Kontexte von *Schizophrenie* im Zeitraum der 1970er Jahre sind nachfolgend in Tab. 1 die 20 signifikantesten substantivischen Kollokatoren zum Diagnosenamen *Schizophrenie* in den zu einem Teilkorpus zusammengefassten Zeitungstexten von 1970 bis 1979 aufgeführt (vgl. für das Folgende auch Ilg & Maatz 2015: 79–82).[14]

Tab. 1: Substantivische Kollokatoren zu *Schizophrenie* 1970–1979, Zeitungskorpus.

	Belege[15]	#	T	LLR		Belege	#	T	LLR
1	Diagnose	30	26	181.96	11	Entstehung	8	6	30.62
2	Depressionen	18	14	102.56	12	Verlauf	8	7	29.48
3	Sandy	12	12	99.82	13	Krankheit	13	12	28.86
4	Life	14	14	86.25	14	Psychosen	9	8	27.64
5	Mädchens	14	14	70.84	15	Ursachen	8	6	27.44
6	Krankheitsbild	8	8	49.89	16	Depression	6	6	26.18
7	Anzeichen	10	10	48.40	17	Literatur	14	7	25.36
8	Kunst	19	16	38.36	18	Erkrankungen	8	8	24.85
9	Symptome	10	8	36.76	19	Zusammenhang	11	10	22.18
10	Erkrankung	8	7	32.31	20	Sprache	13	11	21.70

Die Kollokatoren stehen einerseits im Zusammenhang mit dem psychiatrischen Kontext im engeren Sinn: *Diagnose, Depressionen, Krankheitsbild, Anzeichen, Symptome, Erkrankung, Entstehung, Verlauf, Krankheit, Psychosen, Ursachen, Depression* und *Erkrankungen* sind vor diesem Hintergrund zu lesen.

Darüber hinaus verweisen einige der Kollokatoren aber auch auf zusätzliche, in dieser Zeitphase neu relevant werdende Kontexte (vgl. zu einer diachro-

---

[14] Für die Berechnung der Kollokationen wurde ein Fenster von fünf Wörtern links und fünf Wörtern rechts des analysierten lemmatisierten Lexems festgelegt. Als statistisches Hilfsmittel dient der Log-Likelihood-Test, es gilt ein Signifikanzniveau von p ≤ 0.001. Für eine methodische Diskussion der Vorgehensweise und Aussagekraft der Kollokationen/des Teilkorpus vgl. Ilg (i. V.).
[15] Angegeben in der Tabelle sind die absolute Zahl der Kollokationen (#), die Anzahl Texte (T), in denen sie vorkommen, und der Wert der *Log-Likelihood-Ratio* (LLR).

nen Übersicht Ilg i. V.): *Sandy*, *Life* und *Mädchens* sind in den Zeitungen abgedruckten Filmbesprechungen und Kinoprogrammen zum Film *Family Life* (Kenneth Loach, GB 1971) geschuldet, der eine Geschichte über „[d]ie Schizophrenie eines jungen Mädchens"[16] erzählt. Im Korpus finden sich in diesem Zeitraum verschiedene weitere Referenzen auf Kino- und Fernsehfilme, die Menschen mit einer Schizophrenie-Diagnose in den Mittelpunkt stellen.[17] Darüber hinaus werden bereits in den 1920er Jahren sichtbare Kontexte wieder neu relevant und Bezüge zwischen *Literatur, Sprache, Kunst* und Schizophrenie in den Fokus gerückt.[18]

Geradezu idealtypisch für solche in den 1970er Jahren virulent werdende, über die Psychiatrie hinausgehende Inbezugsetzungen, Kontexte und Verbindungen des psychiatrischen Vokabulars steht der Kollokator *Zusammenhang*. Thema ist nun beispielsweise der „Zusammenhang von Schizophrenie und Sprache, von geistiger Abnormität und poetischer Produktion",[19] der „Zusammenhang von Industriegesellschaft, Schizophrenie und Literatur"[20] und der „Zusammenhang zwischen Symptomen der Schizophrenie mit kulturellen Entwicklungen"[21] – genauso aber auch der medizinisch verortete „Zusammenhang von Depressionen und Schizophrenien mit dem Hirnstoffwechsel".[22]

---

16 NZZ, 04.03.1973, [o. A.], Stadt Zürich, Filmspiegel am Wochenende.
17 Vgl. z. B. zu *I Never Promised you a Rosegarden* (Anthony Page, USA 1977): FAZ, 22.02.1979, Katharina Hegewisch, Feuilleton, Aus dem Reich der Yrie; zu *Das Leben des schizophrenen Dichters Alexander März* (Vojtěch Jasný, D 1975): NZZ, 28./29.06.1975, yvh., Radio und Fernsehen, Blick auf den Bildschirm. Thema Schizophrenie.
18 Die Kollokatoren *Literatur, Sprache* und *Kunst* sind mehrheitlich auf Titel von Büchern und kürzeren Texten zur Thematik zurückzuführen, die in den untersuchten Quellen rezipiert bzw. abgedruckt werden. Dazu gehören *Schizophrenie und Kunst* (1965) und *Schizophrenie und Sprache* (1966) von Leo Navratil, *Schizophrenie der Kunst* (1971) von Walter Vogt und *Literatur und Schizophrenie. Theorie und Interpretation eines Grenzgebiets* (1977) von Winfried Kudszus. Für entsprechende Belege vgl. z. B. NZZ, 16.01.1979, Walter Vogt, Feuilleton, Provoziertes Gespräch. Leo Navratil: „Gespräche mit Schizophrenen"; FAZ, 08.02.1978, Josef Quack, Feuilleton, Operation gegen Bürgerinitiativen. Der Roman „Schizogorsk" von Walter Vogt; FAZ, 30.01.1978, Feuilleton, Eberhard Hübner, Dialog mit dem Wahnsinn? Eine Aufsatzsammlung über „Literatur und Schizophrenie".
19 FAZ, 30.10.1976, [o. A.], Bilder und Zeiten, Langsam scheiden. Gerhard Roth besucht den Dichter Alexander H.
20 FAZ, 16.06.1972, Marianne Kesting, Bilder und Zeiten, Literatur und Schizophrenie. Ronald D. Laing: „Das geteilte Selbst".
21 FAZ, 07.03.1975, Mario Erdheim, Feuilleton, Wie Wahnsinn und Kultur zusammenhängen. Georges Devereux: „Normal und Anormal".
22 NZZ, 20.06.1979, Cécile Ernst, Forschung und Technik, Biologische Psychiatrie. Sind Depressionen und Schizophrenien Stoffwechselstörungen?

Parallel zu dieser Ausweitung der Verwendungskontexte über den medizinisch-psychiatrischen Bereich hinaus nimmt in den 1970er Jahren schließlich auch die Frequenz der nicht-psychiatrischen, übertragenen und häufig metaphorischen Lesart zu.²³ Verwendungsweisen von *Schizophrenie, schizophren* etc. zur Kritik z. B. politischer Verhältnisse oder zur Diffamierung eines Gegners werden nun häufiger. In den untersuchten Qualitätszeitungen *NZZ* und *FAZ* steigen die Frequenzen von ursprünglicher psychiatrischer und nicht-psychiatrischer übertragener Verwendungsweise in diesem Zeitraum dabei gleichermaßen an, in der Lokalzeitung *Schaffhauser Nachrichten*, in der genuin psychiatrisch-wissenschaftliche Inhalte seltener vertreten sind, macht die nicht-psychiatrische Verwendung in den 1970er Jahren gar die Mehrheit aller Belege aus. Und in den Parlamentsprotokollen der Schweiz und der BRD geht der Frequenzanstieg des Lexemfeldes (vgl. Abb. 2) nahezu ausschließlich auf die übertragene Lesart zurück.

4.3 Diskursiver Kontext

Die skizzierten Veränderungen auf unterschiedlichen sprachlichen Ebenen gehen mit einschneidenden gesellschaftlichen und fachlichen Umbrüchen einher. In der Geschichte der Psychiatrie fällt in diesen Zeitraum der endenden 1960er und der 1970er Jahre die sogenannte *Antipsychiatrie-Bewegung*.²⁴ Ausgehend von mehrheitlich englischsprachigen Psychiatern wurde in der auch im deutschsprachigen Raum rezipierten, heterogenen Bewegung die Psychiatrie und ihre bisherigen Praktiken radikal angeprangert. Das Krankheitsbild Schizophrenie diente dabei als zentrales Beispiel für die vorgebrachten Zweifel und wurde zum Sinnbild dafür, was in der Psychiatrie alles falsch lief. Während die radikalsten Kritiker, wie etwa Thomas Szasz (1979), Schizophrenie als erfundenes Krankheitsbild darlegten, war es für andere, wie etwa Ronald Laing oder Gilles Deleuze und Félix Guattari (1988 [1974]), das kapitalistisch-gesellschaftliche System, das die Krankheit hervorrief. *Der Schizophrene* wurde in diesem Zuge zu einem politischen Symbol, zur stilisierten Figur, die mit den krankmachenden Anforderungen des herrschenden gesellschaftlichen Systems nicht zu-

---

23 Die Vergleiche der Gebrauchsfrequenz von der psychiatrischen gegenüber der übertragenen Lesart beruhen auf einer manuellen Kategorisierung aller Belege anhand von Gebrauchskontexten. Vgl. dazu ausführlich Ilg (i. V.); Ilg (i. Dr.).
24 Vgl. für die nachfolgenden Überlegungen zur Antipsychiatrie-Bewegung und der dortigen Stellung des Krankheitsbildes Schizophrenie: Schmitt (2018, 313–356); Majerus (2008, 345–353; 2010); Woods (2011, 125–182); Maatz/Hoff (2016).

rande kommt (vgl. Woods 2011: 162). Kondensiert wurde die neue semantische Aufladung in der Kurzwortbildung *Schizo*, die Deleuze und Guattari (1988 [1974]) maßgeblich mitprägten und in den Fokus ihrer „Schizo-Analyse" stellten.

In der Zusammenschau mit den Analysen auf der sprachlichen Oberfläche in Kapitel 4.1 und 4.2 zeigt sich die Reflexion dieser in den Antipsychiatrie-Diskursen vorherrschenden Fokussierung auf das Krankheitsbild Schizophrenie, die vorgenommenen Inbezugsetzungen von Schizophrenie zu anderen, über den psychiatrischen Kontext hinausgehenden Bereichen sowie die Konzentration auf die Person des Schizophrenen auch in den hier untersuchten Quellen des öffentlichen Diskurses. Die verstärkte fachliche und öffentliche Aufmerksamkeit für das Krankheitsbild ist in der erhöhten Gebrauchsfrequenz des Lexemfeldes in den 1970er Jahren und damit verbunden auch in dessen erhöhter Varianz gespiegelt (vgl. Kapitel 4.1). Die neuen Inbezugsetzungen werden in den in Kapitel 4.2 diskutierten Kollokationen wie auch in einzelnen Okkasionalismen augenfällig. Und die Fokussierung auf Personen mit einer Schizophrenie-Diagnose ist im relativen Frequenzanstieg des substantivierten Adjektivs *Schizophrene* reflektiert (vgl. Maatz & Ilg 2020), der in den meisten der untersuchten Publikationen beobachtet werden kann (vgl. Abb. 3; Ilg i. V.), sowie in der Entwicklung des Kurzworts *Schizo*, das in bildungssprachlicher Lesart mit Deleuze und Guattari verknüpft bleibt.[25]

Viele der antipsychiatrischen Äußerungen beinhalten dabei zugleich eine deutliche Kritik am herrschenden gesellschaftlichen System, die als eine Art Brückenkontext für die übertragene Verwendung der Fachausdrücke und dem damit verbundenen performativen Akt der Diagnosestellung interpretiert werden kann, welche auch in gänzlich anderen Kontexten der negativen Bewertung dient und im besagten Zeitraum immer häufiger wird (vgl. auch Schmitt 2018: 355; Maatz & Ilg 2020). Wenn in entsprechenden Publikationen davon die Rede ist, dass „die gesellschaftliche Produktion den kranken Schizo hervorbringt" (Deleuze & Guattari 1988 [1974]: 470) und die „alleinige Ursache [der Schizophrenie] in den Widersprüchen unserer Gesellschaft" (Krüll 1977, zit. nach Neuhauser 1977: 22) zu suchen ist, ist der Weg nicht weit, gesellschaftliche und andere Widersprüche auch losgelöst von einer Diskussion über das Krankheitsbild zu Schizophrenie in Bezug zu setzen und damit zu kritisieren. „Die Gesellschaft ist doch schizophren", heißt es dann vermehrt, z. B. in Bezug auf politische Anstrengungen für zusätzliche Ausbildungsplätze und den gleichzei-

---

[25] Vgl. z. B. NZZ, 22.06.2000, Karl-Heinz Ott, Feuilleton, Im Taumel der Verwandlungen. Yoko Tawadas „Opium für Ovid".

tigen Rückgang von Arbeitsplätzen durch technologische Neuerungen.²⁶ Und sogar Mathematisch-Abstraktes wird mit dem psychiatrischen Terminus bezeichnet, etwa wenn sich widersprechende Zahlen (zur Anzahl von Übernachtungen ausländischer Gäste) der Deutschen Zentrale für Tourismus als „in schöner Schizophrenie nebeneinander[stehend]" bezeichnet werden.²⁷ Dabei liegt der Schluss nahe, dass die verstärkte Präsenz des psychiatrischen Vokabulars im öffentlichen Diskurs in den 1970er Jahren zu einer häufigeren Verwendung und letztlich Lexikalisierung der – in früheren Jahren deutlich seltener belegten – übertragenen Lesart geführt hat (vgl. Maatz & Ilg 2020; ferner auch Meyer & Mackintosh 2000: 127).

5 Fach(sprach)liche Konsequenzen

Die dargelegten sprachlichen und diskursiven Entwicklungen der 1970er Jahre, die Lexikalisierung der nicht-psychiatrischen, übertragenen Lesart von *Schizophrenie* als gemeinsprachliches Mittel zur (meist negativen) Bewertung und die teilweise radikale Kritik an der Psychiatrie, an ihren Krankheitskategorien und ihrem Umgang mit Patientinnen und Patienten haben fach(sprach)liche Konsequenzen nach sich gezogen, die sich im psychiatrischen Fachdiskurs wie auch im hier untersuchten Korpus des gemeinsprachlich-öffentlichen Diskurses nachzeichnen lassen.

5.1 Die Bezeichnung von Betroffenen

Die im Zuge der Antipsychiatrie-Bewegung verstärkte Fokussierung auf von der Diagnose Schizophrenie Betroffene führte zu Reflexionen und Veränderungen hinsichtlich der für sie verwendeten Bezeichnungsformen (vgl. auch Schmitt 2018: 403–404; Maatz & Ilg 2020). Das auch im europäischen Raum einflussreiche Diagnosemanual der *American Psychiatric Association (APA)*, das *Diagnostic and statistical manual of mental illnesses (DSM)* vermerkt in der Einleitung seiner 3. Revision von 1980 (engl.) bzw. 1984 (dt.):

> Ein verbreitetes Mißverständnis lautet, daß die Klassifikation von Psychischen Störungen Individuen klassifiziere; dabei geht es in Wirklichkeit darum, daß Störungen klassifiziert werden, die bei Individuen vorliegen. Aus diesem Grunde vermeidet der DSM-III-Text den

---

26 FAZ, 11.10.1984, Dieter Mertens, Politik, „Alle sagen, Akademiker werden doch nur Taxifahrer". Das Qualifikationsparadox – Bildung und Beschäftigung bei kritischer Arbeitsmarktperspektive.
27 FAZ, 03.01.1985, Jacqueline Hénard, Reiseblatt, Millionenspiel.

> Gebrauch solcher Bezeichnungen wie „Schizophrener" oder „Alkoholiker" und verwendet statt dessen die genaueren, aber längeren Ausdrücke „eine Person mit Schizophrenie" oder „eine Person mit Alkoholabhängigkeit". (Spitzer 1984, 9)

Dass an dieser Stelle die substantivierte Form *Schizophrener* als eines von zwei Beispielen explizit benannt wird, kann als Hinweis auf die weite Verbreitung derselben und auf das ihr zugesprochene hohe Stigmatisierungspotenzial gelesen werden. In den folgenden Überarbeitungen des *DSM*, dem *DSM-III-R* (engl. 1987, dt. 1989) und dem *DSM-IV* (engl. 1995, dt. 1996), wird der zitierte Hinweis wiederholt (vgl. Spitzer 1989, 10; Saß et al. 1996: XV). In den 1990er Jahren gehen die Ziele der Herausgeber*innen nochmals weiter:

> Zu manch schwer verdaulichen Satzkonstruktionen in der Übersetzung kam es, weil im Original nicht die Störungen, sondern Menschen mit der Störung beschrieben werden. Dies geht noch über die schon im DSM-III-R vertretene Haltung hinaus, Ausdrücke wie „ein Schizophrener", „ein Depressiver" nicht zu benutzen. Es heißt also nicht mehr „bei der Schizophrenie treten diese oder jene Symptome auf", sondern „Menschen mit Schizophrenie können diese oder jene Symptome zeigen". (Saß et al. 1996, XV)

Für diese im Fachdiskurs angestrebte Ersetzung von *der/die Schizophrene* finden sich auch in den hier untersuchten Quellen des öffentlichen Diskurses Belege (vgl. auch Maatz & Ilg 2020): So ist der in Abb. 3 in Kapitel 4.1 beobachtbare Rückgang der Gebrauchsfrequenz von *der/die Schizophrene* ab den 1980er und 1990er Jahren auch vor diesem Hintergrund zu lesen. Zudem finden sich im Korpus Spuren möglicher Ersatzformen, mit denen stattdessen auf von der Diagnose Betroffene referiert wird. Zum einen sind dies die substantivischen Determinativkomposita *Schizophrenie-Kranke/Schizophreniekranke, Schizophrenie-Patient/ Schizophreniepatient* und *Schizophrenie-Erkrankte*, die ab den 1980er-Jahren immer häufiger werden (vgl. Tab. 2).

Zum anderen finden sich im Korpus ab den 1970er und 1980er Jahren auch vermehrt Hinweise auf Mehrworteinheiten zur Referenz auf Betroffene. In den Tabellen 3 und 4 sind nachfolgend entsprechende Kollokatoren zu *schizophren* und *Schizophrenie* basierend auf Analysen von nach Dekaden sortierten Zeitungs-Teilkorpora aufgeführt. Auch wenn nicht alle zugehörigen Belege Referenzen auf Betroffene sind, so ist doch eine Mehrheit auf die folgenden Kollokationen zurückzuführen: *schizophren Kranke, schizophren Erkrankte, schizophrene Patienten, schizophrene Menschen, an Schizophrenie [erkrankte/leidende] [Patienten/Menschen/ Person]*. Sie verweisen wie auch die Daten in Tabelle 2 auf einen Anstieg der Frequenz, Signifikanz und Varianz entsprechender (Ersatz-)Formulierungen ab den 1970er, insbesondere ab den 1980er Jahren.

Tab. 2: Substantivische Determinativkomposita zur Bezeichnung von Betroffenen, 1950–2009.

Zeitraum	Belege[28]
1950–59	–
1960–69	Schizophreniekranke (5)
1970–79	Schizophrenie-Kranke[29] (2)
1980–89	Schizophreniekranke (17), Schizophreniepatient (4)
1990–99	Schizophreniekranke (89), Schizophrenie-Patient (12)
2000–09	Schizophrenie-Erkrankte (9), Schizophreniekranke (62), Schizophrenie-Patient (33)

Tab. 3: Ausgewählte Kollokatoren zu *schizophren*, Zeitungskorpora.

Jahr	Belege	#	T	LLR
1950–59	Kranken	7	3	16.34
1960–69	Patienten	9	9	21.64
1970–79	Patienten	31	22	77.18
	Kranker	6	5	20.42
	Kranken	13	5	18.91
	Kranke	7	5	12.66
1980–89	Patienten	49	35	135.18
	Kranken	16	13	31.17
	Erkrankten	6	5	24.93
	Kranke	9	9	20.24
	Menschen	20	17	20.02

---

[28] Die Häufung des Kompositums *Schizophreniekranke* ab den 1980er Jahren ist auch auf Erwähnungen der Schweizer *Vereinigung von Angehörigen von Schizophreniekranken (VASK)* zurückzuführen. Die 1985 gegründete Angehörigenorganisation gewinnt im Zuge der beschriebenen Entwicklung in den untersuchten Tageszeitungen immer mehr Präsenz.
[29] Bei einem Vorkommen alternativer Schreibungen mit und ohne Bindestrich ist jeweils die häufigere aufgeführt.

Tab. 3 (fortgesetzt)

Jahr	Belege	#	T	LLR
1990–99	Patienten	32	29	69.39
	Menschen	17	16	14.53
2000–09	Patienten	44	28	141.54
	Menschen	20	18	18.38

Tab. 4: Ausgewählte Kollokatoren zu *Schizophrenie*, Zeitungskorpora.

Jahr	Belege	#	T	LLR
1950–59	–			
1960–69	leidenden	5	5	26.29
1970–79	–			
1980–89	erkrankten	6	6	21.24
1990–99	Personen	10	9	15.55
	leidende	8	8	54.29
	erkrankten	5	5	21.02
2000–09	leidende	13	13	87.81
	erkrankte	12	11	76.56
	leidenden	8	8	48.12
	erkrankten	10	10	45.81
	Patienten	22	19	22.64

5.2 Das „Ende der Schizophrenie"?

Das Unbehagen über gemeinsprachliche Bedeutungsaspekte und negative Assoziationen zu *Schizophrenie*, *schizophren* und damit zusammenhängenden Lexemen führte schließlich so weit, dass die Fachgemeinschaft auch aus diesem Grund seit einigen Jahren über eine Änderung der Krankheitsbezeichnung nachdenkt (vgl. z. B. Lasalvia et al. 2015; Maruta & Matsumoto 2017). Ja, es ist gar vom „Ende der Schizophrenie" (Lüthi 2018) die Rede und es werden aktiv Ersatzbezeichnungen gesucht. Vorschläge aus dem Fachdiskurs, teilweise auch von Betroffenen-Organisationen reichen dabei von Eponymen wie *Kraepelin-Bleuler Disease*, *Bleuler's Syndrome* und *John Nash's syndrome* über spezifische Bezeichnungen wie *Dysfunctional Perception Syndrome (DPS)* oder *Youth onset CONative, COgnitive and Reality Distortion syndrome (CONCORD)* bis hin zu sehr allgemeinen Formen wie *Psychosis* (vgl. Lasalvia et al. 2015: 281–283; Maruta & Matsumoto 2017: 577 f.).

6 Fazit

Was der Psychiatrieprofessor Wyrsch im Eingangszitat von 1972 verärgert beklagt, ist aus linguistischer Perspektive ein reihenbildendes Phänomen: Die Verwendung und Veränderung medizinischer, hier psychiatrischer Terminologie in öffentlichen Diskursen, in alltags- und gemeinsprachlichen Kontexten (vgl. z. B. Keller & Kirschbaum 2003, 53–57; Musolff 2005; Feine 2009; Gredel 2014). Fachliche Ausdrücke, Diagnosenamen, Symptombeschreibungen und an sie geknüpfte Wissensbestände zirkulieren über die ursprünglich fachkommunikativen Kontexte hinaus, unterliegen konjunkturellen Schwankungen und werden in ihren neuen Verwendungen laufend verändert. Am Beispiel *Schizophrenie* lässt sich dabei exemplarisch nachvollziehen, wie entsprechende medial-öffentliche, gemeinsprachliche Verwendungen wiederum auf die medizinische (Sprach-)Praxis zurückwirken und auch für Patient*innen und Angehörige bisweilen massive Auswirkungen haben. Wenngleich die Linguistik keine fertige Lösung für hieraus entstehende Probleme bereithält, so kann sie doch zum besseren Verständnis entsprechender Prozesse beitragen und aufzeigen, welche Aspekte die Funktionalität medizinischer Termini mit beeinflussen und bei deren Einsatz mit bedacht werden sollten (vgl. ausführlicher Maatz & Ilg 2020).

Literatur

Quellen

Bleuler, Eugen (1908): Die Prognose der Dementia praecox (Schizophreniegruppe). *Allgemeine Zeitschrift für Psychiatrie und psychisch-gerichtliche Medizin* 65, 436–464.
Deleuze, Gilles & Félix Guattari (1988 [1974]): *Anti-Ödipus. Kapitalismus und Schizophrenie I.* Übers. v. Bernd Schwibs. 5. Aufl. Frankfurt a.M.: Suhrkamp. [Frz. Originaltitel: L'Anti Oedipe; erschienen 1972. Dt. Erstausgabe: 1974].

Finzen, Asmus (1996): „Der Verwaltungsrat ist schizophren". Die Krankheit und das Stigma. Bonn: Psychiatrie-Verlag.
ICD–10 = ICD-10-GM. Version 2021. Systematisches Verzeichnis. Internationale statistische Klassifikation der Krankheiten und verwandter Gesundheitsprobleme, 10. Revision – German Modification. Hg. vom DIMDI im Auftrag des BMG. (http://www.icd-code.de/, 03.02.2021).
Jaspers, Karl (1922): Strindberg und van Gogh. Versuch einer pathographischen Analyse unter vergleichender Heranziehung von Swedenborg und Hölderlin. Bern: Bircher.
Krüll, Marianne (1977): Schizophrenie und Gesellschaft. Zum Menschenbild in Psychiatrie und Soziologie. München: Beck.
Lüthi, Theres (2018): Das Ende der Schizophrenie. NZZ am Sonntag 18.02.2018, 56.
Neuhauser, Sylvia (1977): Unversöhnliche Gegensätze. M. Krüll: „Schizophrenie und Gesellschaft". Frankfurter Allgemeine Zeitung 11.10.1977, 22.
[o. A.] (1972): Session der eidgenössischen Räte. Ablehnung der Initiative für ein Waffenausfuhrverbot. Beginn der Raumplanungsdebatte im Nationalrat. Neue Zürcher Zeitung 09.03.1972, 21–22.
Prinzhorn, Hans (1922): Bildnerei der Geisteskranken. Ein Beitrag zur Psychologie und Psychopathologie der Gestaltung. Berlin: Springer.
Saß, Henning, Michael Zaudig, Isabel Houben & Hans-Ulrich Wittchen (1996): Einführung zur deutschen Ausgabe: Zur Situation der operationalisierten Diagnostik in der deutschsprachigen Psychiatrie. In Diagnostisches und statistisches Manual psychischer Störungen. DSM-IV. Übers. nach der 4. Aufl. des DSM der APA. Dt. Bearb. u. Einf. von H. Saß, H.-U. Wittchen & M. Zaudig. IX–XXIV. Göttingen u. a.: Hogrefe.
Schmutz, Gerhard (2012): Schizophreniekranke werden stigmatisiert. Der Bund 04.10.2012, 10.
Spitzer, Robert L. (1984): Einleitung. In Diagnostisches und statistisches Manual psychischer Störungen. DSM-III. Übers. nach der 3. Aufl. des DSM der APA. Dt. Bearb. und Einf. von Karl Koehler u. Henning Saß. [Übers.: O. v. Delbrück], 3–16. Weinheim, Basel: Beltz.
Szasz, Thomas (1979): Schizophrenie – das heilige Symbol der Psychiatrie. Wien u. a.: Europaverlag. [Übers. der amerikan. Ausg. von 1976 von Brigitte Stein].
W[yrsch], J[akob] (1972): „ ... unsere Schizophrenie". Neue Zürcher Zeitung 17.03.1972, 23.

Forschungsliteratur

Bernet, Brigitta (2013): Schizophrenie. Entstehung und Entwicklung eines psychiatrischen Krankheitsbilds um 1900. Zürich: Chronos.
Brink, Cornelia (2010): Grenzen der Anstalt. Psychiatrie und Gesellschaft in Deutschland 1860–1980. Göttingen: Wallstein.
Feine, Angelika (2009): Das Konfix -man-. In Peter O. Müller (Hrsg.), Studien zur Fremdwortbildung, 317–349. Hildesheim: Olms.
Gaebel, Wolfgang, Anja Baumann & Michael Witte (2002): Einstellungen der Bevölkerung gegenüber schizophren Erkrankten in sechs bundesdeutschen Großstädten. Der Nervenarzt 73 (7), 665–670.
Gredel, Eva (2014): Diskursdynamiken. Metaphorische Muster zum Diskursobjekt Virus (Sprache und Wissen 17). Berlin, Boston: De Gruyter.

Gockel, Bettina (2010): *Die Pathologisierung des Künstlers. Künstlerlegenden der Moderne*. Berlin: Akademie.
Hardie, Andrew (2012): CQPweb – combining power, flexibility and usability in a corpus analysis tool. *International Journal of Corpus Linguistics* 17 (3), 380–409.
Hermanns, Fritz (2012 [1995]): Kognition, Emotion, Intention. Dimensionen lexikalischer Semantik. In Heidrun Kämper, Angelika Linke & Martin Wengeler (Hrsg.), *Fritz Hermanns: Der Sitz der Sprache im Leben. Beiträge zu einer kulturanalytischen Linguistik*, 129–162. Berlin, Boston: De Gruyter.
Holzinger, Anita, Matthias C. Angermeyer & Herbert Matschinger (1998): Was fällt Ihnen zum Wort Schizophrenie ein? Eine Untersuchung zur sozialen Repräsentation der Schizophrenie. *Psychiatrische Praxis* 25 (1), 9–13.
Ilg, Yvonne (2016): Schizophrenie. Zur gemeinsprachlichen „Karriere" eines Fachbegriffs und ihren Folgen. In Jianhua Zhu, Jin Zhao & Michael Szurawitzki (Hrsg.) *Germanistik zwischen Tradition und Innovation. Akten des XIII. Kongresses der Internationalen Vereinigung für Germanistik (IVG), Shanghai, 23.–30.8.2015*. Bd. 2, 43–47. Frankfurt a.M. u. a.: Peter Lang.
Ilg, Yvonne (i. Dr.): Kommunikative Adaption, Prägung von Wissen, Kampf um Bedeutung. Aspekte von Gesundheits- und Krankheitsmetaphern am Beispiel *Schizophrenie*. In Amelie Bendheim & Jennifer Pavlik (Hrsg.), *Gesundheit als Metapher*. Heidelberg: Winter.
Ilg, Yvonne (i. V.): Schizophrenie *in der Alltagssprache. Eine linguistische Begriffsgeschichte 1908–2009*. Dissertation, Universität Zürich 2019.
Ilg, Yvonne & Anke Maatz (2015): Sprachliche Bilder von ‚Schizophrenie' zwischen Fach- und Alltagssprache. In Daniel Sollberger, Hans-Peter Kapfhammer, Erik Boehlke, Paul Hoff & Thomas Stompe (Hrsg.), *Bilder der Schizophrenie*, 65–85. Berlin: Frank & Timme.
Jung, Matthias (1999): Experten- und Laiensemantik in der öffentlichen Arena. Ein besonderer Typus der Wissensdissemination. In Jürg Niederhauser & Kirsten Adamzik (Hrsg.), *Wissenschaftssprache und Umgangssprache im Kontakt*, 193–214. Frankfurt a.M. u. a.: Peter Lang.
Keller, Rudi & Ilja Kirschbaum (2003): *Bedeutungswandel. Eine Einführung*. Berlin, New York: De Gruyter.
Lasalvia, Antonio, Elena Penta, Norman Sartorius & Scott Henderson (2015): Should the label "schizophrenia" be abandoned? Invited commentary. *Schizophrenia Research* 162 (1–3), 276–284.
Maatz, Anke & Paul Hoff (2016): „Schizophrenie": Pars pro toto der Psychiatrie? Ein geistesgeschichtlicher Essay über den Status der „Schizophrenie" im psychiatrischen Diskurs. *Der Nervenarzt online*. DOI 10.1007/s00115-016-0091-3.
Maatz, Anke & Yvonne Ilg (2020): The ins and outs of 'schizophrenia': Considering diagnostic terms as ordinary linguistic expressions. *Journal of Medical Humanities*. https://doi.org/10.1007/s10912-019-09587-5.
Majerus, Benoît (2010): Mapping Antipsychiatry. Elemente für die Geschichte einer transnationalen Bewegung. *Themenportal Europäische Geschichte* 01.01.2010. (www.europa.clio-online.de/essay/id/artikel-3570, 03.02.2021).
Maruta, Toshimasa & Chihiro Matsumoto (2017): Stigma and the Renaming of Schizophrenia. In Wolfgang Gaebel, Wulf Rössler & Norman Sartorius (Hrsg.), *The Stigma of Mental Illness – End of the Story?*, 571–579. Cham u. a.: Springer.
Meyer, Ingrid & Kristen Mackintosh (2000): When terms move into our everyday lives: An overview of de-terminologization. *Terminology* 6 (1), 111–138.

Musolff, Andreas (2005): Brisante Metaphern. Zur argumentativen Funktion von Krankheitsmetaphorik im öffentlichen Diskurs. In Dietrich Busse, Thomas Niehr & Martin Wengeler (Hrsg.), *Brisante Semantik. Neuere Konzepte und Forschungsergebnisse einer kulturwissenschaftlichen Linguistik*, 309–322. Tübingen: Niemeyer.

Schmid, Helmut (1999): Improvements in Part-of-Speech Tagging with an Application to German. In Susan Armstrong, Kenneth Church, Pierre Isabelle, Sandra Manzi, Evelyne Tzoukermann & David Yarowsky (Hrsg.), *Natural Language Processing Using Very Large Corpora*, 13–25. Dordrecht: Kluwer.

Schmitt, Sandra (2018): *Das Ringen um das Selbst. Schizophrenie in Wissenschaft, Gesellschaft und Kultur nach 1945*. Berlin, Boston: De Gruyter.

Schuster, Britt-Marie (1999): Zwischen Populismus und Professionalisierung. Zur Entwicklung der psychiatrischen Fachsprache zwischen 1897 und 1945 in der Gießener Universitätspsychiatrie. In Helga Bister-Broosen & Britt-Marie Schuster (Hrsg.), *Beiträge zur historischen Stadtsprachenforschung*, 183–204. Wien: Edition Praesens.

Stenschke, Oliver (2004): Akteure des diskursiven Wissenstransfers. In Sigurd Wichter & Oliver Stenschke (Hrsg.), *Theorie, Steuerung und Medien des Wissenstransfers*, 45–56. Frankfurt a.M. u. a.: Peter Lang.

Woods, Angela (2011): *The Sublime Object of Psychiatry. Schizophrenia in Clinical and Cultural Theory*. Oxford: University Press.

Sebastian Kleele, Marion Müller, Kerstin Dressel
Krankheits- und Risikokommunikation im medialen Diskurs

Eine wissenssoziologische Betrachtung der Berichterstattung zum Thema Hantaviren

Abstract: Übertragen von Nagetieren und damit in den Bereich der Zoonosen fallend, können Hantaviren eine mitunter langwierige humane Infektionskrankheit auslösen. Auf Basis einer wissenssoziologischen Diskursanalyse von Online-Artikeln beleuchtet der Beitrag in diesem Zusammenhang Mechanismen diskursiver Vermittlung wie der Konstruktion subjektiver Risikopotenziale oder eines ambivalenten Krankheitsbildes im medialen Diskurs. Als dessen zentrale Strukturbereiche stehen die Vermittlung des (Krankheits-)Phänomens sowie des objektiven Gefahren- und individuellen Risikopotenzials im Fokus. Neben Parallelen zu anderen Krankheitsdiskursen werden vor allem auf die Besonderheiten der epidemiologischen Erregerverbreitung und des klinischen Krankheitsbildes zurückgehende Charakteristika des Diskurses zum Thema Hantaviren identifiziert und diskutiert.

Keywords: Zoonosen, Hantavirus, wissenssoziologische Diskursanalyse, Risikokommunikation, Gesundheitskommunikation

Medizinische Themen sind seit geraumer Zeit fester Bestandteil nicht nur des fachlich-wissenschaftlichen, sondern auch des öffentlichen Diskurses und werden in populärwissenschaftlichen sowie Massenmedien regelmäßig aufgegriffen. So erfreuen sich etwa die Bereiche der Krankheitsprävention und Gesundheitsförderung großer Beliebtheit und werden nach dem „Zettelkastenprinzip" (Stodiek 2009) quasi in Endlosschleife reproduziert. Die Inhalte und ihre Aufbereitung passen sich dabei auch der Informationserwartung und Adressierbarkeit der Leser*innen an, sodass es zu einer Verschmelzung von Medien- und Rezipientenagenda kommt, was die Wissensvermittlung beeinflusst. Infolgedessen unterliegen auch die „diskursiven Grundkonzepte wie bspw. *Krankheit* oder *Gesundheit* erheblichen Instrumentalisierungen und Verformungen" (Busch & Spranz-Fogasy 2015: 351). Derartige Transformationen lassen sich nicht nur im Kontext salutogenetischer

---

Sebastian Kleele, SINE-Institut gGmbH, sebastian.kleele@sine-institut.de
Marion Müller, SINE-Institut gGmbH, marion.mueller@sine-institut.de
Kerstin Dressel, SINE-Institut gGmbH, kerstin.dressel@sine-institut.de

Diskurse beobachten, sondern auch bei der Information über aktuelle Infektionsgeschehen im Sinne einer ‚Risikokommunikation', bspw. im Zuge der jährlichen Grippewelle oder der seit dem Frühjahr 2020 alltäglichen Berichterstattung zur weltweiten Covid-19 Pandemie. Risikoaussagen von Expert*innen werden nicht nur aufgegriffen, sondern in die Berichterstattung (etwa medialer Textsorten) derart integriert, dass sie mitunter der Gestalt, Story oder Intention des Beitrags – und sei diese nur, Aufmerksamkeit zu erregen – zugutekommen (Schütz & Peters 2002).

Ähnliche Effekte lassen sich für die in diesem Beitrag genauer untersuchte mediale Berichterstattung zum Thema Hantaviruserkrankung beobachten. Die Untersuchung dieses Diskurses wurde zeitlich vor dem Ausbruch der Covid-19 Pandemie durchgeführt und abgeschlossen, sodass im Folgenden kein Vergleich mit der Berichterstattung zu Covid-19 angestrebt wird. Ein Vergleich des medialen Diskurses zur Hantaviruserkrankung mit dem aktuell zu Covid-19 geführten bietet sich für Anschlussstudien jedoch vor allem dahingehend an, dass sich beide Erkrankungen durch ein diffuses Erscheinungsbild und Infektionsrisiko auszeichnen. So weist auch die Hantaviruserkrankung eine teilweise unspezifische Symptomatik mit sowohl milden als auch schweren Krankheitsverläufen auf. Zudem erschweren epidemiologische Besonderheiten der Erregerverbreitung und das individuelle Expositionsrisiko eine allgemeingültige Aufklärung, die aus Sicht der Gesundheitskommunikation vor allem für endemische Regionen angezeigt ist.

Eine hohe Auslegungsvielfalt im öffentlichen Diskurs und die Konstruktion selektiven Wissens sowie erheblicher Nicht-Wissenspotenziale können wiederum Rückwirkungen auf das individuelle Risikoverhalten in der Bevölkerung haben. Auf Basis einer wissenssoziologischen Diskursanalyse beleuchtet der Beitrag, wie sich diese Faktoren – verstärkt durch Mechanismen journalistischer Berichterstattung – auf die Kommunikation aktueller Gefahrenlagen auswirken. Ein besonderes Augenmerk liegt auf der Frage, ob und wie sich hieraus für den Einzelnen ein individuelles Risikopotenzial und entsprechende Handlungsstrategien ableiten lassen.

Eine kurze Einführung zum Thema Hantaviren geht zunächst auf die Besonderheiten der Erkrankung und Erregerverbreitung sowie – daran anknüpfend – auf den Hintergrund und die Methode der zugrundeliegenden Untersuchung ein. Der mediale Diskurs wird anhand der zentralen Themenfelder als Story Line beschrieben. Anschließend folgt eine genauere Betrachtung der einzelnen Phänomenbereiche, darin enthaltener diskursiver Merkmale und ihrer Wirkung auf die mediale Konstruktion eines spezifischen Krankheitsbildes und Gefahrenpotenzials. Zuletzt steht die Frage nach Verbesserungsmöglichkeiten und einer zielgerichteten Gestaltung der Kommunikation zum Thema Hantaviren seitens des Öffentlichen Gesundheitsdienstes.

1 Hintergrund: Das Hantavirus

Größere Aufmerksamkeit erfuhr das Hantavirus erstmals während des Koreakrieges Anfang der 1950er Jahre, als über 3.000 US-amerikanische Soldaten an einem hämorrhagischen Fieber erkrankten, einer schweren, infektiösen Viruserkrankung, die mit Blutungen und Nierenfunktionsstörungen einhergehen kann. Im Jahr 1977 erstmals isoliert, leitet sich der Name des Virus vom koreanischen Fluss Hantangang ab (McCaughey & Hart 2000; Robert Koch-Institut 2015). Hantaviren kommen weltweit in verschiedenen Spezies vor, wobei sich das klinische Bild und die Intensität der humanen Erkrankung je nach Virus unterscheiden. Die beiden in Deutschland dominanten Spezies (Puumala und Dobrava-Belgrad) führen meist zu einer leichten bis mittelschweren Erkrankung. Natürlicher Wirt von Hantaviren sind allgemein Nagetiere, wobei die einzelnen Virenspezies an bestimmte Wirtstiere gebunden sind, was ihre geografische Ausbreitung einschränkt. So gilt beispielsweise eine Einschleppung hochpathogener Hantaviren – etwa aus dem südostasiatischen Raum – nach Deutschland als sehr unwahrscheinlich (Frank et al. 2014; Geis et al. 2009).

Nachfolgend richtet sich der Blick zunächst auf den Weg der humanen Infektion sowie die Symptomatik und Verlaufsform der Erkrankung, wie sie für die in Deutschland vorkommenden Virenspezies üblich ist. Anschließend werden die epidemiologischen Besonderheiten der Erregerverbreitung genauer dargestellt.

1.1 Die Hantaviruserkrankung

Die hierzulande verbreiteten Formen des Hantavirus werden primär durch Rötelmäuse (deutlich seltener über Brand- und Gelbhalsmäuse) übertragen, wobei infizierte Tiere das Virus über Speichel, Urin oder Kot in die Umwelt abgeben. Dank seiner hohen Überlebensfähigkeit in der Umwelt (Tenazität) bleibt das Virus auch außerhalb des Wirtstieres und selbst in getrocknetem Milieu über mehrere Tage infektiös (Robert Koch-Institut 2015). Eine Infektion erfolgt daher auch über Aerosole, etwa wenn mit virushaltigen Ausscheidungen versetzter Staub aufgewirbelt und eingeatmet wird. Aus diesem Grund geht eine Übertragung des Erregers auf den Menschen oft einher mit Arbeiten, die an von Nagetieren aufgesuchten Orten stattfinden und mit einer gewissen Staubentwicklung oder dem Kontakt zu kontaminierten Flächen verbunden sind. Zwar ist auch eine direkte Übertragung der Viren, z. B. durch den Biss einer infizierten Maus, möglich, jedoch geht man davon aus, dass die meisten der humanen Infektionen indirekt, d. h. über die Einatmung virushaltiger Aerosole geschehen. In diesem

Zusammenhang häufig genannte Beispiele für Übertragungssituationen sind Garten- und Holzarbeiten sowie das Ausfegen von Dachböden, Kellern oder Schuppen (Frank et al. 2014; Geis et al. 2009). Entsprechend sind bestimmte Berufe mit einer erhöhten Exposition verbunden, z. B. Wald-, Forst- und Holzarbeiter, Jäger oder Landwirte (Ulrich et al. 2006; Rieger, Nübling & Hofmann 2005).

Nach einer Infektion beträgt die Inkubationszeit in der Regel zwei bis vier Wochen, wobei die Erkrankung in ihrer Intensität stark variieren kann. Häufig verläuft sie in eher milder Form mit nur gering ausgeprägter Symptomatik, vergleichbar einer Sommergrippe. Ein symptomatischer Verlauf setzt plötzlich mit hohem Fieber und verschiedenen grippeähnlichen Symptomen wie Kopf-, Muskel- und Gliederschmerzen, starker Abgeschlagenheit und Schwindel ein. Kommt es zu einem schweren Verlauf der Erkrankung, so treten in der Folgezeit Funktionsstörungen der Nieren bis hin zum Nierenversagen sowie eine erhöhte Blutungsneigung auf (Hämorrhagisches Fieber mit renalem Syndrom). Ein derart schwerer Verlauf erfordert einen stationären, zum Teil intensivmedizinischen Krankenhausaufenthalt und ggf. eine Behandlung durch Dialyse. Ein letaler Verlauf ist nicht ausgeschlossen, jedoch unwahrscheinlich; für Deutschland ist kein Todesfall bekannt, der sich rein auf eine Hantavirusinfektion zurückführen lässt. In der Regel setzt nach einigen Tagen eine Verbesserung des Gesundheitszustandes ein, wobei es noch mehrere Monate dauern kann, bis die vollständige Leistungsfähigkeit des oder der Betroffenen wiederhergestellt ist (Ulrich et al. 2006).

Unterschiedliche Verlaufsformen und eine vielfältige Symptomatik mit starker Ähnlichkeit zur Grippe haben zur Folge, dass eine Hantaviruserkrankung oft nicht oder erst relativ spät als eine solche diagnostiziert wird. Zudem ist das Hantavirus bei Ärzt*innen – auch als Auslöser eines akuten Nierenversagens – nur unzureichend bekannt, sodass von einer relativ hohen Dunkelziffer an nicht- oder fehldiagnostizierten Fällen auszugehen ist (Ulrich et al. 2006: 91).

1.2 Epidemiologie

Nicht nur im Erscheinungsbild, sondern auch in ihrer Epidemiologie weist die Hantaviruserkrankung Besonderheiten auf, die sich neben der Diagnostik mitunter auf den öffentlichen Diskurs auswirken. Dazu gehört, dass die Zahl der humanen Infektionen starken jährlichen Schwankungen unterliegt, wobei es immer wieder zu Jahren mit besonders hohen Fallzahlen kommt. Betrachtet man z. B. die letzten vier Jahre, so lag 2019 und 2017 das deutschlandweite Infektionsgeschehen mit 1.534 bzw. 1.731 gemeldeten Fällen deutlich über dem Niveau der Jahre 2018 (235 gemeldete Fälle) und 2016 (282 gemeldete Fälle).[1] Auch für die Jahre 2007, 2010 und 2012 lassen sich deutlich erhöhte Fallzahlen der seit 2001 meldepflichtigen Infektionskrankheit feststellen. Hier spricht man von sogenannten ‚Hanta-Jahren', wobei auf ein solch endemisches Jahr mindestens eines mit normalem, also moderatem Infektionsgeschehen folgt. Grund für die sprunghaft ansteigende Infektionszahl eines Hanta-Jahres ist ein vorausgehendes ‚Mastjahr' der Buchen, wobei diese besonders viele Früchte (Bucheckern) tragen, die wiederum der Rötelmaus, dem primären Vektor, als Hauptnahrungsquelle dienen. Das hohe Nahrungsangebot begünstigt die Vermehrung der Mäuse, sodass es im darauffolgenden Jahr zu einem sprunghaften Anstieg der Population und damit auch der Erregerverbreitung kommt (Reil et al. 2015). Sinkt das Nahrungsangebot nach einem Mastjahr wieder auf Normalniveau, geht infolge auch die Mäusepopulation zurück und die Zahl der Infektionen nimmt ab.

Auch mit Blick auf die örtliche Verteilung zeigt das Infektionsgeschehen in Deutschland eine auffallende Ungleichmäßigkeit. Während vor allem Regionen in Bayern, Baden-Württemberg, Nordrhein-Westfalen und Niedersachsen von der Erkrankung betroffen sind, ist das Hantavirus in Nord- und Ostdeutschland nicht vorzufinden. Zudem kann die Zahl der Hantavirusinfektionen auch innerhalb der betroffenen Gebiete stark variieren, etwa zwischen benachbarten Landkreisen. Entscheidend für die Verbreitung des Erregers ist neben einer ländlichen Raumstruktur das Vorhandensein von (insb. Buchen-)Wäldern, die Konkurrenz zu anderen Erregern sowie die Dichte und Durchseuchung der lokalen Wirtstierpopulation. Daher lassen sich mitunter sogar einzelne, lokale ‚Hotspots' ausmachen, an denen eine infizierte Rötelmauspopulation ansässig ist.

2 Rahmen und Methodik der Untersuchung

Die spezifische Epidemiologie in Kombination mit einer nur schwer einzuordnenden Symptomatik haben zur Folge, dass sowohl in der Öffentlichkeit als auch unter medizinischem Fachpersonal das Bewusstsein gegenüber der Thematik Hantaviren relativ gering ist. Um dieses zu stärken, ist eine verbesserte Information und Aufklärung notwendig, die im Gegensatz zu landesweit auftretenden Krankheiten jedoch ein deutlich zielgerichteteres Vorgehen erfordert. Derartige

---

1 Die Zahlen sind der Webseite des Robert Koch-Instituts entnommen, auf der laufend aktuelle Fallzahlen zu meldepflichtigen Infektionskrankheiten wie u. a. der Hantaviruserkrankung veröffentlicht werden. Vgl. https://survstat.rki.de/ (letzter Zugriff 19.03.2020).

Kommunikationsstrategien zu entwickeln, ist Bestandteil des interdisziplinären Projektes „Verbesserung der Öffentlichen Gesundheit durch ein besseres Verständnis der Epidemiologie nagetierübertragener Krankheiten"[2] (2017–2020). Als ‚One-Health Ansatz' konzipiert, wird eine umfassende Wissensbasis zu zwei nagetierübertragenen Krankheitserregern (Hantaviren und Leptospiren) generiert, was neben Fragen der Erregerverbreitung, Übertragung und humanen Erkrankung auch gesellschaftliche Implikationen der Risikowahrnehmung und -kommunikation umfasst. Die gewonnenen Erkenntnisse werden anschließend in Empfehlungen für Maßnahmen des Öffentlichen Gesundheitsdienstes umgesetzt.

Die Untersuchung der Risikowahrnehmung und -kommunikation basiert auf qualitativen Interviews mit niedergelassenen Allgemeinmediziner*innen, Verantwortlichen des Öffentlichen Gesundheitsdienstes und Privatpersonen aus der Bevölkerung in betroffenen Gebieten. Ein thematischer Fokus der Interviews liegt auf der Frage nach einer effektiven Information der Bevölkerung über die Risiken einer Hantavirus-Erkrankung, wobei insbesondere die zu vermittelnden Inhalte sowie die Art ihrer Aufbereitung und Häufigkeit ihrer Kommunikation von Interesse sind. Weiterer Bestandteil der Untersuchung ist eine wissenssoziologische Diskursanalyse der medialen Berichterstattung zum Thema Hantaviren, deren Ergebnisse dieser Beitrag genauer betrachtet. Die Methodentriangulation ermöglicht dabei einen beispielhaften Abgleich der in den Interviews geäußerten Informationsanforderungen mit ihrer tatsächlichen Kommunikation im medialen Diskurs.

Die Untersuchungen fokussieren auf einen individuumsbezogenen Ansatz der Risikokommunikation und Krankheitsprävention (Renner, Panzer & Oeberst 2007: 252). Dieser stellt die individuelle Perspektive in das Zentrum der Kommunikationsstrategie, abseits allgemeiner Warnungen oder reiner ‚Furchtappelle' (Renner, Panzer & Oeberst 2007: 258). Eine kontextbasierte Kommunikation soll dabei den Zusammenhang zwischen dem gesundheitsbezogenen Risiko und den Implikationen individuellen Handelns aufzeigen (Julian-Reynier et al. 2003: 731). Abseits einer reinen Beschreibung von Schadenswahrscheinlichkeiten ist also von besonderem Interesse, ob die Kommunikation – im Sinne eines handlungsanleitenden Wissens – eine Verbindung zwischen den vermittelten Informationen und dem Selbstbezug auf das eigene Handeln herstellt (Renner & Schwarzer 2000: 26). In diesem Zusammenhang bietet die wissenssoziologische Ausrichtung der Diskursanalyse die Möglichkeit, Wahrnehmungsmuster im Kontext

---

[2] Weitere Informationen zu dem vom Bundesministerium für Bildung und Forschung (BMBF) geförderten Projekt (Förderkennzeichen 01KI1721G) sowie dem beteiligten Konsortium sind abrufbar unter: www.gesundheitsforschung-bmbf.de/de/robopub-6826.php (letzter Zugriff: 21.03.20).

von Hantaviruserkrankungen im Sinne eines „verstehensrelevanten Wissens" (Busse 2003) als (u. a.) durch den medial vermittelten Diskurs Hervorgebrachtes zu beleuchten. Methodologisch bezieht sich das hermeneutische Verfahren der Wissenssoziologischen Diskursanalyse (WDA) (Keller 2011b) auf moderne Strömungen der Wissenssoziologie – geprägt insbesondere durch Alfred Schütz (2016) sowie Peter Berger & Thomas Luckmann (2018) –, welche vor allem die sozialen Erzeugungsprozesse und Erscheinungsformen gesellschaftlicher Wissensvorräte in den Fokus rücken (Keller 2007).

Die durchgeführte Diskursanalyse geht der Frage nach, wie in einem Jahr mit erhöhtem Infektionsgeschehen die von Hantaviren ausgehenden Gefahren in den öffentlichen Medien kommuniziert werden. Exemplarisch wird dazu das Hantajahr 2017 betrachtet. Das Datenkorpus umfasst insgesamt 150 Online-Artikel von Nachrichtenagenturen aus Deutschland, die per Schlagwortrecherche und Zufallsauswahl über die Suchmaschine Google gesammelt wurden. Um eine am eigenen Such- und Nutzungsverhalten im Internet orientierte Vorauswahl der Ergebnisse seitens der Suchmaschine möglichst zu verhindern, wurde der genutzte Internetbrowser dahingehend konfiguriert, dass weder der Suchverlauf noch Cookies oder der eigene Standort gespeichert werden. Verzerrende Effekte auf das Datenkorpus durch die Suchmaschine sollten so minimiert werden, wenn sie sich auch nicht gänzlich ausschließen lassen.

Bereits bei den ersten Recherchen zeigte sich, dass regionalen Medien als Quelle im Vergleich zu überregionalen und Spartenmedien eine besondere Bedeutung zukommt, weshalb diese im Datenkorpus und bei den zur Feinanalyse ausgewählten Daten stärker repräsentiert sind.[3] Auch wurde auf eine entsprechende jahreszeitliche Verteilung der Artikel geachtet, um Veränderungen im Diskurs über das Jahr hinweg erfassen zu können. In Anlehnung an die ‚Grounded Theory Methodology' (Strauss & Corbin 1996), welcher die WDA als hermeneutisches Verfahren bewusst nahesteht, wird bei der Datenauswahl auch auf das Prinzip des ‚Theoretical Sampling' zurückgegriffen, wobei die Ergebnisse der ersten materialen Analysen die weitere Datenauswahl anleiten. Es wurde darauf geachtet, mittels minimaler und maximaler Kontrastierung ein möglichst differenziertes Bild des Diskurses zu erschließen (Keller 2011a: 92).

---

3 Das Datenkorpus setzt sich wie folgt zusammen: 23 Online-Artikel aus 15 verschiedenen überregionalen Medien (z. B. *Focus Online*); 99 Online-Artikel aus 59 regionalen Medien (z. B. *Aachener Zeitung);* 28 Online-Artikel aus 15 Spartenmedien (z. B. *Ärzteblatt*). In Summe umfasst das Datenkorpus somit 150 Online-Artikel aus 89 verschiedenen Quellen.

3 Die Hantaviruserkrankung im medialen Diskurs

Um genauere Erkenntnisse über den medialen Diskurs zum Thema Hantaviruserkrankung gewinnen zu können, reicht es nicht, den Blick – trotz ihrer Wichtigkeit – allein auf die dargestellten Inhalte (z. B. medizinische Informationen) zu richten. Seine Gestalt und Funktionsweise soll auch anhand der strukturierenden Momente rekonstruiert werden, welche die verschiedenen Aspekte der Phänomenstruktur zueinander in Bezug setzen. Narrative Strukturen sind „als konfigurativer Akt der Verknüpfung [...] ein Grundmodus der menschlichen Ordnung von Welterfahrung" (Keller 2013: 217). Sie verknüpfen unterschiedliche Aspekte des Diskurses zu einem darstellbaren Gebilde, sind also nicht nur für die inhaltliche Darstellung konstitutiv, sondern auch für die Wahrnehmung der im Diskurs thematisierten Sachverhalte (Keller 2007, 2013).

Daher wird im Folgenden zunächst die ‚Storyline', also der rote Faden dargestellt, der sich als – mehr oder weniger gleichförmiges – wiederkehrendes Element in den Artikeln finden lässt. Anschließend sollen die einzelnen Elemente der Phänomenstruktur[4] genauer betrachtet werden. Dabei stehen neben den kommunizierten Inhalten insbesondere wiederkehrende diskursive Strukturen im Zentrum und die Frage, wie und welche krankheitsbedingten Gefahren- und Risikopotenziale im Diskurs hervorgebracht werden und welche Rolle der oder die Rezipient*in dabei einnimmt.

3.1 Die Storyline

Ausgangspunkt und ‚Aufhänger' der untersuchten Artikel ist die im Jahr 2017 deutlich erhöhte Zahl an humanen Infektionen mit dem Hantavirus. Sie wird oftmals bereits im Titel erwähnt und dies mitunter in besonders alarmierenden Worten, wie z. B.: „Achtung! Dieses Virus breitet sich rasant in Deutschland aus" (*TAG24* 13.04.2017). Je nach Zeitpunkt des Erscheinens beziehen sich Artikel zu Jahresbeginn auf prospektive Risikoanalysen (z. B. *Schwäbische* 06.01.2017; *Badische Zeitung* 04.02.2017). Im zweiten und dritten Jahresquartal wird primär die aktuelle (z. B. *Stuttgarter Zeitung* 13.04.2017) und gegen Ende des Jahres

---

[4] Unter der ‚Phänomenstruktur' eines Diskurses wird hier in Anlehnung an Reiner Keller (2007) die Gesamtstruktur seiner diskursiv konstituierten Dimensionen verstanden. Letztere lassen sich anhand ihres inhaltlichen Fokus voneinander unterscheiden, sodass hier verschiedene Bereiche des diskutierten Phänomens betrachtet werden, weshalb im Weiteren auch von ‚Phänomenbereichen' die Rede ist. Innerhalb eines Phänomenbereiches lassen sich zudem mehrere einander verwandte Themen identifizieren.

die rückblickende Entwicklung der Infektionszahlen betrachtet. So wird etwa bilanziert, dass sich in Teilen Deutschlands „das Hantavirus in diesem Jahr [2017 S.K.] extrem ausgebreitet" (*Welt* 18.12.2017) habe. Die Fallzahlen geben auch Anlass, um infolge genauer auf das Virus und die beim Menschen ausgelöste Erkrankung einzugehen.

Erreger, humane Erkrankung und Zahl der Infektionen sind als inhaltliche Anker, als die zentralen Bereiche der Phänomenstruktur im Diskurs, zu verstehen. Um sie herum lassen sich wiederum verschiedene untergeordnete Themenbereiche verorten, die in den einzelnen Artikeln je nach Schwerpunktsetzung unterschiedlich betrachtet werden. Ihr Arrangement dient auch der Gestaltung der Storyline. So wird nach einer anfänglichen Schilderung der Infektionszahlen die Verbindung zwischen dem Erreger und der humanen Erkrankung mittels einer Beschreibung der Wirtstiere und ihrer Rolle bei der Verbreitung und Übertragung von Hantaviren argumentativ verfestigt. Der Übertragungsweg wird dabei oft anhand beispielhafter Situationen, in denen es zu einer Infektion kommen kann, veranschaulicht. Dementsprechend erläutern manche Artikel Schutzmaßnahmen, die in den jeweiligen Situationen oder auch generell zur Prävention einer Infektion angewandt werden können.

Die Rolle, welche die Lebens- und Verbreitungsbedingungen der Wirtstierpopulation im Vorfeld eines Hantajahres spielen, wird auffälligerweise nur selten in Verbindung mit einem Anstieg der Infektionszahlen gebracht. Oft begründet sich dieser schlicht in einer erhöhten Verbreitung des Erregers (z. B. *Deggendorfer Zeitung* 01.06.2017), was den Hantaviren im Diskurs die Stellung eines scheinbar unabhängigen Akteurs verleiht. Interessant (wenn auch nachvollziehbar) ist zudem, dass bei den Infektionszahlen vor allem regionale Medien den Fokus stark auf die Situation in ihrem jeweiligen Verbreitungsgebiet legen, während überregionale und Spartenmedien eher auf Ebene der Bundesländer verbleiben.

Die hier beschriebenen inhaltlichen Elemente sind in den untersuchten Artikeln in unterschiedlichem Maße vorhanden und können, trotz einer gehäuft vorfindbaren argumentativen Abfolge, in ihrer Anordnung variieren. Vielmehr stellen sie als Phänomenstruktur die Bausteine dar, aus denen sich die Berichterstattung und damit der Diskurs zusammensetzt. Nach dieser allgemeinen Darstellung der Storyline sollen daher im Folgenden die einzelnen Bereiche der Phänomenstruktur genauer betrachtet werden.

3.2 Die Phänomenstruktur

Reiner Keller hebt für die Rekonstruktion der Phänomenstruktur zwei Aspekte hervor (2007: o. A.). Zunächst erfolgt die Erschließung der diskursiv konstituierten Dimensionen, aus denen sich die Phänomengestalt zusammensetzt, welche in Grundzügen bereits vorgestellt und im Weiteren mit Blick auf ihre formale Funktion für den Diskurs vertieft werden. Hier schließt unmittelbar der zweite von Keller betonte Aspekt, die Untersuchung der inhaltlichen Ausführung der rekonstruierten Dimensionen, an. Da die Untersuchung von einer wissenssoziologischen Perspektive geprägt ist, stehen die transportierten Wissensbestände und Deutungsangebote, welche als Interpretationsrepertoire auch die Wahrnehmung bzgl. der Hantaviren prägen können, im Vordergrund. Zu betonen ist, dass die Rekonstruktion der Phänomenstruktur idealtypisch ist. Diese leitet sich zwar aus der Summe der Einzelfälle ab, ist im einzelnen Fall aber nicht immer eins zu eins repräsentiert.

3.2.1 Phänomenbereich: Die humane Hantaviruserkrankung

Der erste hier beschriebene Phänomenbereich hat die humane Hantaviruserkrankung selbst zum Gegenstand. Im Vordergrund stehen neben den Übertragungswegen auch allgemeine Informationen zur Krankheit an sich. Zentrale Themenfelder sind die Qualität (sprich ‚Ernsthaftigkeit') der Erkrankung, ihre Symptomatik, die verschiedenen Krankheitsverläufe und Behandlungsmöglichkeiten. Der Phänomenbereich vermittelt also primär *situatives Wissen* in Form von Hintergrundinformationen, welche die Rezipient*innen über die Thematik aufklären und es ihnen ggf. ermöglichen, als (direkt oder indirekt) Betroffene die Situation einzuordnen.

An dieser Stelle treten die Vielfalt der Symptomatik und Divergenz der Verlaufsformen in ihren Auswirkungen auf den Diskurs besonders deutlich zutage. So besteht eine hohe Varianz, wie die Qualität der Erkrankung dargestellt wird. Neben dem häufigen Vergleich mit einer Grippe finden sich Aussagen, die vor allem milde, asymptomatische Verlaufsformen hervorheben, wobei „die Infektion dem Betroffenen gar nicht auffällt" (*Südkurier* 16.05.2017). Jedoch wird auch die Möglichkeit eines schweren Verlaufes betont, der zu einem „akuten dialysepflichtigen Nierenversagen" (*Passauer Neue Presse* 01.06.2017) führen kann. Auffällig ist, dass vor allem in der Überschrift und zu Beginn der Artikel die schwerwiegenderen Aspekte der Krankheit hervorgehoben werden, vermutlich um den Eindruck einer gravierenden Bedrohung zu suggerieren, welcher zum Weiterlesen animieren soll. Erst an späterer Stelle erfolgt eine Relativierung unter Verweis auf die meist doch eher milde Form des Krankheitsverlaufs. Ein ähnlicher Eindruck entsteht auch, wenn etwa neben dem Vergleich mit einer grippeähnlichen Symptomatik ergänzt wird, dass – das nur in seltenen schwerwiegenden Fällen auftretende Symptom – Blut im Urin ‚typisch' sei (*Spiegel Online* 13.04.2017).

Die divergenten Erscheinungsformen der humanen Erkrankung werden so im Diskurs nicht nur reproduziert, sondern teils durch Überspitzungen und mangelnde Einordnung der Aussagen noch verstärkt.

3.2.2 Phänomenbereich: Objektives Gefahrenpotenzial

Während der erste Phänomenbereich das Thema Hantaviruserkrankung aus der Perspektive von (potenziell) Betroffenen diskutiert, weist der zweite Phänomenbereich einen höheren Abstraktionsgrad auf. Das objektive Gefahrenpotenzial wird wesentlich aus den humanen Infektionszahlen, deren aktueller oder prognostizierter Entwicklung abgeleitet und durch Vergleiche zu vorherigen Jahren eingeordnet. Wie bereits erwähnt, legen dabei Regionalmedien einen besonderen Schwerpunkt auf ihr Einzugsgebiet. Im Weiteren werden zumeist der Erreger und seine Entdeckung genauer beschrieben sowie ggf. auf die weltweit verschiedenen Virenspezies verwiesen. Auch das Wirtstier – vorwiegend unter Verweis auf die Rötelmaus – ist in diesem Kontext für die Verbreitung und Zahl der humanen Infektionen relevant. Auffallender Weise kehren einige Artikel nach einmaliger Nennung im weiteren Verlauf auf die allgemeine Gattungs- (Maus) oder Ordnungsebene (Nagetier) zurück. Mitunter werden auch Informationen zum Lebensraum und der von (Rötel)Mäusen bevorzugten Nahrung gegeben. Es handelt sich in diesem Phänomenbereich also primär um allgemeines Fakten- und Hintergrundwissen, das es prinzipiell ermöglicht, Zusammenhänge und Gründe für den deutlichen Anstieg der Infektionszahlen im Jahre 2017 nachzuvollziehen.

Dabei fallen auch hier besondere Diskursmerkmale auf. Bei der Darstellung des aktuellen Infektionsgeschehens wird viel mit Vergleichen gearbeitet, einerseits gegenüber den Infektionszahlen vergangener Jahre, andererseits mit Blick auf die geografische Verteilung dieser. Bei ersterem dient vor allem der Vorjahreszeitraum als Referenz, was jedoch eine verkürzte Betrachtung darstellt, die ein Hantajahr mit einem Nicht-Ausbruchsjahr vergleicht. So lässt sich dann auch ein drastischer Anstieg der Infektionen ableiten, mit bspw. „13-mal so viel Betroffene[n]" (*Augsburger Allgemeine* 19.12.2017) wie im Vorjahr. Erläuterungen, welche die hohen Werte für 2017 in den regelmäßigen Zyklus der Hantajahre einordnen, finden sich oft erst an späterer Stelle, wenn ergänzt wird, dass man „immer wieder [...] sogenannte ‚Epidemiejahre' beobachtet" (*Stern.de* 19.06.2017). Hier zeigt sich erneut das Muster einer anfänglich überspitzten Darstellung und ihrer späteren Relativierung. Damit folgt die Berichterstattung zu Hantaviren einem in Krankheits- und Seuchendiskursen häufig zu beobachtenden Wechsel zwischen ‚Angsterzeugung' und ‚Beruhigung', wobei – trotz der zunächst generierten Drohkulisse – nicht automatisch von einer Wirkmächtigkeit in Richtung Angst oder Verunsicherung auszugehen ist (Radeiski 2015: 32).

Geografische Vergleiche beschränken sich weitestgehend auf Verweise, etwa dass in bestimmten Landkreisen oder Teilen davon die Infektionszahlen besonders hoch seien. Nicht immer wird dazu auch eine genauere Erklärung der Gründe gegeben, wie etwa der Einfluss von lokaler Raumstruktur und Nahrungsangebot: „Betroffen sind daher vor allem Land- und Stadtkreise mit hohem Buchenwaldanteil" (*Südkurier* 16.05.2017). Vielmehr finden sich Beispiele, wo – bedingt durch einen eher alltäglichen Sprachgebrauch – die Ebene der kausalen Erklärung durch eine Kampf- bzw. Invasionsmetaphorik ersetzt wird, wie sie sich häufig in Virendiskursen feststellen lässt und mittels welcher ganze Gruppen oder Bevölkerungsteile als potenziell Betroffene dargestellt werden (Gredel 2014: 146). Das sprachliche Bild der Invasion wird sowohl in einem alarmierenden Kontext – „Hantaviren breiten sich in Südwestdeutschland aus" (*Spiegel Online* 19.06.2017) – als auch mit (vorsichtig) entwarnendem Grundton verwendet: „Tuttlingen ist vom Hantavirus bisher gut verschont geblieben" (*Schwäbische* 06.01.2017). Wie in Krankheits- und Virendiskursen häufig der Fall, tritt hier der Erreger als Akteur auf (Gredel 2014: 163–164), der mal „sehr aktiv" (*Stimme.de* 13.04.2017) ist, sich ein andermal wiederum „dünne macht" (*Aachener Zeitung* 30.06.2017).

Neben einem eher abstrakten Gefahrenpotenzial für ganze Teile des Landes werden auch für den Einzelnen situativ konkret erfahrbare Bedrohungsszenarien vermittelt, wie: „Das Hantavirus lauert ausgerechnet auf dem Dachboden" (*Welt* 18.06.2017). Derartige Aussageereignisse fallen zudem durch eine polarisierende Rollenverteilung auf, wobei das Virus als Täter dem Menschen als potenziellem Opfer gegenübersteht. In diesem Zusammenhang kommt es in Virendiskursen oftmals zu einer Personifizierung des Erregers mit einhergehender Zuschreibung menschlicher Charaktereigenschaften wie ‚aggressiv' oder ‚bösartig' (Gredel 2014: 163–164). Brigitte Weingart sieht in der gängigen Personifizierung von Erregern Restbestände einer „magisch-dämonischen Krankheitsauffassung" (2004: 124), nach der eine Krankheit als eigenständiger, äußerlicher Akteur einen Menschen befällt. In diesem Zusammenhang verkörpert im Hantaviren-Diskurs insbesondere die Rötelmaus als Krankheitsüberträger eine Bedrohung ambigen Charakters, über den ihr unschuldiges Aussehen zunächst hinwegtäuscht: „Sieht eigentlich ganz possierlich aus, kann den Menschen aber gefährlich werden" (*Hanauer Anzeiger* 28.03.2017). Ähnlich einem ‚Wolf im Schafspelz' stellt sie sich letztlich als heimtückische Bedrohung für den Menschen heraus.

Nicht nur durch die Dämonisierung von Wirtstier und Erreger als bestimmende Akteure wird dem Menschen die Rolle des potenziellen Opfers zugeschrieben. Auch die von Seiten des Öffentlichen Gesundheitsdienstes publizierten und durch Medien aufgegriffenen Prognosen, welche die erwarteten Infektionen für einen Landkreis bis auf die erste Nachkommastelle genau angeben (*Der Teckbote* 10.07.2017), suggerieren eine Dominanz der Erkrankung – besonders dann, wenn der Einfluss des individuellen Risikoverhaltens auf die statistische Wahrscheinlichkeit nicht hervorgehoben wird. In diesem Zusammenhang wird – wie auch bei anderen risikorelevanten Themen – ein bestehendes Risiko oftmals nicht als die Wahrscheinlichkeit, dass ein Schaden eintritt, sondern vielmehr als der Schaden selbst bzw. dessen Unvermeidbarkeit beschrieben (Rossmann & Brosius 2013: 120).

Die Inhalte des zweiten Phänomenbereichs werden letztlich nicht nur zur Vermittlung von (objektivem) *Hintergrundwissen*, sondern auch zur Generierung von Aufmerksamkeit und der Konstruktion möglichst plastischer Bedrohungsszenarien eingesetzt. Eine Einordnung der Informationen oder die Schilderung kausaler Zusammenhänge findet dabei nicht immer statt, was teilweise wohl auch auf das knappe Format der Berichterstattung zurückzuführen ist.

3.2.3 Phänomenbereich: Subjektives Risikopotenzial

Der dritte identifizierte Phänomenbereich dreht sich um das subjektive Risiko einer Hantaviruserkrankung und den Einfluss lebensweltlicher Umstände, wodurch die Leserschaft als potenziell Betroffene direkt angesprochen wird. Dazu werden typische Situationen oder Tätigkeiten beschrieben, in denen es häufig zu einer Übertragung kommt – ähnlich wie sie auch zu Beginn dieses Artikels dargestellt wurden (Kap. 1.1.). Ein daran anschließender Themenbereich umfasst Präventionsmaßnahmen zum Schutz vor einer Infektion. Neben allgemeinen Regeln zur Vermeidung einer Ansiedelung von Mäusen (z. B. durch richtige Lebensmittellagerung) und grundlegender Hygiene werden auch Maßnahmen bzgl. bestimmter Risikosituationen vorgeschlagen, wobei vor allem Reinigungsarbeiten im Zentrum stehen. Hier wird empfohlen, entsprechende Flächen zunächst anzufeuchten, um Staubentwicklung zu vermeiden, oder während der Arbeiten eine Atemschutzmaske zu tragen. Es wird also genuin *handlungsanleitendes* Wissen vermittelt, welches die Leserinnen und Leser befähigen soll, ihr Verhalten an eine bestehende Gefahrenlage anzupassen und das individuelle Infektionsrisiko in entsprechenden Situationen zu minimieren.

Die Argumentation in diesem Bereich des Diskurses baut deutlich auf den Inhalten der anderen Phänomenbereiche auf, was einen limitierenden Faktor darstellen kann, wenn entsprechende Zusammenhänge fehlen. Die Notwendigkeit, bei Reinigungsarbeiten bspw. eine Atemschutzmaske zu tragen, lässt sich nur dann plausibel kommunizieren, wenn nachvollziehbar ist, wie dadurch der Übertragungsweg mittels Aerosole unterbunden wird. Der in diesem Zusammenhang oft verwendete Begriff des ‚kontaminierten Staubs' bleibt ohne die Erläuterung, dass Staub möglicherweise mit getrockneten, virushaltigen Ausscheidungen versetzt ist, missverständlich. Ähnliches gilt für die Beschreibung von Risikosituationen, welche an sich die Infektionsmöglichkeiten mit Blick auf die alltägliche Lebenswelt der Leserinnen und Leser veranschaulichen sollen. Ohne den entsprechenden Kontext entsteht dabei leicht eine diffuse Aufzählung unterschiedlichster Situationen, wie etwa in folgendem Beispiel: „Menschen, die im Garten arbeiten, zelten, Stall, Scheune oder Garage säubern, Holz stapeln oder Holz schlagen, Jäger und Jogger können sich mit dem Virus anstecken" (*Der Teckbote* 10.07.2017).

4 Fazit

Wissen lässt sich in Anlehnung an Francis Bacons These der ‚scientia potentia est' als Handlungsvermögen bzw. als Befähigung (potentia) beschreiben (Bechmann & Stehr 2000: 114). Damit Wissen tatsächlich handlungsanleitend wirken kann, muss es sowohl auf bestimmte Situationen anwendbar als auch klar formuliert und durch Kontextinformationen in seiner Relevanz begründet sein. Im medialen Diskurs zu Hantaviruserkrankungen lassen sich diese Aspekte in den drei Phänomenbereichen (humane Hantaviruserkrankung, objektives Gefahrenpotenzial und subjektives Risikopotenzial) bzw. dem darin vermittelten situativen, Hintergrund- und Handlungswissen identifizieren. Die einzelnen Phänomenbereiche dürfen daher nicht als getrennt voneinander verstanden werden. Ihre Inhalte bauen aufeinander auf, weshalb einzelne Themen immer auch in einen größeren Zusammenhang gestellt werden müssen.

Im medialen Diskurs zu Hantaviren lassen sich immer wieder Beispiele finden, in denen auf eine Darstellung kausaler Zusammenhänge – etwa zwischen dem Nahrungsangebot für die Wirtstierpopulation und der Höhe humaner Infektionszahlen – verzichtet wird. Dabei begründen vor allem die epidemiologischen Besonderheiten der regionalen Erregerverbreitung sowie die jährlichen Schwankungen der Infektionszahlen eine Heterogenität des Phänomens, welche im Diskurs nicht immer eingeordnet wird. Ähnlich wirkt sich die hohe Varianz in der Ausprägung der humanen Erkrankung, ihren unterschiedlichen Verlaufsformen und pluralen Symptomatik aus. Die Heterogenität des Phänomens Hantavirus und Hantaviruserkrankung wird durch verschiedene diskursive Merkmale, wie die überspitzte Darstellung bei späterer Relativierung, reproduziert oder ggf. noch verstärkt. Dabei handelt es sich zwar – ähnlich wie z. B. bei der Verwendung einer Invasionsrhetorik – nicht um eine Eigenart des Hantavirendiskurses, sondern generell von Seuchendiskursen, sie ist jedoch vor dem Hintergrund der Spezifität des Phänomens gesondert zu betrachten.

Weiteren Einfluss auf den medialen Diskurs können journalistische Praktiken wie Sensationalismus oder eine Emotionalisierung der Berichterstattung haben. Hier gilt jedoch zu bedenken, dass eine mediale Berichterstattung nicht ohne Weiteres an Standards (fach-)wissenschaftlicher Argumentation gemessen werden kann, finden beide doch in separaten Diskursarenen mit je eigenen Formationsregeln (Keller 2011: 228) statt. Dass es bei der Übertragung fachspezifischer Informationen in alltagspraktische Zusammenhänge der Massenmedien mitunter zu Verzerrungen oder Verfälschungen kommt, ist auch aus anderen Risikodiskursen, etwa zu Fragen der öffentlichen Sicherheit oder der Folgenabschätzung technischer Innovationen, bekannt (Schütz & Peters 2002: 41ff.). Auch im Kontext der aktuellen Covid-19 Pandemie lassen sich entsprechende Vermittlungsprobleme zwischen dem wissenschaftlichen und öffentlichen Diskurs beobachten, insbesondere dann, wenn ersterer zur Begründung verbindlicher Präventionsmaßnahmen (wie dem Tragen einer Mund-Nasen-Bedeckung im öffentlichen Raum) herangezogen wird.

Auch in den im Anschluss an die Diskursanalyse durchgeführten qualitativen Interviews mit Allgemeinmediziner*innen wurde die Aufklärung und Sensibilisierung der Bevölkerung bzgl. der von Hantaviren ausgehenden Risiken als kritischer Bereich thematisiert. Laut Aussagen der Mediziner*innen sollen etwa eine Verunsicherung der Bevölkerung durch überzogene Darstellungen vermieden, medizinische Zusammenhänge plausibel erklärt und Präventionsstrategien zur Aktivierung potenziell Betroffener aufgezeigt werden. Bezogen auf die Ergebnisse der wissenssoziologischen Diskursanalyse zeigt sich, dass keine radikale Veränderung des Diskurses notwendig ist. Vielmehr lässt sich an die bestehenden Strukturmuster anknüpfen, indem die Wissensvermittlung in und die Interdependenzen zwischen den einzelnen Phänomenbereichen gestärkt werden. An dieser Stelle ist vor allem der Öffentliche Gesundheitsdienst gefragt, der mit seinen Publikationen (insb. Pressemitteilungen) als ein wichtiger Diskursteilnehmer auftritt und die Möglichkeit hat, eine ausgewogene Information der Bevölkerung (auch über die Medien) anzustoßen. Auch die starke Präsenz von Regionalmedien im Diskurs kann für eine stärkere Fokussierung auf eine regional angepasste und damit zielgerichtete Risikoinformation genutzt werden.

Literatur

Quellennachweise aus dem Datenkorpus

Aachener Zeitung (30.06.2017): Hanta-Virus grassiert in der Region. https://www.aachener-zeitung.de/nrw-region/hanta-virus-grassiert-in-der-region_aid-24810821 (letzter Zugriff: 28.03.2020).

Augsburger Allgemeine (19.12.2017): Baden-Württemberg in diesem Jahr besonders vom Hantavirus betroffen. https://www.augsburger-allgemeine.de/wissenschaft/Baden-Wuerttemberg-in-diesem-Jahr-besonders-vom-Hantavirus-betroffen-id41767901.html (letzter Zugriff: 25.03.2020).

Badische Zeitung (04.02.2017): Modellprognose. Forscher erwartet 2017 viele Hantavirus-Erkrankungen in Baden-Württemberg. http://www.badische-zeitung.de/suedwest-1/forscher-erwartet-2017-viele-hantavirus-erkrankungen-in-baden-wuerttemberg–133211625.html (letzter Zugriff: 28.10.2020).

Deggendorfer Zeitung (01.06.2017): Gesundheitsamt warnt vor Hantavirus im Bayrischen Wald. https://www.pnp.de/lokales/landkreis-deggendorf/deggendorf/2532500_Gesundheitsamt-warnt-vor-Hantavirus.html (letzter Zugriff: 13.02.2021).

Der Teckbote (10.07.2017): Die Rötelmaus wird zur Keimschleuder. https://www.teckbote.de/startseite_artikel,-die-roetelmaus-wird-zur-keimschleuder-_arid,203213.html (letzter Zugriff: 26.03.2020).

Hanauer Anzeiger (28.03.2017): Hantavirus breitet sich aus: So schützen Sie sich. https://www.hanauer.de/ha_335_111294935-29-_Hantavirus-breitet-sich-aus-So-schtzen-Sie-sich.html (letzter Zugriff: 26.03.2020).

Passauer Neue Presse (01.06.2017): Gesundheitsamt warnt vor Hantavirus im Bayrischen Wald. https://www.pnp.de/lokales/landkreis-deggendorf/deggendorf/2532500_Gesundheitsamt-warnt-vor-Hantavirus.html (letzter Zugriff: 25.03.2020).

Schwäbische (06.01.2017): Landesgesundheitsamt warnt vor Hantavirus. https://www.schwaebische.de/landkreis/landkreis-tuttlingen/tuttlingen_artikel,-landesgesundheitsamt-warnt-vor-hantavirus-_arid,10592167.html (letzter Zugriff: 26.03.2020).

Spiegel Online (13.04.2017): Erkrankungen durch Hantaviren nehmen zu. https://www.spiegel.de/gesundheit/diagnose/hantavirus-erkrankungen-nehmen-zu-a-1143221.html (letzter Zugriff: 25.03.2020).

Spiegel Online (19.06.2017): Hantaviren breiten sich in Südwestdeutschland aus. https://www.spiegel.de/gesundheit/diagnose/hantaviren-breiten-sich-in-suedwestdeutschland-aus-a-1152887.html (letzter Zugriff: 29.10.2020).

Stern.de (19.06.2017): Das Hantavirus grassiert in Deutschland – warum Fallzahlen rasant steigen. https://www.stern.de/gesundheit/hantavirus–warum-die-fallzahlen-in-deutschland-rasant-steigen-7501074.html (letzter Zugriff: 25.03.2020).

Stimme.de (13.04.2017): Zahlreiche Baden-Württemberger an Hantavirus erkrankt. https://www.stimme.de/suedwesten/nachrichten/pl/Zahlreiche-Baden-Wuerttemberger-an-Hantavirus-erkrankt;art19070,3830006 (letzter Zugriff: 26.03.2020).

Stuttgarter Zeitung (13.04.2017): Zahlreiche Menschen an Hantavirus erkrankt. https://www.stuttgarter-zeitung.de/inhalt.gesundheit-in-baden-wuerttemberg-zahlreiche-menschen-an-hantavirus-erkrankt.59c0869b-2a7d-4784-851e-2e73e331da01.html (letzter Zugriff: 28.10.2020).

Südkurier (16.05.2017): Mehr Fälle von Hantavirus im Landkreis Sigmaringen. https://www.suedkurier.de/region/linzgau/kreis-sigmaringen/Mehr-Faelle-vor-Hantavirus-im-Landkreis-Sigmaringen;art372548,9256407 (letzter Zugriff: 25.03 2020).
TAG24 (13.04.2017): Achtung! Dieses Virus breitet sich rasant in Deutschland aus. https://www.tag24.de/nachrichten/deutschland-krankheit-virus-hantavirus-breitet-sich-ausfaelle-nierenversagen-235937 (letzter Zugriff: 28.10.2020).
Welt (18.06.2017): Das Hantavirus lauert ausgerechnet auf dem Dachboden. https://www.welt.de/gesundheit/article165667871/Das-Hantavirus-lauert-ausgerechnet-auf-dem-Dachboden.html (letzter Zugriff: 26.03.2020).
Welt (18.12.2017); Wie die Grippe. Nur viel schlimmer. https://www.welt.de/print/die_welt/article171688184/Wie-Grippe-Nur-viel-schlimmer.html (28.10.2020).

Forschungsliteratur

Bechmann, Gotthard & Nico Stehr (2000): Risikokommunikation und die Risiken der Kommunikation wissenschaftlichen Wissens. Zum gesellschaftlichen Umgang mit Nichtwissen. *GAIA – Ecological Perspectives for Science and Society* 9 (2), 113–121.
Berger, Peter & Thomas Luckmann (2013): *Die gesellschaftliche Konstruktion der Wirklichkeit*. 27. Aufl. Frankfurt a.M.: Fischer.
Busch, Albert & Thomas Spranz-Fogasy (2015): Sprache in der Medizin. In Ekkehard Felder & Andreas Gardt (Hrsg.), *Handbuch Sprache und Wissen*, 335–357. Berlin, Boston: De Gruyter.
Busse, Dietrich (2003): Begriffsgeschichte oder Diskursgeschichte? Zu theoretischen Grundlagen und Methodenfragen einer historisch-semantischen Epistemologie. In Carsten Dutt (Hrsg.), *Herausforderungen der Begriffsgeschichte*, 17–38. Heidelberg: Winter.
Dutt, Carsten (Hrsg.) (2003): *Herausforderungen der Begriffsgeschichte*. Heidelberg: Winter.
Frank, Christina, Mirko Faber, Wiebke Hellenbrand, Hendrik Wilking & Klaus Stark (2014): Wichtige, durch Vektoren übertragene Infektionskrankheiten beim Menschen in Deutschland. Epidemiologische Aspekte. *Bundesgesundheitsblatt* 57, 557–567.
Geis, Steffen, Judith Koch, Helmut Uphoff & Anja M. Hauri (2009): Aktuelles zu Hantaviren. *Hessisches Ärzteblatt* 4, 242–245
Gredel, Eva (2014): *Diskursdynamiken. Metaphorische Muster zum Diskursobjekt Virus*. Berlin, Boston: De Gruyter.
Julian-Reynier, Claire, Myriam Welkenhuysen, Lea Hagoel, Marleen Decruyenaere & Penelope Hopwood (2003): Risk communication strategies: state of the art and effectiveness in the context of cancer genetic services. *European Journal of Human Genetics* 11, 725–736.
Keller, Reiner (2007): Diskurse und Dispositive analysieren. Die Wissenssoziologische Diskursanalyse als Beitrag zu einer wissensanalytischen Profilierung der Diskursforschung. *Forum Qualitative Sozialforschung* 8 (2), o. A. http://www.qualitative-research.net/index.php/fqs/article/view/243 (letzter Zugriff 23.03.20).
Keller, Reiner (2011a): *Diskursforschung. Eine Einführung für SozialwissenschaftlerInnen*. Wiesbaden: VS.
Keller, Reiner (2011b): *Wissenssoziologische Diskursanalyse. Grundlegung eines Forschungsprogramms*. Wiesbaden: VS.

Keller, Reiner (2013): Wissenssoziologische Diskursforschung. In Ekkehard Felder (Hrsg.), *Faktizitätsherstellung in Diskursen. Die Macht des Deklarativen*, 197–224. Berlin, Boston: De Gruyter.

McCaughey, Conall. & C. A. Hart (2000): Hantaviruses. *Journal of Medical Microbiology* 49, 587–599.

Renner, Britta, Martina Panzer & Andries Oberst (2007): Gesundheitsbezogene Risikokommunikation. In Ulrike Six (Hrsg.), *Kommunikationspsychologie – Medienpsychologie*, 251–270, Weinheim: Beltz Juventa.

Renner, Britta & Ralf Schwarzer (2000): Gesundheit: Selbstschädigendes Handeln trotz Wissen. In Heinz Mandl (Hrsg.), *Die Kluft zwischen Wissen und Handeln: Empirische und theoretische Lösungsansätze*, 25–50, Göttingen: Hogrefe.

Radeiski, Bettina (2015): Das Ebolafieber in den Medien. Zu Struktur und Stabilität von medialen Seuchendiskursen. *Aus Politik und Zeitgeschichte* 65, 32–38.

Reil, Daniela, Christian Imholt, Jana Anja Eccard & Jens Jacob (2015): Beech Fructification and Bank Vole Population Dynamics – Combined Analyses of Promoters of Human Puumula Virus Infections in Germany. *PLoS ONE* 10 (7), 1–14. https://journals.plos.org/plosone/article?id=10.1371/journal.pone.0134124 (letzter Zugriff: 21. 03.2020).

Rieger, Monika, Matthias Nübling & Friedrich Hofmann (2005): *Berufliche Gefährdung der Landwirte durch Hantaviren*. Bremerhaven: Verlag für neue Wissenschaft.

Robert Koch-Institut (2015): *RKI Ratgeber. Hantavirus-Erkrankung*. https://www.rki.de/DE/Content/Infekt/EpidBull/Merkblaetter/Ratgeber_Hantaviren.html (letzter Zugriff: 19.03.2020).

Rossmann, Constanze & Hans-Bernd Brosius (2013): Die Risiken der Risikokommunikation und die Rolle der Massenmedien. *Bundesgesundheitsblatt* 56 (1), 118–123.

Schütz, Alfred (2016): *Der sinnhafte Aufbau der sozialen Welt. Eine Einleitung in die verstehende Soziologie*. 7. Aufl. Frankfurt a.M.: Suhrkamp.

Schütz, Holger & Hans Peter Peters (2002): Risiken aus der Perspektive von Wissenschaft, Medien und Öffentlichkeit. *Politik und Zeitgeschichte* 10–11, 40–45.

Stodiek, Oskar (2009): *Die Medien-Agenda in der Medienpublizistik der „Regenbogenpresse". Thematisierungsmuster einer Printmediengattung*. Berlin: Dr. W. Hopf.

Strauss, Anselm & Juliet Corbin (1996): *Grounded Theory: Grundlagen Qualitativer Sozialforschung*. Weinheim: Psychologie Verlags Union.

Ulrich, Rainer, Sandra Essbauer, Jonas Schmidt, Morten Schütt, Judith Koch, Franz Conraths, Hans-Joachim Pelz & Matthias Wenk (2006): Zunehmende Gefährdung durch von Nagetieren übertragene Hantaviren? *AFZ-Der Wald* 2, 90–94.

Weingart, Brigitte (2004): Viren visualisieren: Bildgebung und Popularisierung. In Ruth Mayer & Brigitte Weingart (Hrsg.). *Virus! Mutation einer Metapher*, 97–130, Bielefeld: Transcript.

Marie-Luis Merten

„Wer länger raucht, ist früher tot" – Construal-Techniken des (populärmedizinischen) Online-Positionierens

Abstract: Der Beitrag widmet sich Positionierungsmustern im Kommentieren von Online-Gesundheitsnews. Anhand eines 10.459 User*innen-Kommentare zu internetöffentlichen Gesundheitsartikeln umfassenden Korpus werden wiederkehrend eingesetzte Ressourcen des sprachlichen Positionierens beleuchtet. Auf theoretischer Ebene führt der Beitrag Überlegungen der Positionierungs- und Stancetaking-Forschung sowie der korpusgestützten bzw. gebrauchsbasierten Konstruktionsgrammatik und Kognitiven Grammatik zusammen. Kommentare werden dabei als Positionierungsbeiträge verstanden. In empirischer Hinsicht stehen generalisierende sowie subjektivierende und objektivierende Konditionalmuster dieses populärmedizinischen Kommentierens im Vordergrund. Dabei handelt es sich um für gesundheitskommunikative Anliegen hochfunktionale Positionierungstechniken.

Keywords: Positionierungsmuster, Construal, Subjektivität/Objektivität, Leserkommentare

1 Einführung: Datengrundlage, Forschungsfragen und theoretisch-methodologischer Rahmen

Als eine „meaningful social practice" (Crawford 2006: 401) wird Gesundheit/Krankheit im kommunikativen Alltag vielfach zum Thema. Beobachten lässt sich dieser Umstand sowohl *offline* im Gespräch mit Familie, Freund*innen, Ärzt*innen oder Mitbetroffenen als auch *online* in ganz unterschiedlichen und tendenziell anonymen Kontexten. Auf Letzteres – das Online-Diskutieren (massen-)medial aufbereiteter Themen im Bereich Gesundheit/Krankheit – ist der Fokus des vorliegenden Beitrags ganz allgemein gerichtet. Kleinke (2015: 405) folgend hat das Internet „den alltagsweltlichen Gesundheitsdiskurs tiefgreifend verändert". Das Aufkommen und die zunehmende Nutzung digitaler Ressourcen befördern

---

Marie-Luis Merten, Universität Zürich, Deutsches Seminar, mlmerten@ds.uzh.ch

Open Access. © 2021 Marie-Luis Merten, publiziert von De Gruyter. Dieses Werk ist lizenziert unter einer Creative Commons Namensnennung - Nicht-kommerziell - Keine Bearbeitung 4.0 International Lizenz.
https://doi.org/10.1515/9783110688696-015

eine Health 2.0-Revolution (Koteyko & Hunt 2016: 59): Digitale Plattformen und Formate ermöglichen das (anonyme) Verhandeln sensibler Inhalte rund um Krankheitsverläufe, Behandlungsgeschichten und Notstände im Gesundheitswesen, das Einholen von Ratschlägen, die Diskussion von Diagnosen und Behandlungsmaßnahmen, die Bewertung von Ärzt*innen und Klinken, die Partizipation an Online-Selbsthilfegruppen und einiges mehr. Nutzer*innen treten in diesen Kontexten nicht (nur) als stille Rezipient*innen auf, die sich über Gesundheitsthemen informieren (Rossmann 2010: 347–348), vielmehr teilen sie häufig eigens Erlebtes und bringen sich auf Grundlage ihrer Erfahrung und Expertise in Diskussionen aktiv ein.

Dieses aktive Mitgestalten findet u. a. im Kommentieren von Online-Gesundheitsnews Ausdruck, wie es Gegenstand des vorliegenden Beitrags ist. In den entsprechenden Kommentarbereichen werden Gesundheitsthemen und deren journalistische Aufbereitung verhandelt. Leser*innen positionieren sich sowohl affektiv als auch epistemisch und teilen Erfahrungen und Beobachtungen internetöffentlich. Vielfach gerät die eigene Expertise im Hinblick auf medizinische und gesundheitsrelevante Inhalte in den Mittelpunkt lebhafter Auseinandersetzungen. Das Kommentieren von Online-Gesundheitsnews erweist sich damit als eine Positionierungspraxis *par excellence*. Interessant ist an dieser Praxis das Spannungsverhältnis von (1) sensiblen Inhalten, die einerseits den Privatraum des Einzelnen berühren, andererseits gesellschaftlich hochgradig relevant sind, und (2) die Vielfalt an (anonym geteilten) Meinungen, an die eine spezifische kommunikative Erwartungshaltung – Umgangsformen, gestützte Argumentation, inhaltliche Relevanz usw. – herangetragen wird.

Auf Grundlage eines Kommentarkorpus mit User*innen-Beiträgen aus den Jahren 2013 bis 2018 wird im Kontext eines derzeit laufenden Projekts dem sprachlichen Positionieren im populärmedizinischen Online-Zusammenhang nachgegangen. Das Korpus hat eine Gesamtgröße von 1.02 Mio. Tokens, ist auf POS-Ebene automatisiert getaggt und wird mithilfe von AntConc – in einem ersten Schritt vor allem qualitativ – analysiert.[1] Die insgesamt 10.459 öffentlich zugänglichen Kommentare zu 91 Gesundheitsartikeln[2] auf *Spiegel Online* und *Zeit Online* – zwei der

---

[1] Sowohl bei AntConc (Anthony 2020) als auch bei dem Tool TagAnt (Anthony 2015), mit dem die POS-Annotation (mit dem Wortart-Tagset STTS) vorgenommen wurde, handelt es sich um korpuslinguistische Freeware.
[2] Die entsprechenden Artikel sind von den Redaktionen thematisch in den Bereich „Wissen/Medizin" (*Spiegel Online*) sowie „Wissen/Gesundheit" (*Zeit Online*) eingeordnet worden. Bei der Korpuskompilation ist auf Themenvielfalt (Rauchen, Medikamente, Impfen, Pflege, ...) geachtet worden, wobei für die beiden Online-Nachrichtenportale – soweit dies möglich war –

reichweitenstärksten deutschsprachigen Online-Nachrichtenseiten mit ebenso auflagenstarken Offline-Magazinen – ermöglichen Einsichten in sich abzeichnende (populärmedizinische) Positionierungsmuster. In diesem Kontext geht es weniger um themenspezifische Gebrauchsmuster, die typisch für einzelne Gesundheitsdiskurse (zum Impfen, zum Rauchen, etc.) sind, sondern vielmehr um Ressourcen, die in diesem Format der Online-Gesundheitskommunikation wiederkehrend Verwendung finden. In den Blick genommen werden sprachliche Muster, die bspw. dem Untermauern erfahrungsbasierter Expertise, aber auch dem Herstellen von (vermeintlicher) Objektivität dienen – zwei kommunikative Techniken, die in der internetöffentlichen Diskussion gesundheitsrelevanter Inhalte der Verlässlichkeit und Überzeugungskraft getätigter Positionierungen zuspielen.

Dabei ist das Phänomen Meinungspraxis in News-Diskussionsforen komplexer und vielgestaltiger, als dies bisweilen in einzelnen Forschungsbeiträgen angenommen wird. Die engführende Vorstellung, „[e]veryday private thinking is now expressed in public communicative spaces" (Johansson 2017: 7), muss um das diskursive Verhandeln und damit Ko-Konstruieren von Meinung, die Relevanz von Interaktivität und Dynamizität und die sozial-interaktive Fundierung von Einstellungen erweitert werden. Im Sinne eines diskursiv-psychologisch verankerten „doing of an attitude" (Gergen 2010: 82) ist die Sicht auf „the mind as a private reserve of the bounded being" aufzugeben. Sozial-interaktive Prozesse fungieren „as the origin of all that we take to be mental" (Gergen 2010: 82).

In theoretisch-methodologischer Hinsicht bauen die nachfolgenden Beobachtungen auf zentralen Annahmen der gebrauchsbasierten Konstruktionsgrammatik (Croft 2001) auf. In den Daten zu identifizierende Sprachgebrauchsmuster (Bubenhofer 2015) stellen potentielle Korrelate zu verfestigten Form-Funktionskopplungen dar. Da es sich beim Online-Kommentieren zu großen Teilen um ein interaktionsorientiertes Schreiben (Storrer 2018) handelt, werden zudem Überlegungen zur Sequentialität von Positionierungen, zur Kontextualisierung durch vorausgehende Kommentare, zur Lesart-Zuschreibung in Form nachfolgender Kommentare usw. relevant. Methodologisch berücksichtigt werden diese Spezifika durch eine kontextsensitive Herangehensweise, die als *close reading*-Verfahren Korpusanalyseschritte, die eher auf ein vertikales Distanz-Lesen abzielen, ergänzt. Im vorliegenden Beitrag wird insbesondere das Construal-Potenzial (Langacker 2008) verschiedener Positionierungs-Konstruktionen – bspw. was eine stärker generalisierende oder individualisierende Sachverhaltsdarstellung betrifft – beleuchtet.

---

eine ähnliche Anzahl an Artikeln (und vor allem an Kommentaren) zu vergleichbaren Themen in das Korpus aufgenommen wurde.

Diesem Programm entsprechend gestaltet sich der Beitrag wie folgt: Der erste Teil des Beitrags zielt auf theoretisch-methodologische Aspekte ab. In Abschnitt (2) wird das Kommentieren von Online-Gesundheitsnews als eine Positionierungspraktik samt entsprechenden sprachlichen Positionierungsressourcen besprochen. In Abschnitt (3) geraten komplexe Form-Funktionskopplungen als Construal-Techniken, deren Funktionalität in Aushandlungsprozessen von Meinung genutzt wird, in den Blick. Daran schließt sich der empirische Teil an, d. h. in Abschnitt (4) werden für ausgewählte (i. w. S. konditionale) Positionierungs-Konstruktionen tiefergehende Korpuseinsichten gesundheitskommunikativer Natur präsentiert. Mit einer Zusammenfassung und dem Herausstellen der Relevanz dieser Forschung für das Feld der Gesundheitskommunikation in Abschnitt (5) schließt der Beitrag.

2 Online-Gesundheitsnews kommentieren: Positionierungspraktik

Journalistische Beiträge im Bereich von Gesundheit/Krankheit dienen nicht (primär) als Vehikel zur Gesundheitsförderung (Entwistle & Hancock-Beaulieu 1992: 380), dennoch werden sie oft zum Ausgangspunkt hitziger Diskussion um das vermeintlich richtige und angemessene Verständnis von Medizin und Themen des Gesundheitssystems. Das Engagement, mit dem derartige Nachrichten im Internet kommentiert werden, überrascht kaum, erfüllen Gesundheits-/Krankheitsthemen doch „eine Reihe von Nachrichtenfaktoren besonders gut – darunter Faktoren wie Nähe, Betroffenheit, Relevanz oder Personalisierung" (Wormer 2014: 198). Das Schreiben in jenen Online-Kommentarbereichen siedelt sich zwischen Interaktions- und Textorientierung (Storrer 2018) an. Während sich einige Beiträge der ausführlichen (und aufklärerischen) Bearbeitung medizinischer oder gesundheitspolitischer Inhalte in mitunter wissenschaftsschriftlicher Qualität verpflichten, gestalten sich andere Kommentare wiederum als deutlich informellere Interaktionsbeiträge, die vorausgehende Kommentare direkt adressieren und anschließende Antworten/Reaktionen forcieren. In diesem Sinne liegt mit User*innen-Kommentaren ein Phänomen der Anschlusskommunikation in zweifacher Hinsicht vor: Einerseits eröffnen die Leser*innenbeiträge einen Sekundärdiskurs, in dem sich die ursprünglichen Rezipienten zu Produzenten eigener Inhalte schreiben. Auf der Sehfläche „unterhalb" der journalistischen Nachrichtenbeiträge hinterlassen sie Beiträge selbst gewählter Schwerpunktsetzung. Andererseits schließen die Beitragenden an bereits sicht- und lesbar gewordene Mitkommentierende an. In beiden Fällen, die letztlich im konkreten Kommentieren fusionieren, nehmen die User*innen mittels ihrer sprachlichen Ressourcen aushandelbare Positionen dynamischer Gestalt ein – ein Phänomen, das auch unter dem Begriff des Stancetaking[3] (Du Bois 2007) behandelt wird. Insbesondere die Konstruktion und Zuschreibung emergenter Identitäten in der Interaktion fängt der Positionierungsbegriff, den Spieß (2018) in einer Arbeit zu Forenkommentaren Jugendlicher ebenfalls an Überlegungen zum Stancetaking koppelt, ein (Lucis-Hoene & Deppermann 2004: 168).

Das Kommentieren von Nachrichten – seien sie digitaler oder analoger Natur – als eine „reaktive Kommunikationsform" (Lüger 1995: 130) in seiner Verschränkung von individueller und soziokultureller Ebene zu erforschen, setzt eine „general cognitive, social and cultural perspective on linguistic phenomena in relation to their usage in forms of behaviour" (Fetzer 2011: 25) voraus. Die Positionierung einzelner Kommentierender muss stets im Geflecht soziokulturell einnehmbarer Positionen betrachtet werden: Das Spektrum an möglichen Standpunkten ist – auch infolge vorausgehender Aushandlungen – beschränkt und „in many cases the current stance act resonates both formally and functionally with a stance taken in prior discourse" (Du Bois 2007: 141). Die Akteure greifen dabei auf bewährte Positionierungs-Konstruktionen zurück: Form-Funktionspaare, die infolge des wiederkehrenden Gebrauchs in spezifischen (pragmatischen) Zusammenhängen mit Blick auf das Meinen/Stellungbeziehen – etwa im gesundheitskommunikativen Zusammenhang – geprägt sind (Feilke 1996: 267). Sie sind kognitiv mit eben jener Sprachpraxis assoziiert. Das Konzept des Stancetaking bietet hier „a uniquely productive way of conceptualizing the processes of indexicalization that are the link between individual performance and social meaning" (Jaffe 2009: 4). Allerdings ist der vermeintlich individuelle Meinungsausdruck weniger das Produkt eines Einzelnen denn der Meinung aushandelnden Gemeinschaft (Fetzer 2011: 25; Kärkkäinen 2006: 712–718). Dass die „sprachliche Interaktion als sozial-funktionaler Rahmen" (Tophinke & Ziegler 2014: 206) ihren Abdruck auf Einstellungsäußerungen hinterlässt, geht mit forschungspraktischen Konsequenzen einher. In globaler Perspektive ist es die soziale Situierung (aber auch Kontextualisierung infolge) sprachlicher Äußerungen, in lokaler deren sequenzielle Einbettung, auf die im Analyseprozess Bezug genommen werden sollte.

Wie lassen sich nun in einem Korpus potentielle (ggf. bislang unbekannte) Form-Funktionspaare identifizieren? Positionierungen gestalten sich muster-

---

[3] Hierbei handelt es sich um einen „act of evaluation owned by a social actor" (Du Bois 2007: 173), der drei ganz wesentliche „key aspects of social life: act, responsibility, and value" (Du Bois 2007: 173) vereint. Ein Akteur evaluiert X, positioniert sich dabei (in affektiver, epistemischer, ... Hinsicht) und drückt zeitgleich – mehr oder weniger explizit – den Grad an Übereinstimmung mit Y (= weitere Akteure) aus.

haft. Im Korpus zeichnet sich diese Musterhaftigkeit in Form rekurrenter Kookkurrenzen sprachlicher Einheiten ab. Jene Rekurrenz zeigt sich (selbst) in der toolunterstützten manuellen Analyse, indem für relevante Syntagmen die Auftretenshäufigkeit (unterstützt von kwic-Listen) ermittelt wird. Dieses frequente Nutzen bestimmter Syntagmen, die häufig eine mehr oder weniger fixierte Funktionalität kennzeichnet, lässt auf deren Verfestigung schließen (Steyer 2018: 227). Exemplarisch für das zugrundeliegende Material zeigt sich eine solche Verfestigung in Form des wiederkehrend verwendeten Syntagmas *Kein Wunder (also) dass X*. Es tritt in dieser Form – also ohne *es*-Expletivum und Kopulaverb – 34-mal auf. Angeführt wird ein naheliegender und daher nicht zu Verwunderung führender Sachverhalt X:

a. *[...] Alles was in der Genetik erforscht werden kann wird irgendwann erforscht, nur wohl nicht in Deutschland, denn da hat der Katholiban das sagen!:D* **Kein Wunder dass** *viele Wissenschaftler aus diesem Bereich auswandern.* (Spiegel.de, Manipuliertes Erbgut, 02.08.2017)

b. *Eine Masernimpfung hat bei weitem keine so gute Immunität zur Folge, wie eine "durchgestandene" Masernerkrankung. (Bei gesunden Kindern ja vollkommen harmlos) Und muß auch noch regelmäßig bis ins hohe Alter wiederholt werden.* **Kein Wunder also, daß** *es bei den "Masernepedemien" dann immer wieder schwere Verläufe bei Erwachsenen gibt.* (Spiegel.de, Masernschutz, 21.08.2017)

Ayaß (2011: 278) zufolge können Muster „verschiedene Grade an Verbindlichkeit annehmen, und sie können sich auf verschiedene Bereiche des sozialen Lebens beziehen". Als Routinisierungen des Sprachgebrauchs strukturieren sie „das soziale Leben, und sie bilden die Grundlage für Prozesse der Institutionalisierung" (Ayaß 2011: 278). In einer konstruktionsgrammatischen Perspektive lassen sich diese funktional aufgeladenen Verfestigungen als Konstruktionen (Croft 2001) deuten. Muster, die sich im Datenmaterial zeigen, fungieren als (potentielle) Korpuskorrelate zu Form-Funktionspaaren. Dabei bedarf es weiterer Korpusanalyseschritte, in denen dem konstruktionalen Status und insbesondere der auszumachenden Variabilität sowie der Abgrenzung zu ähnlichen Konstruktionen nachgegangen wird.

3 Construal-Techniken: Komplexe Konstruktionen

Das sprachliche Gebilde hält eine Vielzahl an Möglichkeiten bereit, Sachverhalte, Ereignisse und Szenen – unterschiedlich perspektiviert – zum Ausdruck zu bringen. Sprecher*innen und Schreiber*innen können etwa zwischen aktivischer und passivischer oder stärker spezifischen und stärker schematischen Konstruktionsvariante(n) wählen. Berücksichtigung findet diese Vielfalt an Konstruktionsmöglichkeiten im kognitiv-grammatischen Konzept des Construal (genauer zu Construal-Dimensionen Langacker 2008: 55–89, 2015). Die Wahl bestimmter sprachlicher Mittel spiegelt „a specific framing of [...] experience and a certain commitment to how that experience will be communicated between interlocutors" (Divjak et al. 2019: 2). Bedeutung wird *in situ* (auch) sprachlich erzeugt, wobei kommunikative Ziele – im gesundheitskommunikativen Kontext etwa die Konstruktion von Expertise oder eine evidentiale Positionierung – Einfluss auf die Wahl der Konstruktionsmöglichkeit(en) nehmen können.

Die für diesen Beitrag fokussierten verfestigten Form-Funktionskopplungen präsentieren sich vor allem als lexikogrammatische Strukturen mit einem auf das (populärmedizinische) Positionieren zugeschnittenen funktionalen Profil: Im Material begegnen Korpuskorrelate zu Konstruktionen, die hinsichtlich dieser Positionierungspraxis geprägt sind (Feilke 1996; vgl. Abschnitt 2). Dabei handelt es sich bspw. um routinisierte Formate (Feilke 2010: 13), die wiederkehrend im Zuge des Positionierens auf einer epistemischen Skala (sicher/unsicher, wissend/unwissend, ...) zum Einsatz kommen (vgl. Kärkkäinen 2006), zugleich aber auch dem (impliziten) Evaluieren/Bewerten konstruierter Sachverhalte, die für den Themenbereich Gesundheit/Krankheit relevant sind, dienen. Die Attribuierung *lexikogrammatisch* indiziert, dass insbesondere teilspezifizierte Konstruktionen (mit teils festem lexikalischem Material) in den Vordergrund rücken. Weitere Leerstellen jener Form-Funktionskopplungen sind schematisch(er) angelegt.

Die korpusgestützte Analyse verwandter Construal-Techniken legt interessante Unterschiede auf feingranularer Form- und Bedeutungsebene offen. Hier sind die folgenden Korpusbelege aufschlussreich, die sowohl lexikalisches Material (*erstaunlich*) als auch das funktionale Potenzial (epistemisches, also wissenbezogenes Positionieren im Dienste einer evaluativen Strategie) eint. Die Beispiele dienen vor allem der (methodischen) Illustration, deuten allerdings bereits auf das in Kapitel 4 genauer zu beleuchtende Verhältnis von subjektiven und objektiven Sprachressourcen hin:

a. **Das erstaunliche ist** doch immer wieder, das jedes Jahr was neues durchs Dorf gejagt wird. (Spiegel.de, Diabetes bei Kindern, 17.10.2016)
b. **Es ist wirklich erstaunlich**, welche gefestigte Meinung man ohne Ahnung haben kann. (Spiegel.de, Diabetes bei Kindern, 17.10.2016)
c. **Erstaunlich, dass** der Unsinn über die segensreichen Tabaksteuereinnahmen immer noch verbreitet wird! (Zeit.de, Jeder zehnte stirbt durch Zigaretten, 06.04.2017)

d. *... spiegelt so gar nicht meinen Familien- und Freundeskreis wieder und auch im Alltag begegnen mir so viel weniger Raucher/innen als früher.* ***Wirklich erstaunlich.*** (Spiegel.de, Jeder siebte Deutsche stirbt am Rauchen, 06.04.2017)
e. ***Erstaunlich finde ich*** *auch, wie viel in Filmen geraucht wird.* (Spiegel.de, Zigarettenkonsum nimmt ab, 26.03.2017)

In Beispiel (a) fungiert die reifizierte (= verdinglichte) Größe *das Erstaunliche* als (objektiv) fassbare Figur, suggeriert wird gewissermaßen kollektive Geltung dieser Wertung. In der syntaktischen Funktion des Subjekts der vorliegenden Prädikativstruktur erfolgt die weitere inhaltliche Anreicherung durch das komplexe *dass*-Prädikativum. Auch in Beispiel (b) liegt eine Prädikativstruktur vor. Der Umstand des Erstaunlich-Seins wird allerdings nicht verdinglichend konstruiert, er tritt vielmehr als losgelöst vom Einzelnen prädizierbare (epistemische) Qualität in Erscheinung. Grundsätzlich handelt es sich bei *es*-Extrapositionen um Objektivität konstruierende Techniken – zumindest wird das Nutzen eines 1.Ps.Sg./Pl.-Pronomens vermieden (vgl. Bsp. e). Der in (b) hinzutretende Intensivierer *wirklich* lässt das Schreiber*innen-Subjekt jedoch recht deutlich erkennen. Das Beispiel (c) stellt eine Instanziierung der ADJ *dass* X-Konstruktion dar, wie sie auch Günthner (2009) für Face-to-face-Positionierungsaktivitäten beleuchtet. Das initiale, metapragmatisch vorbereitende Adjektiv baut einen „Projektionsrahmen auf, der erst mit der Nennung des evaluierten Bezugsaspekts – eingebettet in einen durch die Subjunktion *dass* eingeleiteten Subjektsatz – abgeschlossen ist" (Günthner 2009: 152). Aufgrund der vergleichsweise minimalen Form erweist sich diese Technik als (eher) vage mit Blick auf die Dimension *subjektives/objektives Construal*. Ähnliches ist für das darauffolgende Beispiel (d) mit der postponierten Adjektivphrase *Wirklich erstaunlich* festzuhalten, jedoch gerät auch hier durch die Intensivierungspartikel *wirklich* das schreibende Subjekt ins Blickfeld. Die Nachstellung untermauert die kommentierende Funktion dieses Syntagmas. Anders als in (c) wird der evaluierte Bezugsaspekt durch diese Postponierung nicht erwartbar gemacht. Zudem wird der zuvor angeführte Umstand unterstrichen: Der/die Schreibende kann auf andere Erfahrungen (Rückgang an Rauchern) als zuvor Kommentierende zurückgreifen. Im Gegensatz zu den bisherigen Materialausschnitten tritt das kommentierende Subjekt in Beispiel (e) in eindeutiger Form (*ich finde*) auf die sprachliche Bühne.

Dieser Gradierung – von einem (eher) objektiven Construal über vage Techniken hin zum deutlichen Schreiber*innenbezug – liegt die Annahme eines Kontinuums zugrunde, das sich zwischen Objektivität und Subjektivität konstruierenden Techniken aufspannt.[4] Der korpusgestützte Vergleich lässt divergierende Bedeutungsnuancen einzelner Construal-Techniken zutage treten. Er macht darüber hinaus aber auch deutlich, dass das Zusammenspiel mit weiteren Konstruktionen (z. B. der Intensivierung) sowie die Einbettung im Interaktionszusammenhang für eine angemessene Funktionsbeschreibung in den Blick zu nehmen sind. Mithilfe verschiedener sprachlicher Techniken können ebenso differente Perspektiven entworfen werden.

4 Korpusgestützter Einblick in (vermeintlich) Konditionales: „Wer länger raucht, ist früher tot"

Die beiden Cluster, die in diesem Abschnitt in den Blick genommen werden, teilen ihr grundlegendes sprachliches Format: Es handelt sich um Konditionalgefüge nach dem (formalen) Muster *wer* X (*der*) Y sowie *wenn* X *(dann)* Y. Ausgewählt wurden diese Construal-Cluster aufgrund ihrer Relevanz für das populärmedizinische Kommentieren: Die User*innen entwerfen vielfach hypothetische Szenarien, um Mitkommentierenden beispielsweise Konsequenzen eines bestimmten (gesundheitsschädlichen) Verhaltens aufzuzeigen, aber auch um (gesichtsschonende) Fremdkategorisierungen sowie eigene epistemische Positionierungen zu explizieren. Konditionalgefüge, die sich ganz grundlegend durch das Eröffnen verschiedener Möglichkeitsräume auszeichnen, sind bereits in verschiedenen Arbeiten zur medizinischen Kommunikation als bedeutende Sprachmittel identifiziert worden. In Arzt/Patient-Gesprächen (Groß 2018) werden etwa Behandlungsoptionen mithilfe von Konditionalsätzen als abhängig vom körperlichen Befinden der Patient*innen sowie von Laborbefunden konstruiert. Sie dienen häufig der Begründung von Therapieempfehlungen. Für das medizinische Fachschreiben (als eine Form des akademischen Positionierens) haben sich

---

4 Der folgende terminologische Hinweis ist der Vollständigkeit halber anzuführen: In der Kognitiven Grammatik nach Langacker (u. a. 2008) wird entgegen der gängigen (und intuitiven) Verwendung von einem subjektiven Construal der sprachlich agierenden Akteure gesprochen, wenn sie als das/die *subject(s) of conception* kein expliziter Teil der entworfenen Szene sind. Sogenannte *objects of conception* treten hingegen stets explizit – also in diesem Sinne objektiv konstruiert – in Erscheinung. Diese Konzeption steht der im Großteil der Fachliteratur vorzufindenden Verwendung der Termini *Objektivität/Subjektivität* entgegen. Um keine Verwirrung zu stiften, folgt der vorliegende Beitrag in diesem Punkt Langackers Terminologie nicht.

u. a. Carter-Thomas & Rowley-Jolivet (2008) eingehender mit Konditionalsätzen auseinandergesetzt. Grundsätzlich gilt: Der bedingende Teil wird üblicherweise – dies zeigen die Daten und entspricht der Forschung zu komplexen Konditionalsätzen – der bedingten Größe vorangestellt (Günthner 2016). Ausnahmen zeichnen sich mitunter für *wenn*-Gefüge ab. Während die an dieser Stelle beleuchteten *wer* X (*der*) Y-Strukturen vor allem als generalisierende Construal-Technik(en) eingesetzt werden, entwirft die ausgewählte Untergruppe von *wenn* X (*dann*) Y-Strukturen eine i. w. S. konditionale Relation zwischen einem visuell wahrnehmbaren/wahrgenommenen Hintergrund und (epistemischen/affektiven) Positionierungen als Figur. Auch ein strategisch anmutendes Miteinander von objektiven und subjektiven Construal-Anteilen – etwa die jeweiligen „Teilsätze" betreffend – lässt sich für diese Korpusausschnitte thematisieren.

Mit der Realisierung komplexer *wer* X (*der*) Y-Konstruktionen liegen nach Ayaß (1996) kategorische Formulierungen vor, die „eine enge Zusammengehörigkeit zweier Handlungen" (Ayaß 1996: 138–139) explizieren. Diese Construal-Technik zeichnet ihre verallgemeinernde Qualität aus. An die Stelle direkter Adressierungen (*du, ihr, Sie*) – als subjektive Technik, da die (adressierten) Rezipierenden auf die sprachliche Bühne treten – rückt das Referieren auf Personen bzw. Personengruppen mittels des unpersönlichen/indefiniten *wer*-Bestandteils (vgl. Ayaß 1996: 143). Sowohl in formaler als auch funktionaler Hinsicht lassen sich weitere Untergruppen bilden bzw. Mikrokonstruktionen ableiten – u. a. die folgenden drei: Den ersten Subtyp kennzeichnet der Gebrauch des Modalverbs *sollte* in der bedingten *der*-Komponente. Angezeigt wird ein Handlungsbedarf bzw. eine vermeintliche Verpflichtung – bspw. intervenierend oder sanktionierend –, der/die aus der im bedingenden *wer*-Teil konstruierten Handlung (bspw. Entscheidung gegen das Impfen in Bsp. b) resultiert, unterstützt von Adverbien wie *konsequenterweise* (Bsp. a):

a. *Wer also nach einer Impfpflicht für Masern schreit,* **der sollte** *dies konsequenterweise auch für die Grippeimpfung fordern.* (Spiegel.de, Masernschutz, 21.08.2017)
b. *Wer sich gegen das Impfen entscheidet,* **der sollte** *auch kein Recht auf soziale Einrichtungen haben, weil er sich gegen das Gemeinwohl entscheidet.* (Spiegel.de, Masern in Deutschland, 21.08.2017)

In anderen Fällen rückt die evaluierende Positionierungsdimension stärker in den Vordergrund. Sprachlich aufgerufene „moral and social orders, systems of accountability, responsibility, and causality" (Jaffe 2009: 5) werden zu Evaluationsmaßstäben befördert, um sich in Bezug auf Mitmenschen, die auf eine bestimmte (mitunter moralisch verwerfliche) Art und Weise handeln, zu positionieren. Die Korpusausschnitte (c) und (d) stehen exemplarisch für eine Technik, bei der

Adverbiale in der bedingten Entität wesentlich zur evaluativen Positionierung beitragen.

c. *Wer, aus welchen Gründen auch immer, eine zumutbare Impfung verweigert,* **handelt im Wortsinn a-sozial.** (Spiegel.de, Masernschutz, 21.08.2017)

d. *Wer diese basalen Zusammenhänge ignoriert,* **handelt wider die Natur und damit wider die Vernunft.** (Zeit.de, Muss ich zum Arzt?, 22.10.2017)

Adverbiale Bestimmungen wie *asozial, wider die Natur* oder *wider die Vernunft* modifizieren das als Prädikat verwendete Verb *handeln* und schreiben so einer Personengruppe, die sich über die im *wer*-Teil konstruierte Handlung (z. B. Impfverweigerung) identifiziert, bestimmte Handlungseigenschaften zu. Ähnlich verhält es sich mit der nachfolgend exemplifizierten *wer* X (*der*) Y-Subkategorie, in deren Fall sich allerdings die Fremdzuschreibung nicht (nur) auf Ebene des *doing* (Handlung), sondern grundlegender auf der des *being* (Sein) bewegt. Dazu kommen Prädikativstrukturen in der Matrixkomponente – wie *ist verantwortungslos* – zum Einsatz:

e. *Wer sein Kind nicht gegen Diphtherie und Polio impft* **ist verantwortungslos.** (Zeit.de, Impfpflicht, 01.06.2017)

f. *Wer bei einem hochkomplexen biologischen Problem mit klassischer Physik ankommt* **ist ziemlich naiv.** (Spiegel.de, Limonade und Übergewicht, 12.01.2018)

Obwohl diese drei kategorischen Construal-Techniken ermöglichen, potentiell gesichtsbedrohende Aussagen – Absprechen von Recht auf soziale Einrichtungen (Bsp. b), Attestieren asozialen Handelns (Bsp. c) oder Naiv-Sein (Bsp. f) – zu tätigen, ohne den Anderen direkt zu adressieren, variieren sie mit Blick auf ihr Positionierungspotenzial und damit auch hinsichtlich möglicher und naheliegender Anschlussreaktionen als Resonanzphänomene.

Eine von den obigen Fällen abweichende Funktionalisierung des *wer* X (*der*) Y-Konditionalgefüges dokumentieren Korpusausschnitte einer Impf-Diskussion (hier zum Masernschutz): Die Fremdzuschreibung – etwa als verantwortungsvoll Handelnde(r) – erfolgt innerhalb der bedingenden *wer*-Komponente. Daran geknüpft ist eine korrespondierende Handlung, die im *der*-Matrixteil entworfen wird, – z. B. das Nichtrauchen oder das Impfen der eigenen Kinder. Konstruiert wird demgemäß eine an eine positive Eigenschaft i. w. S. gekoppelte Handlungserwartung:

g. **Wer hell im Kopf ist,** oder wer als solcher gesehen werden will, *der raucht eben nicht.* (Spiegel.de, Zigarettenkonsum nimmt ab, 26.03.2017)

h. **Wer verantwortlich und gesellschaftskompatibel handelt** *lässt sich und seine Kinder impfen.* (Spiegel.de, Masernschutz, 21.08.2017)

Über die einzelnen Beispiele hinweg zeigt sich, dass *wer X (der) Y*-Strukturen dem Generalisieren und vielfach dem Konstruieren von an den generalisierten Anderen herangetragenen Erwartungen, Verpflichtungen wie auch potentiell zu erwartenden Sanktionen in Folge gesundheitlich unverantwortlichen Handelns dienen. Moralischen Adressat*innen (Ayaß 1996: 148) werden (mögliche) Konsequenzen ihres (u. a. gesundheitsschädlichen) Handelns aufgezeigt, ohne sie explizit anzusprechen. Der Vergleich mit kategorischen Formulierungen im Face-to-face-Miteinander legt offen, dass im Online-Kommentieren ausführliche und lange Vorläufe zu *wer X (der) Y*-Konstrukten (= realisierte Konstruktionen) – charakteristisch für das Gesprochensprachliche (vgl. Ayaß 1996: 140) – nicht der Regelfall sind, allerdings vorkommen können (vgl. Bsp. i und j). In diesen Fällen finden sich vereinzelt auch metakommunikative Ankündigungen wie *Deswegen die Schlussfolgerung* (Bsp. i) im Material. Sprachlich suggeriert wird ein Zusammenhang der obligatorischen Konsequenz, „als liege [...] eine zwingende Logik zugrunde" (Ayaß 1996: 142):

i. *Dass jedes Medikament Nebenwirkungen hat, insbesondere bei Dauermedikation, ist eine Binsenweisheit (siehe auch Beipackzettel). Beim einen Menschen kommen sie vielleicht später als beim anderen, beim einen sind es andere Nebenwirkungen als beim anderen Menschen, die einen Nebenwirkungen sind besser zu verkraften als andere, doch unangenehme Nebenwirkungen werden irgendwann zu schädlichen Hauptwirkungen. Deswegen die Schlussfolgerung:* **Wer dauerhaft Schmerzmittel braucht, um seinen Alltag (Beruf, Sport, Familie, Fernsehprogramm) etc. zu ertragen, macht etwas verkehrt und sollte dringend an die Ursachen heran.** (Zeit.de, Schmerzmittel, 14.01.2018)

j. *Mein Vater, Anfang 60, jahrzehntelanger Raucher, ist von dieser tödlichen Krankheit betroffen. Es ist ein langsamer, quälender Prozess. Wenn er Glück hat, macht irgendwann sein Herz schlapp. Wenn er Pech hat, wird er bei lebendigem Leib qualvoll ersticken. Jeder Atemzug ein rasseln und pfeifen. Es ist nicht die Frage, ob man stirbt, sondern wann und wie. [...] An alle Raucher, die das hier lesen: ihr denkt, es würde euch schon nicht treffen. Aber das hat mein Vater auch gedacht.* **Wer länger raucht, ist früher tot. Oder kriegt Lungenkrebs, verliert ein Bein oder bekommt einen Schlaganfall.** *Hört auf zu rauchen, besser heute als Morgen. Einen solchen Tod kann sich niemand wünschen.* (Spiegel.de, COPD, 10.11.2017)

Zum zweiten konditionalen Format: Vielfach begegnen *wenn X (dann) Y*-Konstrukte (= realisierte Konstruktionen) im Material, in denen in der *wenn*-Komponente auf Perzeptionsverben zurückgegriffen wird. Vor allem *sehen* ist häufig vertreten, mitunter auch *ansehen, anschauen, betrachten*, wobei in diesen Fällen ein intendiertes Zuwenden – im Gegensatz zu einem Konfrontiert-Werden mit dem Wahrnehmbaren (*sehen*) – profiliert wird. Mit Blick auf das Construal entwirft dieses makrostrukturelle Muster – wie üblich für den Großteil subjunktionaler Konstruktionen – ein Figur-Hintergrund-Alignment (Langacker 2008). Der Hintergrund – die Landmarke in der kognitiv-grammatischen Terminologie – wird vom sich positionierenden Schreibenden als visuell (generell) wahrnehmbarer oder wahrgenommener Umstand (etwa überfüllte Fleischtheken in Bsp. k) konstruiert. Infolge der *wenn-dann*-Kodierung steht das als Hintergrund Entworfene in einem Bedingungsverhältnis zum Matrixsatz als Figur (= Trajektor). Lesbar wird in zahlreichen Fällen auch ein Verhältnis von Ursache und Folge, die als evozierte Positionierung konstruiert wird. Das Wahrnehmen der ursächlichen und vielfach im weitesten Sinne (potentiell) gesundheitsschädlichen Situation wird fast ausschließlich subjektiv kodiert (1.Ps.Sg. als wahrnehmendes Subjekt). Die Schreibenden nehmen jene Situationen/Sachverhalte, die in gesundheitlicher Sicht schwerwiegende Folgen nach sich ziehen können, eigens (und wiederkehrend) wahr. Nur vereinzelt tritt ein objektives Construal auf. Die Positionierungsfigur, die aus dem *ich*-Blickwinkel, aber auch aus einer objektivierenden Perspektive (Indefinitpronomen etc.) verfasst sein kann, bewegt sich in den folgenden Beispielen auf einer affektiven Skala. Konstruiert werden emotional gefärbte (subjektive) Meinungen zum jeweiligen Evaluationsgegenstand:

k. *Wenn ich die überfüllten Fleischtheken sehe,* **dann wird mir übel.** (Zeit.de, Fleischkonsum, 27.10.2015)
l. *Wenn ich Leute auf der Straße rauchen sehe* **bekomme ich mittlerweile schon echt hass.** (Spiegel.de, Warnbilder auf Zigarettenschachteln, 11.02.2017)

Rauchen als eine inkriminierte Handlung zum Anlass affektiv geladener Einstellungsäußerungen zu nehmen, ruft wiederum Gegenpositionen auf. Andere User*innen schließen an, indem sie bspw. lexikalisches Material wiederaufnehmen – hier das emotive Verb *hassen* – und mitunter auf einer Metaebene Kritik üben, z. B. die orthographischen Kompetenzen betreffend:

m. *Sie sollten nicht zu viel hassen. Das ist auf Dauer auch gesundheitsschädlich und wirkt sich anscheinend negativ auf die Rechtschrift aus.* (Spiegel.de, Warnbilder auf Zigarettenschachteln, 11.02.2017)

Das *wenn* X (*dann*) Y-Format wird zudem genutzt, um epistemisch-subjektive Positionen einzunehmen, wobei Kognitionsverben wie *denken* und *sich fragen* im Matrixsatz zum Einsatz kommen. Umstände wie die Aktivitätsgestaltung in Pflegeheimen (Bsp. n) werden zum ursächlichen *wenn*-(Evaluations-)Gegenstand. Dabei zeigt das verwendete *manchmal* in jenem Beispiel den wiederkehrenden Charakter der wahrnehmbaren Situation an. Im Kontrast zum verstärkenden Adverb *oft* in der Positionierungsfigur nimmt es allerdings eine abschwächende

Funktion ein. Im Mantel eines Ausdrucks der Unsicherheit konstruiert das instanziierte Kognitionsverb *sich fragen* hingegen eine gewisse Zurückhaltung beim Einnehmen der entsprechenden Position:

n. *Wenn ich manchmal die Beschäftigungstherapien in einem Heim sehe,* **frage ich mich oft** *ob ich in einem Kindergarten oder in einem Seniorenheim bin.* (Zeit.de, Altenpflege, 09.11.2017)

o. *Wenn ich sehe, wie leicht Ärzte bei jedem quer sitzendem Furz zu Antibiotika greifen,* **wundert mich überhaupt nichts.** (Zeit.de, Multiresistente Keime, 20.11.2014)

Auch das Verb *wundern* wird im Dienste epistemischer Positionen genutzt. Das Subjekt kann in den jeweiligen Konstrukten unpersönlicher Natur sein, wie in Bsp. (o) das Indefinitpronomen *nichts*. Während im Korpusausschnitt (o) noch in Form des Reflexivpronomens *mich* auf den/die Schreibende referiert wird, liegt in den nachfolgenden Fällen ein objektives Construal der Positionierungsfigur vor. Dazu wird auf das (relativ) verfestigte Syntagma *braucht man sich (doch/ ...) nicht (zu) wundern* zurückgegriffen:

p. *Wenn ich sehe, wo überall massenhaft Zucker drin ist und das Kind auch noch wenig Bewegung hat,* **braucht man sich doch nicht wundern** .... (Zeit.de, Übergewicht bei Kindern, 25.01.2016)

q. *Wenn ich in Deutschland sehe wie diese fettleibigen Kids von der Mama, oder mit dem Schulbus, die 500 Meter mit dem Auto zur Schule gebracht werden, die Freizeit am PC verbringen und sich noch mit Fastfood abfüllen* **braucht man sich nicht zu wundern.** (Zeit.de, Zahl der übergewichtigen Kinder verzehnfacht, 11.10.2017)

Es entsteht ein perspektivischer Kontrast zwischen subjektiv konstruiertem Wahrnehmen (Bedingung/Ursache) und dem über die eigene Positionierung hinaus sprachlich angezeigten Geltungsanspruch der Folge (Jaffe 2009: 7). Ähnlich verhält es sich in Korpusausschnitt (r):

r. *Wenn ich sehe was Pflegeheime an Gebühren abziehen,* **da wird einem schwindelig.** (Zeit.de, Altenpflege, 09.11.2017)

Ein (verhältnismäßig) objektives Construal des *wenn*-Inhalts lässt sich in den Fällen beobachten, die ein intendiertes (bewusst vollzogenes) Wahrnehmen – wie *lesen* (Bsp. s) oder *anschauen* (Bsp. t) – profilieren. Interessanterweise stehen sich hier die konstruktionale Perspektivierung und das semantische Bedeutungspotenzial der entsprechenden Verben gegenüber: Tätigkeiten wie das Lesen oder Anschauen von etwas gehen im Grunde vom jeweiligen Individuum aus, als (wahrnehmendes) Subjekt tritt jedoch das Indefinitpronomen *man* – ein Distanzierungsmittel (vgl. Imo & Ziegler 2018) – auf die sprachliche Bühne. In Beispiel (t) wird zudem die sprechaktbezogene *wenn*-Komponente der *sollte*-Bestimmung nachgestellt: Der rasche Anstieg der Zahl an Verstorbenen wird als Ursache für die gewählte Modalisierung der anteponierten Positionierungsfigur konstruiert. In Korpusauszug (u) liegt mit dem (konditionalen) V1-Gefüge eine zu *wenn* X (*dann*) Y-Formaten in Konkurrenz stehende Construal-Technik vor. Die Positionierung erfolgt darüber hinaus im Rückgriff auf die *es ist* X *dass*-Konstruktion (vgl. Abschnitt 3), ein Beispiel für die vielfach zu beobachtende Fusion von Positionierungs-Konstruktionen im Material:

s. **Wenn man mal** ihren Jahresbericht **liest kräuseln sich einem** die Fussnägel vor Grauen ob der unfassbaren Engstirnigkeit und teilweise Ahnungslosigkeit der Aussagen. (Spiegel.de, Cannabis auf Rezept, 10.01.2018)
t. Manche Medikamente **sollte man** doch lieber in den Händen der Schmerztherapeuten lassen, **wenn man sich** die momentan rasch ansteigende Anzahl der Fentanyltoten **so anschaut** ... (Spiegel.de, Cannabis bei Schmerzpatienten, 21.06.2017)
u. Nebenbei: **Sieht man sich** die gesundheitlichen Folgen anderer Drogen **an, ist es geradezu grotesk, dass** gerade Tabak und Alkohol legal sind. (Zeit.de, Raucherkrebs, 03.11.2016)

Die beleuchteten Instanziierungen des *wenn* X (*dann*) Y-Formats untermauern dessen Perspektivierungs- und Positionierungspotenzial, das wiederum in der gesundheitskommunikativen Interaktion genutzt werden kann. Es sind vor allem die lexikalischen Füllungen (Verben der Perzeption, Indefinitpronomen etc.) dieser relativ schematischen Konstruktion, die zur Verortung auf einem Kontinuum zwischen objektivem und subjektivem Construal und epistemischer und affektiver Positionierung beitragen.

5 Zusammengefasst: Zur Relevanz für das Forschungsfeld *Gesundheitskommunikation*

Das Online-Kommentieren von Gesundheitsnews als eine Positionierungspraxis zeichnet sich durch das Verhandeln von Meinung(en) in der digitalen Interaktion aus. Dazu wird von den User*innen auf bewährte sprachliche Verfahren, die mitunter aus Face-to-face-Situationen bekannt sind, zurückgegriffen. Diese sprachlichen Formate lassen sich aus einem kognitiv-grammatischen Blickwinkel als Construal-Techniken fassen – sprachliche Mittel, mit denen verschiedene Szenen entworfen, bestimmte Aspekte hervorgehoben oder ausgeblendet werden können, eine stärker subjektive oder objektive Sichtweise auf jene Szenarien etabliert werden kann usw. Die herausgestellten Strukturen nehmen im gesundheitskommunikativen Kontext zentrale Funktionen wahr: In Gesundheitsdiskursen werden vielfach hochsensible Themen verhandelt. Kommentierende hinterlassen im Falle der beleuchteten Sprachpraxis schriftlich fixierte Ratschläge wie auch Beurteilungen verschiedener (evtl. gesundheitsschädlicher) Lebensmodelle. Um in diesen Zusammenhängen das direkte Adressieren der Angesprochenen zu umgehen, wird auf verschiedene generalisierende Techniken zurückgegriffen. Der Beitrag hat vor allem *wer* X (*der*) Y-Konstruktionen als Strategie(n) der Indirektheit (Ayaß 1996: 143) bzw. der indirekten Fremdzuschreibung/-positionierung beleuchtet. Mit anderen Strukturen wiederum können die Authentizität des Konstruierten – z. B. als selbst Wahrgenommenes – wie auch die Glaubwürdigkeit des Konstruierenden untermauert werden. Dies gilt etwa für *wenn* X (*dann*) Y-Konstruktionen – mit (verfestigten) Perzeptionsverben in der X-Füllung –, die als Perspektivierungs- und Positionierungstechnik(en) diskutiert wurden. Insgesamt eröffnen solch komplexe (grammatische) Muster erkenntnisreiche Einsichten in Routinen, Funktionen und vor allem in deren (formale) Realisierung in gesundheitskommunikativen Praktiken.

Literatur

Anthony, Laurence (2015): TagAnt (Version 1.2.0) [Windows]. Tokyo: Waseda University. https://www.laurenceanthony.net/software (letzter Zugriff 13.12.2020).
Anthony, Laurence (2020): AntConc (Version 3.5.9) [Windows]. Tokyo: Waseda University. https://www.laurenceanthony.net/software (letzter Zugriff 13.12.2020).
Ayaß, Ruth (1996): „Wer das verschweigt, handelt eigentlich in böser Absicht". Zu Form und Funktion Kategorischer Formulierungen. *Linguistische Berichte* 162, 137–160.
Ayaß, Ruth (2011): Kommunikative Gattungen, mediale Gattungen. In Stephan Habscheid (Hrsg.), *Textsorten, Handlungsmuster, Oberflächen*, 275–295. Berlin: De Gruyter.
Bubenhofer, Noah (2015): Muster aus korpuslinguistischer Sicht. In Christa Dürscheid & Jan Georg Schneider (Hrsg.), *Handbuch Satz – Äußerung – Schema*, 485–502. Berlin, New York: De Gruyter.
Carter-Thomas, Shirley & Elizabeth Rowley-Jolivet (2008): *If*-conditionals in medical discourse: From theory to disciplinary practice. *Journal of English for Academic Purposes* 7, 191–205.
Crawford, Robert (2006): Health as a meaningful social practice. *health: An Interdisciplinary Journal for the Social Study of Health, Illness and Medicine* 10 (4), 401–420.
Croft, William (2001): *Radical Construction Grammar. Syntactic Theory in Typological Perspective*. Oxford, New York: Oxford University Press.
Divjak, Dagmar, Petar Milin & Srdan Medimorec (2019): Construal in language: A visual-world approach to the effects of linguistic alternations on event perception and conception. *Cognitive Linguistics* 31 (1), 1–36.

Du Bois, John W. (2007): The stance triangle. In Robert Englebretson (Hrsg.), *Stancetaking in Discourse. Subjectivity, evaluation, interaction*, 139–182. Amsterdam: John Benjamins.

Entwistle, V. & M. Hancock-Beaulieu (1992): Health and medical coverage in the UK national press. *Public Understanding of Science* 1, 367–382.

Feilke, Helmuth (1996): *Sprache als soziale Gestalt. Ausdruck, Prägung und die Ordnung der sprachlichen Typik*. Frankfurt a.M. Suhrkamp.

Feilke, Helmuth (2010): „Aller guten Dinge sind drei" – Überlegungen zu Textroutinen & literalen Prozeduren. In Iris Bons, Thomas Gloning & Dennis Kaltwasser (Hrsg.), *Fest-Platte für Gerd Fritz*. http://www.festschrift-gerd-fritz.de/files/feilke_2010_literale-prozeduren-und-textroutinen.pdf (letzter Zugriff 06.03.2020).

Fetzer, Anita (2011): Pragmatics as a Linguistic Concept. In Wolfram Bublitz & Neal R. Norrick (Hrsg.), *Foundations of Pragmatics* 23–50. Berlin: De Gruyter.

Gergen, Kenneth J. (2010): Beyond the enlightenment: Relational being. In Suzanne R. Kirschner & Jack Martin (Hrsg.), *The sociocultural turn in psychology*, 68–87. New York Columbia University Press.

Groß, Alexandra (2018): *Arzt/Patient-Gespräche in der HIV-Ambulanz. Facetten einer chronischen Gesprächsbeziehung*. Göttingen: Verlag für Gesprächsforschung.

Günthner, Susanne (2009): „Adjektiv + dass-Satz"-Konstruktionen als kommunikative Ressourcen der Positionierung. In Susanne Günthner & Jörg Bücker (Hrsg.), *Grammatik im Gespräch. Konstruktionen der Selbst- und Fremdpositionierung*, 149–184. Berlin, New York: De Gruyter.

Günthner, Susanne (2016): From biclausal constructions to ‚stand alone'-conditionals – ‚syntactically disintegrated wenn-constructions' in everyday spoken German. *Sprache in Interaktion, Arbeitspapierreihe* 58. http://arbeitspapiere.sprache-interaktion.de/arbeitspapiere/arbeitspapier58.pdf (letzter Zugriff 13.12.2020).

Imo, Wolfgang & Evelyn Ziegler (2018): Situierte Konstruktionen: Das Indefinitpronomen *man* im Kontext der Aushandlung von Einstellungen zu migrationsbedingter Mehrsprachigkeit. *OBST* 94, 75–104.

Jaffe, Alexandra (2009): Introduction: The Sociolinguistics of Stance. In Alexandra Jaffe (Hrsg.), *Stance: Sociolinguistic Perspectives*, 3–28. New York: Oxford University Press.

Johansson, Marjut (2017): Everyday opinions in news discussion forums: Public vernacular discourse. *Discourse, Context and Media* 19, 5–12.

Kärkkäinen, Elise (2006): Stance taking in conversation: From subjectvity to intersubjectivity. *Text & Talk* 26 (6). S. 699–731.

Kleinke, Sonja (2015): Internetforen. Laiendiskurs Gesundheit. In Albert Busch & Thomas Spranz-Fogasy (Hrsg.), *Handbuch Sprache in der Medizin*, 405–422. Berlin, Boston: De Gruyter.

Koteyko, Nelya & Daniel Hunt (2016): Performing health identities on social media: An online observation of Facebook profiles. *Discourse, Context and Media* 12, 59–67.

Langacker, Ronald W. (2008): *Cognitive Grammar. A basic introduction*. New York: Oxford University Press.

Langacker, Ronald W. (2015): Construal. In Ewa Dabrowska & Dagmar Divjak (Hrsg.), *Handbook of Cognitive Linguistics*, 120–142. Berlin, Boston: De Gruyter.

Lucius-Hoene, Gabriele & Arnulf Deppermann (2004): Narrative Identität und Positionierung. *Gesprächsforschung Online* 5, 166–183.

Lüger, Heinz-Helmut (1995): Presseanalysen. Meinungsbetonte Texte (Teil V). *Beiträge zur Fremdsprachenvermittlung* 29, 111–137.

Rossmann, Constanze (2010): Gesundheitskommunikation im Internet. Erscheinungsformen, Potenziale, Grenzen. In Wolfgang Schweiger & Klaus Beck (Hrsg.), *Handbuch Online-Kommunikation*, 338–363. Wiesbaden: Springer.

Spieß, Constanze (2018): Stancetaking- und Positionierungsaktivitäten im öffentlichen Metasprachdiskurs über jugendliche Sprachweisen. Eine Analyse von User*innen-Kommentaren im Web. In Arne Ziegler (Hrsg.), *Jugendsprachen: Aktuelle Perspektiven internationaler Forschung*, 147–188. Berlin, Boston: De Gruyter.

Steyer, Kathrin (2018): Lexikalische geprägte Muster – Modell, Methoden und Formen der Onlinepräsentation. In Kathrin Steyer (Hrsg.), *Sprachliche Verfestigung. Wortverbindung, Muster, Phrasem-Konstruktionen*, 227–264. Tübingen: Narr.

Storrer, Angelika (2018): Interaktionsorientiertes Schreiben im Internet. In Arnulf Deppermann (Hrsg.), *Sprache im kommunikativen, interaktiven und kulturellen Kontext*, 219–244. Berlin, New York: De Gruyter.

Tophinke, Doris & Evelyn Ziegler (2014): Spontane Dialektthematisierung in der Weblogkommunikation. Interaktiv-kontextuelle Einbettung, semantische Topoi und sprachliche Konstruktionen. In Christina Cuonz & Rebekka Studler (Hrsg.), *Sprechen über Sprache*, 205–243. Tübingen: Stauffenburg.

Wormer, Holger (2014): Medizin- und Gesundheitsjournalismus. In Klaus Hurrelmann & Eva Baumann (Hrsg.), *Handbuch Gesundheitskommunikation*, 195–213. Bern: Hans Huber.

Daniel Knuchel
Diskurs-Latenz: Re-Aktivierungen von Stereotypen rund um HIV/AIDS in Onlineforen

Abstract: Nicht nur die Konsequenzen einer Infektion mit dem HI-Virus – von einer tödlichen zu einer chronischen Erkrankung – haben sich seit dessen Entdeckung massiv gewandelt, sondern auch die öffentliche Auseinandersetzung damit. Nach einer kontroversen Debatte in den 1980er und frühen 1990er Jahren ist HIV/AIDS inzwischen aus der öffentlichen Wahrnehmung verschwunden. In der virulenten Diskursphase war insbesondere die Verknüpfung der Infektion mit Tod, Sexualität und Moral zentral. Im Beitrag wird am Beispiel von Postings aus dem Onlineforum med1.de argumentiert, dass Stereotype und Muster aus der frühen Phase als Diskurs-Latenzen aktuelle Konzeptualisierungen von HIV/AIDS prägen, indem die genannten Stereotype und Muster re-aktiviert werden.

Keywords: Diskurs-Latenz, HIV/AIDS, Subjektive Krankheitstheorie, Korpuspragmatik, Onlineforen

1 HIV/AIDS damals und heute – eine Einführung

1.1 Der Fall Charlie Sheen – Beobachtungen zu aktuellen Konzeptualisierungen von HIV/AIDS

> His father [= Martin Sheen, DK] is a very, very decent man and a dear friend of mine. I feel bad for him. But Charlie, I don't feel bad for him. He's getting what he deserves. If you're going to misbehave like that, then they're going to get you. (Loose Women, 08.12.2015)

Anmerkung: Dieser Text ist im Rahmen des Forschungsprojektes *Kommunikation und (Nicht-)Wissen über HIV/AIDS* entstanden, das vom Schweizerischen Nationalfonds SNF mit einem Doc.CH-Stipendium (P0ZHP1_162315) und von der Universität Zürich mit einem Beitrag des Forschungskredits gefördert wurde.

Daniel Knuchel, Universität Zürich, Deutsches Seminar, daniel.knuchel@ds.uzh.ch

Mit dieser Aussage reagiert Burt Reynolds in der britischen Talkshow *Loose Women*[1] auf die Frage, wie er das medienwirksame HIV-Outing von Charlie Sheen[2] einschätze. Insgesamt haben die Berichte über Charlie Sheen auch in Social Media große Resonanz ausgelöst, wobei viele Postings einen ähnlichen Tenor wie Reynolds Aussage aufweisen. Ein User tweetete beispielsweise: „Nonstop Hookers. Full disclosure after 4years #HIV. #CharlieSheen the wheels have finally come off" (Tweet vom 17.11.2015). HIV/AIDS wird in vielen dieser Aussagen als eine Konsequenz für unangebrachtes Verhalten konzeptualisiert, also als moralisierte Krankheit, wobei eine ausgeprägte Promiskuität, Prostitution, Drogenkonsum und (potentielle) homosexuelle Handlungen zur Charakterisierung dieses „misbehaviour" dienen.[3] Als Reaktion auf solche Postings entwickelt sich aber im Mediendiskurs auch eine Gegenposition, die auf die Problematik solcher Zuschreibungen hinweist und die Diskussion um Schuld und Verantwortung als unreflektiert und vorurteilsbelastet markiert (vgl. Stenzel 2015). Die angesprochenen Vorurteile referieren auf die Verbindung von Homosexualität, Promiskuität und Drogenkonsum mit HIV/AIDS, was insbesondere den Diskurs der frühen 1980er Jahre charakterisiert (vgl. Treichler 1988).

In dieser virulenten Diskursphase war das Nachrichtenmagazin *Der Spiegel* für den deutschsprachigen Diskurs prägend und hat Aidserkrankungen an pauschalisierende und klischierte Vorstellungen von gelebter Sexualität gekoppelt:

> Parallelen gibt es [...] zwischen den afrikanischen Phalluskultisten und den strammen schwulen Sexjägern, die [...] auf die Hatz gingen nach anonymen ‚instant fucks' mit ständig wechselnden Partnern und in dampfenden Saunas priapische Orgien feierten. [...] Promiskuität als Motor der Seuche. Und es sieht aus, als träfe dies auch auf die Heteros von Schwarzafrika zu [...]. (Bittorf 1991: 153)

---

[1] Burt Reynolds war am 08.12.2015 Gast in der britischen Talkshow *Loose Women*, um über seine Autobiographie *But Enough about me* zu sprechen. Er wird von den Moderatorinnen dabei auf über ihn in den 1980er Jahren zirkulierende Gerüchte angesprochen, laut denen er an AIDS erkrankt gewesen sei. Dies bildet auch den Kontext des Zitats.

[2] Charlie Sheen war zu Beginn des 21. Jahrhunderts einer der bestbezahlten TV-Schauspieler in den USA und war bereits seit Ende der 1980er Jahre international berühmt und dementsprechend Thema in der (Klatsch-)Presse, wobei über seine unterschiedlichen Affären und sein Drogenkonsum berichtet wurde.

[3] An dieser Stelle geht es mir nicht darum, zu negieren, dass das Risiko einer HIV-Infektion bei bestimmten Handlungen wie beispielsweise ungeschütztem Analverkehr größer ist, sondern deutlich zu machen, dass im Diskurs das HIV-Risiko aufgrund der Zugehörigkeit zu einer (devianten) Gruppe und nicht aufgrund eines Verhaltens beurteilt wird (vgl. dazu aus diskurshistorischer Perspektive Bänziger 2010).

In der Gleichsetzung von schwuler und schwarzafrikanischer Sexualität werden Ausgrenzungspraktiken manifest, die typisch sind für Seuchendiskurse (vgl. Schappach 2012: 31–35). Dadurch werden (Risiko-)Gruppen konstituiert, die anders sind als die Mehrheitsgesellschaft; es entsteht ein *wir* gegen die *anderen*.[4] Wie Gilman (1992: 14) herausarbeitet, werden spezifischen Menschengruppen negative Stereotype zugeschrieben, um ihnen so Verantwortung an der Entstehung und Verbreitung von (Infektions-)Krankheiten zuweisen zu können. Solche Ausgrenzungspraktiken gehen daher einher mit einer Diskussion der Schuldfrage, wie es Sontag (2003[1989]: 94) auf den Punkt bringt: „Die wenigsten fragen sich ‚warum gerade ich?' Die meisten Menschen außerhalb der Subsahara-Zone wissen (oder meinen zu wissen), wie sie Aids bekommen haben."

Weingart (2002) führt bei diesem Punkt weiter aus, dass durch die diskursive Schaffung der Kategorie der ‚unschuldig' Infizierten – also zum Beispiel Personen, die sich über eine Bluttransfusion oder durch Mutter-Kind-Transmission angesteckt haben – andere HIV-Positive noch stärker als Nicht-Opfer konstruiert werden. Anders ausgedrückt: Viele HIV-Positive werden durch die Thematisierung der Infektionswege deutlicher als ‚selbst schuld' markiert. Eine solche Schuldattribuierung im HIV-Diskurs wird vor allem im Topos ‚HIV kriegt man nicht, HIV holt man sich' manifest. Wenn diese Unterscheidung von ‚unverschuldeten' und ‚selbst verschuldeten' Infektionen auf heute übertragen wird, zeigt sich, dass die Kategorie der ‚unschuldig' Infizierten in der westlichen Welt höchstens noch eine marginale Rolle spielt. Dies wird beschrieben als eine Konsequenz des besseren Verständnisses der Infektionswege und daraus abgeleiteten Maßnahmen, wie zum Beispiel dem Testen von Blutspenden auf HIV oder einer intensiven Betreuung von schwangeren HIV-positiven Frauen. Auch im medial verhandelten Skandal um Charlie Sheens HIV-Infektion wird die Verfestigung der Schuldattribuierung sichtbar: Eine positive Diagnose ist selbst verschuldet, da die Übertragungswege bekannt sind und es sich daher um eine absehbare Folge eines bestimmten Verhaltens handelt. Das Beispiel illustriert zudem, dass insbesondere individuelle Vorstellungen zu HIV/AIDS – manifest in auf Social Media geteilten Reaktionen – nach wie vor mit den oben skizzierten moralischen Aspekten verbunden sind. Eine positive Diagnose ist noch immer mit einem Stigma behaftet (vgl. Stürmer & Salewski 2009).

Aktuelle Konzeptualisierungen sind also im Fall rund um Charlie Sheen – und auch ganz allgemein – von den Konzeptualisierungen der virulenten Phase des Diskurses um HIV/AIDS in den 1980er und 1990er Jahren geprägt und damit

---

4 Vgl. Bänziger (2014) zur Konzeptualisierung von HIV als eine Krankheit der (sexuell) Anderen.

gleichzeitig losgelöst von aktuellen medizinischen und epidemiologischen Eigenschaften von HIV/AIDS.

1.2 Der aktuelle Stand im Umgang mit HIV/AIDS

In westlichen Industriestaaten ist seit 1996 eine effektive Therapie verfügbar, was die Konsequenzen einer Infektion mit dem HI-Virus grundlegend verändert hat. Mit der passenden Therapie haben HIV-positive Menschen beinahe die gleiche Lebenserwartung wie HIV-negative Menschen (vgl. von Braun et al. 2014). Es handelt sich biomedizinisch also um eine chronische Infektionskrankheit, ähnlich anderen chronischen Erkrankungen. Diese Entwicklungen markieren einen Wendepunkt, der auch diskursiv so konstruiert wird: Es gibt ein AIDS vor und eines nach der Einführung der antiretroviralen Therapie (vgl. Dannecker 2000; Knuchel 2019). In diesem Zusammenhang wird von einem Normalisierungsprozess gesprochen, in dessen Verlauf HIV/AIDS in den (klinischen) Alltag integriert worden ist und nicht mehr als außerordentlich bewertet wird. Ähnliche Bewertungen arbeitet auch Eitz (2003: 234) für den öffentlichen Diskurs Mitte der 90er Jahre heraus: HIV/AIDS habe wie jede Krankheit je eigene Spezifika, aber der Außergewöhnlichkeitsfaktor spiele kaum mehr eine Rolle. Dies lässt sich auch am verringerten Nachrichtenwert von HIV/AIDS ablesen (vgl. Lemke & Merz 2018).

Neben der Einführung der antiretroviralen Therapie gilt die Publikation des sogenannten EKAF-Statements und die damit verbundenen Änderungen in der Präventionsarbeit als „Game-Changer" (Patel, Curoe & Chan 2020): Die Erfahrungen mit der effektiven antiretroviralen Behandlung von HIV-Positiven haben die Eidgenössische Kommission für Aidsfragen (= EKAF) 2008 dazu veranlasst, festzuhalten, dass „[e]ine HIV-infizierte Person ohne andere STD [= sexuell übertragbare Krankheiten, DK] unter einer antiretroviralen Therapie mit vollständig supprimierter Virämie [= Viruslast, DK] [...] sexuell nicht infektiös" (Vernazza et al. 2008) ist. Der Botschaft des Statements – die mittlerweile durch Studien gestützt (vgl. Vernazza & Bernard 2016) ist – wird eine stark entstigmatisierende Wirkung zugesprochen, was sich günstig auf den gesellschaftlichen Umgang mit HIV und HIV-Positiven auswirken dürfte. Wie die Reaktionen auf Charlie Sheens Outing aber vermuten lassen, hat sich der angenommene entstigmatisierende Effekt (noch) nicht entfaltet. Es bleibt daher offen, wie HIV/AIDS aktuell konzeptualisiert wird und inwiefern Fragen nach Moral, Schuld und Verantwortung – gerade im alltäglichen Diskurs – damit verbunden sind.

Hier knüpft die vorliegende Untersuchung an, in der ich aktuelle Konzeptualisierungen von HIV/AIDS in einem Onlineforum in den Blick nehme. Ich arbeite dabei die Re-Aktivierung als konstitutives diskursives Muster einer sogenannten Diskurs-Latenz[5] bei der Konzeptualisierung von HIV/AIDS heraus. Im Zentrum stehen also nicht, wie in vielen diskursanalytischen Arbeiten üblich, Diskurse zu gesellschaftlich oder politisch brisanten Themen oder zu den Diskursphasen, in denen die Brisanz bestimmter Themen eine Rolle spielt, sondern gerade die darauf folgende Zeitspanne. Es geht also um die Frage, was mit Diskursobjekten geschieht, wenn diese als nicht mehr brisant bewertet und nicht mehr in derselben Intensität öffentlich diskutiert werden.

2 Medizinische Onlineforen und Korpuspragmatik

2.1 Theoretisch-methodischer Hintergrund

Um einen Einblick in die gesellschaftlich geprägten alltäglichen Konzeptualisierungen von HIV/AIDS zu erhalten, eignen sich Diskussionen in Onlineforen als Datengrundlage, da sich im Themenbereich Gesundheit ein breitgefächertes Angebot etabliert hat, das rege genutzt wird. So gibt es einerseits Foren und Portale zu Gesundheitsthemen allgemein und andererseits spezifische Foren, die sich direkt an Betroffene einer bestimmten Krankheit richten (Rossmann & Stehr 2019). Kleinke (2015) modelliert Diskussionen auf Onlineforen als Lai*innendiskurse, in denen insbesondere Erfahrungswissen eine zentrale Rolle spielt. Für User*innen – sowohl Schreibende als auch Lesende – hat die Kommunikation auf Gesundheitsforen verschiedene Funktionen. Sie informieren sich über Gesundheitsthemen, um dabei Wissen zu gewinnen, zu aktualisieren oder zu vertiefen. Sie interagieren, um Unsicherheiten zu klären, sich zu vergewissern und andere an ihrem Wissen teilhaben zu lassen. Zudem nutzen sie Foren für therapeutische Zwecke, um ihre Befindlichkeit zu diskutieren, Zuspruch zu erhalten und zu geben sowie die eigene Erfahrung mit anderen zu erörtern. In all diesen kommunikativen Handlungen manifestiert sich Wissen über Krank-/Gesundheit im Sprachgebrauch, über dessen Analyse wiederum subjektive Vorstellun-

---

5 In meinem Dissertationsprojekt (vgl. Knuchel i.V.) gehe ich der Frage nach, was mit einem diskursiv-kommunikativ etablierten Objekt geschieht, wenn das öffentliche Interesse daran schwindet. Auf Grundlage einer korpuspragmatischen Untersuchung zu HIV/AIDS in Zeiten der sexuellen Nicht-Infektiosität (2008–2018) konzeptualisiere ich Diskurs-Latenz dabei als Formationsprinzip, das Diskurse prägt und wiederum selbst diskursiv geprägt ist (vgl. Linke & Schröter 2018: 454 u. 459–469).

gen zu Krank-/Gesundheit[6] zugänglich sind. Solche subjektiven Vorstellungen sind diskursiv geprägt und in der Musterhaftigkeit verschiedener subjektiver Vorstellungen lassen sich überindividuelle Konzeptualisierungen und letztlich – auf einer abstrakteren Ebene – kollektives Wissen rekonstruieren. Bezogen auf die vorliegende Untersuchung heißt dies, dass mittels der Analyse von Postings, in denen subjektive Vorstellungen zu HIV/AIDS sprachlich manifest werden, auch Aussagen zum kulturell und diskursiv geprägten Wissen rund um HIV/AIDS gemacht werden können.

Den theoretisch-methodischen Referenzrahmen bildet hierbei die Korpuspragmatik, wie sie für kultur- und diskursanalytische Forschung fruchtbar gemacht worden ist (vgl. Bubenhofer & Scharloth 2015). Zentral ist die Annahme, dass Sprachgebrauchsmuster Indizien für sozial relevantes Handeln sind (vgl. Linke 2011) und mittels der Analyse solcher Sprachgebrauchsmuster auch Aussagen über gesellschaftliche Diskurse und kulturelle Praktiken sowie die sich darin manifestierenden Konzeptualisierungen von z. B. Krankheiten gemacht werden können. Mittels korpuspragmatischer Methoden lassen sich solche Sprachgebrauchsmuster berechnen und im Anschluss kulturanalytisch deuten (vgl. Bubenhofer 2009). Dabei werden datengeleitete Verfahren (wie z. B. Keywords oder Kollokationen) mit hermeneutischen Lektüren von Konkordanzen (Textausschnitte) kombiniert, um so der Komplexität eines sprachlich verhandelten Phänomens gerecht zu werden. Ein korpuspragmatisches Vorgehen erlaubt also ein neues digital-kulturphilologisches Lesen,[7] da die klassischen Ausgangstexte – in der vorliegenden Untersuchung Diskussionen in Webforen – in neue Texte wie etwa Wort- und Textausschnittlisten sowie Visualisierungen transformiert[8] werden.

---

6 Subjektive Vorstellungen zu Krank-/Gesundheit sind Gegenstand unterschiedlicher Disziplinen, die sich am Konzept der Subjektiven Theorien orientieren. Subjektive Krankheitstheorie (= SKT) meint hierbei nach Faller (1990: 53) „die gedankliche Konstruktionen Kranker über das Wesen, die Verursachung und die Behandlung ihrer Erkrankung". Wie Birkner & Vlassenko (2015: 140) im Anschluss daran betonen, haben auch Gesunde mentale Repräsentationen von Krankheiten, diese sind bisher aber nicht im Fokus der Erforschung von SKT. Zu Subjektiven Krankheitstheorien von HIV-positiven Menschen vgl. Vlassenko (2015).
7 Unter dem Label *Kulturphilologie* ist eine Arbeitsgruppe von Nachwuchswissenschaftler*innen an der Universität Zürich tätig – mit dem Ziel, kulturwissenschaftlich grundierte Literatur- und Sprachwissenschaft produktiv aufeinander zu beziehen.
8 Bubenhofer (2018: 25–26) argumentiert ähnlich, wenn er erstens davon spricht, dass Ergebnisse quantitativer Analysen neue Daten sind, die hermeneutisch gedeutet werden müssen, und er zweitens korpuslinguistisches Arbeiten als „diagrammatisches Operieren" versteht.

2.2 Med1.de – Datengrundlage und Analysevorgehen

Der vorliegenden Untersuchung liegen Diskussionsbeiträge des Onlineforums *med1.de* zugrunde. *med1.de* ist ein Produkt von Netdoktor und funktioniert als Online-Community zu medizinischen Themen. Es handelt sich um ein öffentliches medizinisches Online-Gesprächsforum (vgl. Kleinke 2015: 417), bei dem User*innen die Möglichkeit haben, in verschiedenen thematischen Unterforen Fragen zu stellen, Beiträge zu kommentieren und vorhandene Diskussionen (auch ohne Anmeldung) zu lesen. Es werden Informationen und Erfahrungen unter medizinischen Lai*innen ausgetauscht, so dass von typischer Peer-Kommunikation gesprochen werden kann. Diskussionseröffnende Beiträge richten sich in der Regel an eine große Bandbreite von User*innen, so dass insbesondere Erfahrungswissen im Zentrum des Austausches steht. Auch wenn User*innen häufig einen Bezug zu den diskutierten Gesundheitsthemen haben, handelt es sich nicht per se um ein klassisches Betroffenenforum. Die User*innen, die sich im Forum äußern, können also – müssen aber nicht – einen besonderen Bezug zu den diskutierten Krankheiten haben. In den Diskussionen manifestiert sich so eine große Varianz an diskursiv geprägten Vorstellungen zu den Krankheiten – im vorliegenden Beispiel zu HIV/AIDS.

Im Rahmen meines Dissertationsprojektes habe ich das Teilkorpus *Persönliche Diskursarena* aufgebaut, das in der hier verwendeten Version (V1.0) alle öffentlich zugänglichen Diskussionen auf *med1.de* beinhaltet, die bis ins Jahr 2015 geführt wurden. Das gesamte Forum wurde mithilfe eines Python-Scripts gecrawlt und anschließend korpuslinguistisch[9] aufbereitet, so dass mit dem Interface CQPWeb (vgl. Hardie 2012) verschiedene Abfragen und Analysen durchgeführt werden können. Insgesamt weist das Korpus 71.969 Texte (= Diskussionsstränge) mit rund 120 Millionen Token (= laufende Wortformen) auf und dient bei verschiedenen Analysen zugleich als Referenzkorpus. Für die vorliegende Untersuchung wurde ein Subkorpus aus allen Diskussionen gebildet, die erstens zum Subforum *HIV* gehören und zweitens einen der beiden Suchausdrücke *Verantwortung* resp. *Schuld* oder Komposita daraus beinhalten.[10] Insgesamt wurden 325 Diskussionen eingeschlossen, so dass das Untersuchungskorpus aus 8.696 Postings mit insgesamt

---

9 Die Texte wurden in eine XML-Struktur überführt und mit dem TreeTagger lemmatisiert und POS-getaggt.
10 Das Subforum *HIV* beinhaltet insgesamt 1.248 Diskussionen, die zwischen 2003 und 2015 eröffnet wurden. Die Diskussionen bestehen aus 7.173 Postings.

759.043 Token besteht.[11] Die Diskussionen bestehen im Durchschnitt aus 26,7 Postings (Median = 20; Min = 1; Max = 222).

Um die spezifischen Konzeptualisierungen von HIV/AIDS herauszuarbeiten, kombiniere ich quantitative und qualitative Verfahren. In einem ersten Schritt werte ich Keyword-Listen[12] aus, um so wortschatzbasiert die Kontexte der Diskussionen zu rekonstruieren. Dabei werden die Kollokationen[13] und Konkordanzen (= Textausschnitte geordnet nach Suchwort) der Keywords qualitativ ausgewertet, um die inhaltliche Relevanz der Ausdrücke zu prüfen. In einem nächsten Schritt werden Beobachtungen aus der Konkordanzanalyse als Ausgangspunkt genommen, um nach unterschiedlichen Ausprägungen bestimmter diskursiver Muster zu suchen und so die Charakteristika der Konzeptualisierungen von HIV/AIDS mit Bezug auf Stereotypisierung und Moralisierung herauszuarbeiten. Die Analyse bewegt sich also je nach Analyseschritt zwischen quantitativen Zugängen und qualitativer Tiefenanalyse.

3 Vermeintliche Risikosituationen, Symptome und deren Bewertung – die thematische Einbettung von HIV/AIDS

Im Subforum *HIV* werden unterschiedliche Diskussionen rund um das Thema HIV geführt. Im Initialposting wird in der Regel eine Frage gestellt, wobei der Detaillierungsgrad der Schilderung und damit auch die Fülle an Kontextinfor-

---

11 Der Diskussionsstrang *HIV-Plauderfaden* ist ausgeschlossen worden, da er mit der Idee eröffnet worden ist, einen Raum anzubieten, in dem HIV/AIDS nicht das Thema sein soll und er zudem aufgrund seiner Größe (= rund ein Drittel des Subkorpus) zu dominant wäre für die statistischen Analysen.

12 Mit einer Keywordanalyse wird das typische Vokabular des Untersuchungskorpus im Vergleich zu einem Referenzkorpus berechnet. Dazu werden die Frequenzen aller Wörter beider Korpora ausgezählt und mittels eines Signifikanztests bestimmt, welche Wörter überzufällig häufig vorkommen (vgl. McEnery 2016; zu statistischen Massen: Gabrielatos 2018). In der vorliegenden Untersuchung wurde mit dem Loglikelihood-Wert ($p < 0{,}000001$) gearbeitet. Wichtig: Die so gefundenen Keywords sind statistische Keywords, die erst in einer qualitativen Analyse auch auf ihre semantische Salienz hin geprüft werden.

13 Kollokationen sind „Paare von Worteinheiten [...], die innerhalb einer bestimmten Distanz zueinander kookkurieren und eine statistisch feststellbare Bindung zueinander aufweisen" (Bubenhofer 2017: 69). In CQPWeb ist es möglich, eine Kollokationsanalyse durchzuführen, wobei diese in der vorliegenden Untersuchung auf Lemmabasis und mit Loglikelihood-Statistik durchgeführt wurde.

mationen variieren kann. In den Diskussionen werden verschiedene Themen aufgebracht, wobei die Keywordanalyse für alle 8.696 Postings unterschiedliche Schwerpunkte sichtbar macht. Mithilfe von CQPWeb (Lemma basiert; Referenzkorpus = med1.de komplett; Loglikelihood-Statistik mit Cut Off 0,001 %) sind 606 Keywords berechnet worden. 39 der Keywords stellen die Pseudonyme einzelner Schreiber*innen dar: Es handelt sich also um Schreiber*innen, die sich häufig in den untersuchten Diskussionen äußern und von anderen Schreiber*innen direkt angesprochen oder als Urheber*innen einer Aussage referenziert werden.

Sehr präsent wird über die Möglichkeiten diskutiert, sich auf HIV testen zu können. Es wird einerseits unspezifisch von *Test*,[14] *Hiv-test*, *Aidstest* oder einfach *testen* gesprochen, andererseits aber auch sehr spezifisch über *Testverfahren* wie *Elisa*, *Western Blot*, *PCR*, *Heimtest*, *Antikörpertest* und *Schnelltest*. Dabei wird detailliert erklärt, ob *ak* (= Antikörper) oder das *p24-antigen* gemessen werden, was das *Ergebnis reaktiv*, *positiv* und *negativ* bedeutet und welche *Zeitfenster* beachtet werden müssen, um *diagnostische Lücken* mitzudenken. Ebenfalls werden andere Infektionskrankheiten wie *Tuberkulose* und *Malaria* sowie weitere *STI* (= sexually transmitted infections; ein Synonym für STD) wie *Chlamydien*, *Hepatitis*, *Tripper*, *Syphilis* und *Herpes* genannt. Solche sexuell übertragbaren Krankheiten werden in Reaktionen auf Initialpostings thematisiert, um ganz generell auf potentielle Infektionen beim Sex hinzuweisen. Ein Großteil der Initialpostings beinhaltet die Schilderung eines Erlebnisses, um damit das potentielle *Risiko* einer *Infektion* mit HIV abzuklären. Solche vermeintlichen *Risikokontakte* werden detailliert besprochen, wobei der Vorfall aus unterschiedlichen Beweggründen erzählt wird. Es finden sich Postings, die direkt nach der angenommenen *Risikosituation* – oftmals eine Form des *(Geschlechts-)Verkehrs* – verfasst werden. In der Regel wird detailliert geschildert, was genau mit wem gemacht wurde: *Oralverkehr*, *Analverkehr*, *Vaginalverkehr*, *Spermaaufnahme*.

Auf lexikalischer Ebene fällt auf, dass diese Ausdrücke zum Vokabular der Sexualkunde gehören. Es wird nicht von *Sex* gesprochen, sondern von *Verkehr*, was gerade im Kontext von HIV/AIDS ein Hinweis auf eine Tabuisierung resp. Scham beim Schildern sexueller Vorlieben und Praktiken darstellen könnte. Neben *Verkehr* finden sich auch Ausdrücke aus dem medizinischen Fachwortschatz wie *Vaginalsekret*, *Scheidensekret*, *Scheidenflüssigkeit* oder *Körperflüssigkeit*. Einerseits gewinnen Schilderungen durch die Verwendung von Fachausdrücken an Präzision; so wird bspw. mit *Verkehr* stärker auch die mechanische Reibung respektive der Austausch von Körperflüssigkeiten betont. Andererseits bietet der Fachwort-

---

[14] Kursiv gesetzte Ausdrücke sind zitierte Keywords aus dem Korpus.

schatzgebrauch aber auch die Möglichkeit, sich sprachlich zu distanzieren. Neben der direkten Schilderung der vermeintlichen Risikosituation ist auch das Beobachten von bestimmten Symptomen am eigenen Körper Ausgangspunkt vieler Diskussionen, wie etwa im folgenden Beispiel:

> Jetzt [...] geht's mir wieder richtig scheisse, ich habe Schüttelfrost, zum Abend hin immer extrem heisse Stirn/Fieber und ich bekomme andauernd hautausschlag, auf den armen und Schulter/Brust, diese verschwinden nach kurzer Zeit wieder, es handelt sich um kleine Bläschen teilweise auch längere Miteinander verbundene Pickel/Bläschen ...
> Bsp. 1: Reaktionsposting | Mit HIV angesteckt?:
> 31_20150418_HT_702576[15]

Symptome werden generell als *grippeähnlich* beschrieben oder aber detailliert aufgezählt: *geschwollene Lymphknoten, näßender (Haut-)Ausschlag, Durchfall, Halsschmerz, Nachtschweiß* und *Mundsoor*. Sie werden auch in Reaktionspostings weiter vertieft und detaillierter beschrieben, um das Risikoempfinden stärker zu legitimieren. Engagierte Schreiber*innen, die sich in vielen Diskussionen äußern und auch von anderen als Expert*innen explizit markiert werden, weisen immer wieder darauf hin, dass es sich um *unspezifische Symptome* handelt und sie deswegen nicht als indexikalische Zeichen für eine HIV-Infektion gelesen werden können. Die geschilderten *Risikosituationen* werden von den respondierenden Schreiber*innen kritisch eingeordnet:

> Wie Dir (PSEUDONYM1) und (PSEUDONYM2) schon gesagt haben, hattest DU KEINERLEI Risikokontakt. OV ist safe, solange keine DEUTLICH sichtbaren Mengen von Blut im Spiel sind und solange KEIN Sperma aufgenommen wird. Also hattest Du KEINEN RK.
> Bsp. 2: Reaktionsposting | Bitte um Rat / Meinung erfahrener Menschen
> 31_20150607_HT_705423

In vielen Diskussionen werden solche von Schreiber*innen als Risikosituation eingestufte Erlebnisse von anderen Schreiber*innen entschärft und als nicht risikoreich bewertet. Dabei wird sehr explizit und graphisch markiert („solange KEIN Sperma aufgenommen wird") erklärt, wieso die Einschätzung der Erlebnisse nicht stimmt, wobei kommunikativ auf Autoritäten wie als Expert*innen wahrgenommene User*innen (vgl. Bsp. 2), Institutionen wie die Aidshilfen resp. HIV-Schwerpunktpraxen oder die von Moderator*innen im Unterforum HIV und AIDS angelegten Leitfäden[16] verwiesen wird. Neben Keywords, die deutlich auf

---

15 Die Beispiele aus dem Korpus sind alle in Originalschreibung wiedergegeben. Aus Gründen der Leserlichkeit habe ich darauf verzichtet, Fehler zu markieren. Diese Anmerkung gilt für alle Beispiele.
16 Die aktive Forumscommunity hat über Jahre Wissen zu HIV/AIDS gesammelt und für Forumsnutzer*innen zusammenfassend in Leitfäden dargestellt. Es handelt sich hierbei um ge-

Aspekte einer HIV-Infektion im biomedizinischen Sinne verweisen, finden sich auch Keywords, die auf eine Verbindung von Moralvorstellungen und Stereotypen mit der Angst vor HIV/AIDS[17] hinweisen. So wird *(un-)verantwortliches Handeln* thematisiert und es werden Vorurteile benannt und diskutiert, wobei *Prostituierte, Homosexuelle, Drogenabhängige* und *Afrika* eine Rolle spielen.

4 HIV/AIDS als moralisierte Krankheit – Stereotypisierungen und Schuldzuschreibungen

4.1 Stereotypisierung von Risikopartner*innen

Die Keywordanalyse zeigt, dass nebst dem *Risikokontakt* auch *Risikogruppen* eine Rolle spielen:[18] Schreiber*innen gehen nicht nur auf sexuelle Praktiken und die Bewertung als *safer sex* oder *ungeschützter Sex*, sondern auch auf die Partner*innen in entsprechenden Situationen ein. Dabei zeigen sich verschiedene Formen der Stereotypisierung, die zum Teil auch mit expliziten und impliziten moralischen Bewertungen verbunden sind. Exemplarisch zeigt sich dies in Beispiel (3):

> Nur weil das Mädel ungeschützten Verkehr hatte ist sie ja keine Virenschleuder. Außer:
> 1. sie arbeitet an einem Straßenstrich und hat ungesützten Verkehr mit 5–10 Männern am Tag ... das wäre was anderes.

---

sperrte Diskussionsfäden, die verschiedene, immer wieder auftauchende Fragen bündeln und beantworten.
17 Der Unterschied zwischen HIV und AIDS wird im Forum an verschiedenen Stellen immer wieder betont. Wie die Gebrauchsspuren (Kollokationsanalyse und Konkordanzen) von *Aids* und *HIV* in den Initialpostings zeigen, setzen viele Schreibende *Aids bekommen* und *sich mit HIV infizieren* aber gleich.
18 Die diskursive Konstruktion von Risikogruppen (z. B. homosexuelle Männer) war insbesondere zu Beginn der AIDS-Pandemie zentral. So wurden im öffentlichen US-amerikanischen Diskurs, noch bevor genau bekannt war, was diese neue Krankheit auslöst und wie eine Übertragung stattfindet, vier Personengruppen als Krankheitsverbreiter konstruiert: Homosexuelle, Heroinabhängige, Haitianer und Hämophile (vgl. Tümmers 2017: 44). Der deutschsprachige Diskurs um HIV/AIDS setzte zeitverzögert und vom US-amerikanischen Diskurs vorgeprägt ein, so dass Tümmers (2017: 55–73) von einer „importierten Angst" spricht. Bänziger (2010, 2014, 2015) argumentiert ausgehend von dieser frühen Phase, dass der Perspektivenwechsel von Risikogruppen auf Risikopraktiken (z. B. ungeschützter Sex) ein zentraler diskursiver Wandel im HIV/AIDS-Diskurs der 1980er und 90er sei: Nicht mehr die (identifikatorische) Zugehörigkeit zu einer Gruppe ist zentral, sondern was jeweils getan oder nicht getan wird.

2. Hatte Verkehr mit Schwule
3. Hatte Verkehr mit Junkies, die die Nadeln tauschen.
1. und 2. sind in Deutschland die größten Risikogruppen.

    Bsp. 3: Reaktionsposting | Grobe Risikoeinschätzung: HIV-Übertragung bei Kondompanne 31_20130905_HT_662528

Mit dem Ausdruck *Virenschleuder* und durch den negativ restriktiven Konnektor *außer* wird stigmatisierend stereotypisiert: Nicht ungeschützter Sex an sich wird problematisiert, sondern der Kontext oder die Partner*innen, mit denen dieser erfolgt. Im Re-Aktivieren[19] der drei Kontexte Prostitution, Homosexualität und Drogenmissbrauch werden Vorstellungen zu HIV/AIDS aktualisiert, die in der frühen Phase des Diskurses geprägt wurden. Mit dem expliziten Verweis auf 5–10 Sexualpartner pro Tag als Voraussetzung einer potentiellen Infektionsgefahr wird zudem das in den 80er Jahren mit HIV/AIDS, Homosexualität und Prostitution verbundene Konzept der Promiskuität manifest. Dass dieses im obigen Beispiel nur explizit mit dem gewerblichen Sex, nicht aber mit schwulem Sex verbunden wird, ist ein Hinweis darauf, dass die diskursive Verbindung zwischen (männlicher) Homosexualität und Promiskuität nicht mehr explizit gemacht werden muss – sie wird vielmehr präsupponiert. In Beispiel 4 wird Promiskuität als typisch („die meisten schwulen") für homosexuelle Männer markiert:

> Das homosexuelle Liebesleben ist für die meisten schwulen weit fernarb jeder Monogamie und treue und moralischen vorstellungen ausgelegt...
>
> Bsp. 4: Reaktionsposting | Abartig, krank kriminell! 31_20050214_HT_134053

Schwuler Sex als Kriterium für eine potentielle Gefahr wird an mehreren Stellen genannt; dabei gibt es direkte Thematisierungen durch eine erlebte Risikosituation („mein RK bestand in aktivem oralsex mit einem anderen mann" 31_20150505_HT_703534) oder indirekte Thematisierung durch das Reproduzieren von Stereotypen wie im Beispiel oben. In einem anderen Diskussionsstrang werden stereotype Vorstellungen über Homosexualität und HIV besonders deutlich: Eine Schreiberin schildert einen potentiellen Risikokontakt mit einem ihr mehr oder weniger unbekannten Mann, den sie nach einigen Treffen oral befriedigt, wobei er in ihrem Mund ejakuliert. Sie sorgt sich deswegen, was sich da-

---

19 Den Begriff der *Re-Aktivierung* (wie auch den Begriff *Latenz*) entlehne ich aus der medizinischen resp. mikrobiologischen (HIV-)Forschung, in der damit erklärt wird, dass reaktivierte latent infizierte Zellen (sogenannte Memory-Zellen) bei therapierten Patient*innen zu einem minimalen Anstieg der Viruslast führen können. Das Induzieren einer Re-Aktivierung solcher Memory-Zellen wird als mögliche Strategie diskutiert, um eine HIV-Infektion heilen zu können (vgl. Mann et al. 2020).

durch verstärkt, dass er nach diesem Treffen abweisend reagiert und keinen weiteren Kontakt mehr möchte. Andere Schreiber*innen beschwichtigen die Frau in ihren Reaktionspostings und verweisen auf das äußerst geringe Risiko bei Oralsex, insbesondere wenn das Sperma nicht geschluckt werde. Ein Schreiber verweist zudem darauf, dass es weniger heterosexuelle als homosexuelle HIV-positive Männer gebe. Die Diskussionsinitiantin geht anschließend indirekt auf diese Einschränkung ein: Sie nimmt das oben geschilderte abweisende Verhalten zum Anlass, um die Ehrlichkeit des Mannes per se in Frage zu stellen und unterstellt ihm gleichgeschlechtliche sexuelle Handlungen, was sie in der Einschätzung eines erhöhten Risikos aufgrund der angenommenen Bisexualität bestärkt (31_20130119_HT_643714). Auch wenn die Schreiberin im Vergleich zu anderen Schreiber*innen eher eine Extremposition einnimmt,[20] zeigt sich hier dennoch, wie in einer emotional belastenden Situation die stereotypisierte Verbindung zwischen HIV und Homosexualität diskurswirksam wird.

In Beispiel 3 oben werden Sexworker*innen als die zweite große Risikogruppe bezeichnet. Diese Zuschreibung wird – analog zu den homosexuellen Männern – ebenfalls explizit durch geschilderte Erlebnisse wie auch implizit durch Wertungen in Nebenbemerkungen manifest. Der Kontext der Prostitution als Thema spiegelt sich auch in unterschiedlichen Keywords wider: *Prostituierte* (353 Treffer), *Dame* (289 Treffer),[21] *Freier* (30), *Bordell(besuch)* (144 Treffer), *Puff* (44 Treffer) und *Straßenstrich* (15 Treffer). Wie an den absoluten Vorkommen der Ausdrücke bereits ersichtlich wird, liegt der Fokus der Diskussionen auf den Sexworker*innen und nicht auf deren Kund*innen. In der Mehrheit der Texte werden Erlebnisse mit Sexworker*innen auf ähnliche Weisen geschildert, so dass bestimmte Zuschreibungen musterhaften Charakter aufweisen. Grundsätzlich gehen User*innen im Forum davon aus, dass die Wahrscheinlichkeit einer HIV-Infektion bei eine*m*r Sexworker*in sehr hoch ist, was auch metadiskursiv verhandelt wird: „Es wird ja auch grundsätzlich JEDER Prostituierten hier unterstellt HIV + zu sein" (31_20150518_HT_704300). Dabei wird teilweise – wie auch oben in Beispiel 3 – unterschieden, in was für einem Kontext die Sexworker*innen ihre Dienste anbieten. Der *Straßenstrich* wird als besonders gefährlich markiert und öfters mit Drogen in Verbindung gebracht. Auch in aufklärerischen Post-

---

[20] Im Unterforum insgesamt wird immer wieder diskutiert, inwiefern sich vor allem sogenannte *HIV-Phobiker* und hypochondrisch veranlagte Personen äußern, was auch in der hier zitierten Diskussion geschieht. Ob diese Zuschreibungen aber zutreffen oder nicht, ist m. E. nicht entscheidend, um die Wirkmächtigkeit der Verbindung von HIV/AIDS und Homosexualität für die Konzeptualisierung der Krankheit herauszuarbeiten.
[21] Dame wird in 64 % aller Gebrauchskontexte (191 von 289) als Bezeichnung für eine Prostituierte verwendet.

ings, die gegen eine Markierung von Sexworker*innen als spezifische Risikogruppe anreden, wird eine innere Hierarchie sowie teilweise stigmatisierender Sprachgebrauch (*Bordsteinschwalbe*) deutlich:

> ne, kein Risiko. Außerdem gehören Prostituierte (sofern es keine drogenabhängigen Bordsteinschwalben sind) nicht zur Risikogruppe.
> Bsp. 5: Reaktionsposting | Angesteckt bei Fingerspiel durch kleine Wunde am Finger?
> 31_20061009_HT_268515

Neben dem Arbeitsort (*Laufhaus*, *Bordell*, *Straßenstrich*, *Sexclub*, privat via *Anzeige*) wird zudem die ethnische Herkunft des*der Sexworker*in relevant gesetzt:

> Es war auch eine deutsche Dame gewesen die machen sich ja sicherlich mehr aus Hiv Aids wie zum Beispiel eine aus Ukraine Bulgarien ich habe halt Extremst schieß davor
> Bsp. 6: Reaktionsposting | Unwissenheit und Angst
> 31_20150819_HT_709574

Die Herkunft von Sexualpartner*innen spielt nicht nur bei Prostituierten eine Rolle, auch wenn hier rassistische Stereotype – z. B. werden *Thai-Frauen* als hygienisch und deutsche Sexworker*innen als aufgeklärt und vorsichtig bewertet – besonders deutlich sprachlich manifest werden. Ganz allgemein wird insbesondere eine afrikanische oder südostasiatische Herkunft von Sexualpartner*innen zum Anlass genommen, eine HIV-Infektion zu vermuten. Gerade diese offensichtlichen Rassismen werden aber auch im Forum direkt reflektiert und kritisiert: „Als ob nur Menschen ausländischer Herkunft HIV infiziert sein können" (31_20150518_HT_704300).

4.2 Die Zuschreibung von Schuld und Verantwortung

Neben der Stereotypisierung von potentiellen Risikopartner*innen spielt auch die in der Einleitung skizzierte Zuschreibung von Schuld und Verantwortung eine Rolle, wodurch HIV/AIDS als Krankheit auch selbst moralisiert wird.

Es werden grundsätzlich zwei Diskussionen geführt: Auf der einen Seite wird Dritten ein eigenes Verschulden attribuiert, wenn diese erhöhte Risiken eingehen, wie z. B. mit einem*r Sexworker*in penetrativen Sex ohne Kondom zu haben. Die fremdzugeschriebene Schuld wird auch metadiskursiv verhandelt und als dominante gesamtgesellschaftliche Interpretationsfolie herausgestellt: „[J]eder der HIV + ist, ist laut unserer verkorksten Gesellschaft selber schuld, hat er doch ohne Schutz rumgevögelt" (31_20150518_HT_704300). In Aussagen wie diesen wird der Topos ‚AIDS kriegt man nicht, AIDS holt man sich' in sprachlich unterschiedlichen Formen realisiert. Das zeugt von einer starken Fokussierung auf die Eigenverantwortung. Auf der anderen Seite wird von Schreiber*innen klar markiert, dass sie ihr eigenes ‚Fehlverhalten' einsehen:

> Ich habe vor demnächst einen Test zu machen [...]. Dazu muss ich sagen bin ich selbst dran schuld und ja ich weiß, ich war einfach viel zu naiv habe mir da nie die Gedanken gemacht, weil ich die Pille genommen hatte.
> Bsp. 7: Reaktionsposting | Totale Angst vor Hiv-Test, oftmals ungeschützten Sex
> 31_20140329_HT_677867

Dieses Posting ist exemplarisch dafür, wie der Topos ‚Aids holt man sich' sprachlich realisiert wird: Die individuelle Konzeptualisierung von HIV/AIDS ist durch den Topos beeinflusst, wird aber nicht reflektiert. Ähnliche argumentative Strukturen finden sich auch bei Konstruktionen rund um *selbst verantwortlich sein*.

Im Bereich der Verantwortungszuschreibung wird aber auch noch eine andere Position verhandelt:

> Sie hätte mir vor unserem ungeschützten Sex eigentlich sagen sollen, dass sie früher öfters ebenfalls ungeschützten Sex hatte. Das hat sie mir aber verschwiegen und das finde ich nicht ganz ok.
> Bsp. 8: Reaktionsposting | Freundin ist vielleicht HIV positiv, was soll ich tun?
> 31_20100101_HT_508856

Der Schreiber sieht seine Sexualpartnerin in der Pflicht, nicht nur für sich selbst, sondern auch für ihn Verantwortung zu übernehmen, da sie durch ihr Verhalten zu einer Risikopartnerin geworden sei. Dass das eigene Verhalten ebenfalls eine Rolle spielen könnte, wird an anderer Stelle vom Schreiber in der Diskussion negiert: Dies sei das erste Mal, dass er unverantwortlich gehandelt habe, sodass er den Schutz der Sexualpartnerin garantieren könne und somit seine Verantwortung ihr gegenüber wahrgenommen habe. Diese argumentative Logik des Schreibers findet sich auch sonst im Diskurs um Verantwortung bei potentiellen HIV-Übertragungen, wenn insinuiert wird, dass HIV-Positive eine größere Rolle beim Durchsetzen von *Safer-Sex*-Regeln spielen müssen.[22] Wie auch bei den stigmatisierenden Stereotypisierungen von Risikogruppen finden sich im Forum diskursive Korrekturen zu Fragen nach der Verantwortung, wobei für eine gleichberechtigte und selbst einzulösende Verantwortung plädiert wird.

---

22 Bis in die 2010er Jahre war diese diskursive Position auch juristisch relevant, da potentielle HIV-Übertragungen strafrechtlich belangt wurden. Die Rechtsprechung beachtete neueres medizinisches Wissen (z. B. sowohl die Therapierbarkeit als auch die Nicht-Infektiosität bei erfolgreicher Therapie) nicht. Erst allmählich findet eine Korrektur dieser Praxis statt (vgl. zwar spezifisch für die USA, wobei einzelne Beobachtungen auch für den deutschsprachigen Raum gelten: Hoppe 2018).

5 Fazit – Diskurs-Latenzen und Re-Aktivierungen rund um HIV/AIDS

In der obigen Analyse habe ich herausgearbeitet, welche Aspekte bei der Konzeptualisierung von HIV/AIDS in Postings des Subforums HIV/AIDS auf *med1.de* eine Rolle spielen, wenn (Selbst-)Verantwortung in irgendeiner Form thematisiert wird. Ein Großteil der Diskussionen behandelt Erlebnisse, die von den Schreiber*innen als HIV-Infektionsrisikosituationen bewertet werden, wobei in den Schilderungen sowie den Reaktionen anderer Schreiber*innen subjektive Vorstellungen zu HIV/AIDS sprachlich manifest werden. Dabei spielen Stereotypisierungen und Moralisierungen eine Rolle.

Der von Bänziger (2010) konstatierte Wandel von Risikogruppen zu Risikopraktiken wird in den Postings nur bedingt sichtbar: Unterschiedliche sexuelle Praktiken werden zwar angesprochen, aber zentrales diskursives Muster ist die Re-Aktivierung der in der frühen Phase diskursiv geprägten Risikogruppen der Homosexuellen und der Sexworker*innen. Allein die Zuordnung der Sexpartner*innen zu einer dieser Gruppen reicht aus, um ein erhöhtes HIV-Infektionsrisiko anzunehmen. Zudem spielt auch die von Gilman (1992) herausgearbeitete Dichotomie zwischen *wir* (hier: HIV-Negative) und die *anderen* (hier: potentiell HIV-Positive) eine Rolle, was sich in spezifischen Schuldattribuierungen und Erwartungen an potentiell HIV-positive Personen manifestiert: Zwar wird das eigene Verhalten in vermeintlichen und potentiellen Risikosituationen kritisch reflektiert und die eigene Verantwortung und Schuld thematisiert, aber (potentiell) HIV-Positiven wird eine höhere Verantwortlichkeit für den Schutz von HIV-Negativen zugeschrieben. Das eigene – vom ‚korrekten' Sex abweichende – Verhalten wird als Ausnahme bewertet, um das sexuelle Gegenüber als anders und damit auch als potentielle Infektionsgefahr zu konstruieren.

Es sind also Re-Aktivierungen von in der virulenten Phase geprägten Stereotypen und Mustern, die – verstanden als Diskurs-Latenzen – auch aktuelle Konzeptualisierungen von HIV/AIDS prägen.

Literatur

Bänziger, Peter-Paul (2010): Konstellationen und Koalitionen im Sprechen über Aids in den 1980er Jahren. In Achim Landwehr (Hrsg.), *Diskursiver Wandel*, 31–51. Wiesbaden: Springer VS.
Bänziger, Peter-Paul (2014): Vom Seuchen- zum Präventionskörper? Aids und Körperpolitik im deutschsprachigen Raum der 1980er Jahre. *Body Politics* 2 (3). 179–214.

Bänziger, Peter-Paul (2015): ExpertInnen statt AktivistInnen: der Entpolitisierungsdiskurs in der Aids-Arbeit der 1980er Jahre. In Pascal Eitler & Jens Elberfeld (Hrsg.): *Zeitgeschichte des Selbst. Therapeutisierung – Politisierung – Emotionalisierung*, 261–277, Bielefeld: Transcript.

Birkner, Karin & Ivan Vlassenko (2015): Subjektive Theorien zu Krankheit und Gesundheit. In Albert Busch & Thomas Spranz-Fogasy (Hrsg.), *Handbuch Sprache in der Medizin* (Handbücher Sprachwissen 11), 135–153. Berlin, Boston: De Gruyter.

Bittorf, Wilhelm (1991): Mgolo ist unser Gott. *Der Spiegel* 25, 17. 06.1991, 146–174.

Braun, Amrei von, Hansjakob Furrer, Manuel Bettegay, Alexandra Calmy, Matthias Cavassin, Pietro Vernazza, Enos Bernarscon, Rainer Weber & Huldrych F. Günthard (2014): Antiretrovirale Therapie. *Therapeutische Umschau* 71 (8), 461–468.

Bubenhofer, Noah (2009): *Sprachgebrauchsmuster. Korpuslinguistik als Methode der Diskurs- und Kulturanalyse* (Sprache und Wissen 4). Berlin, New York: De Gruyter.

Bubenhofer, Noah (2017): Kollokationen, n-Gramme, Mehrworteinheiten. In Kersten Sven Roth, Martin Wengeler & Alexander Ziem (Hrsg.), *Handbuch Sprache in Politik und Gesellschaft* (Handbücher Sprachwissen, 19), 69–93. Berlin, Boston: De Gruyter.

Bubenhofer, Noah (2018): Wenn „Linguistik" in „Korpuslinguistik" bedeutungslos wird. In Joachim Gessinger, Angelika Redder & Ulrich Schmitz (Hrsg.): *Korpuslinguistik* (Osnabrücker Beiträger zur Sprachtheorie 92), 17–29. Duisburg: Universitätsverlag Rhein-Ruhr.

Bubenhofer, Noah & Joachim Scharloth (2015): Maschinelle Textanalyse im Zeichen von Big Data und Data-driven Turn – Überblick und Desiderate. *Zeitschrift für Germanistische Linguistik* 43 (1), 1–26.

Dannecker, Martin (2000): Wider die Verleugnung sexueller Wünsche. *AIDS-Infothek* 1, 4–10.

Eitz, Thorsten (2003): *Krankheitsgeschichte und Sprachgeschichte*. Hildesheim, Zürich, New York: Olms.

Faller, Hermann (1990): *Subjektive Krankheitstheorie und Krankheitsverarbeitung bei Herzinfarktrehabilitanden*. Frankfurt a.M., Bern: Peter Lang.

Gabrielatos, Costas (2018) Keyness analysis: nature, metrics and techniques. In Charlotte Taylor & Anna Marchi (Hrsg.): *Corpus Approaches to Discourse. A Critical Review*, 225–258. London, New York: Routledge.

Gilman, Sander L. (1992): *Rasse, Sexualität und Seuche. Stereotype aus der Innenwelt der westlichen Kultur*. Reinbek bei Hamburg: Rowohlt.

Hardie, Andrew (2012): CQPweb – combining power, flexibility and usability in a corpus analysis tool. *International Journal of Corpus Linguistics* 17 (3), 380–409.

Hoppe, Trevor (2018): *Punishing disease: HIV and the criminalization of sickness*. Oakland: University of California Press.

Kleinke, Sonja (2015): Internetforen: Laiendiskurs Gesundheit. In Albert Busch & Thomas Spranz-Fogasy (Hrsg.), *Handbuch Sprache in der Medizin* (Handbücher Sprachwissen 11), 405–422. Berlin, Boston: De Gruyter.

Knuchel, Daniel (2019): ‚Old' AIDS – ‚New' AIDS in DER SPIEGEL? A corpus linguistic approach to conceptualisations of HIV/AIDS In Alexandra Groß, Ramona Pech & Ivan Vlassenko (Hrsg.), *HIV/AIDS: Interdisziplinäre Perspektiven* (Medizin 22), 95–114. Berlin: Lit.

Knuchel, Daniel (i. V.): *Diskurs-Latenzen. Korpuspragmatische Studien und kulturphilologische Diskussion zu HIV/AIDS in der Ära der Sexuellen Nicht-Infektiosität (2008-2018)*.

Lemke, Richard & Simon Merz (2018): *HIV/AIDS-Berichterstattung in drei Jahrzehnten. Ausgewählte Ergebnisse einer Medien-Inhaltsanalyse*. Mainz: Institut für Publizistik der Johannes-Gutenberg-Universität.

Linke, Angelika (2011): Signifikante Muster: Perspektiven einer kulturanalytischen Linguistik. In Elisabeth Wåghäll Nivre, Brigitte Kaute, Bo Andersson, Barbro Landén & Dessislava Stoeva-Holm (Hrsg.), *Begegnungen. Das VIII. Nordisch-Baltische Germanistentreffen in Sigtuna vom 11. bis zum 13. 6.2009*, 23–44. Stockholm: Stockholms universitet.

Linke, Angelika & Juliane Schröter (2018): Diskurslinguistik und Transsemiotizität. In Ingo H. Warnke (Hrsg.): *Handbuch Diskurs*. (Handbücher Sprachwissen 6), 449–469. Berlin, Boston: De Gruyter.

Mann, Jamie F. S., Joshua Pankrac, Katja Klein, Paul F. McKay, Deborah F. L. King, Richard Gibson, Chanuka N. Wijewardhana, Rahul Pawa, Jodi Meyerowitz, Yomg Gao, David H. Canaday, Mariano Avino, Art F. Y. Poon, Caroline Foster, Sarah Fidler, Robin J. Shattock & Eric J. Arts (2020): A targeted reactivation of latent HIV-1 using an activator vector in patient samples from acute infection. *EBioMedicine* 59. 102853.

McEnery, Tony (2016): Keywords. In Paul Baker & Tony McEnery (Hrsg.): *Corpora and Discourse Studies. Integrating Discourse and Corpora* (Routledge Advances in Language and Linguistics), 20–32. Basingstoke: Palgrave Macmillan.

Patel, Rupa R., Katherine A. Curoe & Philip A. Chan (2020): Undetectable Equals Untransmittable: A Game Changer for HIV Prevention. *Clinical Chemistry* 66 (3), 406–407.

Rossmann, Constanze & Paula Stehr (2019): Gesundheitskommunikation im Internet. Erscheinungsformen, Potenziale, Grenzen. In Wolfgang Schweiger & Klaus Beck (Hrsg.), *Handbuch Online-Kommunikation*, 393–419. Wiesbaden: Springer.

Schappach, Beate (2012): *Aids in Literatur, Theater und Film. Zur kulturellen Dramaturgie eines Störfalls*. Zürich: Chronos.

Sontag, Susan (2003 [1989]): *Krankheit als Metapher. Aids und seine Metaphern*. Frankfurt a. M.: Fischer.

Stenzel, Kendra (2015): Der Kranke als Täter. *Spiegel-Online*. https://www.spiegel.de/panorama/leute/charlie-sheens-hiv-infektion-in-den-medien-a-1063190.html (letzter Zugriff: 26. 06.2020).

Stürmer, Stefan & Christel Salewski (2009): Chronische Krankheit als Stigma: Das Beispiel HIV/AIDS. In Aandreas Beelmann & Karl J. Jonas (Hrsg.): *Diskriminierung und Toleranz*, 263–281. Wiesbaden: Verlag für Sozialwissenschaften.

Treichler, Paula A. (1988): AIDS, Homophobia, and Biomedical Discourse: An Epidemic of Signification. In Douglas Crimp (Hrsg.): *AIDS. Cultural Analysis. Cultural Activism*, 31–70. Cambridge, London: MIT Press.

Tümmers, Henning (2017): *Aids. Autopsie einer Bedrohung im geteilten Deutschland* (Beiträge zur Geschichte des 20. Jahrhunderts 23). Göttingen: Wallstein.

Vernazza, Pietro & Edwin Bernard (2016): HIV is not transmitted under fully suppressive therapy: The Swiss Statement – eight years later. *Swiss Medical Weekly* 146.

Vernazza, Pietro, Bernhard Hirschel, Enos Bernasconi & Markus Flepp (2008): HIV-infizierte Menschen ohne andere STD sind unter wirksamer antiretroviraler Therapie sexuell nicht infektiös. *Schweizerische Ärztezeitung* 89 (5), 165–169.

Vlassenko, Ivan (2015): *Sprechen über HIV/AIDS. Narrative Rekonstruktionen und multimodale Metaphern zur Darstellung von Subjektiven Krankheitstheorien* (Germanistik 64). Berlin: Lit.

Weingart, Brigitte (2002): *Ansteckende Wörter. Repräsentationen von AIDS*. Frankfurt a.M.: Suhrkamp.

Simon Meier-Vieracker
„immer noch chemo" – Zeitlichkeit in digitalen Krankheitserzählungen

Abstract: Im Internet finden sich zahlreiche Blogs von Krebskranken und ihren Angehörigen, in denen diese den Verlauf und das Erleben der Krankheit in Echtzeit dokumentieren. Der Beitrag nimmt eine Auswahl dieser Blogs als Formen von Krankheitserzählungen in den Blick. Mit korpuslinguistischen Methoden werden rekurrente Formulierungsmuster ermittelt, unter denen insbesondere temporale Ausdrücke hervortreten. In Rückgriff auf soziologische Forschungen zu Krankheitserzählungen wird argumentiert, dass die zeitliche Situierung von Krankheits- und Therapieerfahrungen in der narrativen Darstellung kohärenzstiftende Funktion hat, die zwischen den objektiven Befunden der wissenschaftlichen Medizin und ihren subjektiven Deutungen vermittelt.

Keywords: Krankheitserzählungen, Krebs, Korpuslinguistik, Zeitlichkeit, Blogs

1 Einleitung

Der Künstler Christoph Schlingensief hat nach seiner Krebsdiagnose bis kurz vor seinem Tod am 21. August 2010 einen Blog geschrieben. Der zweitletzte Eintrag lautet in Auszügen:[1]

> Wenn das Gezirpe kommt, dann ird bestrahlt. das anfängliche geräusche sind nur miniröntgenbilder, um zu sehen, ob die positionen der vortrage übereinstimmen.
> in ca. 1 monate gibt es dort eine maschine, die die genauigkeit der bestrahlungsbereiche nochmal um gut 60 prozent verbessern. vielleicht noch mehr ....
> der vorgang wirkt sehr bedrohlich, zumal nicht klar ist, ob die wirkung lange anhält. aber ohne diese methode wären die anwesenheit auf erden um ein vielfacvhes reduziert.
> (...) je stärker man sich morgens für den besuch in der kammermovieren kann, desto mehr verliert man in dieser doch sehr kurzen zeit von nur ca. 20 minuten.

---

[1] http://www.peter-deutschmark.de/schlingenblog/ (letzter Zugriff 07.07.2021). Im vorliegenden Beitrag werden alle Zitate aus Blogs unbereinigt einschließlich allfälliger Rechtschreib- und Tippfehler übernommen.

Simon Meier-Vieracker, TU Dresden, Institut für Germanistik, simon.meier-vieracker@tu-dresden.de

Open Access. © 2021 Simon Meier-Vieracker, publiziert von De Gruyter. Dieses Werk ist lizenziert unter einer Creative Commons Namensnennung - Nicht-kommerziell - Keine Bearbeitung 4.0 International Lizenz.
https://doi.org/10.1515/9783110688696-017

> es gibt auch leute, die das länger ertragen müssen. [...] ist das wirklich okay? (...) die sache verlängert leben! aber noch nie – und ich habe das schon sehr oft gedacht – habe ich an ein näheres ende gedachtals jemals zuvor. [...]

Der Eintrag datiert auf den 9. Juli 2010, ist also im Wissen um den bevorstehenden und nicht mehr abzuwendenden Tod und somit auch im Rückblick auf eine gut zweieinhalbjährige Zeit der Krankheit und der ständigen Auseinandersetzung mit dem nahenden ‚Ende' geschrieben. In den Eintrag eingebettet ist ein gut fünfminütiges YouTube-Video, das den Autor in radiologischer Behandlung in einem Linearbeschleuniger liegend zeigt. Das *wenn-dann*-Gefüge zu Beginn des Artikels erweist sich deshalb als eine Art Index auf eine bestimmte Stelle im Video. Unabhängig vom Video ist aber auch eine iterativ temporale Lesart (vgl. Breindl 2014: 325) möglich, die sich mit *immer wenn* paraphrasieren ließe. Aus dem ganzen Eintrag spricht eine große Routiniertheit und Kennerschaft des beschriebenen ‚Vorgangs', sprachlich erkennbar etwa in dem mit dem generischen Pronomen *man* markierten Vergleichssatz „je stärker man sich morgens [...] motivieren kann, desto mehr verliert man [...]", in dem eine Vielzahl ähnlicher Erfahrungen ihren Ausdruck findet. Der vorangegangene Eintrag vom 7. Juli, der ebenfalls ein Video derselben Behandlung enthält, beziffert dies ganz exakt:

> 42 mal ... Früher habe ich es vermieden pfifferlinge aus Polen zu essen .... Die Zeiten sind schon lange vorbei! ...

42 Bestrahlungen seit der Diagnose Anfang 2008 haben eine Routine entstehen lassen, in der frühere Handlungsprinzipien nur noch als Erinnerung an längst vergangene Zeiten präsent sind (vgl. Charmaz 1993: 82). Es werden also zwei Zeiträume, sozusagen zwei Lebensepochen, entworfen und einander gegenübergestellt. Und gerade durch solche zeitlichen Situierungen, die Krankheit und Therapie mit dem ganzen Leben in Bezug setzen, werden diese zu Sujets einer autobiographischen Erzählung.

Im Netz finden sich zahlreiche Blogs von Krebskranken oder ihren Angehörigen, in denen wie hier die Verläufe und das Erleben der Krankheiten und der Therapien bis hin zum Tod in Echtzeit dokumentiert und erzählerisch aufbereitet werden. Berühmt wurde neben Schlingensiefs Blog (vgl. hierzu Knapp 2012) besonders auch Wolfgang Herrndorfs Blog *Arbeit und Struktur*, der später sogar als Buch (Herrndorf 2013) publiziert wurde (vgl. Meier 2018). Aber auch Privatpersonen, die vorher nicht als Schreibende in Erscheinung getreten sind, entscheiden sich häufig für diese Art der Öffentlichmachung von Krankheit, Therapie und Sterben. Diese Blogs sind der Gegenstand des vorliegenden Beitrags.

Linguistische Forschungen zum Thema Krankheit und insbesondere Krebs sind zumeist im thematischen Feld der Arzt-Patient-Kommunikation verortet (vgl. etwa Imo 2019). Die Stimmen der kranken Personen werden hier in ihrem

Zusammenspiel mit den ärztlichen Praktiken etwa der Diagnose, der Diagnosevermittlung oder der Beratung untersucht und dabei typischerweise als Herausforderung für professionelles Handeln betrachtet. Darüber hinaus liegen auch Interviewstudien vor, in denen gezielt Selbsterzählungen von Krebspatient*innen generiert wurden (vgl. etwa Gruber 2013). Demgegenüber sind eigenständige, nicht-elizitierte und insbesondere schriftliche Zeugnisse von Krebskranken, wie sie im Netz vielfach zu finden sind, bisher kaum untersucht worden (zu Internetvideos von Krebskranken vgl. aber Deppermann 2018). Zwar haben in der Medizin Blogs und andere Internetformate als sogenannte *illness narratives* verstärkt Aufmerksamkeit erfahren (vgl. O'Brien & Clark 2010), nicht zuletzt im Zuge der Konjunktur der Narrativen Medizin (vgl. Kalitzkus, Wilm & Matthiessen 2009). Es überwiegen jedoch inhaltsanalytische Zugänge, welche die konkrete sprachliche Umsetzung kaum fokussieren. Auch in der Medizinsoziologie, die zuerst ein Interesse an *illness narratives* und den eigenständigen Perspektiven und Artikulationen der Erkrankten entwickelt hat (vgl. Hydén 1997), interessieren die spezifisch sprachlichen Aspekte der Erzählungen nur am Rande.

Deshalb sollen hier Blogs von (unheilbar) Krebskranken aus einer dezidiert linguistischen Perspektive in den Blick genommen werden. Mit korpuslinguistischen Methoden werde ich eine Reihe von Blogs von bzw. über Hirntumorpatient*innen untersuchen und auf textübergreifend rekurrente Formulierungsmuster hin analysieren. Dabei werde ich zeigen, dass neben der thematisch bedingten Häufigkeit von Ausdrücken, die sich auf medizinisch-therapeutische Aspekte beziehen, insbesondere temporale Ausdrücke für die Texte typisch sind. In Rückgriff auf soziologische Forschungen zu Krankheitserzählungen werde ich argumentieren, dass die zeitliche Situierung von Krankheits- und Therapieerfahrungen in der narrativen Darstellung neue und kohärenzstiftende Deutungen ermöglicht. Gerade in digitalen Umgebungen, die etwa über die Kommentarbereiche neue Kommunikationsmöglichkeiten eröffnen, gestaltet sich dies zu kollaborativer Bedeutungsstiftung aus, die sich von Arzt-Patient-Kommunikationen deutlich unterscheidet.

2 Korpus

Empirische Grundlage der folgenden Untersuchungen sind 11 Blogs von bzw. über Personen mit einem Glioblastom, einem nicht heilbaren Hirntumor mit einer durchschnittlichen Überlebenszeit von etwa 15 Monaten (vgl. Meier-Vieracker 2021). Vier Blogs wurden von den Erkrankten selbst, vier von Angehörigen wie Eltern, Kindern oder Lebenspartnern verfasst, bei weiteren drei Blogs übernehmen die Angehörigen, nachdem die Erkrankten nicht mehr selbst schreiben können. Die ins Korpus aufgenommenen Blogs sind bereits abgeschlossen, d. h. die Autor*innen bzw. die Personen, über die geschrieben wird, sind bereits verstorben. Sie stammen aus dem Zeitraum zwischen 2000 und 2018, zehn aus Deutschland und einer aus der Schweiz. Die Blogs sind zwischen 7 und 334 Einträge lang, insgesamt umfasst das Korpus 1742 Einträge im Umfang von 541.326 Tokens. Hinzu kommen noch einmal 8571 Leser*innenkommentare im Umfang von 275.004 Tokens. Für die korpuslinguistische Aufbereitung wurden die Software TreeTagger (Schmid 2003) und das Stuttgart-Tübingen Tagset (STTS) verwendet.

Die wissenschaftliche Arbeit mit höchstpersönlichen Texten wie Blogs von Todkranken wirft forschungsethische Fragen auf. Zwar sind die Texte öffentlich zugänglich und ohne Registrierung im Netz frei einsehbar. Eine gewisse Öffentlichkeit dürften alle, die einen Blog beginnen, auch angestrebt haben, zumal die meisten Blogs die Kommentarfunktion freigeschaltet hatten (s. u. Abschnitt 5). Dennoch ist fraglich, ob eine wissenschaftliche Auswertung noch zu den Nutzungsszenarien gehört, mit denen die Autor*innen (und natürlich auch die Kommentierenden) bei der Publikation ihrer Texte gerechnet haben dürften (vgl. hierzu Giaxoglou 2017). Manchmal geben die Editorials der Blogs ausdrücklich über die Zielsetzungen Auskunft. Motive können etwa sein, über den Blog „Freunde und Kollegen über mein aktuelles Leben auf dem laufenden [zu] halten" oder „anderen Betroffenen und Angehörigen helfen zu können" (vgl. hierzu Hardey 2002: 37), aber auch einfach „es sich von der Seele zu schreiben". Immer aber schreiben die Autor*innen höchstpersönliche Texte und zeigen sich höchst verletzlich in einer Weise, bei der die individuelle Bewältigung der Krankheits- und Trauererfahrung stets präsent ist. Dies erfordert besondere Behutsamkeit auch in der wissenschaftlichen Analyse.

Wo es mir möglich war, habe ich darum mit den Autor*innen Kontakt aufgenommen und die Erlaubnis eingeholt, mit den Texten arbeiten zu dürfen. Dies ist mir bei zwei Blogs gelungen, bei den anderen Blogs waren keine Kontaktdaten aufzufinden oder meine Anfragen wurden nicht beantwortet. In die folgenden Auswertungen gehen aber auch diejenigen Blogs mit ein, bei denen ich weder Zustimmung noch Ablehnung erreichen konnte. Aus Rücksicht auf die Autor*innen und ihre Privatsphäre werde ich jedoch nur anonymisiert zitieren und verzichte auch auf die Angabe von URLs, werde aber Siglen in eckigen Klammern vergeben, um zusammengehörige Zitate ausweisen zu können.

3 Blogs als Erzählungen

Auch wenn die Blogs für sich genommen sehr unterschiedlich sind, folgen sie alle einer ähnlichen Makrostruktur. Sie beginnen mit einem Eintrag einige Wochen bis Monate nach der Diagnose, der meist als Rückblick über das Geschehene von den ersten Vorahnungen (vgl. hierzu Stukenbrock 2015: 79) über die Diagnosestellung bis zur ersten Operation gestaltet ist. Danach wird dann mehr oder weniger tagesaktuell berichtet, wobei gegen das Ende hin die Frequenz neuer Beiträge meist abnimmt und dann auch über längere Zeitabschnitte zusammenfassend berichtet wird. Schließlich werden die Blogs meist ausdrücklich beendet. Manche Autor*innen verfassen selbst letzte, als Abschiedsbriefe gestaltete Einträge (1). Zumeist sind es jedoch die Angehörigen, die mit einer Todesnachricht den Blog schließen (2).

(1) **Lebt wohl**
Lebt wohl, meine Freunde, war schön mit euch.
Leb wohl, Welt, du warst die tollste, in der ich hätte sein können.
Leb wohl, Leben, ich hätte kein besseres haben können. [A]

(2) **Abschied**
[Gedicht] Mit diesen Worten des Lebens, großer Demut und Dankbarkeit, möchte ich mich, stellvertretend für meine Liebe Frau [Name], verabschieden und dieses letzte Kapitel verfassen, um den Blog zu beenden. [B]

Durch die Rückblicke zu Beginn und die Verabschiedung am Ende erhalten Blogs somit eine Klammer, aufgrund derer sie sich der Fragmentierung in einzelne Blogeinträge zum Trotz als abgeschlossene Texte lesen lassen.

In der linguistischen Forschung ist Blogs und insbesondere Personal Blogs eine grundlegende Eignung für narrative Praktiken zugeschrieben worden. Sowohl die zeitliche Sequenzierung der einzelnen Beiträge als auch die autobiographische Anlage der Blogs legt erzählerische Verfahren nahe (vgl. Heyd 2017: 165 f.). Das gilt auch für die hier untersuchten Blogs. Erstens erzählen die Blogs eine abgeschlossene Geschichte von den ersten Vorahnungen bis zum Tod. Zweitens haben viele der einzelnen Postings die Struktur von Miniaturerzählungen, die besonders erzählenswerte Ereignisse (vgl. Labov 2006) zum Gegenstand haben und auf eine Pointe hin ausgestaltet werden:

(3) So heute durfte ich meine Brille abholen und sehe jetzt wieder scharf. [...] es brauchte etwa 15 Minuten, bis ich mich eingewöhnt hatte, aber es ist schon wunderschön Bäume wieder genau betrachten zu können. Wir sassen zur

Eingewöhnung im Kaffee und mir fielen zuerst die vielen Runzeln auf in den Gesichtern der Menschen um mich rum ... gestochen scharfe Runzeln, sogar bei meinem Mann! Ich lachte und er war da weniger belustigt ... [B]

Drittens kommt hinzu, dass die Schreibenden oft ihre Krankheit zusammenfassend als „meine Geschichte" bezeichnen. So findet sich in einem Blog in der Rubrik „über mich" der folgende Eintrag:

(4) Gut zwei Monate nach meinem dreißigsten Geburtstag ereignete sich im [Monat Jahr] der wohl bisher tiefste Einschnitt in meinem Leben: Ich erfuhr, dass ich an einem bösartigen Hirntumor erkrankt bin, um genau zu sein: Ein Glioblastom
Hier meine „Geschichte" im Schnelldurchlauf:
[Monat Jahr]: Wie alles begann
[Datum] Diagnose: Hirntumor, bösartig
[Datum]: Funktionelle MRT (fMRT)
[Datum] makroskopische Komplettresektion
[Datum] histologische Bestätigung der Diagnose „Glioblastom"
[Datum] Beginn der Studie OSAG 101 (33*1,8Gy Strahlentherapie, adjuvante Chemotherapie mit Temodal (75mg/m^2 KOF), zzgl. Infusion monoklonaler Antikörper Nimotuzumab) [...] [C]

Die chronologische Auflistung der Befunde und der therapeutischen Maßnahmen mag zwar wie eine medizinische Krankenakte anmuten, doch die ausdrückliche Rahmung der Chronik als „Geschichte" wie auch die eingangs formulierte Deutung der Diagnose als „tiefste[r] Einschnitt in meinem Leben" und damit die Inbezugsetzung der Krankheit zum Leben insgesamt heben diese Darstellung deutlich von medizinischen Dokumentationen ab. Besonders aufschlussreich ist die – insgesamt in 6 der 11 Blogs nachweisliche – Formulierung „Wie alles begann" zur zusammenfassenden Beschreibung der Diagnosestellung.[2] Das generalisierende Pronomen *alles* hebt die mit der Krankheit verbundenen Geschehnisse gemeinsam heraus und macht sie in ihrer Gesamtheit thematisierbar und eben erzählbar.

Wie sehr sich durch den erzählerischen Zugriff die reine Chronik der Ereignisse verändert, zeigt der folgende Beleg:

---

[2] Der Zeile „Wie alles begann" ist ein Link zu einem Blogeintrag hinterlegt, in dem rückblickend die ersten Vorzeichen geschildert werden.

(5) Auf dem Weg kommt mir jeweils meine Geschichte wieder hoch und die wird dann wie eine Erzählung in meinem Kopf abgespuhlt, die verschiedenen Stationen, begonnen Nov. [Jahr] dann der Versuch wieder normal zu leben was auch gelang mit arbeiten und allem was dazu gehört. Der Schlag ins Gesicht mit dem Rezidiv Ende Oktober [Jahr], die erneute OP mit Wundheilungsstörungen und die Schädelknochenentfernung Anfang [Jahr] mit den verbundenen Todesängsten und der Einsicht, dass das Thema Arbeit abgeschlossen ist. Der körperliche Aufbau danach und die Lebensgesgaltung ohne Arbeit. Dann das zweite Rezidiv mit erneuter OP, das erste Mal körperliche Einschränkungen der linken Seite mit Verlust des Lagesinnes des Fusses. [B]

Der Auszug zeigt, wie die Minimalbedingung für das Erzählen, die „Darstellung eines Zeitverlaufs" (Martínez 2017: 2), die etwa durch die temporalen Konnektoren *dann* und *danach* vorgenommen wird, noch um einen Fokus auf die subjektiven Erfahrungen (vgl. Martínez 2017: 5) ergänzt wird. Nicht schon die Chronik der medizinisch bestimmbaren Ereignisse (etwa *Rezidiv* oder *OP mit Wundheilungsstörung*) macht die Erzählung aus, sondern ihre Deutungen als *Schlag ins Gesicht* und die Thematisierung subjektiver Reaktionen wie *Todesängsten*. Blogs, in denen erkrankte Personen über ihre Krankheit schreiben, lassen sich somit als „Hybridgattung zwischen ‚self' und ‚science'" (Dorgeloh 2012: 271) charakterisieren.

In der medizinsoziologischen Forschung zu *illness narratives* (vgl. Hydén 1997) ist eben diese Vermittlung zwischen den objektiven Befunden der oft technisierten Medizin und dem subjektiven Bedürfnis nach einer kohärenten Selbstdeutung als entscheidende Leistung erzählerischer Zugriffe auf Krankheit beschrieben worden. Autobiographische Erzählungen sind darauf ausgerichtet, Kohärenz und Kontinuität herzustellen (vgl. Linde 1993), und können den Bruch, als der die Diagnosestellung der tödlichen Krankheit erfahren wird, so abmildern, dass das Leben mit der Krankheit als kohärentes Geschehen greifbar wird. Diese Vermittlungsfunktion zeigt sich in folgendem Beleg:

(6) Es gibt Diagnosen, die reißen einem ganz schön aus dem Leben. Diese gehörte bei mir definitiv dazu:
    Sie befinden sich im Endstadium einer unheilbaren, tödlich verlaufenden Krankheit bei dem der Todeszeitpunkt noch nicht absehbar ist.
    In diesem Blog erkläre ich meine persönliche Geschichte. [D]

Die Diagnosestellung wird als direktes Zitat in distanziert-fachsprachlicher Diktion wiedergegeben und somit als fremdperspektivisch gerahmt. Dem stellt die schreibende Person ihre *persönliche Geschichte* gegenüber. Die Blogeinträge selbst, in denen ausführlich über die Auseinandersetzung mit der Diagnose und über die therapeutischen Maßnahmen berichtet wird, lassen sich dann als fortlaufende Integration dieses Fremdurteils in diese ‚Geschichte' lesen. Der grundlegende „split between self-perception and medical prognosis" (Frank 1994: 13) kann durch das Erzählen zumindest ansatzweise wieder geschlossen werden.

4 Zeitlichkeit in Krankheitserzählungen: Korpusanalytische Befunde

Um zunächst einen überblickshaften Eindruck von den Texten zu bekommen, bietet sich eine Keywordanalyse an, in der signifikant häufige und mithin typische Lexeme im Untersuchungskorpus im Vergleich zu einem Referenzkorpus ermittelt werden (vgl. Culpeper & Demmen 2015). Als Referenzkorpus wähle ich ein ca. 2 Mio. Tokens umfassendes Zufallssample von 100.000 Sätzen aus Internetforen, die in den DECOW14-Korpora des Projekts webcorpora.org erhoben wurden. Die folgende Abbildung zeigt die 100 signifikantesten Keywords in absteigender Sortierung. Die Schriftgröße korreliert mit dem Keyness-Wert (Log Likelihood Ratio):

> *Papa wir ich Tag wieder heute MRT*
> *Tumor Krankenhaus es Glioblastom Chemo mein Arzt gehen*
> *Herr Woche Bestrahlung Bett er noch Mal Therapie Mama*
> *Termin schlafen Haus so Chemotherapie Methadon* morgen
> *Diagnose letzt jetzt Hirntumor alle Glück Anfall Rollstuhl Tablette Wochenende*
> *gestern zu Blog Blutwert Kopf Krebs immer Temodal Leben Zyklus Zeit essen*
> *Avastin wach Schmerz Hospiz Operation Hausarzt Schwester Nebenwirkung Reha*
> *Essen viele schön unser Medikament Abend Patient endlich mehr nah Fräulein*
> *gut Besuch kurz Klinik Strahlentherapie wenige Stunde Krankenkasse müde sitzen*
> *manchmal Krankheit viel weiter Fuß Kopfschmerz weiterhin fühlen diesmal*
> *Ärztin Zimmer Hirntumorhilfe dass warten Uhr Nacht Geburtstag Moment*

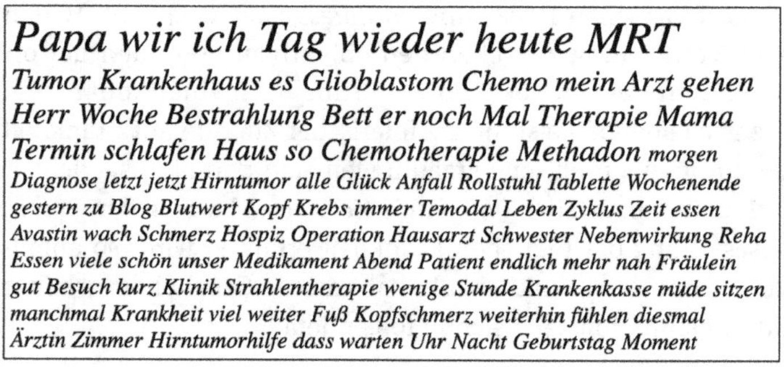

Abb. 1: Keywords Blogs vs. DECOW14 (lemmatisiert, Log Likelihood Ratio).

Es fällt zunächst die Signifikanz der Pronomina der 1. Person *ich* und *wir* auf, die auf den autobiographischen Charakter der Texte verweisen.[3] Darüber hinaus lassen sich die Keywords grob zwei Kategorien zuweisen. Es finden sich erstens

---

[3] In der Soziologie ist aus diesem Grund von „first-person narrative[s] of illness" (Frank 1994) die Rede.

zahlreiche Ausdrücke, die auf medizinisch-therapeutische Aspekte im weitesten Sinne verweisen, auf Symptome (*Schmerzen, Anfälle*), auf diagnostische (*MRT*) und therapeutische Maßnahmen (*Chemo*), aber auch auf medizinisches Personal (*Arzt*) und typische Orte medizinischer Behandlungen (*Krankenhaus*). Zweitens finden sich viele temporale Ausdrücke, darunter Deiktika wie *heute, gestern, morgen, jetzt* und *diesmal*, Bezeichnungen von Zeitabschnitten wie *Tag, Woche* sowie Temporaladverbien wie *immer, weiterhin, manchmal* oder auch *endlich*.

Erweitert man die Analyse von Keywords auf signifikante Trigramme (vgl. Bubenhofer 2009), bestätigt sich der Befund, dass zeitliche Situierung die Texte grundlegend prägt (s. Tab. 1).

Tab. 1: Signifikante Trigramme Blogs vs. DECOW14 (Log Likelihood Ratio, Lower Case).

Trigramm	n
das erste mal	123
die letzten tage	61
heute habe ich	48
ging es dann	36
die deutsche tumorhilfe	24
ein paar tage	56
dass der tumor	19
wieder nach hause	29
nach der diagnose	22
zyklus der chemotherapie	18
gab es dann	23
ich bin gespannt	26
habe ich mich	68
die kleinen dinge	21
wieder zu hause	22

Tab. 1 (fortgesetzt)

Trigramm	n
so haben wir	24
essen und trinken	25
eine halbe stunde	27
dann ging es	27
vor einem jahr	31
vor ein paar	45

Angaben von Zeiträumen wie *die letzten Tage* sind ebenso signifikant wie die Wendungen *wieder zu/nach Hause*, bei denen das Adverb *wieder* die Ortsangabe *zu Hause* auch zeitlich situiert. Auch die Verknüpfungen mit *dann* wie etwa *ging es dann*, welche in einer für narrative Texte prototypischen Weise zeitliche Abfolgen darstellbar machen, sind auffällig.

Charakteristisch für die Texte ist also, dass die medizinisch-therapeutischen Ereignisse zeitlich situierend und verknüpfend thematisiert werden. Dieser Befund ist durchaus erwartbar, spiegelt sich hierin doch der besondere Charakter der Blogs als Krankenjournale. Für fortlaufend geschriebene Texte mit regelmäßigen „Befindlichkeitsupdates" (Deppermann 2018: 119) liegt es nahe, dass sie entsprechend zeitlich strukturiert werden. Sie müssen als Aktualitätsausweis, der für die unmittelbar nach der Niederschrift publizierten Blogtexte von besonderer Relevanz ist (vgl. Balint 2016: 12), deiktisch an den Zeitpunkt des Schreibens angebunden werden (vgl. Page 2008: 166–167; Schildhauer 2014: 199), und auch als Dokumentationen eines Krankheits*verlaufs* müssen sie Sequenzen in chronologisch geordneter Ereignisse darstellbar machen. Dennoch soll hier die These vertreten werden, dass gerade dieses Zusammenspiel der Beschreibung medizinisch-therapeutischer Ereignisse und ihrer zeitlichen Situierung das ist, was die Texte als Krankheitserzählungen funktional bestimmt.

Krankheitserzählungen, so lässt sich ganz allgemein sagen, haben die Funktion, den je subjektiven Erfahrungen von Krankheit Ausdruck zu geben. Die zunächst – auch in zeitlicher Hinsicht, geht doch die Diagnose von den Ärzt*innen aus – medizinisch bestimmten Geschehnisse werden durch das Erzählen neu perspektiviert und dabei auch geordnet und gedeutet. Medizinisch-wissenschaftliche Zugriffe werden dadurch nicht irrelevant. Der nicht unbeträchtliche fachsprachliche Anteil in den Blogs (vgl. Dorgeloh 2012: 269), aber auch die oft eingerichteten Rubriken zu Fakten rund um die Themen Krebs und Krebstherapie wie auch die Linksammlungen zu Fachgesellschaften zeigen, dass gerade Krebspatient*innen vertiefte medizinische Kenntnisse erwerben und dem auch Ausdruck verleihen. Aber in der erzählerischen Aufbereitung und insbesondere durch die zeitliche Situierung wird den medizinisch-therapeutischen Aspekten eine kohärente Form gegeben. Die pathologischen Prozesse, wie sie in den medizinischen Zugriffen im Fokus stehen, werden nicht einfach nur aus der Perspektive der Betroffenen erneut repräsentiert, sondern durch ihre narrative, auf erzählerische Kohärenz hin angelegte Form auf ganz neue Weise bedeutungsvoll.

> The narrative provides a medium whereby we can articulate and transform the symptoms and disruptions of illness into meaningful events and thus relate them to our lives and life courses. [...] By arranging the illness symptoms and events in temporal order and relating them to other events in our lives, a unified context is constructed and coherence is established.
> (Hydén 1997: 56)

Nicht die Datums- und anderen Zeitangaben allein, wie sie sich auch in medizinischen Krankenakten finden, bieten also diesen sinnstiftenden Rahmen, sondern erst die Einordnung in umfassendere Zeiträume, die über die rein pathologischen und therapeutischen Prozesse hinaus auch andere, den Lebensalltag betreffende Entwicklungen umfassen (vgl. Hydén 1997: 53).

Vor dem Hintergrund dieser Überlegungen lassen sich nun auch die temporalen Ausdrücke in den Keyword- und Trigramm-Listen besser interpretieren. Dazu soll hier auf drei Muster näher eingegangen werden. Ich beginne mit dem signifikantesten Trigramm *das erste Mal* sowie dem funktional äquivalenten *zum ersten Mal*. Mit diesem Adverbial wird ein singuläres Ereignis in einen umfassenderen zeitlichen Horizont eingeordnet und mithin als Teil einer Entwicklung beschrieben. In den Texten werden damit oft Rekonvaleszenzerlebnisse beschrieben, als Wiederherstellung eines zwischenzeitlich verlorenen Standards:

(7) Morgen gehe ich **zum ersten Mal** ohne Hilfsmittel aus dem Haus, wenn ich daran denke bekomme ich schon Herzklopfen. [B]

In anderen Fällen werden Ereignisse eher als Verlusterfahrung gerahmt, so bereits in Beleg (5), der hier noch einmal wiederholt sei:

(5) Dann das zweite Rezidiv mit erneuter OP, **das erste Mal** körperliche Einschränkungen der linken Seite mit Verlust des Lagesinnes des Fusses. [E]

Im Wissen um den irreversiblen Fortschritt der Krankheit und den damit einhergehenden körperlichen Verfall (im gleichen Blog ist von dem „Schritt für

Schritt" spürbaren „Zerfall meines Körpers" die Rede) wird dieses zunächst singuläre pathologische Ereignis als Etappe einer erwartbaren Entwicklung gedeutet. Aber auch Alltagserfahrungen werden auf diese Weise deutbar:

(8) Ach, heute wurde mir **zum ersten Mal** ein Sitzplatz angeboten im Tram! So schlecht seh ich schon aus ... [B]

In eine ähnliche Richtung weist das mit 670 Belegen hochfrequente Bigramm *nicht mehr*:

(9) Leider geht Papa inzwischen gar **nicht mehr** selber, das rechte Bein bewegt sich gar **nicht mehr** mit. [E]

(10) Mein Magen spinnt – nicht wirklich schlimm, aber immer wieder erzählt er mir, dass er von der Idee des Kopfes nicht so erfreut ist. Was sich auch daran zeigt, dass ich zwei Hosen **nicht mehr** tragen kann, außer mit Gürtel. [F]

(11) Eben haben wir zusammen Eis gegessen, eine Weile hat er selbst sein Eis geschleckt darüber hätte ich heulen können vor Glück und auch wiederum weil es sooo traurig ist, das er so viele Dinge **nicht mehr** kann. [G]

Durch die Markierung mit *nicht mehr* wird das fehlende Vermögen (etwa nicht mehr gehen zu können (9)) als Ergebnis eines sich zeitlich erstreckenden Verlustes gedeutet. Die pathologischen Prozesse werden also in Zeitlichkeitshorizonte eingeordnet und dadurch selbst zeichenhaft und für die Betroffenen interpretierbar, sei es als Zeichen der Besserung oder als Vorgriff auf das Ende.

Während die genannten Muster auf das sichere Voranschreiten der Krankheit verweisen, finden sich andere, die geradezu gegenläufig hierzu das immer Wiederkehrende, das Hochrepetitive des Alltags mit der Krankheit zum Ausdruck bringen. 235-mal findet sich das Bigramm *wieder mal* bzw. *mal wieder*, das sich wie in (12) auf Symptome oder wie in (13) auf diagnostische Maßnahmen und therapeutische Interventionen beziehen kann:

(12) Montag war ich insgesamt 3 Stunden unterwegs. Keine gute Idee. Danach war der Rücken **mal wieder** entzündet, den Rest des Tages konnte ich vergessen. [F]

(13) Heute war **mal wieder** Blutabnahme angesagt, morgen erfahre ich die Werte. Die entscheiden wiederum, ob ich Ende der Woche mit dem nächsten Chemozyklus beginne. Bekanntermaßen ist das die Zeit, in der der Körper am Tief ist. Wenn alles ist Ordnung ist, geht es normal weiter; wenn nicht, wird eine Woche gewartet und der Spaß beginnt von neuem. [F]

Wie sehr dieses Repetitive, sozusagen die erzwungene Routine, zur Belastung werden kann, zeigen die folgenden Belege mit *immer wieder* (insgesamt 195 Belege) und *immer noch* (262 Belege):

(14) **Immer wieder** ein paar Kleinigkeiten – Handgelenk schnell entzündet, Knie, Sprunggelenk, das übliche eben. [F]

(15) Der 6. Zyklus würde anstehen, meine heutigen Blutwerte zeigen aber an, dass es nicht geht. Scheisse. **Immer wieder** erlebe ich dasselbe Karrussell. Die Lymphozyten halten sich gerade noch so über Wasser, die Thrombozyten die für dei Blutgerinnung zuständig sind sind heute auf 64 gesunken obwohl sie auf 150 bis 380 sein sollten ... und niemand weiss da zu helfen, ausser dann irgendwann die Chemo wieder zu beenden ... und was das heisst, weiss ich ja mittlerweile. B]

(16) ich weiß nicht .... mrt ist größer. juhu ... **immer noch** chemo. **immer noch** glioblastom. augen weniger – also, tag für tag mal besser, mal schlechter. aber ein auge. die andere ist gleich.joa ... [F]

Was Charmaz „[b]eing immersed in illness routines" (Charmaz 1993: 82) genannt hat, artikuliert sich deutlich in solchen oft resignativ anmutenden Passagen. Dabei gehen die therapeutischen Routinen mit einer grundlegenden Vertrautheit mit den Abläufen einher, die auch explizit zum Ausdruck gebracht wird („bekanntermaßen" (13), „und was das heisst, weiss ich ja mittlerweile" (15)).

Es finden sich jedoch vereinzelt auch Fälle, in denen die Resignation in Aufbegehren umschlägt. Dazu sei ein Eintrag vollständig zitiert:

(17) Ich verlange ja gar nicht, dass mein Vater wieder kerngesund wird, ich verlange keine Wunderheilung, keine Zeit zurück drehen, kein Ungeschehen machen, kein „Ponyhof", kein „es wird alles wieder gut", kein „Zucker schlecken" – nur ein bisschen mehr Glück,
dass das was ihm bleibt, nicht im Krankenhaus sein muss, dass das was ihm bleibt, noch zu Hause statt finden kann, dass ihn nicht ein „blöder Infekt" ausschaltet, ihn noch mehr schwächt, ein bisschen mehr „Lachen"

> und „unbeschwerdete Tage", bei all dem was ihm der fucking Tumor schon genommen hat, da doch einfach ein bisschen mehr Glück, ein bisschen mehr Lebensqualität, keine Windel, kein Waschen lassen, keine Nadel mehr, oder nicht mehr andauernd, kein füttern lassen, kein Krankenhaushemd, kein Krankenzimmer, kein Krankenhauspersonal, kein Arzt, der ihm eh nichts erklärt, keine ständig wechselnden Menschen, die ihn nicht kennen, kein Krankenhausessen, keine Suppe mehr und kein Pudding, keine Schnabeltasse, kein im Bett liegen, kein schwächer werden, keine Schmerzen, keine Angst, kein Krankenhausleben!!!
> So Glück wenn du uns hörst, dann vielleicht einfach schnell nach [Ort], Station 6.1., Zimmer 9 –
> Immer noch keine Verlegung, immer noch „Iso", immer noch kein Ende in Sicht vom Krankenhausleben, kein MRT-Termin mehr, wieder ewiges warten, warten, warten ... [G]

Zwar findet sich die schreibende Person mit dem bevorstehenden Tod des Vaters ab, begehrt aber dennoch gegen die besonderen Umstände auf, unter denen der verbleibende Rest des Lebens in den entwürdigenden Behandlungsroutinen unterzugehen droht. Die paratatktische Reihung einer Vielzahl von Nominalphrasen *kein x (mehr)* setzt das „being immersed in illness routines", in dem die einzelnen Symptome und Maßnahmen unterschiedslos zu versinken scheinen, aber eben auch die Auflehnung gegen diese Routinen sprachlich eindrucksvoll in Szene. Zwar währt diese Auflehnung nur kurz und mündet wieder in „ewiges warten". Dennoch zeigt der Eintrag, dass die Krankheitsnarrative gleichsam einen Gegendiskurs zum medizinisch-therapeutischen Diskurs (vgl. Hardey 2002: 37) bilden können, dem die Betroffenen zwar buchstäblich das Leben verdanken, der sie aber auch zu einem weitgehend fremdbestimmten Leben zwingt.

Allen Unterschieden der einzelnen Blogs zum Trotz zeigen sich also wiederkehrende Muster in der Art, wie Betroffene, Kranke wie Angehörige, im digitalen Schreiben über Krankheit ihren Erfahrungen Ausdruck verleihen. Die medizinischen Befunde und therapeutischen Verfahren werden in biographische Erzählungen eingewoben und dadurch mit Bedeutung versehen. Und gerade die Konstruktion von Zeitlichkeitshorizonten durch Muster wie *zum ersten Mal*, *nicht mehr* oder *immer wieder*, die das Voranschreiten der Krankheit zum sicheren Tod ebenso wie das Repetitive des Therapiealltags anzeigen, bilden hierfür das Grundgerüst.

5 Anschlusskommunikationen: Zur interaktiven Situierung digitaler Krankheitserzählungen

Die bedeutungsstiftende Funktion des Erzählens betrifft aber nicht nur die Schreibenden selbst, sondern auch die Lesenden, und die digitalen Kommunikationsumgebungen, in denen die Texte entstehen und rezipiert werden, verstärken das noch. Die einzelnen Beiträge sind interaktiv situiert (vgl. Deppermann 2018: 129), und technisch begünstigt durch die oft verfügbaren Kommentarfunktionen wird Anschlusskommunikation seitens der Lesenden ermöglicht. In vielen Einträgen finden sich explizite Adressierungen der Leserschaft, einige sind sogar wie Briefe mit Gruß- und Abschiedsformeln gestaltet, und diese Kommunikationsangebote werden in den Kommentaren ausdrücklich aufgenommen. Hier dominieren zwar eindeutig die guten Wünsche. Allein die Wendung „ich wünsche dir (ganz) viel Kraft" ist 48-mal belegt. Schon auf solchen Zuspruch reagieren manche Schreibenden mit ausdrücklichem Dank:

(18) Ich möchte euch für die vielen lieben Mails und Kommentare nochmals danken und muss sagen, dass ich die meisten Tränen vergieße, wenn ich die alle lese. Unsere kleine Familie ist unglaublich dankbar für so viel Mitgefühl und Zuspruch. [D]

Doch darüber hinaus finden sich in vielen Kommentaren auch Erfahrungsberichte von ebenfalls Erkrankten bzw. deren Angehörigen. Manche stellen ihre eigene Krankengeschichte in geraffter Form vor und stellen dabei, wie in folgendem Beleg, ausdrücklich die Parallelen heraus, um daraus wechselseitige Ermunterungen abzuleiten:

(19) Liebe [Nickname], Kopf hoch, Du wirst die Chemo schon packen! Und ich wünsch Dir viel Spaß in [Stadt]. Es ist schade, daß Du nicht mehr so kannst wie früher. Leider geht es mir mittlerweile auch so und ich kann nicht mehr so reisen wie vorher ... ABER heute ist es auf den Tag genau 5 Jahre her, daß mir die Ärzte der Uniklinik [Stadt] gesagt haben, daß ich ein bösartiges Rezidiv meines Astrozytoms WHO II hätte. Dies hat sich dann leider als GBM erwiesen ... Aber ich lebe noch, auch wenn ich im Moment mal wieder eine schwierige Phase wegen einer kleinen Hirnblutung an der Zyste durchmache ... Bis vor 2 Wochen ging es mir noch echt top. Ich habe in den letzten 5 Jahren leider soo viele Hirntumorpatienten sterben sehen müssen ... Selbst habe ich einige Kg Curcuma gefuttert und viele, viele Liter grünen Tee getrunken und einige schöne Perioden und

einige sehr schwere Perioden durchlebt. Ich drück Dir die Daumen, daß Du es auch mindestens so lange schaffst! Du darfst mir auch die Daumendrücken, daß ich nochmal 5 Jahre mit möglichst vielen schönen Perioden leben darf!!!Sonnige Grüße aus [Stadt], [Vorname] [F]

Die bloggende wie auch die kommentierende Person eint die gleiche Krankheit mit der Folge, „nicht mehr [...] wie früher" zu können, also „mittlerweile" deutlich eingeschränkt zu sein. Auch das für die Blogeinträge so typische Muster *mal wieder* wiederholt sich in diesem Erfahrungsbericht. Die kommentierende Person berichtet hier nach dem anfänglichen Statusabgleich aber auch von ihren diätetischen Begleitmaßnahmen und legt damit implizit nahe, es ebenfalls zu versuchen. Die Blogs werden so zu Plattformen einer sich medial konstituierenden Solidargemeinschaft (vgl. Deppermann 2018: 130), die sich wechselseitig mit Informationen und Ratschlägen versorgt, vor allem aber auch emotional unterstützt und Trost spendet (vgl. hierzu Imo 2017). Anders als in Arzt-Patient-Kommunikationen, wo äußerst ungleich verteilte Wissensbestände und auch Wissenszugänge herrschen (vgl. Imo 2019: 274), wird so ausgesprochen symmetrische Kommunikation möglich, die gemeinschaftsstiftend wirkt (vgl. Lomborg 2009; im Besonderen auf Blogs von Krebspatient*innen bezogen vgl. auch Suzuki & Beale 2006).

Manche Kommentierenden stellen auch einzelnen Beiträgen ihre eigenen Parallelerlebnisse gegenüber. Ein Beispiel ist der folgende Kommentar zu einem Eintrag, in dem die bloggende Person euphorisch von den ersten Joggingversuchen nach der Bestrahlung erzählt und in lockerem Ton auch die sich hierbei zeigenden Probleme aufgrund von beeinträchtigten Lagesinnen schildert: „Ist einfach etwas ulkig ohne den linksseitigen Lagesinn da ich mir manchmal vorkomme wie so ein Dressurpferd wenn sie die Diagonale ablaufen." Die kommentierende Person, offenbar selbst betroffen, schildert ihr eigenes Lauferlebnis daraufhin so:

(20) [...] Ich kriege die Koordination auch nicht immer richtig hin:-) Vor allem rechts und links verursachen totales Durcheinander in meinem Kopf! Lauferlebnis: Weg eng und 2 vor mir, ich möchte vorbei aber natürlich ohne drängeln und so! Da sagt die vor mir: "geh rechts vorbei, mache Platz"! Ich:"Ok und danke"! NATÜRLICH gehe ich nach links und weil ich auf dem linken Auge nicht mehr richtig sehen kann sehe ich den nicht, der links neben mir ist und rempele ihn richtig an und er stolpert und ich mit ... :-(Und so geht es mir öfter, peinlich bis zum Abwinken. .... [B]

Bis in kleinste Details werden in diesem Kommentar, der im erzähltypischen historischen Präsens gehalten ist und auch durch die Art der Redewiedergaben eng an mündlichem Erzählen (vgl. Quasthoff & Ohlhus 2017) orientiert scheint, die individuellen Erfahrungen mit der Krankheit aneinander angeschlossen. Gerade die sehr individualisierte Erzählung im Blogeintrag scheint dabei zum empathischen Nach- und Mittvollzug in Form von *second stories* (vgl. hierzu Kupetz 2014: 20–22) einzuladen.

In ihrer narrativen Gestaltung und dem klaren Fokus auf die subjektiven Erfahrungen erweisen sich die Krankheitserzählungen als Kommunikationsangebote, die gemeinschaftsstiftend wirken. Die Kommunikationsmöglichkeiten, welche die digitalen Schreib- und Rezeptionsumgebungen bereitstellen, werden zur wechselseitigen Ermunterung genutzt, vor allem aber auch zur kollaborativen Bearbeitung von Krankheit und Krankheitsverläufen als je subjektiv bedeutungsvollen Geschehen, die besonders von der symmetrischen Kommunikationskonstellation getragen wird.

6 Fazit

Ausgangspunkt dieses Beitrags war die Überlegung, dass sich die hier untersuchten Blogs sowohl auf der Ebene einzelner Beiträge als auch auf der der Blogs insgesamt als Erzählungen von Krankheit beschreiben lassen. Die in den Korpusanalysen als typisch herausgestellten temporalen Ausdrücke ließen sich unter Rückgriff auf soziologische Forschungen zu *illness narratives* funktional deuten als Mittel der Konstruktion von Zeitlichkeitshorizonten, in welche die einzelnen Erlebnisse interpretativ eingeordnet werden und die somit sinnstiftend wirken. Indem pathologische Prozesse und therapeutische Maßnahmen erzählt werden, werden sie als Teile umfassenderer Entwicklungen dargestellt, seien es Verbesserungen, Verschlechterungen oder auch ständige Wiederholungen. Diese Entwicklungen umfassen immer mehr als nur die Krankheit, so lebensbestimmend sie auch sein mag. Die digitalen Kommunikationsumgebungen, in denen die Texte entstehen und rezipiert werden, konturieren dabei die erzählerische Qualität der Blogs noch einmal auf besondere Weise, indem die Erzählungen als Kommunikationsangebote fungieren, die über die Kommentarfunktion zu vielfältigen und oft ihrerseits erzählerischen Anschlusskommunikationen führen.

Für die Untersuchung subjektiver Krankheitsvorstellungen und ihrer sprachlichen Ausgestaltung stellen die hier untersuchten Blogs äußerst ertragreiche Quellen dar. Wie Krankheit erfahren, je subjektiv gedeutet und in dieser Deutung erzählerisch aufbereitet wird, kann hier auf einer recht breiten empirischen Basis untersucht werden, die durch die korpuslinguistischen Methoden auch den Blick für sprachliche Details öffnet. Blogs von unheilbar Kranken bzw. ihren Angehörigen stellen dabei sicher einen besonderen Fall dar, bei dem etwa die Frage nach Heilung von vornherein ausfällt. Es wäre noch zu prüfen, ob die beobachteten sprachlichen Mittel gerade für Krankheitserzählungen in Todesgewissheit charakteristisch sind. Jedenfalls erscheint es lohnend, auch abseits von dem Setting der Arzt-Patient-Kommunikation oder Interviewsituationen nach dem Ausdruck subjektiver Krankheitsvorstellungen und -aneignungen zu fragen.

Literatur

Balint, Lilla (2016): Sickness unto Death in the Age of 24/7: Wolfgang Herrndorf's Arbeit und Struktur. *Studies in 20th & 21st Century Literature* 40 (2). https://doi.org/10.4148/2334-4415.1888. (letzter Zugriff: 06.07.2021).
Breindl, Eva (2014): C1. Temporale Konnektoren. In Eva Breindl, Anna Volodina & Ulrich Hermann Waßner (Hrsg.), *Handbuch der deutschen Konnektoren 2. Semantik der deutschen Satzverknüpfer*, 271–390. Berlin, Boston: De Gruyter.
Bubenhofer, Noah (2009): *Sprachgebrauchsmuster. Korpuslinguistik als Methode der Diskurs- und Kulturanalyse*. Berlin, Boston: De Gruyter.
Charmaz, Kathy (1993): *Good Days, Bad Days: The Self in Chronic Illness and Time*. New Brunswick: Rutgers University Press.
Culpeper, Jonathan & Jane Demmen (2015): Keywords. In Douglas Biber & Randi Reppen (Hrsg.), *The Cambridge Handbook of English Corpus Linguistics*, 90–105. Cambridge: Cambridge University Press.
Deppermann, Arnulf (2018): Multimediale Narration im Angesicht des Todes. In Simon Peng-Keller & Andreas Mauz (Hrsg.), *Sterbenarrative*, 115–138. Berlin, Boston: De Gruyter.
Dorgeloh, Heidrun (2012): Story point als Genremerkmal im medizinischen Internetdiskurs. In Ansgar Nünning, Jan Rupp, Rebecca Hagelmoser & Jonas Ivo Meyer (Hrsg.), *Narrative Genres im Internet. Theoretische Bezugsrahmen, Mediengattungstypologie und Funktionen*, 261–275. Trier: WVT.
Frank, Arthur W. (1994): Reclaiming an Orphan Genre: The First-Person Narrative of Illness. *Literature and Medicine* 13 (1), 1–21.
Giaxoglou, Korina (2017): Reflections on internet research ethics from language-focused research on web-based mourning: revisiting the *private/public* distinction as a language ideology of differentiation. *Applied Linguistics Review* 8 (2–3), 229–250.
Gruber, Cornelia (2013): Erzählte Krankheit. Narrative und emotionale Aspekte in den Erzählungen von Krebspatientinnen und -patienten. *Grazer Linguistische Studien* 79, 5–41.
Hardey, Michael (2002): 'The Story of My Illness': Personal Accounts of Illness on the Internet: *Health* 6 (1), 31–46.
Herrndorf, Wolfgang (2013): *Arbeit und Struktur*. Berlin: Rowohlt.
Heyd, Theresa (2017): Blogs. In Christian Hoffmann & Wolfram Bublitz (Hrsg.), *Pragmatics of Social Media*, 151–171. Berlin, Boston: De Gruyter.
Hydén, Lars-Christer (1997): Illness and narrative. *Sociology of Health & Illness* 19 (1). 48–69.
Imo, Wolfgang (2017): Trösten: eine sprachliche Praktik in der Medizin. *Muttersprache* 71, 197–225.

Imo, Wolfgang (2019): Sprachliche Akkommodation in onkologischen Therapieplanungsgesprächen. *Zeitschrift für Angewandte Linguistik* 71 (1), 269–298.

Kalitzkus, Vera, Stefan Wilm & Peter F. Matthiessen (2009): Narrative Medizin – Was ist es, was bringt es, wie setzt man es um? *ZFA – Zeitschrift für Allgemeinmedizin* 85 (2), 60–66.

Knapp, Lore (2012): Christoph Schlingensiefs Blog: Multimediale Autofiktion im Künstlerblog. In Ansgar Nünning, Jan Rupp, Rebecca Hagelmoser & Jonas Ivo Meyer (Hrsg.), *Narrative Genres im Internet. Theoretische Bezugsrahmen, Mediengattungstypologie und Funktionen*, 117–132. Trier: WVT.

Kupetz, Maxi (2014): Empathy displays as interactional achievements. Multimodal and sequential aspects. *Journal of Pragmatics* 61, 4–34.

Labov, William (2006): Narrative pre-construction. *Narrative Inquiry* 16 (1), 37–45.

Linde, Charlotte (1993): *Life stories: the creation of coherence*. New York: Oxford University Press.

Lomborg, Stine (2009): Navigating the blogosphere: Towards a genre-based typology of weblogs. *First Monday* 14 (5). https://firstmonday.org/article/view/2329/2178. (letzter Zugriff: 06.07.2021).

Martínez, Matías (2017): Was ist Erzählen? In Matías Martínez (Hrsg.), *Erzählen. Ein interdisziplinäres Handbuch*, 2–6. Stuttgart: Metzler.

Meier, Simon (2018): Arbeit und [Text]Struktur. Korpuslinguistische Perspektiven auf Wolfgang Herrndorfs Blog und andere digitale Krankheitsnarrative. In Matthias N. Lorenz (Hrsg.), *„Germanistenscheiß". Beiträge zur Werkpolitik Wolfgang Herrndorfs*, 343–376. Berlin: Frank & Timme.

Meier-Vieracker, Simon (2021): „Ach, heute wurde mir zum ersten Mal ein Sitzplatz angeboten im Tram". Musterhaftigkeiten in digitalen Sterbenarrationen. In Christian Braun (Hrsg.), *Sprache des Sterbens – Sprache des Todes*, 165–184. Berlin, Boston: De Gruyter.

O'Brien, Mary R. & David Clark (2010): Use of unsolicited first-person written illness narratives in research: systematic review. *Journal of Advanced Nursing* 66 (8), 1671–1682.

Page, Ruth (2008): Gender and Genre Revisited: Narratives of Illness on Personal Blogs. *Genre* 41 (3–4), 149–175.

Quasthoff, Uta & Sören Ohlhus (2017): Mündliches Erzählen. In Matías Martínez (Hrsg.), *Erzählen: Ein interdisziplinäres Handbuch*, 76–87. Stuttgart: Metzler.

Schildhauer, Peter (2014): *Textsorten im Internet zwischen Wandel und Konstanz Eine diachrone Untersuchung der Textsorte Personal Weblog*. Universität Halle-Wittenberg.

Schmid, Helmut (2003): Probabilistic part-of-speech tagging using decision trees. In D.B. Jones & H. Somers (Hrsg.), *New Methods In Language Processing*, 154–164. London: Routledge.

Stukenbrock, Anja (2015): Verlustnarrative im Spannungsfeld zwischen erzählter Situation und Erzählsituation: Linguistische Fallanalysen. In Carl Eduard Scheidt, Gabriele Lucius-Hoene, Anja Stukenbrock & Elisabeth Waller (Hrsg.), *Narrative Bewältigung von Trauma und Verlust*, 76–93. Stuttgart: Schattauer.

Suzuki, Lalita K. & Ivan L. Beale (2006): Personal Web home pages of adolescents with cancer: self-presentation, information dissemination, and interpersonal connection. *Journal of Pediatric Oncology Nursing: Official Journal of the Association of Pediatric Oncology Nurses* 23 (3), 152–161.

**Sprachwissenschaftliche Zugänge III:
‚Gesundheit'/‚Krankheit' und gesellschaftliche
wie auch fachliche Vorstellungen von ‚Normalität'**

Marina Iakushevich

Einleitung: ‚Gesundheit'/‚Krankheit' und gesellschaftliche wie auch fachliche Vorstellungen von ‚Normalität'

Das Themenfeld *‚Gesundheit'/‚Krankheit' und gesellschaftliche wie auch fachliche Vorstellungen von ‚Normalität'* ist sowohl in den medizinischen als auch nicht medizinischen Kontexten verortet. Die Begriffe *Gesundheit* und *Krankheit* sind sogar im medizinischen Fachdiskurs bei weitem keine eindeutigen und klar abgegrenzten. Der Krankheitsbegriff bildet „die zentrale *theoretische* Begrifflichkeit der *Medizin*" (Hucklenbroich 2008: 4, Herv. im Orig.) und ist das Bindeglied zwischen der theoretischen und der praktisch-klinischen Medizin (vgl. Hucklenbroich 2008: 4). Gelichzeitig fehlt in dem Fachdiskurs „eine entsprechende Darstellung der dem ganzen System zugrunde liegenden Unterscheidung zwischen gesund (bzw. normal) und krank (bzw. krankhaft)" (Hucklenbroich 2008: 4). Stillschweigend wird in diesen Definitionen die Gleichsetzung von Gesundheit und Normalität bzw. Krankheit und Nicht-Normalität vorgenommen. So wird *normal* als synonym zu *gesund* und antonym zu *krank* verwendet (vgl. den Beitrag von Wolf-Andreas Liebert im Abschnitt IV des vorliegenden Bandes). Hinzu kommt die Tatsache, dass die Bezeichnungen *krank* und *Krankheit* auch in der Alltagssprache gebraucht werden und Vorstellungen von Krankheit enthalten, die sich nicht mit den medizinischen decken. Krankheit hat zudem Relevanz im sozialen Kontext, da damit Rechte, Pflichten und Erwartungen z. B. in der Arbeitswelt verbunden sind (vgl. Perrez & Baumann 2005: 33). Ein weiterer Aspekt sind Vorstellungen von Krankheit in anderen, außereuropäischen Kulturen, die mit den westlichen Konzepten nicht übereinstimmen (vgl. Hucklenbroich 2008: 5).

Die Normalität wird im medizinischen Fachdiskurs anhand verschiedener Kriterien bestimmt: So wird im Bereich der somatischen Medizin mit statistisch errechneten Normwerten und den Abweichungen davon gearbeitet, gleichwohl sie primär nicht zur Definition des Krankheitsbegriffs dienen (vgl. Hucklenbroich 2008: 18). Auch im Bereich der psychischen Erkrankungen orientierte man sich, schon bei den ersten Klassifikationen um 1870, an dem naturwissenschaftlichen Verständnis der somatischen Medizin (vgl. Roelcke 2015: 161). Die von Emil Kraepelin entwickelte, die Krankheitslehre maßgeblich beeinflussende Klassifikation

Marina Iakushevich, Universität Innsbruck, Institut für Germanistik, Marina.Iakushevich@uibk.ac.at

psychiatrischer Erkrankungen (1. Auflage 1883, 5. Auflage 1896) basierte ebenfalls auf bestimmten, durch den Arzt objektiv beobachtbaren und messbaren Merkmalen (wie z. B. hirnorganische Veränderungen); die Subjektivität der/ des Kranken und ihre sozialen Beziehungen spielten dabei keine große Rolle. Roelcke (2015: 164–165) spricht von einer somatisch-biologischen Perspektive (vgl. auch Kraepelin 1896: 3). Aktuell geltende, von der WHO akzeptierte Krankheitsklassifikationen wie ICD (11. Version 2020) und DSM 5 (2018) gehen bei psychischen Störungen[1] von einem bio-psychosozialen Krankheitsmodell aus (vgl. Perez & Baumann 2005: 34).

Dass die Begriffe *Krankheit, Gesundheit, Norm, Normalität* auch alltagssprachliche Begriffe sind, wird, wie oben bereits angeführt, auch in der medizinischen Fachterminologiebildung reflektiert. Dabei wird der Aspekt der Kultur wichtig: Nicht nur interne Fachdiskurse prägen Vorstellungen von Krankheiten, sondern auch gesellschaftliche und auch individuelle Wert- und Normvorstellungen. In einer Kultur, „in welcher Risiko, Vorsicht und Prävention zentrale Orientierungsbegriffe sind" (Roelcke 2015: 175), spielen nicht nur eindeutige Krankheitsdefinitionen, sondern auch Übergangszustände eine wichtige Rolle. Maßgeblich dabei ist der hohe Stellenwert von Leistungsfähigkeit in allen Lebensbereichen (Arbeit, Privatleben, Freizeit, Fitness und Wellness) in den westlichen Gesellschaften.[2] Das individuelle Wissen über Krankheiten (z. B. subjektive Krankheitstheorien, vgl. Birkner & Vlassenko 2015), die persönlichen Wert- und Normvorstellungen werden insbesondere in den Kontexten offensichtlich, in denen Mediziner*innen und Betroffene (Kranke und deren Angehörige) miteinander interagieren. Gesellschaftliche Norm- und Wertvorstellungen werden zudem in den Prozessen der massenmedialen Wissensaushandlungen sichtbar (vgl. Spieß 2011).

Die Beiträge dieses Abschnitts beleuchten das Themenfeld *‚Gesundheit'/ ‚Krankheit' und gesellschaftliche wie auch fachliche Vorstellungen von ‚Normalität'* aus unterschiedlichen Perspektiven.

Ana Schenk beschäftigt sich in ihrem Beitrag mit der Definition von Autismus-Spektrum-Störungen in DSM 5. Dabei zeigt sie, welche Rolle Betroffene und

---

[1] DSM 5 verwendet den Begriff Störung. Eine Diskussion zum Gebrauch und den Wechselwirkungen der Begriffe Krankheit und Störung kann an dieser Stelle nicht geführt werden; s. exemplarisch dazu das Kapitel 1 „Grundbegriffe – Einleitung" im Lehrbuch für Klinische Psychologie und Psychotherapie (Perez & Baumann 20025: 31–39).
[2] Roelcke (1999) zeigt in seiner medizinhistorischen Studie, welche Rolle das bürgerliche Selbstbewusstsein, seine Welt- und Selbstdeutungen und die Kultur (d. h. äußere Einflüsse wie Industrialisierung und Modernisierung des Alltagslebens) bei der Herausbildung psychiatrischer Klassifikationen und insbesondere bei der Konzeptualisierung von Zivilisationskrankheiten (wie z. B. der Neurasthenie in 18. und 19. Jahrhundert) spielten.

deren Angehörige und Anwälte im Prozess der Krankheitskonstitution spielen: Sie sind bemüht, im medizinischen Fachdiskurs mit zu agieren, und beanspruchen für sich, gehört und berücksichtigt zu werden. Dies wirft ein neues Licht auf das Funktionieren von Fachdiskursen und hebt die Bedeutung von Laien-Wissen hervor. Eine interessante und in Bezug auf die Konstitution von Gesundheit/Krankheit wichtige Aussage der Untersuchung ist die Kollektivierung des Normalen und die Individualisierung des Krankhaften und von der Norm Abweichenden. Dies wirft viele weitreichende Fragen auf, wie z. B. die der persönlichen Schuld am Krankheitsentstehen (vgl. den Beitrag zu HIV/AIDS von Daniel Knuchel im Abschnitt II und der Beitrag von Marina Iakushevich zum Schicksalhaften einer Depression in diesem Abschnitt).

Alexandra Groß reflektiert die medizinischen Fachbegriffe *Krankheit* und *Normalität*. Dabei wird herausgestellt, dass der medizinische Begriff Normalität auch Aspekte der Normativität, d. h. eines angestrebten Idealzustandes enthält. Die Krankheit aber, vor allem auf der Patient*innenseite, wird mit dem Auftreten von Beschwerden assoziiert. Am Beispiel der Befundmitteilung in der HIV-Sprechstunde exploriert A. Groß gesprächsanalytisch sprachlich-interaktive Praktiken des Normalisierens und Emotionalisierens. Dabei zeigt sie, dass sowohl Emotionalisieren als auch Normalisieren mit Evaluierungshandlungen einhergehen, die eine „neue Normalität" herstellen. Dabei demonstrieren Ärzt*innen ihre professionelle Sachlichkeit, verhalten sich aber gleichzeitig empathisch-affektiv in der Antizipation der Patient*innenperspektive.

Carolin Schwegler thematisiert in ihrem Beitrag die medizinische Prädiktion, einen Bereich, der sich mit Krankheitsvorhersagen, Risikobestimmung und prädiktiver Diagnostik befasst. Prädiktionen erlauben probabilistisches Risikowissen über Gesundheit und Krankheit und sind somit in dem Bereich der medizinischen Debatten angesiedelt, der die Grenzen zwischen Gesundheit und Krankheit aushandelt. Am Beispiel prädiktiver Beratungsgespräche (PBG) im Bereich der Alzheimererkrankung untersucht C. Schwegler spezifische kommunikative Praktiken. Dabei postuliert sie einen eigenen Interaktionstyp, der in der bisherigen Forschung noch nicht berücksichtigt wurde. Ein besonderes Augenmerk wird auf die Wissensaushandlung gelegt.

Christian Schütte zeigt in seiner Untersuchung, wie Normalitätsvorstellungen kooperativ und interaktiv in Online-Trauerforen ausgehandelt werden. Normalität erweist sich dabei nicht als ein festes, statisches Konzept, sondern als etwas hoch Individuelles. Gleichwohl wird von den Forennutzer*innen eine Bestätigung der Normalität ihrer Trauerbewältigung seitens anderer Nutzer*innen gesucht. So wird in dem kommunikativen Raum dieser Online-Foren „eine neue Normalität der Trauer" hergestellt, die den Trauernden Trost spenden und ihnen bei der Trauerbewältigung helfen kann.

Ebenfalls im medialen Kontext ist der Beitrag von Marina Iakushevich verortet. Sie diskutiert, wie das Krankheitsbild der Depression im deutschen massenmedialen Diskurs konstituiert wird. Sie zeigt, dass seit den 1990er Jahren vermehrt neue Diskursakteure, die erkrankten Personen, hinzutreten. Durch ihre individuelle, subjektive Perspektive tragen sie zu dem medial konstituierten Bild der Depression bei. Gleichzeitig betonen die erzählten Krankengeschichten Individuelles, selbst Erlebtes und Erfahrenes gegenüber den abstrakten medizinischen Krankheitsbeschreibungen und ärztlichen Beobachtungen. Die neuen Perspektivierungen gehen einher mit veränderten textuellen Darstellungstechniken: Die journalistischen Texte werden zunehmend personalisiert und narrativiert. Diese diskursiven Praktiken können aber auch als Indices einer gesellschaftlichen Entwicklung hin zu mehr Individualisierung und Singularisierung gewertet werden. Auf der Diskursebene markieren diese Praktiken ebenfalls „eine neue Normalität", nämlich die handelnde Präsenz neuer Diskursakteure.

Pavla Schäfer stellt in ihrem Beitrag ihr Projekt zur Erforschung von Denkstilen in schulmedizinischen und homöopathischen Lehrbüchern vor. Lehrbücher, die als Orte der Konstruktion und der Tradierung des Fachwissens und seiner didaktischen Vermittlung gelten, werden als besonders relevant in Bezug auf die Herausbildung von Denkstilen betrachtet. In exemplarischen Analysen aktueller Basislehrwerke der Inneren Medizin und der Homöopathie zeigt P. Schäfer, wie unterschiedlich grundlegende Konzepte von Gesundheit, Krankheit, Heilung aufgebaut werden und wie sie das normative, denkstilbedingte Fachwissen prägen.

In den Beiträgen dieses Themenfeldes lassen sich z. T. auch explizit (s. den Beitrag von A. Schenk) themenübergreifende, globale Muster beobachten. Krankheiten werden nicht nur als medizinische Konstrukte, sondern auch als kulturell bedingte Konzepte ausgehandelt. Krankheit, Abweichung und Störung werden individualisiert, Gesundheit und Normalität dagegen kollektiviert. Gleichzeitig zeigt sich in den unterschiedlichen im Themenfeld diskutierten Kontexten die steigende Relevanz von subjektiven Krankheitserlebnissen, auch im Sinne von subjektiven Krankheitstheorien (vgl. Birkner & Vlassenko 2015), von persönlichem Lebens- und Erfahrungsumfeld, von individuellem Wissen. Das Wissen, sowohl das fachliche als auch das Laienwissen, ist aber nicht per se vorhanden, sondern wird in mannigfaltigen interaktiven Kommunikationsprozessen ausgehandelt.

Literatur

Birkner, Karin & Ivan Vlassenko (2015): Subjektive Theorien zu Krankheit und Gesundheit. In Albert Busch & Thomas Spranz-Fogasy (Hrsg.), *Handbuch Sprache in der Medizin*, 135–153. Berlin, Boston: De Gruyter.

Hucklenbroich, Peter (2008): „Normal – anders – krank": Begriffsklärungen und theoretische Grundlagen zum Krankheitsbegriff. In Dominik Groß, Sabine Müller & Jan Steinmetzer (Hrsg.), *Normal – anders – krank? Akzeptanz, Stigmatisierung und Pathologisierung im Kontext der Medizin*, 3–31. Berlin: Medizinisch Wissenschaftliche Verlagsgesellschaft.

Kraepelin, Emil (1896): *Psychiatrie. Ein Lehrbuch für Studirende und Aerzte.* Fünfte, vollständig umgearbeitete Auflage. Leipzig: Johann Ambrosius Barth.

Perrez, Meinrad & Urs Baumann (Hrsg.) (2005): *Lehrbuch Klinische Psychologie – Psychotherapie.* 3., vollst. überarb. Aufl. Bern: Hans Huber.

Roelcke, Volker (2015): Forschungsinstrument und Normierungsinstanz Zur Ambivalenz psychiatrischer Klassifikationen. In Karl-Heinz Leven, Mariacarla Gadebusch Bondio, Hans-Georg Hofer & Livia Prüll (Hrsg.), *Norm als Zwang, Pflicht und Traum. Normierende versus individualisierende Bestrebungen in der Medizin. Festschrift zum 60. Geburtstag von Heinz-Peter Schmiedebach*, 155–181. Frankfurt a.M.: Peter Lang.

Roelcke, Volker (1999): *Krankheit und Kulturkritik. Psychiatrische Gesellschaftsdeutungen im bürgerlichen Zeitalter (1790–1914).* Frankfurt a.M., New York: Campus.

Spieß, Constanze (2011): *Diskurshandlungen. Theorie und Methode linguistischer Diskursanalyse am Beispiel der Bioethikdebatte.* Berlin, Boston: De Gruyter.

Ana Schenk
Die Konstruktion eines Verhältnisses zwischen „Normalität" und „Abweichung" im Fachdiskurs zu Autismus-Spektrums-Störungen

Abstract: Im Rahmen dieser Untersuchung soll die fachsprachliche Gestaltung des Verhältnisses zwischen Verhalten, welches als normal oder gewohnt verstanden wird, und jenem, welches in Bezug zu Autismus-Spektrums-Störungen gesetzt und als Abweichung definiert wird, im Hinblick auf die Relevanz, Funktion und Tragweite eines Normativitätsbezugs näher betrachtet werden. Dieses Forschungsanliegen basiert auf der Kritik zahlreicher Autist*innen und deren Advokat*innen, dass insbesondere in Publikationen, die sich unmittelbar auf die Diagnose auswirken, defizitorientierte Perspektiven auf den Gegenstand eingenommen werden.

Keywords: Autismus, Diskurslinguistik, Fachsprache, Begriffsbildung, qualitative Annotation, Heuristik

Hierfür werden verschiedene explizite und implizite Formen von Normalitätskonstruktion untersucht, die im Rahmen der Begriffsbildung in Bezug auf Autismus-Spektrums-Störungen eine Rolle spielen. Obwohl mittlerweile unterschiedlichste Ansätze zur Beschreibung des Autismus-Spektrums vorhanden sind, wird fach- und intentionsübergreifend deutlich, dass insbesondere in Übersichtswerken die Darstellungen führender diagnostischer Manuals aufgrund ihrer weitreichenden Verbreitung übernommen oder zumindest an prominenter Stelle thematisiert werden. Als tragende Komponenten dieser Strategien sind beispielsweise die Kollektivierung des „Normalen" und Individualisierung der „Abweichung" oder die Annahme der Messbarkeit von Verhaltensweisen an einem implizit gesetzten Richtwert, unter anderem anhand von Komparativen, zu nennen. Diese Beobachtungen werden explorativ an einem Pilotkorpus vertieft und anhand einer diskurslinguistischen, qualitativ ausgelegten Annotationsstudie erweitert: Als Textgrundlage dient für diese Analyse die fünfte Ausgabe des *Diagnostischen und Statistischen Manuals Psychischer Störungen*. Ziel ist es, verschiedene

Ana Schenk, Technische Universität Darmstadt, ana_rabia.schenk@tu-darmstadt.de

Darstellungsweisen zu identifizieren, deren Funktionen zu kategorisieren und die mögliche Auswirkung derselben auf die Perspektive auf Autismus-Spektrums-Störungen zu diskutieren. Daneben dient diese methodische Entscheidung der Elaboration differenzierter Annotationskategorien für großflächigere systematische Analysen.

1 Autismus: Stärke oder Defizit?

Falls man die Fachsprache wie Jahr (1993: 118) als „Instrument des Denkens und als Mittel der Weitergabe gewonnener Erkenntnisse" versteht, kann daraus geschlossen werden, dass ein Ziel der Sachverhaltsdarstellung in der adäquaten Strukturierung und Vermittlung eines Untersuchungsgegenstands liegt. Aufgrund der vielen Dimensionen und diagnostischen Schwierigkeiten, die die Ergründung der Autismus-Spektrums-Störungen mit sich bringt, wird davon ausgegangen, dass die Nutzung des „Normalen" als Vergleichs- und Orientierungswert auf die anschaulichere Aufbereitung und Vermittlung des Gegenstands zurückzuführen ist. Die Erschließung und Bewertung von neuen Sachverhalten in Anlehnung an bereits bekannte und vertraute Gegenstände und Normvorstellungen ist als sozialpsychologisches Phänomen (vgl. Aronson, Akert & Wilson (2008: 430) bereits eingängig untersucht und gilt als unumgängliches Phänomen des Erkenntnisgewinns.

So wie diese Methode der intuitiven Erschließung hilfreiche Heuristiken bietet, wirft sie auch gewisse Problematiken hinsichtlich des Erschlossenen auf, dies insbesondere bei der Beschreibung von Zuständen, die gewisse Menschengruppen betreffen. So formulieren Aronson, Akert & Wilson (2008: 430):

> Unsere Neigung, Informationen zu kategorisieren und zu ordnen, Schemata zu bilden, um mit ihrer Hilfe neue oder ungewöhnliche Informationen zu interpretieren, uns auf eine potenziell ungenaue Heuristik [...] zu verlassen – all diese Aspekte der sozialen Kognition können dazu führen, dass wir negative Stereotype bilden und sie auf diskriminierende Weise anwenden.

Die Diskussion um unberechtigte Reduktionen, Vernachlässigung individueller Dispositionen und Eigenschaften, zudem die schablonenhafte Projektion einer Normalitätsvorstellung auf diagnostische Prozesse sind zunehmend relevanter Diskursgegenstand des Hinterfragens von bestehenden Gesundheits- und Krankheitsbildern in der psychiatrischen Praxis (vgl. Gilles 2014). Die Relevanz und Berechtigung dieser Debatte wird in dieser pilotartigen Annotationsstudie explorativ am Beispiel von im *DSM-5*[1] (Falkai & Wittchen 2015) vorkommenden sprachlichen Darstellungen der Autismus-Spektrums-Störungen geprüft und diskutiert.

1.1 Die Ursache des Darstellungsstreits bezüglich der Autismus-Spektrums-Störungen

Autismus-Spektrums-Störungen bieten sich vor diesem Hintergrund besonders als Untersuchungsgegenstand an, da ihre vielfältigen Erscheinungsformen, die Volatilität der Symptome, „kompensatorische Mechanismen" (Falkai & Wittchen 2015) und die Vielstimmigkeit des Diskurses in Hinsicht auf eine adäquate Definition die zunehmende Opazität des Gegenstands für die wissenschaftliche und diagnostische Praxis fördern, wodurch wiederum ein größerer Interpretations- und Spekulationsraum hergestellt wird. Zur Verdeutlichung sollen in diesem Kontext zwei prominente Stimmen des Diskurses angeführt werden, die in ihrer Beschäftigung mit ASS[2] abweichende Intentionen und Fragestellungen verfolgen: Das *DSM-5* als Teil des wissenschaftlichen Diskurses, dessen praxisorientierter Umgang mit ASS hier als salientes Diskursprodukt Gegenstand der Betrachtung sein soll, geht hauptsächlich der Frage nach, wie psychische Störungen – so auch ASS – eingegrenzt, definiert werden können. Hauptziel ist es schließlich, Symptome eindeutig identifizieren und in Abgrenzung zu ähnlichen Erscheinungsbildern einordnen zu können. Das Werk wird durch die Herausgeber als Meilenstein „[...] auf dem Weg zu einer Optimierung der Diagnostik und Klassifikation [...]" (Falkai & Wittchen 2015: L1) eingeordnet.

Auf der anderen Seite kritisieren Autist*innen, Advokat*innen und partizipativ forschende Wissenschaftler*innen[3], die sich als Teil der Neurodiversitätsbewegung[4] identifizieren, defizitorientierte Vereinfachung und Unvollständigkeit

---

[1] DSM-5 wird ab diesem Punkt als Abkürzung für das *Diagnostische und Statistische Manual psychischer Störungen* (fünfte Auflage) verwendet. Hierbei handelt es sich um die deutsche Übersetzung des *Diagnostical and Statistical Manual of psychological disorders DSM-5*, das von der American Psychiatric Association herausgegeben wird.
[2] Abkürzung für Autismus-Spektrums-Störungen.
[3] Als prominente Beispiele können hier Netzwerke wie AASPIRE oder HEUREKA genannt werden.
[4] Der Begriff der Neurodiversität wird hier in Anlehnung an die Sozialwissenschaftlerin Judy Singer (vgl. Singer 1999) verwendet, die neurologisch abweichende Entwicklungen als menschliche Diversität einordnet. Insbesondere Autist*innen und deren Advokat*innen nutzen diesen Begriff, um verschiedene Ausprägungen des Autismus als gesellschaftlich anerkannte Varianten des menschlichen Daseins zu etablieren (vgl. Gilles 2014).

(Kamp-Becker & Bölte 2011: 31) und treten für eine ganzheitlichere, „stärkenorientierte" (Paetz & Theunissen 2010: 8) Haltung ein.

Ein Vorwurf besteht darin, dass solche Darstellungen, die als Ausdruck einer starren und nach Homogenität strebenden politischen Haltung gegenüber komplexen Abweichungen interpretiert werden, nicht durch die Varietät der Erscheinungsformen und Individualitäten der ASS geformt werden, sondern umgekehrt Autismus nach bekannten Mustern etikettieren:

> One of the criticisms repeatedly levelled at the American Psychiatric Association's (APA) Diagnostic and Statistical Manual of Mental Disorders (DSM) is that it pathologizes everyday behaviour with [...] creating labels to stigmatise mere eccentricities [...]
> (Gilles 2014: 180)

Auch in Stellungnahmen von bekannten Austist*innen wie „There is often too much emphasis on deficits. [...]"[5] (Paetz & Theunissen 2010: 7) oder "Die Art, wie wir anders sind als andere Menschen zu pathologisieren, empfinden wir als Diskriminierung"[6] (Theunissen 2013: 110) äußert sich die Aversion gegen antiquierte, defizitorientierte Konzeptualisierungen, die das Bild der ASS nachhaltig prägen.

Die Heil- und Sonderpädagogen Georg Theunissen und Henriette Paetz stellen mit der Bedienung eines „Stärken- und Defizitmodells" im Werk *Autismus: Neues Denken – Empowerment – Best Practice* (2010) die Desiderate der Neurodiversitätsbewegung im Hinblick auf ASS der vorherrschenden diagnostischen Perspektive gegenüber. Ausgehend von der Kritik, dass das Grundverständnis sich seit der ersten Definition des Autismus nicht verändert habe, werden der diagnostischen Handhabung „nihilistisch-pessimistische Prognosen" (Paetz & Theunissen 2010: 15) vorgeworfen. Autist*innen würden kaum Kompetenzen zugeschrieben, vielmehr unternehme man den Versuch, durch bestimmte diagnostische Interventionen ihr vermeintliches Fehlverhalten zu korrigieren.

Die individuellen Stärken würden dementsprechend durch eine klare Orientierung am „Neurotypischen" (Paetz & Theunissen 2010: 11) und die Vernachlässigung der neurologischen Vielfalt ignoriert. Zurückgeführt wird die Orientierung am Neurotypischen auf die Diagnosemethoden: Die klinische Diagnostik beurteile nur das, „was äußerlich wahrgenommen und mit einer Norm abgeglichen" werden könne, so Paetz und Theunissen (2010: 11). „Wenngleich Autisten über Stärken und Kompetenzen verfügen, so entsprechen diese in

---

5 Zitat der bekannten Autistin und Aktivistin Temple Grandin.
6 Zitat, entnommen von der Plattform „Aspies e.V.", ein Online-Forum mit dem Zweck des Austausches zwischen Asperger-Autist*innen.

ihrer Manifestation nicht notwendigerweise den gegebenen Standards und finden [...] keinen Eingang in den normorientierten Klassifikationsmanualen" (Paetz & Theunissen 2010: 17). Während das Normale, das Neurotypische nicht eindeutig definier- und begrenzbar ist, scheint die neurologische Abweichung besser benennbar und kategorisierbar zu sein. Nach Sack (1968: 469) kann Letzteres damit auch als „negatives Gut" bezeichnet werden.

Im Rahmen der vorliegenden Arbeit wird aufgrund der hohen Prominenz und der deutlichen und vielstimmigen Kritik hauptsächlich auf die Aufarbeitung der Autismus-Spektrums-Störungen im *DSM-5* Bezug genommen. Hier sei aber auch darauf hingewiesen, dass es mittlerweile einige wissenschaftliche Initiativen und Netzwerke gibt, die beispielsweise durch die Verwendung von Arbeitsformen wie der Citizen Science und weiterer partizipativer Forschungsmethoden eine kollaborative Beschäftigung mit Autismus-Spektrums-Störungen anregen und Normalitätskonzepte im Zuge der Konstruktion von Eingrenzungen und Definitionen hinterfragen. Hier lohnt sich ein Blick in aktuellere autismusbezogene Artikel in Zeitschriften wie *Disability & Society*, *Research in Developmental Disabilities* oder *Focus on Autism and Other Developmental Disabilities*.

Da das *DSM*, auch laut eigener Aussage, eine Sammlung der "Fortschritte in der neurobiologischen, psychiatrischen und psychologischen Forschung der letzten Jahre [...]" darstellt, wird es als „grundlegendes Bezugswerk für Personen in Forschung und Versorgung" eingeordnet (Falkai & Wittchen 2015: 12) und nimmt durch diesen Status maßgeblichen Einfluss auf Diagnoseentscheidungen und damit auch auf die Etablierung eines verbreiteten und anerkannten Profils der ASS. In Anlehnung an die dargelegte Kritik soll sich der Frage gewidmet werden, wie die Norm als „negatives Gut" (Sack 1968: 469), somit als nicht explizit erwähnte, aber referenzierte, omnipräsente Konstante, im Kapitel und relevanten Passagen zu Autismus-Spektrums-Störungen zur Geltung kommt.

Im Zuge der pilotartigen qualitativen Annotationsstudie konnten in einem induktiven Arbeitsprozess vier Kategorien identifiziert werden, die innerhalb des Spannungsfelds „Norm-Abweichung" wirken und funktionieren.

2 Die Funktion des Definierens bei der Konstruktion von Krankheitsbildern

Zum Zwecke der methodischen Transparenz soll eine Klärung des anzuwendenden Verständnisses einer Definition und essentieller bzw. ergänzender Teilpraktiken in Anlehnung an Strukturierungs- und Klassifikationsmechanismen vorgenommen werden, die im *DSM-5* aufzufinden sind: Ganz im Sinne der Definitionsregel Aristoteles', „genus proximum e differentia specifica" (Rickert 1929: 1), wird die Organisation der unterschiedlichen Störungsbilder im *DSM-5* vor dem Hintergrund von Gattungskonstruktionen und Benennungen der Unterschiede der Unterarten formuliert. So werden ASS den „Störungen der neuronalen und mentalen Entwicklung" zugeordnet und gleichzeitig anhand systematischer Differentialdiagnosen von symptomatisch teilweise ähnlichen Störungen wie ADHS, Borderline-Persönlichkeitsstörung oder dem Rett->Syndrom (Falkai & Wittchen 2015: 75–76) abgegrenzt. Diese Vorgehensweise kann mit Blick auf symptomatische Überschneidungen und entsprechender Unschärfe als Ordnungsheuristik betrachtet werden, die (praktizierenden) Rezipient*innen die Zuordnung erleichtern soll. Auch im Vorwort des *DSM-5* wird darauf hingewiesen, dass es neben Bemühungen, Individualitäten und Diversität in den Klassifikationen durch zusätzliche oder alternative Diagnoseinstrumente zu beachten, wichtig sei, „dass diese [diagnoseverfeinernden] Kriterien eine klassifikatorische Diagnostik nicht ersetzen, sondern nur ergänzen können" (Falkai & Wittchen 2015: L2).

Durch die Klassifikationslogik, die den Definitionsprozessen zugrunde liegt, werden die unterschiedlichen Störungsbilder durch die An- oder Aberkennung bestimmter Merkmale und Eigenschaften generiert. Allerdings wird mit Blick in die Kapitel zu einzelnen Störungen ersichtlich, dass klare Abgrenzungen und umfassende Benennungen nicht mehr hinreichend sind. Insbesondere im Falle der ASS, deren Darstellung von der vierten hin zur fünften Auflage des *DSM* von einzelnen, voneinander abzugrenzenden Störungen zu einer dimensionalen Anordnung auf einem Spektrum von Schweregraden modifiziert wurde, muss mit einer gewissen begrifflichen Offenheit umgegangen werden.

Die Suche nach Definitionen im herkömmlichen Sinne, die Handlungen der Verortung und Spezifizierung, einer vollständigen Aufzählung, Kontextualisierung oder Operationalisierung (vgl. Leichik & Sheglov 2007: 96–97) aufweisen, würde nahezu ergebnislos enden. Sinnvoll ist es eher, nach unterschiedlichen Arten der Merkmalszuschreibung, die bspw. nach Arntz, Picht & Schmitz (2014: 57) als konstitutiver Teil von Definitionen gelten, zu suchen, da es sich auch bei der Festlegung der Schweregrade eher um eine Zusammenstellung von beobachtbaren Merkmalen als um voneinander isolierte und vollständige Begriffe handelt. Das Gesamtbild der ASS wird durch die Behandlung unterschiedlicher Kategorien hergestellt: Während im Bereich der Symptomatik unterschiedliche Schwergrade und deren Zusammensetzungen festgehalten werden, werden in Abschnitten zur Differentialdiagnose und Komorbidität Abgrenzungen zu ähnlichen Störungsbildern gezogen bzw. gemeinsame Störungsvorkommen behandelt. Zudem sind Ausführungen zur Prävalenz des Autismus zu finden. Dies wirkt sich auch auf die Grenzziehung zwischen Normalität und Abweichung bzw. Krankheit aus: Nicht nur ist die Grenzziehung zwischen potenziell in Frage kommenden Störungskategorien im Zuge der Diagnose von Bedeutung, sondern gleichzeitig auch die Bestimmung einer Grenze zwischen autistischem und als gängig und damit unauffällig identifizierbarem Verhalten. Es stellt sich hier somit die Frage, wie Autismus-Spektrums-Störungen in ihren verschiedenen Erscheinungsformen vor dem Hintergrund der klassifikatorischen Desiderate einerseits und der Diversität andererseits gleichzeitig vom Normalen abgegrenzt werden, zu dem die Übergänge, beispielsweise durch Überlappungen bestimmter Verhaltensweisen im Kindesalter, durchaus fließend sein können.

Bemühungen zur Bestimmung und Eingrenzung der Intension und Extension[7] (vgl. Sager 1990: 24) der Autismus-Spektrums-Störungen stoßen hier auf eine gewisse Opazität des Gegenstands. Der Umgang mit der kognitiven Widerständigkeit der ASS kann als mathematisches Problem[8] konzeptualisiert werden, welches durch quantifizierbare Vergleiche, die Konstruktion von konsistenten Kausalketten und Herstellung proportionaler Verhältnisse zu bewältigen ist.

3 Analyse

Im Folgenden werden drei Darstellungstendenzen aufgegriffen und exemplifiziert. Entlang der Klassifikationspraktik werden solche Formulierungen als Teil einer Definition gewertet, die Betroffenen relevante Verhaltensmerkmale zuschreiben oder deren Abwesenheit als klassifizierendes Merkmal anführen. Zudem werden unterschiedliche Variationen der Organisation von Konzepten beachtet: So werden in Anlehnung an Sager (1990: 25–26) Organisation nach Qualitäten, funktionalen Beziehungen und Aktivitäten, genauer Prozessen und Operationen, näher betrachtet, um auch relevante Teildefinitionen, die sich auf einzelne Symptome oder als distinktiv dargestellte Reaktionen und Situationen beziehen, in den Wirkungsbereich der klassifizierenden Definition inkludieren zu können.

Die folgenden Beispiele wurden durch eine Analyse mit dem Annotationstool CATMA 6.0 (Meister et al.: 2019) erarbeitet. Die durchzuführende Untersuchung ist Teil eines umfassenden diskurslinguistischen Forschungsinteresses, dessen Kernfrage sich darauf richtet, wie mit ASS als multidimensionalem Un-

---

7 Sager verwendet diese beiden Begriffe in seinem Werk *A practical course of terminology processing* als Summe der Charakteristika, die ein Konzept auszeichnen („intension"), und der Anzahl an Entitäten, auf die ein Konzept referiert („extension") (Sager 1990: 24–26).
8 Ein mathematisches Problem im Sinne eines Problems, das mit Methoden der Mathematik dargestellt, analysiert und möglicherweise gelöst werden kann.

tersuchungsgegenstand unter Verwendung unterschiedlicher Vorannahmen und Methoden umgegangen wird. Das Kapitel zu ASS des *DSM-5* ist Teil eines aus deutsch- und englischsprachiger Forschung bestehenden Korpus, das neben Ausschnitten aus den Diagnosemanuals DSM und ICD[9] themenrelevante Sammelbände, Handbücher und Zeitschriftenbeiträge enthält. Induktiv wurde die Datensammlung durch Betrachtung der Entwicklung des Autismus als Gegenstand von Forschung, individueller Betroffenheit und Integrationskonzepten zusammengestellt.

Die Analyse der Konzepte von Normalität und Abweichung fügen sich hierbei in das Interesse an Fragen nach der Art des sprachlichen Umgangs mit Autismus als widerständigem und dynamischem Phänomen. Es wird untersucht, ob Unbestimmtheiten[10] und Alternativen der Konzeption durch die Bedienung von Fuzzyness und Hedging (Hyland 1998: 9) berücksichtigt werden oder ob von einem eindeutigen Gegenstand ausgegangen wird und Elemente der Eristik[11] (Thielmann 2009: 27) im Hintergrund bleiben. Im Zuge der Analysen wurden insbesondere Annotationskategorien unter Verwendung von Konzepten zur epistemischen Modalität, zu Arten der Definition und Merkmalszuschreibung berücksichtigt.Einen pragmatischen Grounded Theory Ansatz (Corbin & Strauss 2015) verfolgend, wurden die Kategorien, ausgehend von den Daten und unter sukzessiver, unterstützender Hinzunahme linguistischer Konzepte, in einem vorerst offenen Kodierprozess erhoben.

Im Folgenden werden einzelne Zuschreibungen analysiert, die aufgrund ihrer zentralen Stellungen innerhalb des Kapitels konstitutiv für das Verständnis der ASS in diesem Rahmen sind und einen Anfangspunkt innerhalb der hermeneutischen Kategorienentwicklung darstellen.

3.1 Implizite Vollständigkeit als Richtwert

> Diese [Verhaltensweisen] reichen z. B. von einer *abnormen* sozialen Kontaktaufnahme und *dem Fehlen von normaler* wechselseitiger Konversation sowie einem *verminderten Austausch* von Interessen, Gefühlen oder Affekten bis hin zum Unvermögen, auf soziale Interaktion zu reagieren bzw. diese zu initiieren.
>
> (Falkai & Wittchen 2015: 64). [Hervorhebung durch die Verf.]

---

9 Internationale statistische Klassifikation der Krankheiten und verwandter Gesundheitsprobleme.
10 Intendierte oder akzeptierte Unbestimmtheit im Sinne der „indeterminacy", wie sie beispielsweise im Sammelband *Indetrminacy in Terminology and LSP* (Antia 2007) in Abgrenzung zu einem Vollständigkeits- und Unfehlbarkeitsdesiderat in der Begriffsbildung verwendet wird.
11 Nach Konrad Ehlich.

Das angeführte Zitat beinhaltet die Präsuppositionstrigger (vgl. Bußmann 2002) „Fehlen von" und „verminderter [...]", die auf das Vorhandensein eines Vollständigkeitsideals bezüglich sozialer Kontaktaufnahme hinweisen. Ähnlich verhält es sich in folgender Formulierung:

> „Häufig besteht der Wunsch, Freundschaften zu schließen, ohne jedoch eine *vollständige* oder realistische Vorstellung davor zu haben, was Freundschaft bedeutet"
> (Falkai & Wittchen (2015:69). [Hervorhebung durch die Verf.]

Auch hier wird in der Beschreibung einer als typisch eingeordneten Verhaltensform vom Ideal der Vollständigkeit ausgegangen. Allerdings bezieht sich das Fehlen in diesem Fall nicht auf einen weiter gefassten gesellschaftlichen Kompetenzbereich („soziale Interaktion"), sondern auf ein scheinbar eindeutig benennbares Konzept: Freundschaft. Mit der Formulierung wird dreierlei präsupponiert:
1) Es existiert eine eindeutige Vorstellung von dem abstrakten Konzept der Freundschaft, das zum Common Ground[12] (Clark & Schaefer 1989: 260) der Rezipient*innen gehört.
2) Es gibt Vorstellungen bezüglich des Konzepts „Freundschaft", die einem existierenden Realitätsbild eher entsprechen als andere.
3) Es existiert eine Realität, in der der hier verwendete Freundschaftsbegriff Verwendung findet.

3.2 Assoziation beobachteter Symptomatik mit anhaltenden Charaktereigenschaften

Nicht nur die Unvollständigkeit des Verhaltensrepertoires weist auf das Vorhandensein und das Referieren auf einen angenommenen Verhaltensumfang hin, der als Norm verstanden wird. Durch das explizite Benennen bestimmter Verhaltensweisen als bemerkenswerte und somit „abnormale" Charaktereigenschaften werden Einstellungen gegenüber verschiedenen lebensweltlichen Situationen pathologisiert.

Nun soll nochmal Bezug auf folgendes Beispiel genommen werden:

> Diese [Verhaltensweisen] reichen z. B. von einer abnormen sozialen Kontaktaufnahme und dem Fehlen von normaler wechselseitiger Konversation sowie einem verminderten

---

[12] „Common Ground" wird hier als geteilter Wissens- und Begriffsraum verwendet, der als selbstverständliche Hintergrundinformation gehandhabt wird.

Austausch von Interessen, Gefühlen oder Affekten bis hin zum *Unvermögen*, auf soziale Interaktion zu reagieren bzw. diese zu initiieren.
(Falkai & Wittchen 2015: 64) [Hervorhebung durch die Verf.]

Bei der Betrachtung des oben genannten Beispiels ist anhand der Präpositionen „von" [...] „bis hin zu" eine Bewegung von der Unvollständigkeit sozialen Verhaltens zum flächendeckenden „Unvermögen" zu verzeichnen. Die an einem Spektrum orientierte Aufarbeitung eines Kompetenzbereichs, in diesem Fall mit einer Bewegung von einer beschädigten Kompetenz zur Kompetenzlosigkeit, kann auf die Erneuerung in der fünften Auflage des *DSM* zurückgeführt werden, die bereits oben kurz erläutert wurde: Im Rahmen dieser Erneuerung hat der Asperger-Autismus seinen Status als eigenständige Diagnose verloren und wird ebenfalls dem Autismus-Spektrum zugeordnet (vgl. Falkai &Wittchen 2015: L3).

Zurück zum zitierten Beispiel: Derivationen mit dem negierenden Präfix „un-" sind in der Definition von Verhaltensmustern anzutreffen, wenn es beispielsweise um das allgemeine „Unvermögen" bezüglich eines Kompetenzbereiches oder die „Unflexibilität" (Falkai & Wittchen 2015: 67) gewissen Situationen gegenüber geht. Auch kommt das genannte Präfix bei unspezifischen Benennungsversuchen eines anhaltenden abweichenden Verhaltens zum Tragen, beispielsweise mithilfe des Adjektivs „ungewöhnlich" (Falkai & Wittchen 2015: 67). Im Vergleich zum Aufzeigen von kompetenzbezogenen Unvollständigkeiten im Hinblick auf ein konventionelles Verhaltensrepertoire wird durch die Verwendung der angeführten Derivate eine vollständig abwesende Charaktereigenschaft als klassifizierendes Merkmal etabliert.

3.3 Proportionalitätsdesiderate: Passungsverhältnisse zwischen Erwartetem und Realisiertem

Neben einer Verhaltens- bzw. Kompetenzvollständigkeit wird ein weiteres Konzept bedient, um diagnostizierbare Abweichung herzustellen, und zwar das Konzept beständiger und unbeständiger Verhältnisse. Der Begriff des Proportionalen kommt hier im Rahmen einer Synergie zwischen bildungssprachlicher und mathematischer Verwendungsweise zum Tragen, um eine weitere Etablierungsart eines Verhältnisses zwischen Norm und Devianz zu erörtern.

Während man in erstem Fall „Proportionalität" im allgemeineren Sinne als Angemessenheit oder Verhältnismäßigkeit verwenden kann, bezeichnet man mit diesem im mathematischen Bereich das gleichbleibende Verhältnis zwischen zwei veränderlichen Größen, somit eine antizipierbare Gleichförmigkeit. (vgl. Euklid 1956).

Stellenweise ist zu beobachten, wie Verhaltensweisen in ein Verhältnis zu einem als gängig konzeptualisierten Verhaltensrahmen oder zu anderen Verhaltensmustern gesetzt werden. Nicht Lücken oder Abwesenheiten sind hier Ausdruck von Defiziten, sondern Unausgewogenheit und abweichende Passungsverhältnisse zwischen konventionellen Erwartungshaltungen und realisierten Verhaltensweisen, zudem zwischen Phänomenen oder Situationen und Reaktionsweisen. Hierbei entsteht der Eindruck, als würde sich Normalität und Gewöhnlichkeit durch proportionale, somit durch als ausgewogen und konstant definierte Verhältnisse äußern. Diese Organisations- und Bewertungsform soll anhand von zwei Beispielen veranschaulicht werden:

> Diese reichen z. B. von einer *schlecht aufeinander abgestimmten* verbalen und nonverbalen Kommunikation bis zu abnormem Blickkontakt und abnormer Körpersprache oder von Defiziten im Verständnis und Gebrauch von Gestik bis hin zu einem vollständigen Fehlen von nonverbaler Kommunikation.
> (Falkai & Wittchen 2015: 64) [Hervorhebung durch die Verf.]

Der Präpositionalergänzung „schlecht aufeinander abgestimmten" liegt die Präsupposition zugrunde, dass verbale und nonverbale Kommunikation stets in einem Verhältnis bzw. in einer Abstimmung zueinander auftreten. Zudem wird präsupponiert, dass diese Abstimmung eine gewisse Qualität aufweist, denn wenn eine schlechte Qualität benannt werden kann, so muss es auch eine Vorstellung des Gegenstücks, einer guten oder optimalen Abstimmung aufeinander geben. Vor dem Hintergrund der Proportionalität kann die vorliegende Formulierung als Konstituierung eines ungleichmäßigen, unausgewogenen Verhältnisses in Abgrenzung zu einer normalerweise „guten" Abstimmung verstanden werden. Die unspezifische und gleichzeitig wertende Charakterisierung des Verhältnisses als „schlecht" weist gleichzeitig auf den Voraussetzungsreichtum dieser Bestimmung hin. Das Schlechte am Verhältnis wird weder exemplifiziert noch erläutert, wodurch gefolgert werden kann, dass den Adressat*innen ausreichende Kenntnis zu Qualitätsmerkmalen bezüglich des Verhältnisses zwischen unterschiedlichen Handlungsebenen zugeschrieben wird.

Im Folgenden wird ein Beispiel behandelt, in dem das Desiderat zur Geltung kommt, welches auf proportionale Verhältnisse bezogen ist:

> Diese manifestiert sich in *extremen* Reaktionen auf bestimmte Klänge oder Oberflächenstrukturen, dem *übermäßigen* Beriechen oder Berühren von Objekten, in der Faszination an Lichteffekten oder rotierenden Objekten und manchmal durch scheinbare Gleichgültigkeit gegenüber Schmerzen, Hitze oder Kälte. *Extreme* Reaktionen oder Rituale bezüglich Geschmack, Geruch, Beschaffenheit oder Aussehen von Lebensmitteln sowie *extreme* Einschränkungen bei der Auswahl von Lebensmitteln können ein Merkmal der Autismus-Spektrum-Störung sein.
> (Falkai & Wittchen 2015: 70) [Hervorhebung durch die Verf.]

Im hier angeführten Beispiel werden gängige situationsbezogene Verhaltensweisen und Reaktionen durch die adjektivischen Attribute „extremen" und „übermäßigen" zu Eigentümlichkeiten spezifiziert Die Attribute suggerieren das Vorhandensein eines Mittelwerts bzw. Durchschnitts der angeführten Verhaltensweisen und damit verbundene tolerierte Verhaltensausprägungen- oder -abweichungen.

Das Adjektiv „extrem", welches in diesem Absatz drei Mal Verwendung findet, kann in diesem Kontext als ‚aus dem Rahmen fallend' bzw. ‚unverhältnismäßig ausgefallen' verstanden werden. Auch durch das Adjektiv „übermäßig" wird eine Unverhältnismäßigkeit und damit auch eine Disproportionalität zwischen der normalen, unauffälligen Handlungsspannweite und dem angeführten Verhalten generiert.

Auch das Gleichgewichtskonzept kann als eine Art der Proportionalität verstanden werden und findet in der Definition von Autismus-Spektrums-Störungen Verwendung. In folgendem Beispiel in Bezug auf Charakteristika des Asperger-Autismus: „Auch Personen mit durchschnittlicher oder hoher Intelligenz haben ein *unausgeglichenes* Fähigkeitsprofil" (Falkai & Wittchen 2015: 71). [Hervorhebung durch die Verf.]

„Unausgeglichenes" weist auf eine zugrundeliegende Vorstellung eines ausgeglichenen, damit wohlverteilten „Fähigkeitsprofils" hin, dessen einzelne Bestandteile in einem proportionalen, damit unauffälligem Verhältnis zueinanderstehen.

3.4 Kausalitätskonstruktionen zwischen Symptomen und Dysfunktion

An vielen Stellen ist die Formulierung von scheinbar unproblematischen und bestätigten Kausalitätsbeziehungen zwischen symptomatischen Verhaltensweisen und deren Auswirkungen auf gesellschaftliche Interaktion aufzufinden.

Das folgende Beispiel illustriert die Konstruktion einer ebensolchen Kausalität: *„Die Symptome verursachen* [...] *Beeinträchtigungen* in sozialen, beruflichen oder anderen wichtigen Funktionsbereichen" (Falkai & Wittchen 2015: 67). [Hervorhebung durch die Verf.] Die Symptome werden hier als Subjekt etabliert und scheinen hier die „Beeinträchtigungen" aktiv zu verursachen. Durch diese Art der Satzkonstruktion und der damit evozierten Semantik scheinen die „Beeinträchtigungen", sofern die Symptome vorhanden sind, unausweichlich zu sein. Das Potenzial des Unterbrechens dieser Kausalkette wird nur in einem (professionellen) Eingriff gesehen. Die Zuschreibung eines Interventionspotenzials äußert sich beispielsweise in der Definition des leichtesten Schweregrades von Autismus-Spektrums-Störungen:

> Die Einschränkungen in der sozialen Kommunikation *verursacher* ohne Unterstützung bemerkbare Beeinträchtigungen
> (Falkai & Wittchen 2015: 67). [Hervorhebung durch die Verf.]

Ähnlich verhält es sich mit dieser Teildefinition des zweiten Schweregrades: „Unflexibilität des Verhaltens, *Schwierigkeiten im Umgang mit Veränderungen oder andere restriktive/ repetitive Verhaltensweisen* treten häufig genug auf, um auch für den ungeschulten Beobachter offensichtlich zu sein, und *sie beeinträchtigen das Funktionsniveau in einer Vielzahl von Kontexten*." (Falkai & Wittchen 2015: 67) [Hervorhebung durch die Verf.]

Hier werden kontextrelevante Symptome im Vergleich zum ersten Beispiel ausdifferenziert und in der Agensrolle als direkte Ursache der Beeinträchtigung des Patiens, in diesem Fall des „Funktionsniveaus", strukturiert. Bemerkenswert ist die häufige Nutzung der Funktionalität in entscheidenden Formulierungen im Rahmen der Eingrenzung der Schweregrade.

In einer tabellarischen Zusammenführung der unterschiedlichen Schweregrade (vgl. Falkai & Wittchen 2015: 67) ist „Funktion" in unterschiedlichen Komposita drei Mal aufzufinden und findet als grundlegende Komponente für die Einstufung des Schweregrads Verwendung. Auch der Begriff des Funktionsniveaus verdient in diesem Kontext Beachtung: Die defizitären Konsequenzen der auftretenden Symptome scheinen sich an einer Niveauskala messen zu lassen, wobei ein gewisser Grad an Funktionalität bzw. Dysfunktionalität essentiellen Status bezüglich der Charakterisierung als „unauffällig" oder „pathologisch" beziehungsweise autistisch besitzt. Anzumerken ist in Bezug auf die Beispiele, die zur Veranschaulichung der generierten vier Kategorien dienen sollen, dass es sich teilweise um nicht musterhaft vorkommende Einzelfälle handelt, die im Rahmen des ausführlich angelegten Kapitels zu Autismus-Spektrums-Störungen des *DSM-5* vorkommen. Dennoch finden sie in diesem Beitrag Beachtung, da jede dieser Darstellungsweisen aufgrund der Prominenz des Werks mehrfach in Werken zu ASS reproduziert werden und damit Teil der Identifikation von Autismus-Spektrums-Störungen sind.

Weiterführend wäre es sicherlich auch interessant, zu betrachten, welchen prozentualen Anteil die hervorgehobenen Zuschreibungen im Kontext aller autismusbezogenen Konzeptualisierungen ausmachen und welche anderen Formen aufzufinden wären, würde man einen anderen Fokus setzen.

4 Ungerechtigkeitsschaffende Heuristik: Reduktionismus oder Best Practice?

Die Kritik an defizitorientierten Darstellungen der Symptomatik von ASS kann in Anbetracht der beispielhaft angeführten und ähnlicher Formulierungen im *DSM-5* als berechtigt gelten.

Allerdings stellt sich die Frage, welche kritische Einstellung zum konsistenten Bezug auf eine verhaltensbezogene Normalitätsvorstellung eingenommen werden kann. Ist die Benennung von Defiziten gar notwendig, um adäquate Hilfestellungen entwickeln und individuell anwenden zu können? Oder sollten die vorzufindenden Arten der Zuschreibung als Weg der Formung und Anpassung der Subjekte an die Anforderungen und Normen einer disziplinierten Lebensweise interpretiert werden?

Letztere Interpretation der Inhalte des *DSM-5* ist nachvollziehbar, allerdings sollte auch die Perspektive der Wissenschaftler*innen und praktizierenden Ärzt*innen und Psychiater*innen eingenommen werden, die zur Erstellung der Kategorien und Definitionen maßgeblich beitragen. Durch die Verwendung bekannter Konzepte von Norm und Abweichung und engerer begrifflicher Grenzziehungen wird eine intersubjektive Grundlage der Entscheidungsfindung im Diagnoseprozess geschaffen. Nach Seidl (2012: 28) sollte Reduktionismus im Hinblick auf wissenschaftliche Forschungsgegenstände sogar eher als produktiv erachtet werden. Nicht der „unbeeinflusste Vorgang" (Seidl 2012: 28), sondern entwickelte Modelle als „Deutungsfolianten" (Neuser 2012: 61) würden zur Problemlösung und gezielteren Interpretation des zu erforschenden Gegenstands beitragen. Aus diesem Blickwinkel kann Reduktionismus als Heuristik (vgl. Hey 2014) betrachtet werden, die zur „Problemlösung" (Antos 1982: 146) im Formulierungsprozess funktionierender Modelle und Strukturen beiträgt. Das Gesamtbild der ASS ergibt sich durch die systematische Zusammenführung von einzelnen Beobachtungen, wodurch sich selbstverständlich die Notwendigkeit einer Strategieentwicklung zur transparenten und effizient zugänglichen Formung von Begriffen ergibt.

Allerdings hat die Entwicklung von Diagnosen eine andere Reichweite als reduktionistische Modelle in anderen Fachgebieten. Auch wenn die Art der Modellierung eines Diagnoserahmens vor dem Hintergrund eines Anspruchs auf wissenschaftliche Genauigkeit und Intersubjektivität nachvollziehbar ist, entscheidet sie über die Identität und Behandlung von Individuen.

Die Kritik, dass jene Art der diagnostischen Klassifikation psychischer Störungen eine zu vereinfachende Homogenisierung der Störungsbilder evoziert, wird auch vernommen: Für die Überarbeitung der Autismusdiagnose für die fünfte Ausgabe wurde mit Advokat*innen der Autismusbewegung zusammengearbeitet. "ASAN's effort to lobby the DSM-5 is historically significant in that it represents the first successful effort of the autistic community"(Kapp & Ne'eman 2019: 182).

Im Kontext der Bemühungen um ein Mitspracherecht des Autistic Self Advocacy Network (ASAN) bestand das Ziel dieser Konsultierung in der Schaffung von Synergieeffekten und differenzierteren Kategorien zugunsten von Autist*innen. An dieser Zusammenarbeit wird jedoch seitens des ASAN kritisiert, dass seinen Prioritäten und Anliegen nicht genügend Gewicht beigemessen worden sei. Notwendig ist wahrscheinlich eine deutlichere gegenseitige Beschäftigung mit den jeweiligen Praktiken, Perspektiven und Ansprüchen.

Literatur

Antia, Bassey Edem (Hrsg.) (2007): *Indeterminacy in Terminology and LSP*. Amsterdam: John Benjamins.
Antos, Gerd (1982): *Grundlagen einer Theorie des Formulierens. Textherstellung in geschriebener und gesprochener Sprache* (RGL 39). Tübingen: Niemeyer.
Arntz, Reiner, Heribert Picht & Klaus-Dirk Schmitz (2014): *Einführung in die Terminologiearbeit*. 7., vollständig überarbeitete und aktualisierte Auflage. Hildesheim: Olms.
Aronson, Elliot, Timothy Wilson & Robin Akert (2008): *Sozialpsychologie*. 6., aktualisierte Auflage. München: Pearson Studium.
Buldt, Bernd (2008): genus proximum. In Jürgen Mittelstraß (Hrsg.), *Enzyklopädie Philosophie und Wissenschaftstheorie*. 2. Auflage, Bd. 3. Stuttgart, Weimar: Metzler.Clark, H. H. & E. F.
Bußmann, Hadumod (Hrsg.) (2002): *Lexikon der Sprachwissenschaft*. 3., aktualisierte und erweiterte Auflage. Stuttgart: Kröner.
Corbin, Juliet M. & Anselm L. Strauss (2015): *Basics of qualitative research: techniques and procedures for developing grounded theory*. Los Angeles: Sage.
Falkai, Peter & Hans-Ulrich Wittchen Hans-Ulrich (Hrsg.) (2015): *Diagnostisches und statistisches Manual psychischer Störungen DSM-5*. Göttingen: Hogrefe.
Giles, David (2014): ‚DSM-V s taking away our identity': The reaction of the online community to the proposed changes in the diagnosis of Asperger's disorder. *Health* 18, 179–195.
„Heureka!" Forum für partizipative Autismusforschung. https://www.heureka-autismusforschungsforum.org/
Hey, Spencer (2014): Heuristics and Meta-heuristics in Scientific Judgement. *The British Journal for the Philosophy of Science* 67 (2).
Hyland, Ken (1998): *Hedging in scientific articles*. Amsterdam: John Benjamins.
Jahr, Silke (1993): *Das Fachwort in der kognitiven und sprachlichen Repräsentation*. Essen: Die Blaue Eule.
Kamp-Becker, Inge & Sven Bölte (2011): *Autismus*. München: Ernst Rheinhardt.

Kapp, Steven & Ari Ne'eman (2019): Lobbying autism's diagnostic revision in the DSM-5. In Steven Kapp (Hrsg.), *Autistic Community and the Neurodiversity Movement: Stories from the Frontline*, 167–194. Singapore: Springer.
Leichik, Vladimir M. & Serguey D. Shelov (2007): Commensurability of scientific theories and indeterminacy of terminological concepts. In Bassey Edem Antia (Hrsg.), *Indeterminacy in Terminology and LSP*, 93–106. Amsterdam: John Benjamins.
Meister, Jan Christoph, Jan Horstmann, Marco Petris, Janina Jacke, Christian Bruck, Mareike Schumacher & Marie Flüh (2019): *CATMA 6.0.0* (Version 6.0.0). https://catma.de/ (letzter Zugriff 06. 07.2021).
Neusser, Wolfgang (2012): Reduktionismus als Begriffsdifferenzierung. In Wilfried Grießler (Hrsg.), *Reduktionismen – und Antworten der Philosophie*, 59–68. Würzburg: Königshausen & Neumann.
Raymaker, Dora M. (2019): Shifting the System: AASPIRE and the Loom of Science and Activism. In Steven Kapp (Hrsg.), *Autistic Community and the Neurodiversity Movement: Stories from the Frontline*, 167–194. Singapore: Springer.
Rickert, Heinrich (1929): *Zur Lehre von der Definition.* 3. verb. Auflage. Tübingen: Mohr.
Sager, Juan (1990): *A practical course in terminology processing.* Amsterdam: Benjamins.
Sack, Fritz (1968): Neue Perspektiven in der Kriminologie. In Rene König & Fritz Sack (Hrsg.), *Kriminalsoziologie*, 431–475. Wiesbaden: Akademische Verlagsgemeinschaft.
Schaefer (1989): Contributing to Discourse. *Cognitive Science* 13, 258–294.
Seidl, Markus (2012): Vom Vereinfachen des Komplexen, In Wilfried Grießler (Hrsg.), *Reduktionismen – und Antworten der Philosophie*, 27–44. Würzburg: Königshausen & Neumann.
Singer, Judy (1999): Why can't you be normal for once in your life? From a "Problem with No Name" to a new category of disability. In Mairian Corker & French, Sally (Hrsg.): Disability Discourse. Buckingham: Open University Press.
Theunissen, Georg & Henriette Paetz (2010): Autismus. Neues Denken – Empowerment – Best-Practice. Stuttgart: Kohlhammer.
Theunissen, Georg (2013): Empowerment und Inklusion. Eine Einführung in Heilpädagogik und Soziale Arbeit. 3., erweiterte Auflage. Freiburg im Breisgau: Lambertus.
Theunissen, Georg (2016): *Autismus verstehen: Außen- und Innensichten.* Stuttgart: Kohlhammer.
Thielmann, Winfried (2009): *Deutsche und englische Wissenschaftssprache im Vergleich. Hinführen – Verknüpfen – Benennen.* Heidelberg: Synchron Wissenschaftsverlag der Autoren.

Alexandra Groß
Eine erfreuliche Normalität. Konversationelle Praktiken des *Normalisierens* und *Emotionalisierens* bei der Befundmitteilung in der HIV-Sprechstunde

Abstract: Ausgehend von Überlegungen zur Bedeutung von Normalität und Emotionalität in medizinischen Gesprächen wende ich mich im vorliegenden Beitrag zwei Praktiken der Mitteilung und Bewertung HIV-spezifischer Blutwerte in ärztlichen Sprechstunden mit HIV-positiven Patient/innen zu: Während beim *Emotionalisieren* das Vorliegen unauffälliger Befunde als Ereignis herausragend positiver Valenz behandelt wird, stellen *normalisierende* Evaluierungen den Therapieerfolg als erwartbar dar. Der Einsatz normalisierender und/oder emotionalisierender Evaluierungspraktiken ist folgenreich für den weiteren sequenziellen Verlauf der Befundmitteilung. Ihre kombinierte Verwendung spiegelt ein z. T. paradoxes Bild von HIV und seiner Behandelbarkeit wider, das durch ein Spannungsverhältnis zwischen Exzeptionalität und Normalität geprägt ist.

Keywords: HIV, Arzt/Patient-Gespräche, medizinische Gesprächsforschung, Befundmitteilungen, Normalisieren, Emotionen in der Interaktion

1 Einleitung: Normalität und Emotionalität im Gespräch

1.1 Normalität und Krankheit

Normal und Mitglieder der Wortgruppe (Normalität, Norm, Normativität)[1] weisen in ihrer alltagsinteraktionalen Verwendungsweise Ambiguitäten und Überlappungsbereiche auf. Als wissenschaftliche Begrifflichkeit eingesetzt, muss Normalität bereichsspezifisch definiert werden (Horstmann 2016: 7). Bührig

---

[1] Siehe Bührig (2009) zur historischen Entwicklung der Wortgruppe um das Adjektiv *normal*; zur Etymologie der Begriffe *Normalität* und *Normativität* siehe Horstmann (2016).

Alexandra Groß, Universität Bayreuth, Germanistische Linguistik, alexandra.gross@uni-bayreuth.de

Open Access. © 2021 Alexandra Groß, publiziert von De Gruyter. Dieses Werk ist lizenziert unter einer Creative Commons Namensnennung - Nicht-kommerziell - Keine Bearbeitung 4.0 International Lizenz.
https://doi.org/10.1515/9783110688696-020

(2009) führt an, dass Normalität eine qualitative sowie eine quantitative Achse aufweist: „Qualitativ bezeichnet ‚Normalität' die einer Norm entsprechende Eigenschaft oder Beschaffenheit; quantitativ betrachtet bezeichnet ‚Normalität' die Verteilung von Typen bzw. ausgewählter Merkmale im Mittelbereich einer Normalverteilung" (Bührig 2009: 52). Auf Erfahrung oder auf wissenschaftlichen Erkenntnissen basierende Normen gelten in alltäglichen Kontexten zumindest implizit nicht nur als übliche oder frequenteste Merkmalsausprägung, sondern als Bewertungsgrundlage. Karl Pearson, der die Bezeichnung „Normalkurve" für die Gaußsche Normalverteilung geprägt hat, weist selbst darauf hin, dass die Bezeichnung dazu führe, niedrig frequente Merkmalsausprägungen als unnormal wahrzunehmen (Horstmann 2016). Huber (2011: 42) stellt entsprechend fest: „[S]cientific standards, so-called 'norms of reference' (Referenzwerte), might also be intertwined with ethical and/or societal normativity to a significant degree" und betont, dass diese Interpretation auf einem Missverständnis beruhe.

Ethnovorstellungen von Normalität sind also aufgeladen mit Soll-Vorstellungen menschlichen Seins und Handelns. Das Normale entpuppt sich hier sowohl als Vergleichs- als auch als Zielkategorie und dient als Orientierungspunkt für menschliches Handeln (Bührig unter Verweis auf eine Arbeit von Sohn (1999)). Es ruft zugleich die Kategorie des Abweichenden auf. Dabei kann das, was als normal gilt, ganz unterschiedlich bewertet werden: Normative Implikationen von Normalität können sowohl „als Mittelmaß-Plädoyer wie auch als Ablehnung einer Mittelmaß-Orientierung und dann als Verbesserungsstreben" auftreten (Horstmann 2016: 8).

Die eine Möglichkeit der präskriptiven Deutung von *normal = Homöostase = gut* bzw. *unnormal = Abweichung = schlecht* wird im Rahmen der westlichen Biomedizin evident: Das Krankheitsgeschehen wird als Funktionsstörung physischer Prozesse gesehen, Gesundheit dagegen als anzustrebender Zustand. Beides ist ebenfalls das Ergebnis normativer Setzungen (Horstmann 2016). Zugleich existiere auch auf rein deskriptiver Ebene eine „quite fussy notion, that is to say 'loose concept' of normal functioning in medicine" (Huber 2011: 44), nämlich als reine Negation, als Nicht-Vorliegen von etwas Krankhaftem.[2] Zudem nimmt auch die Krankheit selbst in der Medizin den Stellenwert des Normalen ein (Horstmann 2016), da nur ein Patient, der seine Beschwerden als *doctorable* (Heritage & Robinson 2006) legitimieren kann, in den medizinischen Betrieb eintreten und Nutznießer therapeutischer Behandlungen werden kann.

---

[2] Zur theoretischen Darlegung des Normalitäts- und des Krankheitsbegriffs in der modernen Medizin siehe z. B. Hucklenbroich (2008) und Horstmann (2016).

Aus Patientensicht wird der krankhafte Zustand durch das Auftreten von Beschwerden und die Diagnosestellung Realität. Die psychologisch relevante Erfahrung von Kontinuität in der eigenen Biographie zur Sicherung der eigenen Identität (z. B. Straub 2000) oder – phänomenologisch gesehen – die Erwartung des „und-so-weiter" im Alltäglichen (Schütz & Luckmann 2003: 88) erweisen sich durch das Auftreten einer Erkrankung als bedroht.

Zwei medizinische Besonderheiten von HIV im Vergleich zu anderen Krankheitsgeschehen seien an dieser Stelle genannt: Zum einen bleibt HIV in den meisten Fällen über Jahre hinweg asymptomatisch. Bei nicht wenigen Patient/innen ist die Feststellung von HIV daher ein unerwarteter Zufallsbefund und in seiner Asymptomatizität phänomenologisch nicht mit ihrem scheinbar gesunden Körpergefühl zusammenzubringen. Entsprechend fragt ein US-amerikanischer HIV-Patient in einem der untersuchten Gespräche: „Do I really have this?" (HIV-Korpus). Patient/innen erfahren bei der Diagnose von HIV, dass sie sich vom medizinischen Standpunkt gesehen in einem Zustand der Nicht-Normalität befinden. Mit der Diagnose HIV ist die subjektiv wahrgenommene Normalität als Scheinnormalität enttarnt; eine HIV-bedingte Verschlechterung des Gesundheitszustands bis hin zum Schreckensbild Aids hängt nun wie ein Damoklesschwert über den Patient/innen.

Eine zweite Besonderheit von HIV ist seine Unheilbarkeit. Das Virus kann zwar durch die sog. hochaktive antiretrovirale Kombinationstherapie (abgekürzt: ART) über viele Jahre hinweg in Schach gehalten werden; die Anzahl der Viruskopien im Blut (=*Viruslast*) bleibt bei gutem Therapieansprechen unter der Nachweisgrenze. Jedoch erfordert diese Wiederherstellung eines infektiologisch negativ-normalen Zustands eine stete patientenseitige *Compliance* sowie eine regelmäßige medizinische Überwachung. Die Therapie eliminiert HIV nicht, sie stellt den Normalzustand also nicht wieder her, sondern erschafft eine – wie auch in Zeiten der Corona-Pandemie durch politische und medizinische Akteur/innen oft zitierte – *neue Normalität*, die fragil und abhängig von ihrer steten medikamentösen Herstellung ist. Eine neue Normalität mutet zunächst als Paradoxon an, da sie die *alte Normalität* als kontrastierende Vergleichsfolie impliziert und damit eben auf etwas (noch) nicht Normales verweist. Die neue Normalität von HIV-Patient/innen beinhaltet zudem, dass die Medikation Nebenwirkungen verursachen kann. Die aus medizinischer Sicht wieder Normwerte aufweisenden Patientenkörper fühlen sich unter Umständen also ganz und gar nicht normal an, paradoxerweise aufgrund der therapeutischen Bemühungen, einen quasi-normalen Zustand wiederherzustellen.

Eine weitere, zeitliche Dimension von Normalität kommt in der HIV-Therapie (wie auch bei anderen Krankheitsgeschehen) zum Tragen: die Vorstellung eines üblichen zeitlichen Verlaufs einer Erkrankung und eines Therapieansprechens. Auch um diese Entwicklungsachse von Normalität wird es im Folgenden gehen: um ein typisches Verlaufsmuster also innerhalb etwas Unnormalem wie einer HIV-Infektion, das innerhalb eines pathologischen Zustands als anstrebenswert gilt und das – qua Verweis auf die gute medizinische Behandelbarkeit – als erwartbar behandelt wird. Dabei ist das Wiederherstellen eines normalen Gesundheitszustands das Ziel der Therapie. Dies wird häufig explizit mit Berufung auf Normalität benannt, nämlich: Patient/innen eine (annähernd) normale Lebenserwartung zu ermöglichen. Auch medizinhistorisch gesehen hat HIV eine Entwicklung von einer ausgesprochen bedrohlichen hin zu einer normalen – das heißt: behandelbaren – Infektion durchgemacht. Während die dem *alten AIDS* zugeordnete Phase des *Exzeptionalismus* durch eine regelrechte Inszenierung der Erkrankung geprägt ist (Jann 2019), tritt mit der Erfindung der antiretroviralen Kombinationstherapie Mitte der 1990er Jahre eine *Normalisierung* (Wright & Rosenbrock 2012) ein, die das *neue AIDS* (besser: das *neue HIV*) einläutet. Diskursiv persistiere aber weiterhin der Eindruck, „dass es sich um ein medizinisches und soziales Phänomen handelt, das besonderer Aufmerksamkeit bedarf" (Jann 2019: 83). Die Analyse entsprechender konversationeller Praktiken kann neben der Untersuchung des öffentlich-medialen Diskurses Aufschluss darüber geben, welche Deutungsmuster im Umgang mit HIV bestehen.

1.2 Normalität als konversationelle Herstellungsleistung

Aus einer ethnomethodologischen Perspektive ist Normalität nicht als gesetzter Zustand, sondern als fortwährende interaktive Herstellungsleistung zu begreifen (Garfinkel 1967; Sacks 1984). Dabei können Gesprächsgegenstände (wie z. B. erzählte Ereignisse), Emotionen des Gegenübers sowie auch das Gesprächshandeln selbst zum Gegenstand normalisierender Bemühungen der Interagierenden werden und auf allen sprachlichen Ebenen sichtbar werden. Die sprachlich-interaktive Herstellungsleistung von Normalität ist immer das Ergebnis von Aushandlungsprozessen.

Sacks (1984) beschreibt das Bestreben, im Gespräch Normalität beizubehalten bzw. herzustellen; er benennt dieses als *doing being ordinary*. Teil dessen sei z. B., bei der Beschreibung einer Person nicht die Form ihrer Augenbrauen hervorzuheben. Solche konversationellen Normen verwiesen auf Wissen, was in einer sozialen Gemeinschaft als normal gelte und wie man sich in Gesprächen entsprechend verhalte. Sacks beobachtet, dass Personen auch bei der Schilderung außergewöhnlicher oder bedrohlicher Ereignisse den Eindruck von "nothing happened" (Sacks 1984: 419) beibehalten und so ihre „*ordinariness*" hervorheben (Sacks 1984: 414).

Solche Bemühungen sind auch für Arzt/Patient-Gespräche – genauer: für bedrohliche Diagnosemitteilungen – belegt. Die Interagierenden betreiben angesichts eines solchen interaktiven und psychologischen Bruchs konversationellen Aufwand, um diesen bereits antizipativ abzumildern und ins Stocken geratene Gesprächsroutinen möglichst rasch wiederherzustellen. Maynard (v. a. 2003) zeigt, wie Diagnosen schwerwiegender Erkrankungen zunächst häsitativ angebahnt (*forecasting*, Maynard 1996) und modalisiert vorgebracht werden. Z. T. binden Ärzt/innen die Patient/innen in einen sequenziell aufwändigen Übermittlungsprozess (*perspective display series*) mit ein (Maynard 1992). Günthner (2017: 39) beschreibt für Diagnosegespräche in der Onkologie als „projektive Praktik" der Diagnosemitteilung, dass Ärzt/innen bekannte Elemente der Vorgeschichte (z. B. vorhergehende diagnostische Vermutungen) aufgreifen und diese als gemeinsamen Wissensbestand darstellen. Die Diagnose selbst wird so als etwas präsentiert, das bereits im Raum stand. Weiterhin verweilen Ärzt/innen nicht lange bei Bedeutungsklärung und Empathiebekundungen (siehe Abschnitt 1.3), sondern gehen rasch zur Therapieplanung über.

Die identifizierten Verfahren dienen zum einen dazu, eine schwerwiegende Diagnose nicht zu abrupt in die patientenseitige Normalität einbrechen zu lassen, und zum anderen, die Patient/innen in ein „es geht weiter" zurückzuholen. Sie sind damit sprachlich-interaktive Praktiken des Normalisierens.

Diese sind in medizinischen Gesprächen auch in weniger schwerwiegenden Kontexten belegt: Bührig (2009: 55) beschreibt für prä-operative Aufklärungsgespräche, dass sich Mediziner/innen auch hier an Normalität orientieren, indem der Eingriff nebst möglichen Komplikationen „unter die Normalität des medizinischen Alltags" subsumiert werden.

Auch das Thematisieren von Emotionen im medizinischen Gespräch selbst kann Bezugspunkt normalisierender konversationeller Verfahren werden, wie u. a. Heritage & Lindström (2012) zeigen: In einem Nachsorgegespräch zwischen einer Hebamme und einer jungen Mutter wird das Ausbleiben überschwänglicher Muttergefühle durch die Hebamme auf eine normale Entwicklung der Mutter-Kind-Bindung zurückgeführt. Die Studie demonstriert in besonderer Weise, dass konversationelle Verfahren des Normalisierens zugleich das Regulieren von Emotionen bedeuten: Sie haben das Ziel, durch Perspektivänderungen auf die Bedeutung eines Sachverhalts X – in Heritage & Lindströms Studie eben eine Emotion selbst – die Emotionen des anderen neu auszurichten. Ihr Einsatz demonstriert dabei institutionelle Erklärungsmacht: Auch drastische Schilderungen seitens der Mutter bezüglich ihrer Distanzierung von ihrem Baby werden durch die Hebamme konversationell in den Bereich des Normalen hineingenommen.

Die genannten Forschungsarbeiten zeigen, wie medizinische Akteur/innen sich angesichts existenzieller, plötzlich hereinbrechender oder auch nur antizipierter Bedrohungen der patientenseitigen Normalität bemühen, diese im Gespräch wiederherzustellen bzw. eine entsprechende Perspektive auf medizinische Gegebenheiten auszurichten.

1.3 Manifestation und Regulation von Emotionen in medizinischen Gesprächen

„Displays of emotion and affect are a central part of everyday actions and social relations" (Sorjonen & Peräkylä 2012: 3), sie erweisen sich als sensitiv gegenüber Interaktionskontext und konversationellen Erfordernissen. „Trägerinnen" emotionaler Haltungen oder entsprechender Rezipientenreaktionen können emotionsaffine konversationelle Handlungen wie z. B. Bewertungen (z. B. Goodwin & Goodwin 1992) und Empathiebekundungen (Kupetz 2015) sein; weiterhin werden evaluativ-emotionale Haltungen als *second layer* konversationeller Handlungen und Aktivitäten evident. Das *Display* von Affiliation als empathisches Reagieren auf Spricheremotionen ist z. B. in Alltagsnarrativen essenzieller Teil einer adäquaten Rezipienz und hat Einfluss auf die anschließenden Sprecheraktivitäten (z. B. Peräkylä et al. 2015).

Ärztliche Gespräche scheinen hinsichtlich des Umgangs mit Emotionen insofern von informellen Gesprächstypen abzuweichen, als erstere als sachorientiert auf die Behandlung somatischer Beschwerden gelten (Fiehler 2005). Patient/innen orientieren sich an diesen institutionellen Erfordernissen und Beschränkungen, indem sie üblicherweise von der Schilderung emotionaler Erlebnisse absehen und ihr Krankheitserleben im Gespräch mit dem behandelnden Arzt *fragmentieren* (Lalouschek 1995). Institutionelle Sachlichkeit und Lösungsorientierung in Gesprächen mit medizinischen Professionellen zeigen sich z. B. dann, wenn Ärzt/innen auf das Äußern belastender Gefühle mit dem Anbieten von Medikamentengaben reagieren. Ruusuvuori (2007) stellt fest, dass medizinische Akteur/innen zwar mit patientenseitigen Gefühlsäußerungen affiliieren, allerdings v. a. mit dem Ziel, rasch zur Lösung des medizinischen Problems überzugehen.

Trotz aller Sach- und Lösungsorientierung macht „der Umgang mit eigenen, aber auch mit fremden Emotionen" einen Teil des ärztlichen und des patientenseitigen Gesprächshandelns aus (Lindemann 2015: 155). Emotionen erscheinen auf der Gesprächsoberfläche, wenn sie durch Verbalisierungen oder (para)verbale Ausdrucksressourcen manifestiert werden oder das Gesprächshandeln von Patient/innen als emotional gedeutet wird (Fiehler 2005; Imo 2017). Dass das Thematisieren, das (para)verbale Anzeigen, das Einfühlen, aber auch das Regulieren von Emotionen sogar ein zentraler Handlungsaspekt sein kann, zeigt Günthner

(2017) mit ihrer Untersuchung onkologischer Diagnosegespräche: Von Seiten der Ärzt/innen wird hier emotionale Anteilnahme auf unterschiedlichen sprachlich-interaktiven Ebenen (gedämpfte Stimmqualität, verstehensdokumentierende Äußerungen) signalisiert. Weiterhin wird das patientenseitige Gesprächshandeln nach der Diagnosemitteilung (v. a. Verstummen) als emotional gedeutet. Imo (2017) stellt den Aufforderungscharakter von Emotionsdarstellungen heraus: Sie initiieren Trostpraktiken wie die „das Schlechte ist X, aber das Gute ist Y"-Strategie (Imo 2017: 215), die als ein Verfahren der Emotionsregulation vorhandene oder antizipierte Patientenemotionen modulieren und eine hoffnungsvolle Perspektive etablieren sollen. Maynard et al. (2015) beschreiben als weitere ärztliche Strategie die Umdeutung onkologischer Befunde: Gleichbleibend große Tumoren werden als lobenswertes Ereignis vorgeschlagen. Das Ausbleiben einer Schrumpfung des Tumors als antizipierte patientenseitige Sicht soll auf diese Weise blockiert werden.

Die Analysen in Abschnitt 3 werden in ähnlicher Weise zeigen, dass das sprachlich-interaktive Emotionsmanagement in der HIV-Sprechstunde darauf abzielt, positive Emotionen zu erzeugen, indem unauffällige Befunde als herausragendes Ereignis bewertet werden. Zudem wird sich herausstellen, dass Mediziner/innen mittels Wahl einer emotionalisierenden und/oder normalisierenden Evaluationspraktik die Befundmitteilung insofern lenken können, als diese weitergeführt und auch durch Patient/innen emotional beantwortet wird oder zu einem Ende kommen soll.

2 Befundmitteilungen in der HIV-Routinesprechstunde: informieren und evaluieren

2.1 Hintergrundinformationen zur HIV-Therapie und zum vorliegenden Korpus

Die Therapie einer HIV-Infektion bedeutet die lebenslange Einnahme von Medikamenten und regelmäßige Kontrolltermine z. B. in der HIV-Schwerpunktpraxis. Hier werden sowohl die Entwicklung des HIV-Status des/der Patient/in als auch die Entwicklung HIV-unspezifischer physiologischer Funktionen überprüft. Ersterer wird anhand der Viruslast und der Anzahl der CD4-Helferzellen bestimmt. Diese beiden HIV-spezifischen Blutparameter gelten als die relevanten Indikatoren für die Wirksamkeit der medikamentösen Langzeittherapie: Der medizinisch erstrebenswerte Fall ist, dass die Viruslast dauerhaft niedrig und das Immunsystem stabil bleibt. Relevante Parameter des unspezifischen Blutbilds (u. a. Leber- und Nierenwerte) zeigen an, dass der/die HIV-Patient/in nicht unter erkennbaren Nebenwirkungen der ARV-Medikation leidet und keine HIV-bedingten Erkrankungen aufweist. Das Gespräch mit dem/der behandelnden Mediziner/in ist *das* zentrale Interaktionsereignis im Rahmen der HIV-Therapie.

Die vorliegende Untersuchung wurde in einer großen auf HIV spezialisierten Ambulanz in einem Universitätsklinikum in Deutschland durchgeführt. Die Datenerhebung fand im Rahmen eines ethnographischen Forschungsaufenthalts in der Einrichtung statt. Datengrundlage sind 71 zumeist dyadische Gespräche zwischen HIV-positiven Patient/innen und HIV-Spezialist/innen. Diese wurden audiotechnisch aufgezeichnet, mittels GAT2 (Selting et al. 2009) transkribiert und mit Methoden der linguistischen Gesprächsanalyse (z. B. Deppermann 2008) analysiert. Eine ausführliche Untersuchung der Gespräche findet sich bei Groß (2018).

Das Setting der untersuchten Infektionsambulanz sieht vor, dass die Patient/innen in einem Wartebereich auf das Aufrufen durch den Arzt/die Ärztin warten. Die Interagierenden tauschen also i. d. R. bereits Grußformeln aus, bevor sie das Sprechzimmer betreten. In ihrem Verlauf weisen die Gespräche – neben der Eröffnung und Beendigung des medizinischen Kerngesprächs – folgende obligatorische, vorwiegend instrumentelle Aktivitäten auf: Befundmitteilung (siehe Abschnitt 2.2), Blutdruck messen und Körpergewicht bestimmen. Da HIV-Patient/innen die Sprechstunde unabhängig von ihrem Wohlbefinden in regelmäßigen Abständen aufsuchen und die Kontrolle des HIV-Status im Gespräch zumeist im Vordergrund steht, können die untersuchten HIV-Sprechstunden als Routinekontrollgespräche klassifiziert werden. Dennoch werden auch akute Beschwerden bearbeitet, falls solche vorliegen. In diesem Fall werden die Beschwerden exploriert und diagnostisch interpretiert; weiterhin werden Therapieentscheidungen getroffen und/oder Überweisungen ausgesprochen.

2.2 Die Aktivität der Befundmitteilung

Entsprechend der allgemeinen Relevanz des Blutbilds, welches das Gelingen oder Misslingen der antiretroviralen Therapie anzeigt, stellt die Aktivität der Befundmitteilung den kommunikativen Kern der untersuchten HIV-Sprechstunden dar. Neben informierenden Gesprächshandlungen (die Mitteilung der Werte) ist sie durch Evaluationen geprägt. Der folgende Ausschnitt verdeutlicht die sequenzielle Organisation sowie die Rekurrenz evaluierender Handlungen:

Ausschnitt 1: Übermittlung und Evaluierung der Blutwerte (HIV-Korpus, R2-2806-AP, 352-371 Sek.)

```
01   A:   gut; (--)
02        <<cresc> also ihre WERte?>
03        sind GUT.
04        [ja?]
05   P:   [hm-]
06        (--)
07   A:   die vIruslast ist Unter der nachweisGRENze?
08   P:   <<p> hm->
09   A:   perfekt,
10        ja, (-)
11        und (.) HELferzellen- (--)
12        vIErhundertfünfundFÜNFzig. (-)
13        <<stacc> auch dAs ist PRIma.> (--)
14   P:   <<pp> hm.>
15   A:   ja, (-)
16        sehr GUT.
17        (2.4)
```

Mit der Gliederungspartikel *gut* initiiert der Arzt den Übergang zur Befundmitteilung (Z. 01). Er evaluiert zunächst global die Bluttestergebnisse (Z. 02–03) und informiert dann mit der Routineformel *die vIruslast ist Unter der nachweisGRENze* (Z. 07) über den Befund.

Die verbale Aktivität des Patienten beschränkt sich auf minimale Rezipientensignale (Z. 05, 08, 14), was zunächst unmittelbar mit der Funktion der Aktivität zusammenhängt: der Übermittlung von Befundwissen, das nur dem Mediziner mit Einsicht in die Patientenakte zugänglich ist. Dass der Patient kaum auf den Neuigkeitswert der Mitteilungen reagiert, weist bereits darauf hin, dass die gute Nachricht des unauffälligen Befundbilds nicht als Neuigkeit behandelt wird: In den untersuchten Gesprächen stellt das Vorliegen unauffälliger HIV-spezifischer Werte mit Abstand den frequentesten Fall dar; ihre Mitteilung erfolgt als konversationell präferierte Handlung auf direkte Weise und wird auch durch die Patient/innen als Normalfall behandelt. Die hieraus auch resultierende Nichtvermittlung von Wissen (etwa in ärztlichen *accounts* über mögliche Gründe der vorliegenden Befunde) ist ebenfalls ein Merkmal der (impliziten) Mitteilung guter Nachrichten. Letztere sichern die Fortführung des Gesprächs als Routinekontrollgespräch und erfüllen – aus psychologischer Perspektive – die Erwartung von Kontinuität und Normalität.

In den untersuchten Gesprächen zeigt sich weiterhin eine starke Routinehaftigkeit der sprachlich-interaktiven Realisierung der Aktivität: Über die Formulierungsroutinen auf der Redezugsebene hinaus (etwa die Routineformel: *unter der Nachweisgrenze sein*) weist die sequenzielle Organisation der Aktivität schematische Züge auf; sie ist über das Korpus hinweg fast ausschließlich durch ärztliche initiative Mitteilungen und Evaluierungen und patientenseitig-responsiv vorwiegend durch minimale Rückmelde- und Ko-Evaluierungshandlungen geprägt.

2.3 Verfahren des Normalisierens und des Emotionalisierens in Evaluationen

Die Evaluationen innerhalb der Aktivität der Befundmitteilung sind ein zentraler Anknüpfungspunkt für konversationelle Verfahren des *Normalisierens* und des *Emotionalisierens*, die – wie in Abschnitt 3 vertieft werden soll – u. a. auf lexikalischer Ebene realisiert werden: In Ausschnitt 1 evaluiert der Arzt die Werte mehrfach positiv (Z. 03: *gut*, Z. 13: *prima*) bis hochgestuft positiv (Z. 09: *perfekt*, Z. 16: *sehr gut*). Im Korpus sind weiterhin stark positive Adjektive wie *wunderbar*, *hervorragend*, oder *super* sowie Ausdrücke wie *völlig in Ordnung* belegt. Dass positive Evaluierungen von beiden Interagierenden als dazugehörige Komponente der Aktivität behandelt werden, zeigen eigenständige Bewertungen seitens der Patient/innen. Patient/innen demonstrieren hiermit auch eigene Evaluierungskompetenz und fachmedizinisches Wissen.

Die Obligatorik der Evaluationen – die wie in Ausschnitt 1 häufig mehrfach geäußert werden – mutet bei vielen Patient/innen zunächst überflüssig an angesichts dessen, dass sie die immergleichen Werte nach z. T. jahr(zehnt)elanger Behandlung einzuordnen wissen. Dennoch oder gerade deswegen reflektiert ihre Persistenz, dass sie einen essenziellen Teil des professionellen Handelns der Ärzt/innen ausmachen und aus dem reinen Ablesen von Zahlwerten die professionelle Tätigkeit der Übermittlung von Befundwissen machen (Lindström & Mondada 2009). Die Konstruktion diagnostischer Bedeutung ist auf diese Weise auch eine Demonstration medizinischer Expertise (siehe hierzu Groß 2018).

Das zugrundeliegende interaktive Problem der Befundmitteilung ist zum einen, Intersubjektivität über die Bedeutung der Werte herzustellen, und zum zweiten, sich der Kontinuität des Behandlungserfolgs rückzuversichern. Beides wird vor allem durch die Befundevaluationen geleistet. Der gute medizinische Verlauf kann dabei etwas sein, was als freudiges Ereignis dargestellt wird (Emotionalisieren), oder aber etwas, das als erwartbar und damit als normal bewertet wird (Normalisieren). Wie die folgenden Ausschnitte zeigen, werden beide Verfahren auch kombiniert eingesetzt, wodurch der erfreuliche Therapieerfolg zugleich als erwartbar dargestellt wird. Die Wissensvermittlung qua Mitteilung und Bedeutungsklärung der HIV-spezifischen Bluttestergebnisse wird also emotional aufgeladen und kann entsprechend auf dieser Ebene reguliert werden.

3 Der kombinierte Einsatz des Emotionalisierens und des Normalisierens bei der Befundmitteilung

In diesem Abschnitt werden die konversationellen Praktiken des Emotionalisierens und des Normalisierens in der Aktivität der Befundmitteilung betrachtet, indem die hierfür verwendeten sprachlichen und gesprächsorganisatorischen Ressourcen identifiziert werden. Für diesen Beitrag habe ich Gesprächsausschnitte ausgewählt, in denen die Verfahren kombiniert werden, indem sie entweder sequenziell aufeinanderfolgen (Ausschnitt 2) oder sprachlich ineinandergreifen (Ausschnitt 3). Beides ist in den untersuchten Gesprächen des HIV-Korpus auch in weiteren Gesprächen belegt.

Das konversationelle Verfahren des Emotionalisierens in der Befundmitteilung bedeutet das Einnehmen eines *emotional stance* zum Vorliegen unauffälliger HIV-spezifischer Blutwerte, das auf diese Weise mit einer positiven Emotionalität aufgeladen und als herausragend erfreuliches Ereignis konstruiert wird.

Sehr deutlich emotionalisierend wirkt eine prosodisch-expressive Evaluierungspraktik, die im folgenden Ausschnitt 2 bereits in einer Mitteilungsäußerung beginnt (Z. 09): Die extra-starke Akzentuierung auf der ersten Silbe des Zahlworts hebt sie prosodisch hervor, hinzu kommen eine gepresste Stimmqualität bei hoher Tonlage, eine auffällig ausladend steigende Tonhöhenbewegung auf der ersten Silbe der Intonationsphrase sowie eine erhöhte Sprechlautstärke.

Ausschnitt 2: Sukzessive Verwendung von Emotionalisieren und Normalisieren (HIV-Korpus, A-1907-AP, 333-349 Sek.)

```
09  A:   !TAU!sendeinhundertdreiunddreißig
         HELferze[llen,        ]
10  P:           [<<erstaunt> es]wird !MEHR!;>=
11  A:   =ja:[:;]
12  P:       [oh] [SCHÖN.]((lacht))
13  A:            [ ja: ]:; (lacht))
14       sEchsunddreißig (.) proZENT,
15       also (.) PRIma-  (--)
```

```
16       und (-) h° (-) vIrus wie immer unter der
         NACHweisgrenze. =
17       = das is (--) kaum mehr erWÄHnenswert;
18       ja, =
19       = das [is:      ] eh (.) STANdard.
20  P:        [<<p> hm->]
```

Die Patientin greift den *Display* positiver Emotionen in Überlappung auf (Z. 10), affiliiert prosodisch mittels extra starker Akzentuierung und hohem *pitch* auf *mehr*, und expliziert auch mittels Lachen die positive emotionale Bedeutung des Werts. Verbal nimmt die Patientin einen *evaluative stance* ein, indem sie auf das Ansteigen Bezug nimmt (Z. 10), und setzt hier einen eigenen – intraindividuell-vergleichenden – Bewertungsschwerpunkt.

Das gedehnte *ja* (Z. 11) seitens des Arztes, das mit einem hohen *onset* und langsam abfallendem *pitch* (parallel zur Realisierung von *mehr* durch die Patientin) realisiert wird, affiliiert wiederum mit dem patientenseitigen *Display* von Freude und bestätigt zugleich inhaltlich die vergleichende Einschätzung. Das beidseitige Emotionalisieren kulminiert im emphatisch intonierten Exklamativ (Z. 12), der die positive Bedeutung lexikalisch expliziert, in der hiermit überlappenden affiliierenden Bestätigung durch den Arzt (Z. 13) sowie im anschließenden Lachen beider Interagierenden.

Die Konstruktion der gemeinsamen Freude über die hohe Anzahl der Helferzellen wird also schrittweise mittels Einsatzes (para)verbaler Verfahren des Emotionalisierens etabliert: Initiativ weist bereits die Mitteilungsäußerung emotionales Potential auf, auf die responsiv ein Affiliieren bei der Ko-Evaluation erfolgt. Das ärztliche Handeln bedeutet bis hier nicht, die Werte selbst aus medizinischer Sicht als unauffällig zu bewerten, vielmehr wird das Vorliegen einer unauffälligen Helferzellenanzahl als herausragend lobenswertes, freudiges Ereignis behandelt. Dies sehe ich als empathische Praktik an, da hier nicht eine medizinisch sachorientierte Perspektive auf die Befundbedeutung, sondern eine patientenseitig emotionale Sicht vorgeschlagen (und aufgegriffen) wird.

Im weiteren Verlauf von Ausschnitt 2 werden weitere HIV-spezifische Blutwerte unter Verwendung normalisierender Praktiken mitgeteilt und evaluiert. Der Arzt teilt den prozentualen Anteil der CD4-Helferzellen an der Gesamtimmunabwehr mit (Z. 14) und bewertet ihn, eingeleitet mit dem Explikationsmarker *also*, als *prima* (Z. 15). Diese sowie die nachfolgenden Intonationsphrasen sind – im Unterschied zu den vorausgehenden – prosodisch unmarkiert realisiert. Dann wird die Viruslast mit der Routineformel *unter der Nachweisgrenze sein* mitgeteilt (Z. 16). Das Temporaladverbial *wie immer* kontextualisiert, dass das Vorliegen der nicht nachweisbaren Anzahl der Viruskopien im Blut erwartbar ist, seine

Mitteilung also keinen Neuigkeitswert hat und ergo *kaum mehr erwähnenswert* (Z. 17) und *Standard* (Z. 19) ist. Die Häsitationspraktiken (Pausen, Häsitationsmarker *eh*) in den Evaluierungsäußerungen weisen zusammen mit dem Telegrammstil (Z. 16) auf eine herabgesetzte konversationelle Aufmerksamkeit hin und kontextualisieren die Planung nachfolgender Aktivitäten. Auch hierdurch wird das Vorliegen der unauffälligen Viruslast normalisiert.

Im folgenden Ausschnitt 3 treten Verfahren des Emotionalisierens und des Normalisierens ebenfalls kombiniert auf, hier greifen die beiden Evaluierungspraktiken aber stärker ineinander.

Ausschnitt 3: Ineinandergreifen von Emotionalisieren und Normalisieren (HIV-Korpus, H1-1706-AP, 96-118 Sek.)

```
26  A:   ALso. =
27       = ich hab die wErte jetz vom einunddreißigsten FÜNFten?
28  P:   ja-
29  A:   un das is herVORragend? (--)
30  P:   sch[ön-]
31  A:      [die] virusbeladung is !KOM!plett unter
         NACHweisgrenze?
32       SEHR gut? (--)
33       un die hElferzellen sind bei
         !ACHT!hundertsechsundFÜNFzig? (--)
34       mit fümmunddreißig proZENT; (--)
35       herVORragend. (-)
36       ja_a, (-)
37       also sind PRAKtisch- (-)
38       im NORMbereich <<cv> die werte>.
39       °h und (.) ehm BLUTbild;
40       LEberwerte nierenwerte;
41       !VÖL!lig Unauffällig- (--)
         ((6 Zeilen ausgelassen))
47  A:   also mUss man SAgen ehm- (---)
48       sehr GUT. (1.1)
49  P:   dAs FREUT mich.
50       ((Blättern))
51       dann hAbm_wa_n schönes WOCHenende.
```

In diesem Ausschnitt werden im Unterschied zu Ausschnitt 2 direkt explizite Evaluationen der vorliegenden Werte geäußert: Mittels hochgestuft-positivem Adjektiv *hervorragend* (Z. 29) wird zunächst eine Bewertung realisiert, die vorausweisend auf alle nachfolgenden Werte referiert. Zusätzlich zeigen sich die oben beschriebenen prosodischen Praktiken des *emotional stance-taking* in den Mitteilungsäußerungen (Z. 31 und 33) und in weiteren Evaluierungen (Z. 32, 35): Extra-starke Akzentuierungen, eine hohe Tonhöhenvariabilität und schnelle Sprechgeschwindigkeit setzen eine weitere Handlungsnuance auf die Bewertungsaktivität; diese prosodische Gestaltung vermittelt einen Eindruck aufgeregt-affektiver Beteiligung und verwandelt die Befundmitteilung in ein emotionalisiertes Ereignis.

Im Unterschied zur Patientin in Ausschnitt 2 affiliiert der Patient hier (zumindest auf (para)verbaler Ebene) nicht: Nach einer einzigen alignierenden Evaluation (Z. 30) auf die einleitende Bewertung erfolgen weder hörbare affektive Reaktionen noch Verstehensdokumentationen, was durch den Arzt als absent behandelt wird (Z. 36). Daraufhin bewertet der Arzt, eingeleitet mit dem Reformulierungsmarker *also*, die Werte als *praktisch im Normbereich* liegend. Neben der nun unmarkierten Prosodie fungiert die Referenz auf den Normbereich als normalisierendes Verfahren. *Praktisch* impliziert dabei allerdings, dass die Befunde vielleicht nicht ganz an die Durchschnittswerte einer gesunden Population heranreichen und macht hierdurch zugleich eine Diskrepanz zum Normalen auf. Obgleich im Folgenden auch die Nieren- und Leberwerte als unauffällig bewertet werden (Z. 40–41), wird diese Befundnormalität zugleich mittels Intensifikator *völlig* hochgestuft (siehe auch Z. 31: komplett unter Nachweisgrenze). Das Zusammenspiel von einerseits prosodisch und lexikalisch realisiertem Hinweis auf Außergewöhnlichkeit und andererseits dem Hinweis auf die Übereinstimmung der unauffälligen Befunde mit Normwerten wird als Antwort auf eine zusammenfassende und damit sequenzbeendigende ärztliche Bewertung (Z. 47–48) in der Patientenäußerung (ab Z. 49) eminent: Diese drückt äußerungssemantisch Freude und eine optimistische Zukunftsprojektion aus, ist zugleich aber prosodisch unmarkiert und feststellend-neutral gestaltet.

4 Zusammenfassung und Diskussion

Aus den untersuchten Gesprächen lassen sich die Praktiken der Befundevaluation des Normalisierens und des Emotionalisierens auf verschiedenen sprachlich-interaktiven Ebenen (lexikalische und syntaktische Redezuggestaltung, Prosodie, sequenzielle Dynamik) beschreiben. Zu ihrer kombinierten Verwendung in den untersuchten Ausschnitten 2 und 3 ist Folgendes festzuhalten:
- Emotionalisieren bedeutet das Einnehmen eines *emotional stance* zum Vorkommen unauffälliger Blutwerte, das auf diese Weise als herausragend po-

sitives Ereignis konstruiert wird. Ärztliche Praktiken des **Emotionalisierens** sind in initiativen evaluierenden Äußerungen im Rahmen der Befundmitteilung häufig belegt und können bereits im Mitteilungsbeitrag beginnen. Es werden auf prosodischer Ebene extra starke Akzentuierungen, eine hohe *pitch*-Variabilität sowie erhöhte Sprechlautstärke und -geschwindigkeit sowie gemeinsames Lachen (Ausschnitt 2) realisiert. Auf lexikalischer Ebene sind hochgestuft-positive Bewertungen wie *sehr gut, hervorragend* sowie patientenseitig Ausdrücke der Freude (*das freut mich, schön*) zu verzeichnen. Die Reaktionen der Patient/innen unterscheiden sich zwischen den untersuchten Ausschnitten fundamental: Während die Patientin in Ausschnitt 2 eine Art emotionale *formulation* äußert, indem sie die Bedeutung der ärztlichen Mitteilung expliziert, prosodisch affiliiert und Freude zeigt, reagiert der Patient in Ausschnitt 3 nicht hörbar auf die hochgestuft-positiven Evaluationen der guten Befundnachrichten, was als absent behandelt wird. Auf gesprächsorganisatorischer Ebene bewirken emotionalisierende ärztlich-initiative Befundevaluationen also eine Fortführung der Sequenz.

- Der Bezugspunkt ärztlicher Praktiken des **Normalisierens** sind ebenfalls Evaluierungsäußerungen. In der Bewertung wird entweder eine intraindividuelle Vergleichsperspektive im Sinne der Erwartbarkeit guter Werte bei dem/der jeweiligen Patient/in aufgemacht (Ausschnitt 2) oder es wird interindividuell auf (implizit bleibende) Normbereiche der gesunden Population verwiesen (Ausschnitt 3). Die Praktiken des *Normalisierens* enthalten auf lexikalischer und phrasaler Ebene das Adjektiv *normal* bzw. semantisch verwandte Begriffe wie *unauffällig,* die nominalen Ausdrücke *im Normbereich* und *Standard* und *kaum mehr erwähnenswert.* Sie leisten eine Konstruktion von Erwartbarkeit im Sinne von Alltäglichkeit und Routiniertheit, aber auch von Normalität im interindividuellen Vergleich. Normalisierend wirkt zudem der syntaktische Auflistungsstil der Mitteilungsäußerungen, der nicht nur gute Nachrichten qua Direktheit ihrer Mitteilung kontextualisiert, sondern auch einen reduzierten konversationellen Aufwand spiegelt. Hinsichtlich seiner prosodischen Gestaltung speist sich das Normalisieren in den untersuchten Ausschnitten aus dem Kontrast zu vorausgehenden, prosodisch markierten Äußerungen emotionalisierender Befundbewertungen. Responsiv affiliieren die Patient/innen mit den normalisierenden Mitteilungen häufig mittels minimaler Reaktionen. Sie tragen hiermit dazu bei, dass die Sequenz zu einem Ende kommen kann. Im Unterschied zu emotionalisierenden ärztlichen Evaluationen, auf die affiliierende Responsive seitens der Patient/innen gefordert sind, bringen normalisierende Bewertungsäußerungen die Sequenz (und hier auch die Mitteilungsaktivität) also eher zum Abschluss. Die beschriebenen Praktiken des *Normalisierens* können als professionell-distanziertes Einnehmen einer epistemischen Haltung

zu einer implizit bleibenden (intraindividuellen oder interindividuellen) Norm perspektiviert werden.
- In beiden Ausschnitten folgen innerhalb der Aktivität der Befundmitteilung auf emotionalisierende normalisierende Praktiken der Befundevaluation. Die Verfahren können entweder sukzessive aufeinander folgen (Ausschnitt 2) oder/und auf verschiedenen sprachlichen Ebenen ineinandergreifen (Ausschnitt 3): In Ausschnitt 3 werden die Befunde lexikalisch und prosodisch als unauffällig eingestuft, diese Unauffälligkeit aber zugleich mittels intensivierender Ausdrücke als herausragend bewertet: *komplett unter Nachweisgrenze* (Z. 31), *völlig unauffällig* (Z. 41).

Bisherige Arbeiten zu Emotionalität in medizinischen Gesprächen haben gezeigt, dass konversationelle Verfahren des Normalisierens eingesetzt werden, um angesichts negativer Emotionen Perspektiven der Kontinuität aufzuzeigen und die Progressivität des Gesprächshandelns aufrecht zu erhalten. Im Unterschied zu konversationellen Verfahren der Emotionsregulation und des Normalisierens zur Bearbeitung negativer Emotionen sollen in der HIV-Befundmitteilung mittels kombinierten Einsatzes *emotionalisierender* und *normalisierender* Praktiken der Befundevaluation positive Emotionen erzeugt und eine medizinisch-kontrollierbare Perspektive auf gute Befundnachrichten vorgeschlagen werden.

Die untersuchten Praktiken dienen dazu, Intersubjektivität über die Bedeutung der Befunde herzustellen, auch im Sinne einer gegenseitigen Rückversicherung über den Therapieerfolg. *Emotionalisieren* bedeutet das Einnehmen eines *emotional stance* zum Vorkommen unauffälliger Blutwerte, das auf diese Weise als herausragend erfreuliches Ereignis konstruiert wird. Obwohl es durch Ärzt/innen sequenzinitiativ eingesetzt wird, sehe ich das Emotionalisieren als Praktik eines Empathie-*Displays* an, da hier v. a. eine antizipierte Patientensicht auf gute Befundnachrichten vorgeschlagen wird. Das Verfahren fungiert als Elizitator einer affiliierenden Reaktion seitens des Patienten.

Das konversationelle Verfahren des *Normalisierens* ist als Einnehmen einer distanziert-professionellen Haltung zu einem impliziten interindividuellen Vergleich bzw. zu einem intraindividuell-retrospektiven Vergleich zu werten. Eine Normalisierung findet hier auch dadurch statt, dass Patient/innen responsiv nicht mit Überraschung auf die *good news*, sondern nur minimal reagieren und so die Sequenzbeendigung einleiten. Normalisierende Evaluationen signalisieren den Patient/innen besonders deutlich Kontinuität und Sicherheit und schaffen eine „entsprechende Neudefinition des >anders Normalen<" (Weingart, 2002: 38). Angesichts des Vorliegens unauffälliger Blutwerte verweisen solche Praktiken zudem *ex negativo* darauf, dass dies einmal ein herausragend positives Ereignis *war*; dies ist an den persistierenden, häufig hochgestuft-positiven Bewertungen seitens der Ärzt/innen zu erkennen.

Während emotionalisierende Evaluationen das Vorliegen unauffälliger Befunde als herausragend lobenswertes Ereignis darstellen und sie aus der Normalität „herauskatapultieren", sind normalisierende Evaluationen zusammen mit minimalen Patientenreaktionen und der routinierten „Abarbeitung" der Aktivität (Routineformeln, sequenzielle Gleichförmigkeit) Verfahren, um „the event's ordinariness, its usualness" (Sacks 1984: 414) hervorzuheben (siehe auch Groß 2018). Mit ihrer inhaltlichen Ausrichtung auf objektiviertes medizinisches Wissen spiegeln sie besonders explizit den institutionellen Rahmen, demonstrieren zudem medizinische Expertise und schaffen institutionelle Sachlichkeit. In Kombination verwendet, ko-konstruieren die beschriebenen Evaluierungspraktiken eine *erfreuliche Normalität*; sie reflektieren damit das wichtigste Ziel der HIV-Therapie: den Patient/innen „ein normales Leben" zu ermöglichen.

Die sequenzielle Abfolge von Emotionalisieren und Normalisieren in den gezeigten Ausschnitten spiegelt auch den Behandlungsprozess von HIV wider, in dessen üblichem Verlauf die Befundmitteilung ehemals herausragende Neuigkeiten bereithielt, an die man sich zunehmend gewöhnt, wie auch HIV in seiner Geschichte „zuvor für außerordentlich – […] gut oder böse, bedrohlich oder bereichernd – gehalten wurde, diesen Status verliert und in Wahrnehmung wie Handeln in die Welt des Bekannten, Gewohnten zurückkehrt" (Rosenbrock & Schaeffer 2003: 7). Dass diese neue Normalität fragil ist und einer steten Herstellung bedarf, zeigt der Einsatz der beschriebenen konversationellen Verfahren. Im Gegensatz zu einer alten Normalität, die nicht erwähnt wird, da sie nicht auffällt, muss die neue Normalität explizit als *nicht mehr erwähnenswert* bezeichnet werden. Sie ist damit paradoxerweise exzeptionell.

Das Aufeinanderfolgen und Ineinandergreifen der beschriebenen konversationellen Praktiken im sozialen Mikrokosmos eines ärztlichen Gesprächs spiegelt auch – wie in Abschnitt 1.1 beschrieben – die parallele Existenz von Deutungsmustern vordergründiger medizinischer Normalität und einer persistierenden Exzeptionalität von HIV. Ob Ärzt/innen in ihrem konversationellen Handeln sensibel auf Letztere reagieren, Patient/innen „dort abholen" und in den Bereich medizinischer Normalität hereinzuholen versuchen, oder ob entsprechende diskursive Deutungsmuster im Gespräch selbst ihren Ursprung haben, mag dahingestellt sein. Die interaktive Ordnung, die hierdurch gefestigt wird, ist aber eine, in der Ärzt/innen empathisch-affektiv die Patientenperspektive antizipieren und zugleich Verlässlichkeit und professionelle Sachlichkeit demonstrieren.

Literatur

Bührig, Kristin (2009): Zur sprachlich-interaktiven Realisierung von Normalität in der Arzt-Patienten-Kommunikation. In Hanneli Döhner, Olaf von dem Knesebeck & Heidrun Kaupen-Haas (Hrsg.), *Medizinsoziologie in Wissenschaft und Praxis*, 51–64. Berlin: LIT.

Deppermann, Arnulf (2008): *Gespräche analysieren. Eine Einführung.* Wiesbaden: Verlag für Sozialwissenschaften.

Fiehler, Reinhard (2005): Erleben und Emotionalität im Arzt-Patienten-Gespräch. In Mechthild Neises, Susanne Ditz & Thomas Spranz-Fogasy (Hrsg.), *Psychosomatische Gesprächsführung in der Frauenheilkunde. Ein interdisziplinärer Ansatz zur verbalen Intervention*, 120–136. Stuttgart: Wissenschaftliche Verlagsgesellschaft.

Garfinkel, Harold (1967*)*: *Studies in Ethnomethodology.* Englewood Cliffs/NJ: Prentice Hall.

Goodwin, Charles & Marjorie Harness Goodwin (1992): Assessments and the Construction of Context. In: Alessandro Duranti & Charles Goodwin (Hrsg.), *Rethinking Context: Language as an Interactive Phenomenon*, 147–190. Cambridge: Cambridge University Press.

Groß, Alexandra (2018). *Arzt/Patient-Gespräche in der HIV-Ambulanz. Facetten einer chronischen Gesprächsbeziehung.* Göttingen: Verlag für Gesprächsforschung.

Günthner, Susanne (2017): Sprachliche Verfahren bei der Übermittlung schlechter Nachrichten – Sedimentierte Praktiken im Kontext onkologischer Aufklärungsgespräche. *Arbeitspapiere Sprache & Interaktion 71*, 1–45.

Heritage, John & Jeffrey Robinson (2006): Accounting for the visit: giving reasons for seeking medical care. In John Heritage & Douglas Maynard (Hrsg.), *Communication in Medical Care: Interactions between Primary Care Physicians and Patients*, 48–85. Cambridge: Cambridge University Press.

Heritage, John & Anna Lindström (2012): Knowledge, Empathy, and Emotion in a medical encounter. In Anssi Peräkylä & Marja-Leena Sorjonen (Hrsg.), *Emotion in Interaction*, 256–273. New York: Oxford University Press.

Horstmann, Simone (2016): *Ethik der Normalität – Zur Evolution moralischer Semantik in der Moderne* (Ethik in der Praxis 39). Berlin: LIT.

Huber, Lara (2011): Norming Normality: On Scientific Fictions and Canonical Visualisations. *Medicine Studies 3*, 41–52.

Hucklenbroich, Peter (2015): Normal – anders – krank? Begriffsklärungen und theoretische Grundlagen zum Krankheitsbegriff. In Dominik Groß, Sabine Müller & Jan Steinmetzer (Hrsg.), *Normal – anders – krank. Akzeptanz, Stigmatisierung und Pathologisierung im Kontext der Medizin*, 3–30. Berlin: MWV.

Imo, Wolfgang (2017): Trösten. Eine sprachliche Praktik in der Medizin. *Muttersprache 127*, 197–225.

Jann, Nina (2019): Das neue AIDS? Die Diskursivierung von HIV und AIDS im SPIEGEL von 1996–2013. In Alexandra Groß, Ramona Pech & Ivan Vlassenko (Hrsg.), *HIV/AIDS. Interdisziplinäre Perspektiven*, 75–94. Berlin: LIT.

Kupetz, Maxi (2015): *Empathie im Gespräch – Eine interaktionslinguistische Perspektive.* Tübingen: Stauffenburg.

Lalouschek, Johanna (1995): *Ärztliche Gesprächsausbildung. Eine diskursanalytische Studie zu Formen des ärztlichen Gesprächs.* Opladen: Westdeutscher Verlag.

Lindemann, Katrin (2015): Emotionen in der medizinischen Kommunikation. In: Albert Busch & Thomas Spranz-Fogasy (Hrsg.), *Handbuch Sprache in der Medizin*, 154–170. Berlin, Boston: De Gruyter.

Lindström, Anna & Lorenza Mondada (2009): Assessments in Social Interaction: Introduction to the Special Issue. *Research on Language and Social Interaction* 42 (4), 299–308.

Maynard, Douglas (1992): On Clinicians Co-implicating Recipients' Perspective in the Delivery of Diagnostic News. In Paul Drew & John Heritage (Hrsg.), *Talk at work*, 331–358. Cambridge: University Press.

Maynard, Douglas (1996): On „Realization" in everyday life: The forecasting of bad news as a social relation. *American Sociological Review* 61, 109–131.

Maynard, Douglas (2003): *Bad News, Good News – Conversational order in everyday talk and clinical settings*. Chicago: The University of Chicago Press.

Maynard, Douglas, Dagoberto Cortez & Tony C. Campbell (2015): ‚End of life' conversations, appreciation sequences, and the interaction order in cancer clinics *Patient Education and Counselling* 99 (1), 92–100.

Peräkylä, Anssi (2015): Sharing the Emotional Load: Recipient Affiliation Calms Down the Storyteller. *Social Psychology Quarterly* 78 (4), 301–323.

Rosenbrock, Rolf & Doris Schaeffer (2003): Die Normalisierung von Aids: Erinnerungen für die Zukunft. In: Rolf Rosenbrock & Doris Schaeffer (Hrsg.), *Die Normalisierung von Aids. Politik – Prävention – Krankenversorgung* (Ergebnisse sozialwissenschaftlicher Aids-Forschung 23), 7–8. Berlin: Edition Sigma.

Ruusuvuori, Johanna (2007): Managing affect: Integrating empathy and problem solving in two types of health care consultations. *Discourse Studies* 9, 597–622.

Sacks, H. (1984): On doing „being ordinary". In J. Maxwell Atkinson & John Heritage (Hrsg.), *Structures of Social Action*, 413–429. Cambridge: University Press.

Schütz, Alfred & Thomas Luckmann (2003): *Strukturen der Lebenswelt*. Konstanz: UVK.

Selting, Margret, Peter Auer, Dagmar Barth-Weingarten, Jörg Bergmann, Pia Bergmann, Karin Birkner et al. (2009): Gesprächsanalytisches Transkriptionssystem 2 (GAT2). *Gesprächsforschung – Online-Zeitschrift zur verbalen Interaktion* 10, 353–402.

Sohn, Werner (1999): Bio-Macht und Normalisierungsgesellschaft – Versuch einer Annäherung. In Werner Sohn & Herbert Mehrtens (Hrsg.), *Normalität und Abweichung. Studien zur Theorie und Geschichte der Normalisierungsgesellschaft*, 9–29. Opladen: Westdeutscher Verlag.

Sorjonen, Marja-Leena & Anssi Peräkylä (2012): Introduction. In: Marja-Leena Sorjonen & Anssi Peräkylä (Hrsg.), *Emotion in Interaction*, 3–15. New York: Oxford University Press.

Straub, Jürgen (2000): Biographische Sozialisation und narrative Kompetenz. Implikationen und Voraussetzungen lebensgeschichtlichen Denkens in der narrativen Psychologie. In: Erika M. Hoerning (Hrsg.), *Biographische Sozialisation*, 137–163. Stuttgart: Lucius & Lucius.

Weingart, Brigitte (2002): *Ansteckende Wörter. Repräsentationen von AIDS*. Frankfurt (Main): Suhrkamp.

Wright, Michael T. & Rolf Rosenbrock (2012): AIDS – Zur Normalisierung einer Infektionskrankheit. In: Günter Albrecht & Axel Groenemeyer (Hrsg.), *Handbuch soziale Probleme*, 195–218. Wiesbaden: Springer.

Carolin Schwegler
Prädiktive Medizin als Gegenstand linguistischer Untersuchungen

Abstract: Der Paradigmenwechsel hin zur prädiktiven Medizin revolutioniert derzeit medizinische Denkweisen und Modelle. Dies wirkt sich nicht nur auf das medizinische Prozedere, das Spektrum an Möglichkeiten sowie ethische Herausforderungen aus, sondern auch auf soziale/kulturelle Aspekte sowie Kommunikation und Sprache. Die im Rahmen der prädiktiven Medizin vollzogenen kommunikativen Praktiken sind in diversen Kommunikationsformen oder auch Text- und Gesprächssorten zu finden und treten registerspezifisch, aber auch registerübergreifend in unterschiedlichen Diskursarenen auf. Dieser Beitrag stellt die prädiktive Medizin am Beispiel der Alzheimer-Prädiktion als Untersuchungsgegenstand einer kulturwissenschaftlichen Linguistik vor und fokussiert insbesondere den neuartigen Interaktionstyp des medizinischen *Prädiktionsberatungsgesprächs* als kommunikativen Verschränkungspunkt einflussnehmender Diskursarenen (wie dem Fach- oder Mediendiskurs).

Keywords: Kommunikative Praktiken, Prädiktionsberatungsgespräch, Fach- und Mediendiskurs, probabilistisches Risikowissen, Alzheimer, Demenz

1 Einleitung: Prädiktive Medizin

In den letzten Jahrzehnten findet in der Medizin ein Paradigmenwechsel statt, der auf biomedizinischen Neuerungen fußt (Paul 2010: 192). Diagnostische Möglichkeiten – auf der Basis von Symptomdiagnose, Therapie und Heilung – werden durch prädiktive und präventive Methoden ergänzt oder gar ersetzt. Gegenwärtig geben verschiedene (genetische und nicht-genetische) biologische Marker Informationen preis, die in spezieller, heute technisch möglicher Kombination (durch Algorithmen und Big-Data-Anwendungen) in statistische Gesundheitsrisiken münden (Franke 2012: 127–130). Es handelt sich dabei um eine Entwicklung, die medizinische Modelle und Denkweisen revolutioniert, sodass Veränderungen auf sozialer und kultureller Ebene sichtbar werden. Dieser Paradigmenwechsel wirkt sich nicht nur auf das medizinische Prozedere (Rostamzadeh & Jessen 2020), ein erweitertes Spektrum an Möglichkeiten und Chan-

Carolin Schwegler, Universität Koblenz-Landau, Institut für Germanistik, schwegler@uni-koblenz.de

Open Access. © 2021 Carolin Schwegler, publiziert von De Gruyter. [CC BY-NC-ND] Dieses Werk ist lizenziert unter einer Creative Commons Namensnennung - Nicht-kommerziell - Keine Bearbeitung 4.0 International Lizenz.
https://doi.org/10.1515/9783110688696-021

cen sowie ethische Herausforderungen aus, sondern auch auf Kommunikation und Sprache. Hieran anknüpfend liegt diesem Beitrag ein Forschungsprogramm zugrunde, das die *kommunikativen Praktiken*[1] der prädiktiven Medizin – ganz im Sinne einer kulturwissenschaftlichen Linguistik – als Untersuchungsgegenstand verschiedenster Kommunikationsformen, Diskursarenen und Register begreifen möchte.[2] Die Erforschung sprachlicher, interaktiver und diskursiver Phänomene der prädiktiven Medizin als kommunikative Praktiken stellt ein linguistisches Desiderat dar und schließt an verschiedenen Stellen an die aktuelle medizinische, ethische, juristische und soziologische Forschung zur Prädiktion bzw. zum oben genannten Paradigmenwechsel in der Medizin an, auf dessen Potential für die Linguistik dieser Beitrag hinweisen möchte.

Im Folgenden wird der prototypische Beispielbereich der Alzheimer-Prädiktion vorgestellt. Es wird davon ausgegangen, dass die in diesem Feld vollzogenen kommunikativen Praktiken in verschiedenen Kommunikationsformen oder auch Text- und Gesprächssorten zu finden sind, in unterschiedlichen Diskursarenen auftreten und hierbei zum Teil registerspezifisch, zum Teil registerübergreifend ausgeprägt sind. Als zentraler Knotenpunkt, an dem sich fachliches und kollektives Wissen, Themen, Prioritäten und Perspektiven aus den Diskursarenen verschränken, kann das bisher noch nicht linguistisch untersuchte medizinische (Alzheimer-)Prädiktionsberatungsgespräch (im Folgenden (Alzheimer-) PBG) angesehen werden, das sich grundlegend von anderen medizinischen Beratungsgesprächen unterscheidet. Der vorliegende Beitrag befasst sich zunächst mit beispielhaften, kurzen Gesprächsausschnitten dieses zentralen kommunikativen Verschränkungspunkts. Anschließend werden ausgewählte Spezifika zweier zentraler Diskursarenen (Fach- und Mediendiskurs) vorgestellt, die das Wissen,

---

[1] Unter *kommunikativen Praktiken* werden hier im Sinne von Habscheid zunächst bewusst breit *Praktiken* verstanden, die *sprachliche Praktiken* integrieren und „in einer allgemeinen ‚Infrastruktur' zwischenmenschlicher Interaktion verankert sind" (Habscheid 2016: 137). Hinsichtlich spezifischer Kommunikate können und müssen anschließend vertiefend weitere Zuschnitte gewählt werden, wie beispielsweise Günthner (2019: 272) aufbauend auf Hanks (1996) für mündliche Interaktion verdeutlicht.

[2] Das Postdoc-Projekt *Kommunikative Praktiken der prädiktiven Medizin* wird in der Germanistischen Linguistik der Universität Koblenz-Landau sowie im Teilprojekt *Linguistic Approaches to the Predictive Turn in Alzheimer's Disease* des Projekts *PreTAD* (2021–2024, FN: 01GP2123A) durchgeführt. Für den Zugriff auf Gesprächsdaten, Einsichten in die medizinische Praxis, den intensiven interdisziplinären Austausch und die grundlegenden gemeinsamen Vorarbeiten im Rahmen der Projekte PreDADQoL (2016–2021, FN: 01GP1624), RisKomp und PreTAD möchte ich an dieser Stelle Christiane Woopen (Universität Bonn), Saskia Jünger (HSG Bochum) sowie Frank Jessen (Uniklinik Köln), seinem Team und den beteiligten Patient*innen des Zentrums für Gedächtnisstörungen herzlich danken.

die Themen, die Prioritäten und verschiedenen Perspektiven der Gesprächsteilnehmer*innen eines PBGs prägen und darüber hinaus als Texte bzw. Diskursfragmente selbst einen Betrag dazu leisten, dem medizinischen Paradigmenwechsel mit linguistischen Methoden nachspüren zu können.

2 Die Alzheimer-Prädiktion als komplexe medizinische Prädiktion

Prädiktionen erweitern das Feld der Möglichkeiten neben Prognosen und Vorsorgemaßnahmen, die mitunter berechtigt und lebensrettend sind. Ganz generell erlauben Prädiktionen „probabilistisches Risikowissen" (Samerski & Henkel 2015: 90) über Gesundheit und Krankheit bei Gesunden – im Sinne von symptomfreien Menschen –, was medizinisch eine Errungenschaft darstellt und gleichzeitig nicht nur Chancen, sondern auch (neue) Herausforderungen mit sich bringt. Über der Prädiktion schwebt die bekannte medizinethische Debatte um die Grenze zwischen Gesundheit und Krankheit, die in der Bezeichnung *healthy sick* (Meier et al. 2017) mündet. Im Rahmen der prädiktiven Medizin gibt es Bereiche, die hohe Komplexitäten aufweisen, wie unklare Krankheitsursachen, unsichere pathologische Eigenschaften/Merkmale von Krankheiten (u. a. nicht-genetische Biomarker), Symptome, die schwierig vom *gesunden Altern* zu unterscheiden sind, unklarere Bezüge zwischen Krankheitsursachen und Krankheitssymptomen sowie ausbleibende Heilungsoptionen. Die klinische Routine sowie die ethische und rechtliche Begleitforschung zu solchen komplexen Krankheitsbereichen steckt oft noch tief im Forschungs- und Studienbereich, wie etwa bei der Alzheimer-Erkrankung (Jack et al. 2018; Schmitz-Luhn, Jessen & Woopen 2019). Ausreichend sensitive und einfach einzusetzende (z. B. biologische) Marker, die eine definitive Diagnose der Alzheimer-Erkrankung zulassen, gibt es bisher nicht (Oedekoven & Dodel 2019: 91). Alltagssprachlich wird die Alzheimer-Erkrankung häufig mit dem Symptom *Demenz* gleichgesetzt und an eine der wesentlichen Ausprägungen – den Erinnerungsverlust – geknüpft. *Neurokognitive Störungen* – wie Demenzen seit dem Jahr 2015 in der medizinischen Fachsprache bezeichnet werden sollen – können aber vielfältig sein und umfassen die sechs Domänen Aufmerksamkeit, Exekutivfunktionen, Gedächtnis, Sprache, perzeptuell-motorische Fähigkeiten und soziale Kognition (Falkai & Wittchen 2015).

Aus kurativer Perspektive ist die Alzheimer-Prädiktion nicht notwendig und für Patient*innen optional, denn eine heilende Therapie gibt es bisher nicht und bei der weiterführenden Behandlung („Verlaufsuntersuchungen", Rostamzadeh & Jessen 2020: 836) wird kein Unterschied zwischen Betroffenen mit und ohne Prädiktionstestung gemacht. Sie ist demnach ein Angebot, probabilistisches Risikowissen darüber zu erhalten, ob erste Anzeichen milder kognitiver Störung (MCI, *mild cognitve impairment*) mit biologischen Markern in Verbindung stehen, die aktuell als Risikomarker für die Alzheimer-Erkrankung gelten, nachdem Ursachen für sekundäre Demenzen ausgeschlossen wurden (Oedekoven & Dodel 2019: 96). Trotz der Optionalität und Spezifik entscheiden sich viele Betroffene für eine Prädiktion. Gerade bei einer Krankheit, die noch mit vielen Unklarheiten bezüglich der Ursachen behaftet ist und bei der sich gleichzeitig keine Heilungschancen abzeichnen, ist eine Prädiktion aus individueller Perspektive ein zentraler Schritt im medizinischen Begleitungsprozess bei einem Krankheitsverdacht durch MCI. „Für die Betroffenen verspricht das Ergebnis der [prädiktiven] Untersuchung die Möglichkeit, ihre Lebensplanung frühzeitig an das Risiko anzupassen und Vorsorge zu treffen" (Schmitz-Luhn, Jessen & Woopen 2019: A1592).

Spezielle Gedächtnisambulanzen begleiten und beobachten ihre Patient*innen in regelmäßigen Verlaufsuntersuchungen, können neueste Informationen aus der Forschung vermitteln und die Teilnahme an klinischen Studien anbieten. Mediziner*innen unterteilen die Patient*innen auf der Grundlage von Syndromdiagnosen in die Stadien des Alzheimer-Kontinuums (Jack et al. 2018: 2). Mit Hilfe der entsprechenden prädiktiven Tests kann anschließend eine ätiologische Zuordnung – in Risikogruppen auf der Grundlage biologischer Marker – vorgenommen werden.

> Die neuen (Forschungs-)Diagnosekriterien postulieren ein Krankheitsmodell, das auf der molekularen Grundlage der Alzheimer-Krankheit ein Kontinuum von der präklinischen zur klinisch-manifesten Alzheimer-Demenz annimmt. Eine chronologische Abfolge der Biomarker entlang des Krankheitsverlaufs ist die Basis dieses Modells. Dem Liquor kommt hier eine zentrale Bedeutung zu.
> (Maier & Deuschl 2016: 101)

Diese biologischen Risikomarker sind bei der Alzheimer-Erkrankung zerebrale Amyloidablagerungen und die Aggregation von Tau-Protein (Vos et al. 2015), d. h. Eiweißveränderungen im zerebralen Liquor, alltagssprachlich *Nervenwasser* genannt. Patient*innen, bei denen eine Alzheimer-Prädiktion möglich ist, werden von geschultem ärztlichem Personal dazu beraten. In diesem Beratungsgespräch geht es nicht nur um den Eingriff selbst – (zurzeit in Deutschland) eine Lumbalpunktion,[3] die mitunter schmerzhaft sein kann –, sondern ebenfalls um die Auswirkungen, die das Ergebnis der Untersuchung mit sich bringen kann. Diese medizinischen PBGs im Vorfeld der Alzheimer-Prädiktion sind als zentrale Knotenpunkte, an denen sich fachliches und kollektives Wis-

---

[3] Neben der Liquoruntersuchung können bildgebende Verfahren (und in naher Zukunft Bluttests) angewandt werden (Maier & Deuschl 2016), die aber aktuell weniger genaue probabilistische Ergebnisse erzielen.

sen, Themen, Prioritäten und Perspektiven aus den Diskursarenen verschränken, aus kulturlinguistischer Perspektive beachtenswert.

3 Das medizinische Beratungsgespräch im Vorfeld der Alzheimer-Prädiktion

Graf & Spranz-Fogasy (2018) beschreiben verschiedene Typen von Beratungsgesprächen und stellen verschiedene kommunikative Formate und Subtypen des klassischen Gesprächs zwischen Ärzt*innen und Patient*innen vor, die auf die „Vervielfältigung medizinscher Handlungsaufgaben" zurückzuführen sind (2018: 432). Auch die Beratung im Vorfeld einer möglichen Prädiktionsuntersuchung ist eine solche Handlungsaufgabe, die noch so neu ist, dass es dafür beispielsweise im Bereich der Alzheimer-Prädiktion nur vereinzelt (medizinische) Best-Practice-Handreichungen wie Rostamzadeh & Jessen (2020) gibt und dieser Interaktionstyp bei Graf & Spranz-Fogasy (2018) noch nicht neben Anamnesegesprächen, Diagnosemitteilungsgesprächen und Therapieplanungsgesprächen aufgelistet wird. Es werden dort zwar spezifischere, ausgelagerte Interaktionstypen erwähnt und auf einordnende Vorgaben der Handlungsbedingungen durch die Parameter institutioneller Ort, Krankheitstyp und Patient*innengruppe hingewiesen, die Subtypen hervorbringen können; PBGs gibt es mittlerweile aber an verschiedenen institutionellen Orten sowie für diverse Krankheitstypen und Patient*innengruppen, sie lassen sich deshalb nicht auf einen untergeordneten Subtyp beschränken. Aufgrund ihrer steigenden medizinischen Relevanz (und Häufigkeit) für diverse klinische Bereiche greift es wahrscheinlich auch zu kurz, die Prädiktionsberatung als „spezifischere kommunikative Aufgabenstellung" (Graf & Spranz-Fogasy 2018: 432) anzusehen, die ausgelagert wurde. Das PBG sollte vielmehr als eigener Interaktionstyp eines medizinischen Beratungsgesprächs auf eine Ebene mit Diagnosemitteilungsgesprächen und Therapieplanungsgesprächen gestellt werden, da es den zentralen Interaktionstyp der prädiktiven Medizin darstellt. PBGs beinhalten – hier für die Alzheimer-Prädiktion ausformuliert – (wiederholende) Anteile des Diagnosemitteilungsgesprächs der vorausgegangenen Syndromdiagnosen und Phasen eines präoperativen Aufklärungsgesprächs (nämlich wenn es um den tatsächlichen körperlichen Eingriff, die Lumbalpunktion, geht). Darüber hinaus besteht ein großer Teil des Gespräches allerdings aus Phasen der Wissensvermittlung und des Wissensabgleichs zur Krankheit (Alzheimer), den Symptomen (MCI und das Kontinuum bis zur Demenz), zur Risikovorhersage und den verschiedenen möglichen probabilistischen Resultaten (*Risk Literacy*-Aufklärung) sowie deren Aussagekraft.

Tab. 1: Strukturelle und inhaltliche Aspekte des Interaktionstyps Alzheimer-PBG.

Das Alzheimer-Prädiktionsberatungsgespräch	
Medizinisches Ziel	Selbstbestimmte Entscheidungsfindung (keine Empfehlung für oder gegen die Prädiktion)
Inhalt	Information, Beratung und Begleitung zur/bei der Alzheimer-Prädiktion (oder die Entscheidung dagegen)
Besonderheiten dieses Ärzt*innen-Patient*innen-Gesprächs	Drei Teilnehmende: Ärzt*in, Patient*in, (familiäre) Bezugs-/Begleitperson
	Neurokognitive Störung der Patient*innen (= potentielle Verständnisschwierigkeiten durch Einschränkungen in verschiedenen kognitiven Domänen); Komplexität von probabilistischen Vorhersagen; Weder (neue) Diagnosemitteilung noch Therapieplanung im engeren Sinne
Ablauf/Phasen	(Wiederholende) Anteile des Diagnosemitteilungsgesprächs der vorausgegangenen Syndromdiagnosen
	Ggf. ausgewählte Phasen eines präoperativen Aufklärungsgesprächs (zur Lumbalpunktion)
	Phasen der Wissensvermittlung und des Wissensabgleichs zum Thema der potentiellen Krankheit (Alzheimer), der Symptome (MCI und das Kontinuum bis zur Demenz), zur Risikovorhersage und den verschiedenen möglichen probabilistischen Resultaten (Risk Literacy-Aufklärung) sowie zu den Auswirkungen von Risikowissen (psychisch/rechtlich/sozial)
	Gesundheitsbezogene Lebensstilempfehlungen (als einziger Hinweis auf eine ärztliche Handlungsanweisung)

Von den beratenden Mediziner*innen werden außerdem im besten Fall mögliche rechtliche und soziale Auswirkungen von Risikowissen adressiert und gesundheitsbezogene Lebensstilempfehlungen vermittelt. Dies alles soll zunächst der selbstbestimmten Entscheidung von Patient*innen für oder gegen die Prädiktion dienen.[4]

---

4 Wie umfassend diese Gesprächsphase ausgestaltet werden sollte, ist Bestandteil aktueller Forschung (Schmitz-Luhn, Jessen & Woopen 2019). Die hier aufgelisteten Gesprächsinhalte

Die selbstbestimmte Entscheidungsfindung der Patient*innen wird beim PBG besonders stark betont, weil die Alzheimer-Prädiktion eine optionale Untersuchung ist. Dies wird durch die Begriffstrias *Information, Beratung* und *Begleitung* versprachlicht, die Inhalte und (ärztliche) Ziele des PBGs widerspiegelt. Da die normativen medizinischen Ziele im Rahmen der ethischen Debatte um prädiktive Medizin immer wieder hervorgehoben werden, die Erwartungen von Patient*innen aber noch unklar – und somit Gegenstand aktueller Befragungs-/Interviewstudien – sind (Rostamzadeh et al. 2021), erscheint es aus linguistischer Perspektive interessant, neben den Hinweisen auf diskursives (Vor-)Wissen – z. B. zu neuen Therapieideen aus der Grundlagenforschung, die medial verbreitet werden – die Gesprächsziele *aller* Gesprächsteilnehmenden zu untersuchen. Bei der Betrachtung von Alzheimer-Prädiktionsgesprächen ist erkennbar, dass die kommunikative Praktik der *therapiebezogenen ärztlichen Handlungsanweisung* von Patient*innen und/oder Angehörigen erwartet, aber aufgrund des ärztlichen Gesprächsziels im PBG nicht (zufriedenstellend) eingelöst wird bzw. werden kann. Das PBG ist aus ärztlicher Sicht kein Therapieplanungsgespräch.

Phasen eines klassischen Therapieplanungsgesprächs finden sich in einem Alzheimer-PBG demnach nicht, der Unterschied zwischen den beiden Interaktionstypen wird somit auch an der Sprachoberfläche deutlich (s. 3.1). Außerdem folgt daraufhin keine kausale Therapie, sondern zunächst ggf. die Prädiktionsuntersuchung und anschließend (bisher nur) ein regelmäßiges und begleitendes Monitoring, obwohl die Erkrankung zu massiven kognitiven und körperlichen Einschränkungen und später zum Tod der Betroffenen führt. Dieser zentrale Aspekt unterscheidet den Interaktionstyp *Prädiktionsberatungsgespräch* vom *Therapieplanungsgespräch*, das im Behandlungsprozess von heilbaren (oder nur zu beobachtenden) Erkrankungen chronologisch an einer ähnlichen Stelle erfolgt.

Eine ebenso zentrale Besonderheit dieses Interaktionstyps, die speziell im Rahmen der Alzheimer-Prädiktion zum Tragen kommt, ist die Komplexität von Risikovorhersagen und Wahrscheinlichkeiten. Gerade Menschen mit neurokognitiven Störungen benötigen gegebenenfalls Anpassungen im Hinblick auf die Verständnissicherung. Aktuell werden PBGs ohne kommunikative Best-Practice-Hinweise durchgeführt und somit (intuitive) Praktiken angewandt, deren

---

sind empirisch ermittelt und vertiefen medizinische Perspektiven auf das Prädiktionsprozedere (Rostamzadeh & Jessen 2020). Der Umfang und die Themendichte eines PBGs können in regulären Krankenhäusern abweichen, da bisher Best-Practice-Handreichungen fehlen.

linguistische Betrachtung aufschlussreich ist (s. 3.2). Aufgrund der neurokognitiven Beeinträchtigung der Patient*innen und der Tatsache, dass die Prädiktion mit ihren oben genannten Parametern (wie den unklaren Ursachen der Erkrankung und den probabilistischen Ergebnissen) ein komplexes Thema ist, entstehen auf interaktionaler Ebene immer wieder Aushandlungssituationen, die nicht nur den kognitiven Zustand der Patient*innen, sondern auch die verschiedenen sich hier verschränkenden Diskursarenen offenbaren.

Eine weitere Besonderheit ist noch deutlicher krankheitsbezogen und bei Betroffenen mit neurokognitiven Störungen international üblich bzw. von medizinischer Seite empfohlen: PBGs sowie alle vorherigen und anschließenden Visiten werden nicht nur zwischen Ärzt*innen und Patient*innen geführt, sondern unter Beisein einer (familiären) Bezugs- bzw. Begleitperson, die bei weiterem Fortschreiten einer neurokognitiven Störung oft zur*zum pflegenden Angehörigen (*caregiver*) wird und somit ebenfalls (indirekt) von der Krankheit und dem Risikowissen betroffen ist, das eine Alzheimer-Prädiktion eröffnet.

Tabelle 1 fasst die Besonderheiten des Alzheimer-PBGs zusammen, das als zentraler Knotenpunkt angesehen werden kann, an dem sich verschiedene diskursive Aspekte verschränken. Im Folgenden werden anhand der Beispiele *Therapieplanung als normative Erwartung* (3.1) sowie *Synonyme und begriffliche Differenzierungen* (3.2) ausgewählte Komponenten einer linguistischen Analyse dieses Interaktionstyps mittels kurzer Gesprächsausschnitte[5] eines Alzheimer-PBGs vorgeführt, das am Zentrum für Gedächtnisstörungen (ZfG) der Uniklinik Köln im Frühjahr 2020 erhoben wurde (s. FN 2). Es werden weniger interaktive Aspekte, sondern verstärkt Praktiken herausgestellt, die die Lexemverwendung und die Aushandlung von Begriffen fokussieren und damit auf fachliches und kollektives Wissen aus anderen Diskursarenen verweisen.

3.1 Therapieplanung als normative Erwartung im PBG

Es geht im Alzheimer-PBG zunächst um die informierte selbstbestimmte Entscheidung der Patient*innen, eine Vorhersage der Risikowahrscheinlichkeit einer Erkrankung durchführen zu lassen oder nicht. Die Gesprächspartner*innen von PBG

---

[5] Transkriptionskonventionen GAT 2 (Selting et al. 2009), die Zeilennummerierung entspricht dem Gesamttranskript.

1 sind (A) eine geschulte Ärztin, (P) der Patient und (B) seine Begleitperson (Angehörige/Ehefrau). Das Gespräch, aus dem die Ausschnitte stammen, fand im Sprechzimmer der Ärztin (A) statt und dauerte 45:20 Minuten.

Transkriptausschnitt 1

```
135  B:  und was kann man dagegen unterNEHmen?
136  A:  geNAU.
137      (-) ähm zum EInen,
138      gibt_s da verSCHIEdene ähm;
139      es gibt so verschiedere MAßnahmen die man ergreifen kAnn;=
140      =vielleicht erklär ich EINmal nochmal kurz was äh demenz eigentlich;=
141      =das ist ja so_n Überbegriff-=
142      =was das eigentlich HEIßT;
143      [und] wo der unterschied ist zu ALZheimer;
144  B:  [hm.]
145      hm_HM.
146  A:  (.) oder KENnen sie den unterschied?
[…]
450      aber beim_bei der ALZheimer krankheit-
451      ist das aus dem GLEICHgewicht geraten;
452      da sind die wErte nicht [mehr    ] (.) UNauffällig;
453  B:                          [hm_HM. ]
454  A:  sondern die werte sind AUFfällig.
455  B:  und DANN (.) frAg ich nOchmal,
456  A:  GERne-
457  P:  ja und DANN,
458      wenn sie das WISsen;
459      wie kann man dagegen ARbeiten?
460  A:  geNAU.
461      es ist MOmentan so;
462      dass es !KEI!ne medikamente [gi:bt die die-]
463  B:                              [es IST aber in] entwicklung, ne?
464      [Aber   ] noch nicht\
465  A:  [geNAU. ]
466      die die ABlagerungen abbauen.
467      das GIBT es noch nicht;
468  P:  nee-
469  A:  es gibt aber FORschungsprojekte;
470      und auch medikaMENtenstudien-
```

[...]
```
588  A:  das wollte ich ihnen jetzt noch erZÄHlen;
589      damit sie alle informaTIOnen haben;
590      weil dAs will ich ihnen nicht VORenthalten.
```

Die Situation der Unheilbarkeit wird an der Sprachoberfläche nicht nur inhaltlich in den Äußerungen der Ärztin deutlich (z. B. „es ist momentan so, dass es keine Medikamente gibt", Z. 461–462) sowie im Gesamtgespräch anhand der fehlenden klassischen Therapieplanungseinheiten, sondern ebenfalls anhand der wiederholten Wiederaufnahme des Themas *Therapie und Verhaltensanpassung* in Form von Fragen von Seiten des Patienten und seiner Begleitperson, beispielsweise in Z. 455–459: „Und dann frag ich nochmal [...] wie kann man dagegen arbeiten?". Diese Wiederholungen bis hin zu Sprachthematisierungen des Fragens („dann frag ich nochmal", Z. 455) zeigen an, dass die Beantwortung dieser Fragen (bis zum Schluss des Gesprächs) aussteht.

Die Frage des Patienten, wie „man dagegen arbeiten" (Z. 459) kann, wird beispielsweise in einer chronologisch vorausgegangenen Sequenz schon von seiner Begleitperson gestellt (Z. 135), sie nutzt hier allerdings das Verb *unternehmen*. Beide Verben (dagegen *arbeiten*/etwas dagegen *unternehmen*) betonen die Vorstellung einer aktiven Gegenmaßnahme, die möglicherweise auch „mühevoll und zeitraubend" (Dudenredaktion 2015: 174) ist und die man konkret „handelnd ergreifen" (Dudenredaktion 2015: 1861) muss, wie das semantische Spektrum von *arbeiten* und *unternehmen* verdeutlicht. Patient und Begleitperson formulieren hier und an weiteren Stellen im Gespräch (nicht abgebildet) wiederholt Äußerungen, die nach therapiebezogenen ärztlichen Handlungsanweisungen fragen, und markieren damit, dass ihnen diese Information fehlt. Die beständigen Wiederholungen dokumentieren, dass sie diese Information erwarten bzw. als zentralen Gesprächszweck ansehen. Gemeinsam mit den Äußerungen und Reaktionen der Ärztin zeigen sich vergleichend die voneinander abweichenden Perspektiven und Ziele der Gesprächsteilnehmenden. Zunächst ist auffällig, dass die Ärztin die vom Patienten unspezifisch formulierte Handlung („dagegen arbeiten", Z. 459) auf eine spezifische Handlung, die *Gabe von Medikamenten gegen die Erkrankung*, bezieht, was sich daran verdeutlicht, dass sie direkt angibt, dass es „momentan [...] keine Medikamente gibt" (Z. 461–462). Von nicht-medikativen Maßnahmen spricht sie nicht von sich aus, sondern in relativierender oder erklärender Reaktion auf konkrete Äußerungen ihrer Gesprächspartner*innen.

Die Ärztin leitet die erkennbare Erwartung hinsichtlich der Therapieplanung vom Patienten und seiner Angehörigen außerdem immer wieder systematisch zu einem anderen Themenaspekt um (u. a. Z. 136–146): Die äußerungseinleitenden Unterbrechungen durch Pausen und Verzögerungssignale („ähm", Z. 137) betonen, dass sie während des Sprechens überlegt, wie sie die thematische Umfokussierung nun gestaltet. Durch die vage Ausdrucksweise „so verschiedene" (Z. 139) umgeht sie zunächst eine konkrete Angabe von Maßnahmen, bevor sie die darauffolgenden Äußerungen (abweichend zu ihrer sonstigen Sprechweise) schnell, unmittelbar und mit Verschleifungen anschließt. Dieses auffällige Latching (Z. 139–142) markiert den gedanklich-thematischen Weg weg von den Gegenmaßnahmen hin zu einem Aspekt, der aus ärztlicher Perspektive wichtig für das Verständnis dessen ist, was die Prädiktionsuntersuchung leisten kann (und was nicht): zum *Unterschied zwischen Demenz und Alzheimer* (Z. 146).

Die wiederholend eingesetzte Praktik bzw. „Strategie der rhetorischen Umfokussierung" (Günthner 2019: 282) gestaltet sich z. T. abrupt und fällt musterhaft durch Abbrüche auf: Mit der Äußerung „das wollte ich Ihnen jetzt noch erzählen" (Z. 588) unterbricht die Ärztin das zuvor durch den Patienten erneut angeschnittene Thema *Therapie und Verhaltensanpassung* z. T. sogar metasprachlich und verweist auf noch fehlende andere *Informationen*. Umfokussierungen führen zu Themen, die an der jeweiligen Stelle im Gesprächsverlauf noch benötigt werden, um das – medizinisch bezweckte – Gesprächsziel zu erreichen: die *informierte* Entscheidungsfindung für oder gegen die Alzheimer-Prädiktion. Dies zeigen die Ausdrucksweisen „alle Informationen" (Z. 589) und „nicht vorenthalten" (Z. 590), wodurch sie darauf verweist, was für Mediziner*innen in solchen Gesprächen ethisch geboten und rechtlich verpflichtend ist. Die differenten Ziele der Gesprächsteilnehmer*innen verdeutlichen sich somit (u. a.) durch die Praktiken des wiederholenden Fragens auf der einen und des thematischen Umfokussierens – bis hin zum metasprachlichen thematischen Abbruch – auf der anderen Seite.

3.2 Synonyme und begriffliche Differenzierungen im PBG

MCI in Verbindung mit Proteinveränderungen ist mit einem Risiko von 59% für die Entwicklung einer Demenz in den nächsten drei Jahren und bis zu 89% für die Entwicklung einer Demenz in den nächsten fünf Jahren verbunden, die auf die Alzheimer-Erkrankung zurückzuführen ist (Vos et al. 2015).[6] Nach den aktuellen Kriterien des *National Institute of Aging/Alzheimer's Association* (NIA-AA) wird dieser Risikozustand als *Alzheimer-Erkrankung mit MCI* (Jack et al. 2018) bezeichnet. Dieses Wissen bzw. die verschiedenen Ergebnisoptionen (s. FN 6) der

---

6 Sind *beide* Biomarker unauffällig: 5% Risikowahrscheinlichkeit (3 J.), 12% (5 J.). Ist nur *eine* der Proteinveränderungen auffällig: 23% Risikowahrscheinlichkeit (3 J.) 47% (5 J.).

prädiktiven Testung müssen im PBG vermittelt, gemeinsam besprochen und eingeordnet werden. Dabei wird aus ärztlicher Perspektive streng auf präzise begriffliche Unterscheidung geachtet und es werden wesentliche Begriffe ausführlich und voneinander differenzierend erklärt, so wie beispielsweise *Alzheimer* und *Demenz* (Z. 146, rhetorische Einstiegsfrage zur Erklärung). Dies ist für den Nachvollzug der Ergebnisoptionen in Zahlen und Skalen wesentlich. Der Gesprächsinhalt ist somit unabhängig von den kognitiven Einschränkungen der beteiligten Patient*innen aufgrund der Probabilistik der Ergebnisoptionen und der korrekt zu memorierenden Begriffsdifferenzierungen komplex.

Transkriptausschnitt 2

```
029  A:   ähm und ähm bei der LEICHten kognitiven störung-
030       das verwechseln VIEle;
031       und denken das wär dann schon demEnz oder ALZ:heimer,
032       h° und eigentlich ist es noch keine deMENZ.
033       (-) ne,
034  P:   hm_HM;
035  A:   also man spricht noch GAR nicht von einer demenz;
036       sondern von einer LEICHten beEInträchtigung des [dEnkens.]
037  P:                                                   [hm;     ]
```

Die Ärztin differenziert drei der wesentlichen Begriffe, die sie im weiteren Verlauf des Gesprächs noch erklärt, schon direkt im Anschluss an die Begrüßungs- und Einstiegsphase (Z. 1–28, nicht abgebildet) im dargestellten Ausschnitt (Z. 29–37): *leichte kognitive Störung*, *Demenz* und *Alzheimer*. Damit unterscheidet sie die diagnostisch beim Patienten festgestellten Symptome (*leichte kognitive Störung*) von Ausdrücken, die er aus der Alltagssprache kennt: *Demenz* und *Alzheimer*. Beide Ausdrücke haben alltagssprachlich eine sehr unspezifische Bedeutung – bis hin zur synonymen und hyperonymen Verwendung (s. 4.2). Sie fragt an dieser Stelle nicht nach dem Bedeutungsverständnis ihrer Gesprächspartner*innen, die hier nur Hörer*innensignale äußern („hm_HM"/„hm", Z. 34–37), sondern betont proaktiv, dass das alltagssprachliche Verständnis üblich ist: Mit der Äußerung „das verwechseln viele" (Z. 30) zeigt sie ihren Gesprächspartner*innen die Normalität der alltagssprachlichen Nutzung auf, da sie auf eine unbestimmte, aber große Anzahl von Personen (*viele*) verweist. Gleichzeitig stellt sie aber klar heraus, dass es keine optionale Variante oder persönliche Entscheidung ist, welches Verständnis man an die Begriffe anlegt. Die synonyme Nutzung wird als *Verwechslung*, also als Fehler, eingestuft (Z. 30), wie das genutzte Verb betont. Die Wiederholung von „Demenz" (Z. 31, 32, 35) in drei aufeinanderfolgenden Intonationsphrasen mit ähnlichem Inhalt verdeutlicht eine besondere Wichtigkeit der Unterscheidung zwischen Demenz und leichter kognitiver Störung. Es ist auffällig, dass die Ärztin versucht, das fachwissenschaftlich akzeptierte Alzheimer-Kontinuum (Jack et al. 2018: 2) mit einschränkenden Ausdrucksweisen wie den Modalpartikeln „eigentlich" (in der zweiten dieser umformulierten Phrasen) oder „noch (gar nicht)" (in der darauffolgenden Phrase) einzubinden. Die dritte Phrase beginnt nach einer Pause mit einem reparierenden „ne also" (Z. 33, 35). Diese Phrase stellt eine Verstärkung der äußerungseinleitenden Aussage (Z. 30–31) dar: Bei einer leichten kognitiven Störung von einer Demenz zu sprechen, ist eine *Verwechslung* (d. h. fehlerhaft). Die Ausdrucksweise „man spricht noch gar nicht von" (Z. 35) könnte dies unterstreichen – oder auch auf die medizinische Norm bzw. die Mediziner*innen hindeuten, die sich hinter dem Pronomen *man* verbergen. Medizinisch ist es nämlich tatsächlich so, dass die *leichte kognitive Störung* als Ausdrucksweise genutzt wird, um von der *schweren kognitiven Störung* zu unterscheiden. Letztere Bezeichnung ist seit der Einführung der DSM-5-Kriterien (Falkai & Wittchen 2015) die neue Ausdrucksweise für *Demenz*. Im PBG 1 wird die schwere kognitive Störung weiterhin „Demenz" genannt, was im Rahmen der Patient*innenkommunikation empfohlen wird (Oedekoven & Dodel 2019: 92). Somit liegt in der Differenz von *leichter kognitiver Störung* und *Demenz* der Unterschied zwischen *leichter* und *schwerer* kognitiver Störung, der gravierend ist (Menschen mit schwerer kognitiver Störung sind in der Regel beispielsweise nicht mehr umfassend einwilligungsfähig).

Die verwendete Ausdrucksweise „leichte Beeinträchtigung des Denkens" (Z. 36) stellt ebenfalls ein Synonym zur *leichten kognitiven Störung* dar; diese ist aber nicht hyperonym (wie die alltagssprachliche Verwendung von Demenz), sondern ersetzt sie auf Einzelwortebene mit Hilfe alltagssprachlich bekannterer Ausdrücke (*kognitiv* – Denken, *Störung* – Beeinträchtigung). PBGs wie PBG 1 enthalten viele weitere aufschlussreiche Sequenzen und auch längere Phasen des gegenseitigen Wissensabgleichs, der Praktiken des Definierens und Synonymsuchens, die hier nicht umfassend dargestellt werden können. Schon diese kurzen Ausschnitte heben die Verschränkungen des fachlichen und kollektiven Wissens, der Themen, Prioritäten und Perspektiven aus den verschiedenen Diskursarenen im zentralen Knotenpunkt PBG hervor. Um diese Einflussbereiche vorzustellen, werden nun ausgewählte Aspekte der Diskursarenen *medizinischer Alzheimer-Fachdiskurs* und *öffentlich-medialer Diskurs* beleuchtet.

4 Die Alzheimer-Prädiktion im Fach- und Alltagsdiskurs

4.1 Der medizinische Fachdiskurs und die (semantischen) Kämpfe um die Krankheitsursachen der AD

Als die Alzheimer-Erkrankung von Alois Alzheimer entdeckt wurde, erkannte er charakteristische demenzielle Veränderungen des Gehirns (Finckh 2006: A1010), aber er fand keine biologische Krankheitsursache. Bis heute ist die Ätiologie der Alzheimer-Erkrankung unklar, tatsächliche Diagnosen können nur postmortal oder anhand von ausgeprägten demenziellen Symptomen in einem Spätstadium der Erkrankung vorgenommen werden. Generell können Demenzen bzw. neurokognitive Störungen aber mit vielen Krankheitsbildern verbunden werden; das DSM-5 listet zehn konkrete Krankheitsfelder neben „anderen medizinischen Krankheitsfaktor[en]" (Falkai & Wittchen 2015: 92) auf. Da mit den Biomarkern Amyloid und Tau nun zwar immer noch keine Ursache für die krankhafte Entwicklung, aber zumindest Hinweise auf biologische Veränderungen gefunden wurden, die in einem starken Zusammenhang mit einer Demenzentwicklung stehen können, wurden im Jahr 2018 die Guidelines von 2011 einem Update unterzogen. Darin beschreiben Jack et al. (2018: 2):

> Over time, however, the distinction between neuropathologic change (which implies change from normal) and clinical symptoms became blurred. Consequently, the term AD is often used to describe two very different entities: prototypical clinical syndromes without neuropathologic verification and AD neuropathologic changes.

Dabei gestaltet sich die in der Alzheimer-Forschung standardmäßig verwendete englische Sprache als besonders „blurred", denn die Abkürzung *AD* wird sowohl für *Alzheimer's Disease* als auch für *Alzheimer's Dementia* genutzt. Jack et al. (2018: 2) schlussfolgern:

> However, a syndrome is not an etiology but rather a clinical consequence of one or more diseases. A biological rather than a syndromal definition of AD is a logical step toward greater understanding of the mechanisms underlying its clinical expression.

Die Unschärfe zwischen *Alzheimer-Erkrankung* und *Demenz* soll damit beseitigt werden und mehr noch, die Forschung an anderen Ursachen (neben den Biomarkern Amyloid und Tau) soll nicht mehr in den Forschungs- (und Förder-)bereich von *Alzheimer* fallen, auch wenn keine hundertprozentige Zuordnung der Biomarker zur Alzheimer-Erkrankung möglich ist:

> Although it is possible that β-amyloid plaques and neurofibrillary tau deposits are *not causal* in AD pathogenesis, it is these abnormal protein deposits that define AD as a unique neurodegenerative disease among different disorders that can lead to dementia.
>
> (Jack et al. 2018: 1)

Die Forschungsbereiche von Autor*innen wie Sweeney et al. (2019), die in derselben Community an vaskulären Ursachen forschen, fallen somit heraus. Gegen ihren Vorschlag, die Definition der Alzheimer-Erkrankung etwas zu erweitern (Sweeney et al. 2019), der in der Zeitschrift der Alzheimer's Association *Alzheimer's & Dementia* abgedruckt wurde, haben Jagust und Kollegen (u. a. Jack und Bennett, die am Update der o. g. Kriterien mitgeschrieben haben) eine Response mit dem Titel ‚*Alzheimer's disease*' is neither ‚*Alzheimer's clinical syndrome*' nor ‚*dementia*' (2019) verfasst, die in derselben Ausgabe der Zeitschrift direkt vor dem Artikel von Sweeney et al. platziert wurde. Fragen der Ätiologie werden zu einer Frage der *Bezeichnung* gemacht, mit der neben einer wissenschaftlichen und klinischen Praktik auch der (Ein- und) Ausschluss von Forschungsthemen aus einer wissenschaftlichen Community verbunden ist. Der Kampf um die Bezeichnung *Alzheimer-Erkrankung* bzw. um den semantischen Gehalt der Bezeichnung wird zur diskursiven Aushandlung von Macht.

Im PBG zwischen (forschenden sowie behandelnden) Ärzt*innen und Patient*innen wird der Unterschied zwischen *Alzheimer-Erkrankung* und *Demenz* ebenfalls zum Gegenstand der Informationsvermittlung, wodurch sich diskursive Einflüsse der fachwissenschaftlichen Arena verdeutlichen. Oben in PBG 1 (3.1) wird diese Informationsvermittlung mit der rhetorischen Frage der Ärztin nach der Kenntnis des *Unterschieds* (Z. 146) eingeleitet. Ähnliches gilt für andere medizinische begriffliche Änderungen, wie die oben ausgeführte Verwendung der Ausdrucksweise *neurokognitive Störung* anstelle von *Demenz*, die zum einen den Gedanken des Alzheimer-Kontinuums (Jack et al. 2018: 2) vorbereitet und zum anderen eine Integration verschiedener kognitiver Störungen neben der Gedächtnisfunktion zulässt, womit „die in früheren Kriterien bestehende Betonung des Gedächtnisses für den diagnostischen Prozess [mit den DSM-5-Kriterien 2013] aufgegeben [wurde]" (Oedekoven & Dodel 2019: 92).

> Der klassische Begriff „Demenz" wurde zugunsten der Kategorie schwere „neurokognitive Störung" aufgegeben (der Begriff „Demenz" kann aber in Kontexten weiter verwendet werden, in denen er etabliert ist, z. B. im Arzt-Patienten-Kontakt).
>
> (Oedekoven & Dodel 2019: 92)

Im diskursiven Verschränkungspunkt *Prädiktionsberatungsgespräch* werden diese verschiedenen Perspektiven, Bezeichnungsänderungen und -unterscheidungen aufgegriffen und treffen gleichsam auf das Wissen, die Themen, die Prioritäten und Perspektiven, die im öffentlich-medialen Diskurs verbreitet und in der Alltagssprache üblich sind.

4.2 Öffentlich-mediales Wissen zur Alzheimer-Prädiktion

Zunächst ist festzuhalten, dass – im Gegensatz zu linguistischen Analysen von Alzheimer-PBGs – schon diskursive Untersuchungen zu den Themen *Demenz* und *Alzheimer* vorliegen. Aus diesen wird deutlich, dass *Demenz* und *Alzheimer* diskursiv unspezifisch, teilweise synonym und mitunter selbst als Metaphern für weitreichendere soziale Übel verwendet werden (u. a. Zeilig 2014: 258). Eine Trennung von Krankheit und Symptom wird medial nicht deutlich. Schon ein kurzer Blick in einzelne textuelle Diskursfragmente der deutschsprachigen Medienlandschaft bestätigt die synonyme Nutzung der beiden Ausdrücke und auch das Auftreten vieler ähnlicher Subthemen, die internationale Studien auflisten.

Zum (Sub-)Thema der Alzheimer-*Prädiktion* bzw. zu medizinjournalistischen Berichten aus der Alzheimerforschung liegen hingegen keine spezifischen Diskursbetrachtungen vor. In entsprechenden Diskursfragmenten geht es musterhaft um potentielle Heilmittel in vorklinischen Testphasen, deren Texttitel mehr versprechen als die aktuelle Forschung für Betroffene leisten kann, z. B. *Wirkstoff gegen Krankheit. Kampf gegen Alzheimer: Wie eine Seife fürs Gehirn* (Münchner Abendzeitung, 09.05.2017). Gleichzeitig werden – gerade in Boulevardzeitungen – auch einzelne Nahrungsmittel als Heilmittel dargestellt, wenn diese Nahrungsmittel beispielsweise Inhaltsstoffe enthalten, die in hoher Konzentration bei Labortestungen (an Mäusen, Fruchtfliegen o. ä.) positiv auf die Verlangsamung, Reduktion etc. von Proteinablagerungen gewirkt haben (z. B. *Vergesslich? Essen Sie mehr Blumenkohl!*, Bild Deutschland 04.09.2018 oder *Griechisches Eisenkraut – gegen das Vergessen*, Basel Express 04.2016).

Wie wissenschaftliche Themen in den öffentlichen Medien dargestellt werden bzw. wie die Transformation von Wissen aus der fachwissenschaftlichen Arena in den medialen Diskurs vonstattengeht, hat Liebert (2002: 362–364) vorgeführt. Er stellt drei Transformationsmuster der Wissenschaftsvermittlung heraus, die auch im öffentlich-medialen Diskurs um *Alzheimer* und *Demenz* zu erkennen sind: Vorläufiges wird endgültig, Uneindeutiges wird eindeutig, Wahrscheinliches wird sicher. Mit der Perspektive auf *kommunikative Praktiken* kann hier eine mediale Praktik erkannt werden, die dort schon anklingt: erzählerisch nach bestimmten Nachrichtenwerten zu akzentuieren und somit „leicht zu übertreiben" (Liebert 2002: 358).

Diese mediale Praktik des *leichten Übertreibens* nährt – gerade im Hinblick auf ein Heilmittel für eine (noch) unheilbare Krankheit – Wünsche und Hoffnungen von Betroffenen. Dies wird im PBG im Vorfeld der Alzheimer-Prädiktion besonders deutlich (B: „Es ist aber in Entwicklung?", Z. 463), denn in diesen Gesprächen wird das Fehlen von Heilmitteln (ganz im Gegensatz zum öffentlich-medialen Diskurs) von Seiten der Ärzt*innen explizit versprachlicht (A: „Es ist momentan so, dass es keine Medikamente gibt, die die Ablagerungen abbauen. Das gibt es noch nicht", Z. 461–467).

5 Linguistik und prädiktive Medizin – Ausblick

Der vorliegende Beitrag hat ausgewählte Aspekte des Untersuchungsbereichs *prädiktive Medizin* aus linguistischer Perspektive betrachtet. Es wurde insbesondere der Interaktionstyp *(Alzheimer-)Prädiktionsberatungsgespräch* vorgestellt, der an wesentlichen Stellen vom Interaktionstyp *Therapieplanungsgespräch* (sowie anderen Subtypen des ärztlichen Beratungsgesprächs) abweicht (Tab. 1) und einen zentralen Kontenpunkt des diskursiven Aushandlungsbereichs um die prädiktive Medizin darstellt, an dem sich fachliches und kollektives Wissen, Themen, Prioritäten und Perspektiven aus den Diskursarenen verschränken (– Letzteres ist hier nur sehr fragmentarisch gezeigt).

Betrachtet man PBGs auf performativer Ebene, wird deutlich, dass hier verschiedene Praktiken zusammentreffen. Diese sind nicht nur *akute* Praktiken im Gespräch selbst, die für diesen speziellen (und aus linguistischer Perspektive neuen) Interaktionstyp noch weitergehend herauszuarbeiten sind, sondern auch *latente* Praktiken, wie das *leichte Übertreiben* bei der Wissenstransformation im Wissenschaftsjournalismus, die sich aus verschiedenen Diskursarenen speisen und sich wiederum im Wissen, den Themen, Prioritäten und Perspektiven der Gesprächsteilnehmer*innen abbilden und dadurch einen Beitrag zur Art und Form von Gesprächspraktiken leisten. Interessant erscheint neben der Herausarbeitung und Unterscheidung von interaktiv akuten und diskursiv latenten Praktiken die Frage, welche kommunikativen Praktiken schlussendlich übergeordnet und welche spezifisch für den Bereich der *prädiktiven Medizin* sind. Eine chronologische Betrachtung auf individueller Ebene könnte überdies ebenfalls vielversprechend sein. Hier stellt sich die Frage, wie Betroffene (Patient*innen, Angehörige) ihre Erwartungen außerhalb des PBGs versprachlichen und wie sie später – nach einer Prädiktion – das erlangte prädiktive Wissen, das ihnen als probabilistischer Risikowert vorliegt, sprachlich in ihre Identitäts- sowie Normalitätsvorstellungen integrieren.

Literatur

Basel Express (2016): Griechisches Eisenkraut – gegen das Vergessen. Von Dider Rebetez. 04.2016.

Bild Deutschland (2018): Vergesslich? Essen Sie mehr Blumenkohl! o. A. 04.09.2018.

Dudenredaktion (2015): *Duden – Deutsches Universalwörterbuch.* 8. Aufl. Berlin: Dudenverlag.

Falkai, Peter & Hans-Ulrich Wittchen (2015): *Diagnostisches und statistisches Manual psychischer Störungen. DSM-5.* Göttingen: Hogrefe.

Finckh, Ulrich (2006): Genetische Faktoren bei Alzheimer-Demenz. *Deutsches Ärzteblatt* 103 (15). A1010–A1016.

Franke, Alexa (2012): *Modelle von Gesundheit und Krankheit.* 3., überarb. Auflage. Bern: Huber.

Günthner, Susanne (2019): ‚Kultur-in-kommunikativen-Praktiken'. Kommunikative Praktiken zur Übermittlung schlechter Nachrichten in onkologischen Aufklärungsgesprächen. In Juliane Schröter, Susanne Tienken & Yvonne Ilg et al. (Hrsg.), *Linguistische Kulturanalyse,* 269–292. Berlin, Boston: De Gruyter.

Graf, Eva-Maria & Thomas Spranz-Fogasy (2018): Helfende Berufe – helfende Interaktionen. In Karin Birkner & Nina Janich (Hrsg.), *Handbuch Text und Gespräch,* 421–443. Berlin, Boston: De Gruyter.

Habscheid, Stephan (2016): Handeln in Praxis. Hinter- und Untergründe situierter sprachlicher Bedeutungskonstitution. In Arnulf Deppermann, Helmuth Feilke & Angelika Linke (Hrsg.), *Sprachliche und kommunikative Praktiken. Jahrbuch des Instituts für Deutsche Sprache 2015,* 127–151. Berlin, Boston: De Gruyter.

Jack, Clifford R., David A. Bennett & Kaj Blennow et al. (2018): NIA-AA Research Framework: Toward a biological definition of Alzheimer's disease. *Alzheimer's & Dementia* 14 (4), 535–562.

Jagust, William, Jack R. Clifford & David A. Bennett et al. (2019): „Alzheimer's disease" is neither „Alzheimer's clinical syndrome" nor „dementia". *Alzheimer's & Dementia* 15, 153–157.

Liebert, Wolf-Andreas (2002): *Wissenstransformationen. Handlungssemantische Analysen von Wissenschafts- und Vermittlungstexten.* Berlin, New York: De Gruyter.

Maier, Wolfgang & Günther Deuschl (2016): S3-Leitlinie Demenzen. In Deutsche Gesellschaft für Neurologie (Hrsg.), *Leitlinien für Diagnostik und Therapie in der Neurologie.*

Meier, Friedhelm, Jens Ried, Matthias Braun & Peter Dabrock (2017): ‚Healthy sick' oder: Wie genetisches Risiko den Krankheitsbegriff des GKV-Systems aushebelt. *Das Gesundheitswesen* 79 (8), 594–598.

Münchner Abendzeitung (2017): Wirkstoff gegen Krankheit. Kampf gegen Alzheimer: Wie eine Seife fürs Gehirn. Von Markus Lohmüller. 09.05.2017.

Oedekoven, Christiane & Richard Dodel (2019): Diagnostische Kriterien und Diagnose der Demenz vom Alzheimer-Typ. *Neurologie up2date* 2 (1), 91–105.

Paul, Norbert W. (2010): Medizinische Prädiktion, Prävention und Gerechtigkeit: Anmerkungen zu ethischen Dimensionen eines biomedizinischen Ideals. *Ethik in der Medizin* 22, 191–205.

Rostamzadeh, Ayda & Frank Jessen (2020): Früherkennung der Alzheimer-Krankheit und Demenzprädiktion bei Patienten mit leichter kognitiver Störung: Zusammenfassung aktueller Empfehlungen. *Der Nervenarzt* 91 (9), 832–842.

Rostamzadeh, Ayda, Carolin Schwegler & Silvia Gil-Navarro et al. (2021): Biomarker-Based Risk Prediction of Alzheimer's Dementia in MCI: Psychosocial, Ethical and Legal Aspects – The PreDADQoL Project. *Journal of Alzheimer's Disease* 80 (2), 601–617.

Samerski, Silja & Anna Henkel (2015): Responsibilisierende Entscheidungen. Strategien und Paradoxien des sozialen Umgangs mit probabilistischen Risiken am Beispiel der Medizin. *Berliner Journal für Soziologie* 25, 83–110.

Schmitz-Luhn, Björn, Frank Jessen & Christiane Woopen (2019): Recht und Ethik der biomarkerbasierten Risikoprädiktion einer Alzheimer-Demenz. *Deutsches Ärzteblatt* 116 (37), A1592–A1956.

Selting, Margret, Peter Auer & Dagmar Barth-Weingarten (2009): Gesprächsanalytisches Transkriptionssystem 2 (GAT 2). *Gesprächsforschung – Online-Zeitschrift zur verbalen Interaktion* 10, 353–402.

Sweeney, Melanie D., Axel Montagne & Abhay P. Sagare et al. (2019): Vascular dysfunction – the disregarded partner of Alzheimer's disease. *Alzheimer's & Dementia* 15, 158–167.

Vanderschaeghe, Gwendolien, Kris Dierickx & Rik Vandenberghe (2018): Review of the Ethical Issues of a Biomarker-Based Diagnoses in the Early Stage of Alzheimer's Disease. *Bioethical Inquiry* 15, 219–230.

Vos, Stephanie J. B., Frans Verhey & Lutz Fröhlich et al. (2015): Prevalence and prognosis of Alzheimer's disease at the mild cognitive impairment stage. *Brain* 138, 1327–1338.

Zeilig, Hannah (2014): Dementia as a Cultural Metaphor. *The Gerontologist* 54 (2), 258–267.

Christian Schütte
„Ist das denn noch normal?"
Diskurslinguistische Stichproben zur Aushandlung von ‚Normalität' in Online-Trauer-Foren

Abstract: Dieser Beitrag untersucht unter Rückgriff auf diskurslinguistische Methoden die Aushandlungsprozesse in Bezug auf „Normalität" in zwei Internet-Trauerforen. In diesen Online-Diskussionen geht es um die Frage, welche Formen der Trauer als normal gelten können. Es zeigt sich, dass die Forenkommunikation in erster Linie der wechselseitigen Bestätigung von Normalität dient und Bedrohungen des Face – im Sinne von Brown & Levinson (2007) – so weit wie möglich vermieden werden. Die diskursive Konstruktion von ‚normaler Trauer' in den Foren entspricht dabei im Wesentlichen den Konzepten, die in der aktuellen Ratgeberliteratur zum Thema Trauern propagiert werden.

Keywords: Forenkommunikation, Trauer, Normalismus, Diskurslinguistik, Argumentationsanalyse, Positionierungstheorie

1 Einleitung

Eine linguistische Untersuchung der ‚Normalitäts'-Zuschreibungen im Zusammenhang mit Trauer hat in mehrfacher Hinsicht einen Bezug zur Medizin: Zum einen geht es bei den hier analysierten Trauerforen um die Reaktionen auf einen Exitus, häufig nach längerer Krankheit, zum anderen gelten bestimmte Formen der Trauer bisweilen als „pathologisch" (vgl. Lammer 2004: 35). Tatsächlich diskutieren die Forennutzerinnen und -nutzer des Analysekorpus insbesondere solche Trauerreaktionen, die im Verdacht stehen, pathologisch und in diesem Sinne ‚nicht mehr normal' zu sein. Zu typischen „Trauersymptomen" (Lammer 2004: 39) zählt damit eine Reihe körperlicher Beschwerden, die Gegenstand medizinischer Behandlung werden können. Denn schließlich ist ‚Normalisierung' auch oft ein Ziel der Medizin, wenn es z. B. darum geht, den Blutdruck zu normalisieren. Normalität wird beim vorliegenden Untersuchungsgegenstand allerdings nicht auf medizinischem Wege

---

Christian Schütte, Universität Leipzig, Germanistische Linguistik/Varietätenlinguistik, christian.schuette@uni-leipzig.de

hergestellt, sondern diskursiv: In Trauerforen wird der Versuch unternommen, mit kommunikativen Mitteln Trauer zu bewältigen und so Normalität bzw. Normalisierung sicherzustellen. Die Linguistik kann hierbei mit Hilfe diskursanalytischer Methoden bestimmen, welche sprachlichen Strukturen diese Aushandlungsprozesse und damit den Normalitätsdiskurs in Bezug auf Trauer konstituieren.

Diese qualitativ-quantitative Studie mit explorativem Charakter ermittelt anhand von Stichproben aus zwei Online-Trauerforen (Aspetos-Forum, Trauer-Verlust-Forum), wie häufig verschiedene Formen der Normalitätszuschreibung in einem Untersuchungszeitraum von einem Kalenderjahr auftreten. Den Diskurs, der in derartigen Foren realisiert wird, kennzeichnet ein relativ hoher Grad an „lokaler Interaktionalität" (Pappert & Roth 2016: 46), da die Beiträge der verschiedenen Kommunikationsteilnehmer sich eng aufeinander beziehen und so einen Dialog bilden, um Themen wie ‚Normalität' zu diskutieren. In der Aushandlung dessen, was als ‚normal' gelten soll und was nicht, spielen in kommunikativer Hinsicht mindestens vier Aspekte eine Rolle: Erstens stellt das Zu- oder Absprechen von Normalität eine Bewertungshandlung dar, ‚Normalität' ist ein Bewertungsaspekt (Ripfel 1987: 155–156) von Handlungen, Einstellungen, Emotionen etc. Zweitens geht damit eine Positionierung, d. h. eine Zuweisung von Eigenschaften und sozialen Positionen unter den Beteiligten an der Kommunikation, einher (vgl. Harré & van Langenhove 1999), und zwar sowohl desjenigen, der die Normalität des eigenen Verhaltens in Frage stellt, als auch desjenigen, der darüber urteilt (zur Reziprozität von Positionierungen vgl. Lucius-Hoene & Deppermann 2004: 168–170). Drittens handelt es um einen Bestandteil des Facework (vgl. Brown & Levinson 2007), denn bei jemandem, dessen Normalität in Zweifel gezogen wird, steht dessen positives Face auf dem Spiel. Und viertens ist zu prüfen, welche Stellung die Diskussion von Normalitätsfragen in den Interaktionsprozessen von Threads in Trauerforen in pragmatischer Hinsicht einnimmt: So ist das Infragestellen der eigenen Normalität oft in Threaderöffnungen zu finden (vgl. Schütte 2019), dagegen zieht das Absprechen von Normalität in der Regel bestimmte Anschlusshandlungen nach sich, z. B. die Empfehlung einer Therapie.

Trauerkommunikation ist in der Linguistik empirisch bisher vor allem an der Textsorte der Trauer- bzw. Todesanzeigen untersucht worden (u. a. Linke 2001; Stein 2008, 2012). Die grundsätzlichen Ausdrucksmöglichkeiten hinsichtlich der Emotion Trauer untersucht Fiehler (2014), speziell mit dem Ausdruck kollektiver Trauer im Internet befasst sich Marx (2019). Die Frage, wie Normalität in der (Online-)Interaktion ausgehandelt wird, ist bisher nicht fokussiert worden.

Schließlich lässt sich das Untersuchungsfeld auch diskursanalytisch einordnen: Der Normalitätsdiskurs, der hier ausschnittsweise untersucht wird, ist Teil des Trauerdiskurses, der wiederum ein Teildiskurs (Spitzmüller & Warnke 2011: 89) des Todesdiskurses ist, d. h. der Gesamtheit der gesellschaftlichen Kommunikation über Aspekte der Sterblichkeit. Es geht hier um eine explorative Rekonstruktion dessen, was im Trauerdiskurs in der Diskusebene der Online-Trauerforen als ‚normal' gilt, mithin um die soziale Konstruktion von Wissen in diesem Gegenstandsbereich (vgl. Seale 1998; van Brussel & Carpentier 2014). Im Zentrum steht eine Analyse zweier Grundformen von Normalitätszuschreibungen: Selbstzuschreibungen (‚Meine Trauer ist normal') und Fremdzuschreibungen (‚Deine Trauer ist normal'). Oft kommt es zur wechselseitigen Bestätigung von Normalität, womit die Trauerforen – ähnlich wie politische Kommentarforen – als Echokammern fungieren, in denen es um die Affirmation der ohnehin bestehenden Normalitätsvorstellungen geht (vgl. Pappert & Roth 2019: 22).

Dieser Beitrag umreißt zunächst das Verhältnis von Trauer und Normalitätskonzepten (Kap. 2), ehe nach der Vorstellung des Untersuchungskorpus (Kap. 3) die quantitativen und qualitativen Ergebnisse präsentiert werden (Kap. 4). Dabei spielt die Analyse der verwendeten Argumentationsmuster ebenso eine wichtige Rolle wie die Fragen, wo im Diskurs eine Grenze zur Nicht-Normalität gezogen wird und welche Funktionen die Nutzer der Forenkommunikation insgesamt zuschreiben.

2 Konzeptualisierungen von Trauer und Normalität

Was normal ist und was nicht, ist Gegenstand gesellschaftlicher Aushandlungsprozesse. Was als normal gilt, unterliegt sozialem Wandel. Die Orientierung am „Normalen" wird oft als eine Erscheinung der Moderne beschrieben. In seinem „Versuch über den Normalismus" setzt für Link die Entstehung von Normalitätsvorstellungen erst ein „mit moderner Massenproduktion und moderner Erhebung von Massendaten sowie der statistischen Analyse solcher Massendaten seit dem 18. und verstärkt seit dem frühen 19. Jahrhundert" (Link 2013: 20). Wie Normalitätskonzepte sind auch die Erlebnis- und Ausdrucksformen von Trauer einem gesellschaftlichen Wandel unterworfen (vgl. Walter 1994: 18–22; Sörries 2012; Thieme 2019: 145–170). Daher bleibt das individuelle Empfinden von Trauer immer bezogen auf intersubjektive, gesellschaftlich geltende Konzepte. Auch wenn diese in ihren jeweiligen Ausprägungen divergieren, haben sie doch Gemeinsamkeiten. So setzen die moderneren Modelle, die den Trauerprozess einteilen in Phasen (Kast 1989) oder die Bewältigung von Aufgaben (Worden 2001), jeweils ein Verlaufsschema voraus. Mittlerweile überwiegt in der Fach- und Ratgeberliteratur die Kritik an den Phasenmodellen, denn dadurch werde das Trauerverhalten „normiert" (Lammer 2004: 100). Den ordnungsstiftenden Charakter solcher

Schematisierungen unterläuft allerdings die Art und Weise, wie Trauer von Betroffenen erlebt wird: „Wie überall im richtigen Leben ist auch in der Trauer individuelle Verschiedenheit normal – das ganz normale Chaos der Trauer" (Lammer 2004: 32). Diese pluralistische Grundhaltung, die aus der Betonung der Individualität resultiert, hat u. a. für die Praxis der Trauerbegleitung Konsequenzen:

> Womit können die PraktikerInnen rechnen, woran sollen sie sich halten, wie soll man erkennen, ob Trauernde auf gutem Wege sind oder therapeutische Hilfe brauchen, wenn nicht mehr eindeutig ist, was ‚normal' ist? (Lammer 2004: 32)

Sowohl für Trauernde als auch für ihre professionellen Begleiter steht die Normalität in einem Zusammenhang mit der Erwartbarkeit von bestimmten Gefühlen, Einstellungen, Verhaltensweisen. Auch in dieser Hinsicht stört Trauer als „Chaos" die Ordnung und entzieht sich der individuellen wie therapeutischen Kontrolle.

Wenn in der Fachliteratur der Begriff einer „normalen Trauer" diskutiert wird, ist ihm häufig der Ausdruck „pathologische Trauer" gegenübergestellt (Lammer 2004: 35–36). Allerdings besteht keine Einigkeit darüber, wie ‚normale Trauer' zu definieren wäre. Lammer plädiert stattdessen für eine „Anerkennung der *Normalität* der Trauer" (Lammer 2004: 35, Hervorheb. i. Orig.). Diese Anerkennung stellt für Betroffene deshalb ein Bedürfnis dar, weil Trauernde „häufig [...] unter der Angst leiden, nicht mehr ‚normal' zu sein oder den Verstand zu verlieren" (Lammer 2004: 85). Für Link ist dieses Gefühl, das er als „Denormalisierungsangst" (Link 2013: 44) bezeichnet, sogar schlechthin „die Grund-Angst der Moderne" (Link 2013: 352).

Wie sich also am Beispiel von Trauer zeigt, werden Gefühle zwar individuell erlebt, haben aber immer eine soziale Dimension. In diesem Sinne betrachtet Fiehler Emotionen als „‚sozial verfasste' und ‚sozial geregelte' Phänomene" (Fiehler 2014: 52). Emotionale Reaktionen z. B. auf Verlust sind insofern zwar individuelle, der Außenwelt nicht unmittelbar zugängliche Sachverhalte, die nur der Einzelne erlebt, aber „wir brauchen Vergewisserung, dass all dies ‚richtig' und ‚normal' ist" (Lammer 2004: 85).

Doch selbst wenn es faktisch ein Bedürfnis nach Normalitätsbestätigung gibt, lässt sich – außerhalb fachlicher Anleitungsliteratur – z. B. aus philosophischer Perspektive auch Kritik an psychotherapeutischen Bewältigungsstrategien üben. Sobald die psychologische „Funktion der Trauer" (Liebsch 2006: 24) ausschließlich darin erkannt wird, einen Verlust zu überwinden, wird damit eine Norm auf einem Gebiet etabliert, in dem man mit Liebsch (2006) nicht nur eine „Normalisierbarkeit" generell in Frage stellen, sondern auch eine solche „normative Bevormundung" (Liebsch 2006: 25) kritisieren kann.

Anhand der anschließenden Beispiele aus den Trauerforen lassen sich derartige Diskussionen fortführen: Bei der Frage nach der Normalität geht es darum, wie ein Verhalten, eine Einstellung oder ein Gefühl, das man an sich oder anderen beobachtet hat, unter der Maßgabe des ‚Normalen' zu beurteilen ist. Sie wird dann aufgeworfen, wenn es Zweifel daran geben kann, ob etwas (noch) normal ist. Die Antwort, dass etwas nicht (mehr) normal sei, kann in diesem Kontext dazu führen, dass als nächster Schritt fachlicher Rat, etwa von psychotherapeutischer Seite, gesucht wird. Wie unten gezeigt wird, ist dies tatsächlich die Empfehlung, die andere Nutzer geben, sobald nach ihrer Einschätzung das Normalmaß an Trauer überschritten worden ist. In solchen Fällen wird die Renormalisierung der Trauernden an Experten ausgelagert.

3 Untersuchungskorpus und Untersuchungsmethode

Die Analyse sprachlicher Daten im Kontext von Tod und Trauer erfordert generell einige Vorsicht, da intime Gefühle von Privatpersonen in der Öffentlichkeit präsentiert werden (vgl. ausführlicher dazu Tienken 2016: 168–170). Dennoch darf man davon ausgehen, dass in den hier untersuchten Foren den Nutzerinnen und Nutzern bewusst ist, dass sie sich öffentlich äußern. Darauf weisen die Nutzungsbedingungen der Forenbetreiber wiederholt hin:

> Das Forum ist ein öffentlicher Ort und du kannst selbst steuern, wie anonym du bleibst oder auch nicht. Gib zu deinem persönlichen Schutz keine genauen Namen, Daten und Privatadressen an.
> (https://forum.aspetos.com/forum/thread/2259-regeln-im-forum/ letzter Zugriff 09.07.2021)

Alle Userinnen und User sind darüber informiert, dass die Foren frei und ohne Passwortschutz zugänglich sind. Abgesehen davon ist der Gang an die Öffentlichkeit und damit die Veröffentlichung von intimen Gefühlen gerade ein wesentlicher Zweck dieser Form der Kommunikation (vgl. Brunner, Engelhardt & Heider 2011). Wie bereits Dürscheid (2005) feststellt, hat sich in der digitalen Kommunikation das Verhältnis von Öffentlichkeit und Privatheit gewandelt, die Annahme eines grundlegenden Gegensatzes ist nicht mehr haltbar: Private Themen werden heute gewohnheitsmäßig in der Öffentlichkeit präsentiert und diskutiert.

Die Foren des ausgewählten Korpus arbeiten nicht mit Klarnamen. Insofern ist davon auszugehen, dass die Persönlichkeitsrechte der Kommunikatorinnen und Kommunikatoren ohnehin durch die Pseudonymisierung gewahrt bleiben. In der vorliegenden Analyse wird außerdem darauf verzichtet, weitergehende soziodemographische Daten zu nutzen, schon – indirekt erschließbares – Geschlecht und Alter spielen keine Rolle. Zusätzlich werden die Usernamen in den folgenden Beispielen anonymisiert und durchnummeriert. Zwar enthalten einige Nicknames Hinweise auf das mutmaßliche Geschlecht der Person, doch soll in der folgenden Darstellung das generische Maskulinum (,User' etc.) zusätzlich neutralisierend wirken. Alle Beispiele aus den Foren werden im Folgenden in Originalform, d. h. mit allen Abweichungen von der Standardorthographie, zitiert.

Das Korpus besteht aus Beiträgen zweier größerer Trauerforen: Zum einen das Aspetos-Trauerforum (https://forum.aspetos.com), das zum Zeitpunkt der Datenabfrage (März 2019) über 8.500 registrierte Nutzerinnen und Nutzer aufwies, die über 73.000 Beiträge in mehr als 1.400 Threads gepostet hatten. Zum anderen das Trauer-Verlust-Forum „Sternenstaub" (http://www.trauer-verlustforum.de) mit über 2.800 Registrierungen und über 91.000 Beiträgen in über 4.600 Threads. Mittels der Suchfunktion innerhalb des jeweiligen Forums wurden Lexeme wie ,normal', ,normalerweise', ,Normalität' und ,normalisieren' oder auch Ad-hoc-Bildungen wie ,Normal-Welt' ermittelt. Im Aspetos-Forum gab es im Untersuchungszeitraum, dem Jahr 2018, insgesamt 430 Beiträge, in denen auf ,Normalität' referiert wird, im Trauer-Verlust-Forum waren es 88. Diese insgesamt 518 Beiträge bilden das Korpus der folgenden Untersuchung.

4 Quantitative und qualitative Ergebnisse

4.1 Zwei Konzepte von ,Normalität'

Betrachtet man die Vorkommnisse von ,Normalitätslexemen' in ihrem jeweiligen Äußerungskontext, lassen diese sich semantisch spezifizieren und differenzieren (siehe Tab. 1): Bei Aspetos geht es in 212 (von 430) Fällen um die ,Normalität' bestimmter Formen von Trauer, beim Trauer-Verlust-Forum in 44 (von 88) Fällen. Etwas weniger häufig wird mit ,Normalität' gerade diejenige Lebenswelt des Alltags *außerhalb* der Trauer bezeichnet, in die man zurückkehren möchte (Aspetos: 156; Trauer-Verlust-Forum: 31). Sonstige Referenzen auf ,Normalität' liegen 62-mal bei Aspetos und nur 13-mal im Trauer-Verlust-Forum vor.[1]

---

[1] Um diese Residualkategorie, die meist im Rahmen von narrativen Themenentfaltungen auftritt und im Folgenden für das Hauptthema dieses Beitrags keine Rolle spielt, wenigstens kurz zu illustrieren, soll je ein Beispiel aus den Foren genügen: „Die beiden Geschwister stritten sich auch häufig, aber nie lange und nicht außerhalb eines für das Alter normalen Rahmens." (user#25, Trauer-Verlust-Forum, 30.10.2018) „Es ist zwar auch kälter geworden aber das ist für diese Jahreszeit normal." (user#26, Aspetos-Forum,16.11.2018).

Tab. 1: Vorkommenshäufigkeit von ‚Normalitätslexemen'.

	Aspetos	Trauer-Verlust-Forum
Normalität von Trauer	212	44
Normalität des Alltags	156	31
sonstige Normalitätserwähnungen	62	13

Für den Trauer-Diskurs ergeben sich damit zwei relevante Konzepte von ‚Normalität': Zunächst wird unter der ‚Normalität' die Alltagswelt verstanden, in der Tod und Trauer keine Rolle spielen und die nach einer Phase der ‚Nicht-Normalität' wieder dominiert. Innerhalb der nicht-normalen Unterbrechungsphase der Trauer gibt es jedoch wiederum Verlaufsformen, die als ‚normal' gelten können, und andere, die es nicht sind. Hinsichtlich der Trauer-Normalität sind es bestimmte Gedanken, Gefühle, Handlungen, Verhaltensweisen etc., bei denen ausgehandelt wird, ob sie als ‚normal' zu bewerten sind oder nicht.[2]

Der Diskussion um normale bzw. nicht-normale Trauer im nächsten Kapitel sei ein kurzer Blick auf das vorangestellt, was außerhalb der Trauer als ‚normal' aufgefasst wird. Zur ‚Normalität' der Alltagswelt gehört zunächst einmal, dass alle Menschen weder sterben noch (lebensbedrohlich) erkrankt sind. Ist dies nicht mehr der Fall, ist die Normalität aufgehoben, es herrscht ein Ausnahmezustand. Auch wenn grundsätzlich ein abstraktes Wissen des Menschen um seine Endlichkeit besteht, ist der Tod also nicht Bestandteil des normalen Alltags, in dem dieses Wissen nicht präsent ist: „Im Alltagsdenken und -handeln blenden Menschen ihre eigene Sterblichkeit meist aus" (Feldmann 2010: 75). Darüber besteht in psychologischer wie soziologischer Forschung weitgehend Einigkeit:

> Die ständige Erfahrung von Angst vor dem Tod würde die Funktionsfähigkeit des Individuums bedrohen [...]. Daher ist die Angst vor dem Tod auch kein Bestandteil der alltäglichen Erfahrung; sie tritt nur selten und zumeist in verkleideter Form im Bewusstsein auf.
> (Ochsmann 1993: 125)

Tod und Trauer gefährden die „ontologische Sicherheit" (vgl. Giddens 1991: 48–50) des Individuums in existentieller Weise und bedrohen insofern dessen Handlungsfähigkeit im Alltag: „Das Leben soll durch die Konfrontation mit dem Tod nicht belas-

---

[2] Die Forennutzer selbst problematisieren Ausdrücke wie ‚normal' oder ‚Normalität' recht häufig, wie der hohe Anteil des Einsatzes von distanzierenden Anführungszeichen zeigt: Diese finden sich bei 60 der 518 Tokens.

tet werden. Dieser emotionale Selbstschutz jedoch führt zu einer kommunikativen Begrenztheit sowie zu Tabuisierungstendenzen" (Schwarz-Friesel 2013: 275–276; vgl. auch Giddens 1991: 161–162).

Kennzeichen der Normalität der Alltagswelt sind außerdem gewohnte, sich wiederholende Tätigkeiten. Diese umfassen im Diskurs der Trauerforen nicht nur die Arbeitswelt oder das Familienleben: Auch (jährlich wiederkehrende) Feiertage zählen dazu, sogar Urlaube, sofern diese regelmäßig wiederholt werden, z. B. am selben Urlaubsort. Diese Normalität der Alltagswelt stellt für die Trauernden einen Kontrast zur eigenen Trauer dar und gerät deshalb mit ihr in Konflikt, wie zwei Posts desselben Users binnen drei Wochen zeigen:

> [1] Mein Umfeld lebt normal weiter, kann feiern, lachen, planen, aber ich ertrage das nicht.
> (user#1, Aspetos-Forum, 6.10.18)

> [2] Mich schmerzt die Normalität, mit der Freunde ihr Leben scheinbar weiterleben.
> (user#1, Aspetos-Forum, 26.10.18)

Der Trauernde positioniert sich hier als von der Normalität der Alltagswelt entfernt, soziale Isolation ist die Folge. Andererseits wird Trauer in den Foren zwar konstruiert als eine Ausnahmesituation, jedoch zugleich als eine Phase, an deren Ende die Rückkehr in den „Normalmodus" (user#2, Aspetos-Forum, 2.4. u. 4.4.2018) der Alltagswelt der Rechtfertigung bedarf: Wer nicht mehr trauert und sich wieder dem Alltag zuwendet, fühlt sich offenbar dazu verpflichtet, in diesem Diskurs die Beendigung der Trauer argumentativ zu stützen. Schließlich ist die Ursache der Trauer nicht aus der Welt geschaffen, die betrauerte Person ist weiterhin tot. Aus dieser Sicht ist nämlich das eigene Leben nicht nur kurzzeitig gestört, sondern vollends zerstört, wie dieser Beitrag metaphorisch ausdrückt: „Für alle anderen geht das Leben ganz normal weiter. Nur für einen selber ist kein Stein auf dem anderen geblieben" (user#2, Aspetos-Forum, 30.7.18).

4.2 Formen der Normalitätszuschreibung im Hinblick auf Trauer

In lexikalischer Hinsicht erfolgt die Normalitätszuschreibung im Korpus meist unter Verwendung des Adjektivs „normal", das dabei im attributiven Gebrauch („normale Reaktionen") ebenso auftritt wie im prädikativen („das ist normal") oder adverbialen Gebrauch („normal weiterleben") – allerdings nie im Komparativ oder Superlativ. Das Verb „normalisieren" lässt sich im Korpus nicht nachweisen, vereinzelte Belege finden sich aber für das Adverb „normalerweise". Häufiger ist hingegen das Substantiv „Normalität" zu verzeichnen, gelegentlich gibt es auch

Nominalkomposita mit „Normal-" als Determinans („Normalmodus", „Normal-Welt").

In pragmatischer Hinsicht stellen Normalitätszuschreibungen zunächst einmal assertive Sprechakte dar (vgl. Meibauer 2008: 95). Darüber hinaus sind sie oft eng verknüpft mit direktiven Sprechakten wie dem Erteilen von Ratschlägen oder komplexeren Handlungen wie Begründungen, was später noch näher ausgeführt wird. Als theoretischer Bezugsrahmen für die Normalitätszuschreibungen bietet sich die Positionierungstheorie (vgl. van Langenhove & Harré 1999; Lucius-Hoene & Deppermann 2004) an, die im Vergleich zum relativ starren Rollen-Konzept die Dynamik wechselnder Positionen in der Interaktion besser abzubilden vermag (vgl. Davis & Harré 1999: 33). Als eine „lokale Praxis" (Spitzmüller, Flubacher & Bendl 2017: 7) der Positionierung stellt die Frage der Normalität in der Foren-Interaktion einen Teilaspekt der Selbstwahrnehmung sowie der Wahrnehmung durch andere dar. Wenn z. B. jemand in einem Forum die Normalität seines Handelns, Denkens, Fühlens etc. in Frage stellt, geht damit sowohl eine Selbst- als auch eine Fremdpositionierung (vgl. Lucius-Hoene & Deppermann 2004: 168–170) einher. Wer so fragt, positioniert sich als jemand, der in Folge seiner Selbstreflexion sich selbst in Frage stellt und Orientierungsbedarf offenbart. Hier zeigt sich die Wechselseitigkeit von Positionierungen (vgl. van Langenhove & Harré 1999: 22), denn gleichzeitig erfolgt damit eine Fremdpositionierung der anderen Userinnen und User, die nun diejenigen sind, die über die Normalität zu befinden haben und somit eine Bewertungshandlung vornehmen sollen. Durch diese Bewertung – sofern sie geäußert wird – akzeptieren die anderen zum einen die ihnen zugewiesene Position (vgl. Lucius-Hoene & Deppermann 2004: 170), zum anderen nehmen sie damit wiederum eine Fremdpositionierung desjenigen vor, der die Frage gestellt hat: Dieser wird als normal oder nicht-normal positioniert. Insofern lässt sich das anfängliche Infragestellen der eigenen Normalität auch als Bitte um Fremdpositionierung beschreiben. In einem weiteren Sinne handelt es sich dabei um eine Positionierung, die der eines Ratsuchenden gegenüber einer Gruppe von Ratgebenden ähnelt, zumal im Kontext der Online-Foren im Falle einer Zuschreibung von Nicht-Normalität als zusätzliche Sprechhandlung der anderen Userinnen und User ein Rat zu erwarten wäre, wie Normalität wiederhergestellt werden kann. All diese sprachlichen Handlungen sind im Hinblick auf das Face riskant: Nicht nur gefährdet das Bitten um Rat das negative Face der Ratgebenden – im Sinne deren persönlicher Handlungsfreiheit (vgl. Brown & Levinson 2007: 65) –, sondern insbesondere das positive Face desjenigen steht auf dem Spiel, der seine Normalität in Frage stellt. Normal zu sein, kann im Allgemeinen als ein wichtiger Aspekt des (positiven) Selbstbildes jedes Menschen gelten.

Insgesamt sind im Folgenden drei Formen sprachlicher Handlungen im Zusammenhang mit Normalitätszuschreibungen von besonderer Bedeutung: a) das

Infragestellen der Normalität der eigenen Trauer, b) die Fremdzuschreibung und c) die Selbstzuschreibung von Normalität. In der Interaktion mit anderen Forenteilnehmerinnen und -teilnehmern kommen diesen Sprachhandlungen unterschiedliche Funktionen zu.

a) Die Normalität der eigenen Trauer in Frage zu stellen, erfüllt oft die Funktion eines initiierenden, direktiven Sprechakts, gerade in Threaderöffnungen (vgl. Schütte 2019): „Es vergeht echt keine Minute, in der ich nicht an ihn denke..... Ist das noch normal.....bin ich noch normal.....?" (user#3, Trauer-Verlust-Forum, 11.5.18). Diese Äußerungen können als Bitte um Normalitätsbestätigung aufgefasst werden – und solche Bitten erfüllen die Adressaten zumeist auch.

b) Auf solche initiierenden Sprechhandlungen reagieren andere Forennutzer in der Regel mit der Fremdzuschreibung von Normalität im Hinblick auf den Threaderöffner: „[...] deine Gefühle sind ALLE NORMAL, vollkommen normal [...]" (user#4, Aspetos-Forum, 5.1.18). Hierbei ist die Mehrfachadressierung (vgl. Kühn 1995) als konstitutiver Aspekt der Kommunikation in der Forenöffentlichkeit zu beachten: Nicht nur versichert ein Nutzer einem anderen, dass dessen Trauer normal sei, sondern zugleich der Foren-Öffentlichkeit, dass solche Trauer generell als normal gelten kann. Sofern dies ohnehin zum geteilten Wissensbestand der Kommunikationsgemeinschaft gehört, wird dieses Wissen durch die wiederholten Zuschreibungspraktiken bestätigt und gefestigt, d. h. Normalität wird gemeinsam konstruiert. Die User leisten somit das, was in der Trauerbegleitung als „validierende Unterstützung" (Lammer 2004: 84) bezeichnet wird. Vor dem Hintergrund der Mehrfachadressiertheit sind die Foren auch für diejenigen Rezipienten nützlich, die sich selbst nicht an den Diskussionen beteiligen: Sie nutzen die Foren als „Textsammlungen" (Thiery 2015: 85), in denen sie sich u. a. darüber informieren können, was in der Trauer als normal gilt.

c) Dem Infragestellen der Normalität der eigenen Trauer stehen Äußerungen der Selbstbehauptung gegenüber, wenn sich User selbst Normalität zuschreiben: „Auch die fehlende Lebenslust und die Angst ist normal. Es wurde mir ein wichtiger Bestandteil meines Lebens entrissen" (user#5, Aspetos-Forum, 21.12.18). Dieses Beispiel macht schon deutlich, wie Normalitätszuschreibungen argumentativ gestützt werden. Hier liegt als implizite Schlussregel (im Sinne Toulmins 2003: 92) zugrunde: Wenn ein wichtiger Bestandteil des Lebens entrissen wurde, sind fehlende Lebenslust und Angst normal. Die Prämissen solcher Argumente lassen erkennen, welche Normalitätsbedingungen vorausgesetzt werden (mehr zur Argumentation in Kap. 4.3).

Das quantitative Verhältnis von Fällen, in denen die Normalität der Trauer in Frage gestellt wird (18), und den Fremdzuschreibungen von Normalität (130) macht deutlich, dass ‚Normalität' auch dann zugesichert wird, wenn danach gar nicht explizit gefragt worden ist. Die Nutzerinnen und Nutzer reagieren also von sich aus und zeigen damit, dass die Frage der Normalität immer als relevant angenommen wird. Dabei kann sich die Zuschreibung von Normalität auf unterschiedliche Aspekte beziehen. Als normal gelten alle Gefühle – seien es Traurigkeit, Wut oder auch Erleichterung –, alle Einstellungen (z. B. Verstorbene zurückzuerwarten) sowie die meisten Handlungen bzw. Verhaltensweisen, insbesondere die Kommunikation mit Verstorbenen (Sprechen mit den Toten oder die Wahrnehmung von ‚Zeichen' von Verstorbenen).

Tab. 2: Auswertung der Normalitätszuschreibungen in den Trauerforen.

	Aspetos	Trauer-Verlust-Forum
Infragestellen der Normalität der eigenen Trauer	13	5
Selbstzuschreibung von Normalität	24	12
Fremdzuschreibung von Normalität	114	16
Gleichzeitige Selbst- und Fremdzuschreibung von Normalität	17	5
Selbst-Absprechen von Normalität	10	1
Fremd-Absprechen von Normalität	3	2
Ablehnung des Normalitätsbegriffs	3	1

Wie Tab. 2 zeigt, dominiert in den Foren die Fremdzuschreibung von Normalität. Nur selten wird überhaupt verneint, dass etwas normal sei. Anhand der wenigen Fälle, in denen dies vorkommt, lässt sich aber die Grenze bestimmen, an der die Normalität auf dieser Diskursebene endet. Das ist vor allem dort der Fall, wo Trauernde ihre Einstellungen und Verhaltensweisen gegen sich selbst richten. So gelten Schuldgefühle als ‚normal', Selbstvorwürfe nur noch bedingt – was daran abzulesen ist, dass Gegenargumente angeführt werden, die diese Vorwürfe entkräften sollen –, Selbstverletzungen schließlich wird die Normalität abgesprochen. Ähnlich wird eine diffuse Todessehnsucht als Teil normaler Trauer aufgefasst, d. h. wenn der Wunsch geäußert wird, einem Verstorbenen ‚nachzusterben'; vage Suizidgedanken liegen im Grenzbereich; sobald es sich aber um konkrete Suizidpläne handelt, wird dies nicht mehr dem Bereich der Normalität zugeordnet (siehe Kap. 4.5) – stattdessen erfolgt der Verweis auf andere Hilfsangebote (Beratungsstellen, Therapien etc.), genauso wie es bei der Thematisierung von Selbstverletzungen der Fall ist. Mit solchen Empfehlungen zielen die Kommunikationspartner also auf eine „Normalisierung" (Link 2013: 20) des Nicht-mehr-Normalen.

Ohne Festlegung auf Zuschreibung oder Absprechen wird die Trauer in vier Fällen thematisiert, wobei die Vorstellung von ‚Normalität' rundweg abgelehnt wird: „Normal und unnormal gibt es nicht!!" (user#6, Aspetos-Forum, 1.4.18). Abgesehen von diesen Einzelfällen affirmieren die User meistens die Normalität, nur selten negieren sie diese. Wie auf ein Infragestellen der Normalität der eigenen Trauerreaktion die Nicht-Zuschreibung vonseiten anderer Forennutzer (Fremd-Absprechen) erfolgen kann, zeigt die Reaktion auf die folgende Äußerung:

> [3] Schon immer habe ich an den Fingernägeln gekaut, aber durch den vielen Stress und die Ängste leiden nicht nur die Fingernägel, sondern auch die Zehnägel. Ich weis nicht ob es noch normal ist, da ich sie runterreiße bis es blutet und sie sich oft entzünden [...].
> (user#7, Trauer-Verlust-Forum, 15.12.18)

Auf dieses Verhalten nimmt ein anderer Nutzer in seiner Antwort nur indirekt und in generalisierender Form Bezug, macht aber deutlich, dass er diesem die Normalität abspricht: „Ob es normal ist, sich Nägel runter zu reißen? Die Antwort kennst Du" (user#8, Trauer-Verlust-Forum, 15.12.18). In den seltenen Fällen, in denen überhaupt einmal die Normalität einer Trauerreaktion negiert wird, geschieht dies somit nicht explizit, sondern es wird in Form einer konversationellen Implikatur auf geteiltes Wissen über Normen rekurriert. Normalität der Trauer abzusprechen, scheint im Diskurs dieser Online-Foren an der Grenze zur Unsagbarkeit zu liegen.

4.3 Argumentative Stützung von Normalitätszuschreibungen

Die Analyse von Argumentation ist generell als fester Bestandteil diskurslinguistischer Forschung längst etabliert (vgl. Niehr 2014: 100–126) und im Zusammenhang mit der Untersuchung des Normalitätsdiskurses besonders aufschlussreich. Denn vor allem Fremdzuschreibungen von Normalität werden im Trauerdiskurs in vielen Fällen argumentativ gestützt und legitimiert durch das Verweisen auf eigene Erfahrungen. Man positioniert sich als Experte qua eigener Lebenserfahrung (vgl. Rentel 2017: 30). Statt der eigenen Erfahrung können auch Autoritätsargumente (vgl. Kienpointner 1992: 393–402) angeführt werden, die auf Äußerungen anderer Personen verweisen. Dabei wird vor allem Psychologen, Psychotherapeuten, Trauerbegleitern sowie Ratgeberbuch-Autoren bzw. deren Publikationen Expertenstatus zugeschrieben:

[4] Du bist im Schockzustand. Akute Belastungsreaktionen dauern Tage bis zu drei Wochen, sie sind – wie gesagt normal – "normale Reaktionen auf ein nicht normales Erlebnis", so steht es im Lehrbuch für Psychotraumatologie.
(user#9, Aspetos-Forum, 16.4.18)

Expertenmeinungen werden offensichtlich häufig als Argumentationshilfe angeführt, um hervorzuheben, dass die eigene Einschätzung nicht als rein subjektiv aufzufassen ist (vgl. Rentel 2017: 29–30) – so etwa in der folgenden Antwort, bei der außerdem zugleich eine Selbst- und Fremdzuschreibung von Normalität vorliegt:

[5] Liebe [user#10], ich bin auch allein und habe oft solche Gedanken, wie Du sie äußerst. Das ist völlig normal, weiß ich von einer Trauerbegleiterin mit viel Erfahrung.
(user#11, Aspetos-Forum, 9.12.18)

Es wird also auch die eigene Trauer vor allem deshalb als normal eingestuft, da andere dies so beurteilt haben: „Weil ich Therapien mache und in einer Trauergruppe und hier im Forum lese, dass es normal ist so zu empfinden, wie ich eben empfinde" (user#12, Aspetos-Forum, 28.12.18). Außer den professionellen Experten leistet damit das Forum selbst die Stützung der Normalitätszuschreibung, auf das verwiesen wird, um die Häufigkeit von spezifischen Trauerreaktionen zu belegen:

[6] Er fehlt mir so unendlich. Ich habe Herzschmerzen und Beklemmung wenn ich an ihn denke. In der Wohnung sehe ich ihn überall. Ist das noch normal?
Lg [user#5] (user#5, Aspetos-Forum, 28.11.18)

[7] Ja, liebe [user#5], das ist normal. Mir geht es ganz genau so. Und wenn Du hier im Forum liest, wirst Du sehen, dass es allen so oder so ähnlich geht.
(user#11, Aspetos-Forum, 28.11.18)

Die Normalitätszuschreibung wird hier doppelt abgesichert: zum einen durch die Kundgabe der eigenen Erfahrung, zum einen durch den Verweis auf „alle" im Forum, denen es zumindest ähnlich gehe. Die Rechtfertigung von Normalität bekommt so etwas wie eine ‚empirische Basis': Normal ist, was häufig ist bzw. was zumindest nicht nur ein einziges Mal auftritt. Die Frage in den Online-Foren: „Ist das normal?" lässt sich folglich reduzieren auf die Frage: „Bin ich der Einzige, der Trauer so erlebt?" Damit stellt die Reaktion anderer User, eigene Erlebnisberichte zu präsentieren, tatsächlich einen funktional angemessenen Schritt innerhalb der Interaktion dar. Fiehler zählt derartige narrative Formen der Anschlusskommunikation zu den etablierten „Anteilnahmemustern", die zur „Prozessierung von Trauer" (Fiehler 2014: 70) beitragen.

Dass eine Trauerreaktion als normal gelten kann, wird im Forendiskurs oft dadurch gestützt, dass deren Zweck und Funktion explizit wird – in den beiden folgenden Beispielen jeweils verknüpft mit einer Selbstzuschreibung von Normalität bezogen auf eigene Trauererfahrungen der Vergangenheit:

[8] Hallo. Ja. Diese Phasen kenne ich. Mir ging es genau so. [...]
 Ja man schwebt zwischen Angst und Verzweiflung, ist aber ausserordentlich gefasst. Das ist das Adrenalin, dass der Körper ausstösst. Es betäubt und stärkt. Nur so kann man das überhaupt überstehen. Ein Schutz- und Hilfeverhalten des Körpers. Ganz normal.
(user#13, Trauer-Verlust-Forum, 21.5.18)

[9] Hallo, [user#14], ja – sei beruhigt; das ist alles ganz normal. Bei mir war es genauso. Es ist – wie Du ja auch schon selbst geschrieben hast – ein Schutzmechanismus des Körpers, dass man zunächst einmal nur "funktioniert" und die vielen Dinge, die sich nicht aufschieben lassen, erledigen kann. (user#15, Trauer-Verlust-Forum, 11.6.18)

Da die Wirkung der Trauer in dieser Hinsicht als positiv zu bewerten ist (Schutz, Stärke, Funktionieren), wird mit diesen Argumenten auf eine positive Bewertung der Ursache, eben der Trauersymptome, geschlossen. Diese Argumentation mittels Kausalschemata (vgl. Kienpointner 1992: 328–365) nähert die Trauer dem zweckorientierten Alltag an und beseitigt das scheinbare „Chaos" der Trauer. Letztlich hat selbst diese ihre Ordnung, wozu in Beispiel [8] auch die Schematisierung in eine Chronologie von „Phasen" beiträgt.

4.4 Metakommunikative Reflexionen zur Funktion der Trauerforen

Um zu untersuchen, welche kommunikative Funktion den Trauerforen zuzuschreiben ist, in denen sich der Normalitätsdiskurs bewegt, kann man auf metakommunikative Äußerungen der User zurückgreifen, die selbst darüber reflektieren. Darin zeigt sich, dass die Trauerforen einen geschützten, thematisch spezifizierten Raum als Gegenwelt zum Alltag eröffnen. Außerhalb der ‚Normalität' der Lebenswelt, in der für Trauer kein Platz zu sein scheint, etabliert sich in den Threads eine neue Normalität der Trauer. Es dominieren Beiträge, in denen eigene individuelle Trauererfahrungen bereitgestellt werden und die die Ähnlichkeit von Trauerverhalten betonen, so dass es zu einer wechselseitigen Bestätigung der Normalität kommt:

[10] Das ist auch der Grund, warum es dieses Forum hier gibt, weil Trauernde eine ziemlich lange Zeit in einer anderen Welt leben möchten, weil diese "Normal-Welt" den eigenen Bedürfnissen und Gefühlen nicht entspricht, gar nicht entsprechen kann.
 Darum haben wir eine kleine digitale Trauer-Welt gebaut, um wenigstens ein kleines bisschen Schutzraum zu gewährleisten, in dem man sich "von draußen" erholen kann.
AL [user#9] (user#9, Aspetos-Forum, 1.9.18)

Die Normalitätszusicherung ist ein Nutzen, der mitunter explizit ratifiziert wird, so z. B. nach diesem threaderöffnenden Beitrag:

> [11] Liegt es an mir, dass ich noch nicht weiter bin oder ist es normal?
> Wünsche euch allen wieder mal eine erträgliche Nacht.
> LG [user#16] (user#16, Aspetos-Forum, 27.8.18)

Wie so oft ist hier der Trauerprozess metaphorisch als Weg konzeptualisiert (vgl. Schwarz-Friesel & Skirl 2013), der zu einem Ziel führt (Ende bzw. Bewältigung der Trauer), wobei der User einräumt, dass er diesbezüglich „noch nicht weiter" ist. Unter Verwendung des konventionellen metaphorischen Konzepts TRAUER IST EIN WEG (vgl. Schütte 2014: 154) deutet der User an, dass ggf. er selbst für die Nicht-Normalität die Verantwortung trägt. Damit setzt er sein positives Face einer Bedrohung aus, da „Eingeständnisse von Schuld oder Verantwortung" (Brown & Levinson 2007: 68) für negativ bewertete Sachverhalte das soziale Gesicht des Sprechers „direkt beschädigen" (Brown & Levinson 2007: 68). Zusätzlich betont er hier die Dringlichkeit der Problemlösung, da er implikatiert, die Nächte seien unerträglich: Durch die Abweichung von der üblichen Grußformel („gute Nacht") ist dieser Wunsch zum einen offenbar wörtlich zu nehmen, zum anderen wäre dieser Wunsch überflüssig – im Sinne von Grice (1991) eine scheinbare Verletzung der Maxime der Relevanz (vgl. Meibauer 2008: 25–33) –, wenn nicht die Erträglichkeit der Nacht in Frage stünde. Dabei handelt es sich offensichtlich um eine Anspielung auf das bekannte Trauersymptom der Schlafstörungen (vgl. Lammer 2004: 39–40). Diese kommunikative Strategie ist erfolgreich, denn der Nutzer erhält umgehend mehrere Antworten, u. a. diese: „Liebe [user#16], du bist ganz bestimmt normal! Trauer kennt keine Regeln." (user#17, Aspetos-Forum, 28.8.18). Auch die Kommunikation in Trauerforen dieser Art ist somit geprägt von dem Bemühen, das Image der Interaktanten nicht zu verletzen (vgl. Pappert & Roth 2016: 47–48). Die Fremdzuschreibungen von Normalität begrüßt und ratifiziert der Threaderöffner in diesem Fall ausdrücklich:

> [12] Liebe [user#17], [user#18], [user#19], [user#20], [user#21] und alle, danke, dass ihr mir sagt, dass es doch normal ist, dass ich so sehr traurig bin und immer wieder weine, wie am ersten Tag.
> (user#16, Aspetos-Forum, 28.8.18)

Letztlich wird die Funktion der Trauer-Kommunikation und insbesondere die Normalitätszuschreibung auch als Hilfe und Trost konzeptualisiert. Trösten ist insofern zu verstehen als komplexe kommunikative Praktik, die darauf zielt, dass jemand zu einem als negativ bewerteten Sachverhalt eine weniger negative (womöglich sogar positive) Einstellung erlangt bzw. die Intensität negativer Emotionen bei jener Person verringert wird. Als Beleg für die Erfüllung der Funktionen von Hilfe und Trost mag das folgende Beispiel dienen:

> [13] Liebe [user#22], das hilft finde ich sehr viel, das Wissen, dass man nicht alleine ist. Man wünscht es ja niemanden, aber es ist ein Trost, dass man weiß, es ist "normal".
> Liebe Grüße [user#23] (user#23, Aspetos-Forum, 21.2.18)

Normalitätszuschreibungen stehen somit funktional auf derselben Stufe wie andere sprachliche Formen, mit denen in Foren oder auch sonst bei Trauerfällen Trost gespendet wird, z. B. dem Verweis auf die Hoffnung auf Besserung im Laufe des Trauerprozesses oder dem Verweis auf Jenseitsvorstellungen, d. h. auf ein Fortleben der Verstorbenen und ein späteres Wiedersehen mit diesen (vgl. Brüggen 2005: 153–168). Zugleich lässt dieser Beitrag erkennen, worauf der Eindruck, man sei ‚nicht normal', aus der Perspektive der Trauernden zurückzuführen ist, nämlich das Gefühl, „alleine" Trauer in dieser Form zu erleben. Sobald gesichert ist, dass man nicht als einziger Mensch so empfindet, gilt auch die Normalität als gewährleistet und das zählt als ‚Hilfe' und ‚Trost'.

Damit wird deutlich, dass mit dem Normalitätsbegriff in den Onlineforen keine statistische Größe gemeint ist: Schon ein einziges weiteres Beispiel genügt, um ein Verhalten als ‚normal' einzustufen. Was von mehr als einer Person erlebt, gedacht oder getan wird, kann bereits als ‚normal' gelten. Es geht im Wesentlichen also um die Zusicherung, nicht der einzige Mensch auf der Welt zu sein, der auf diese Weise auf einen Verlust reagiert. Trauerforen sind der Ort, an dem sich mindestens eine weitere Person finden lässt, der es ähnlich geht.

4.5 Grenzen der Normalität in Trauerforen

Im Diskurs der Online-Trauerforen gilt fast alles als normal: „Da gibt es keinen Masstab oder Regelwerk, wie und wie lange man zu trauern hat" (user#13, Trauer-Verlust-Forum, 18.5.18). Dieser liberale Trauerbegriff entspricht dem aktuellen Mainstream der Trauer-Ratgeberliteratur (u. a. Kachler 2011; vgl. Schütte 2014). Grenzen der Normalität zieht der Diskurs der Trauerforen erst dort, wo sog. Nachfolge-Suizide nicht mehr bloß im Affekt erwogen, sondern konkret geplant werden:

> [14] Liebe [user#1], dieser Wunsch, mit ihm von dieser Welt gegangen zu sein – wie viel leichter wäre es jetzt für dich, diese Trauer nicht ertragen zu müssen. Dieser Wunsch ist ganz normal. Solange du dir keine Pläne schmiedest oder dich wirklich in Gefahr siehst, dein Leben zu beenden. (user#24, Aspetos-Forum, 24.10.18)

Diese Grenzziehung wird ergänzt durch Verweise auf Hilfsangebote außerhalb der Foren, die dann die Normalisierung der Trauernden zu leisten haben:

[15] Mir kommt es, so wie du schreibst, nach ganz normalen „Nachfolge-Wünschen" vor. Doch nur aufgrund deines Schreibens hier, möchte ich mir keine reale Einschätzung der Situation anmaßen. Darum bitte hol dir Hilfe, wenn du sie brauchst.
(user#24, Aspetos-Forum, 8.10.18)

Von den Trauernden selbst wird in der Foren-Interaktion die Normalitätszusicherung nur dann als problematisch aufgefasst, wenn etwa sich wiederholende Trauerphasen als endlos wahrgenommen werden, insbesondere dann, wenn diese Aussicht sich aus den Erfahrungsberichten der anderen Nutzer ergibt. Außerdem gibt es vereinzelte Beispiele, die belegen, dass die Normalitätszusicherung durch andere eben nicht als ausreichender Trost empfunden wird: „Alle meinen, dass das normal ist nach so kurzer Zeit, aber das tröstet mich nur wenig" (user#15, Trauer-Verlust-Forum, 8.1.18). Dennoch zeigt gerade dieses Beispiel durch die Negation, was von der Normalitätszuschreibung eigentlich erwartet wird, nämlich dass sie Trost spendet.

5 Fazit

Die Aushandlung von Normalität vollzieht sich in den untersuchten Trauerforen äußerst kooperativ und weitgehend konfliktfrei. Die Foren fungieren als „Echokammern" der reziproken Normalitätsbestätigung. Die Äußerungen anderer User werden kaum kritisiert, vielmehr häufig mit Dankesformeln ratifiziert. Den *common ground* bilden Vorstellungen von Trauer, wie sie in der aktuellen Ratgeberliteratur dominieren (vgl. Schütte 2014). Die Online-Kommunikation hat hier immer eine Orientierungsfunktion. Offene Internetforen sind ein Ort, an dem man unter dem Schutz der Anonymität bzw. eines Pseudonyms den Normalitätsabgleich vollziehen kann: Ist das, was man empfindet, denkt etc., normal oder ist man der einzige Mensch, dem es so geht? In diesem geschützten Raum, der von der ‚Normalität der Alltagswelt' getrennt ist, in der Trauer keinen Platz hat, versichern die Nutzer einander ihrer Normalität im Ausnahmefall der Trauer.

Normalität ist in diesem Kontext kein statistischer Begriff. Als ‚normal' begreifen die User sich und andere oft schon, sobald sie wissen, dass ihre Form der Trauer von (mindestens) einer weiteren Person ähnlich erlebt worden ist. Insofern überwinden die Nutzer die Einsamkeit der Trauer, indem sie ihre intimen Gefühle mit anonymen Anderen teilen, was im Alltag im direkten Kontakt mit anderen Menschen nicht möglich erscheint. Vielmehr ist die Bestätigung der ‚Normalität' der eigenen Trauer deshalb nötig, weil in der Normalität des Alltags kein Platz dafür ist. Diese beiden konfligierenden Normalitätsbegriffe standen daher im Zentrum der Untersuchung.

Die Analyse könnte erweitert werden auf andere Trauerforen, um zu prüfen, ob diese Aushandlungsprozesse dort ähnlich kooperativ verlaufen und ‚Normalität' ähnlich aufgefasst wird – gleiches gilt für die mündliche Kommunikation in Trauergruppen. Aber auch die Frage, wie ‚Normalität' in Bezug auf andere Themen als Trauer in der Interaktion konstruiert wird, bleibt ein Desiderat für weitere Forschung.

Literatur

Brown, Penelope & Stephen C. Levinson (2007): Gesichtsbedrohende Akte. In Steffen K. Herrmann, Sybille Krämer & Hannes Kuch (Hrsg.), *Verletzende Worte. Die Grammatik sprachlicher Missachtung*, 59–88. Bielefeld: Transcript.

Brüggen, Susanne (2005): *Letzte Ratschläge. Der Tod als Problem für Soziologie, Ratgeberliteratur und Expertenwissen*. Wiesbaden: VS.

Brunner, Alexander, Emily Engelhardt & Triz Heider (2011): Foren-Beratung. In Stefan Kühne & Gerhard Hintenberger (Hrsg.), *Handbuch Online-Beratung. Psychosoziale Beratung im Internet*. 2. Aufl., 79–90. Göttingen: Vandenhoeck & Ruprecht.

Brussel, Leen van & Nico Carpentier (Hrsg.) (2014): *The Social Construction of Death. Interdisciplinary Perspectives*. Basingstoke: Palgrave Macmillan.

Davies, Bronwyn & Rom Harré (1999): Positioning and Personhood. In Rom Harré & Luk van Langenhove (Hrsg.), *Positioning Theory. Moral Contexts of Intentional Action*, 32–52. Oxford: Blackwell.

Dürscheid, Christa (2005): Medien, Kommunikationsformen, kommunikative Gattungen. *Linguistik online* 22 (1), 3–16.

Feldmann, Klaus (2010): *Tod und Gesellschaft. Sozialwissenschaftliche Thanatologie im Überblick*. 2., überarb. Aufl. Wiesbaden: Springer VS.

Fiehler, Reinhard (2014): Wie man über Trauer sprechen kann. Manifestation, Deutung und Prozessierung von Trauer in der Interaktion. In Seraina Plotke & Alexander Ziem (Hrsg.), *Sprache der Trauer. Verbalisierung einer Emotion in historischer Perspektive*, 49–74. Heidelberg: Winter.

Giddens, Anthony (1991): *Modernity and Self-Identity. Self and Society in the Late Modern Age*. Stanford: Stanford University Press.

Grice, H. Paul (1991): Logic and Conversation. In H. Paul Grice, *Studies in the Way of Words*, 22–40. Cambridge, London: Harvard University Press.

Harré, Rom & Luk van Langenhove (1999): Introducing Positioning Theory. In Rom Harré & Luk van Langenhove (Hrsg.), *Positioning Theory. Moral Contexts of Intentional Action*, 14–31. Oxford: Blackwell.

Kachler, Roland (2011): *Meine Trauer wird dich finden. Ein neuer Ansatz in der Trauerarbeit*. 11. Aufl. Freiburg i. Br.: Kreuz.

Kast, Verena (1989): *Trauern. Phasen und Chancen des psychischen Prozesses*. 10. Aufl. Stuttgart: Kreuz.

Kienpointner, Manfred (1992): *Alltagslogik. Struktur und Funktionen von Argumentationsmustern*. Stuttgart-Bad Cannstatt: Frommann-Holzboog.

Kühn, Peter (1995): *Mehrfachadressierung. Untersuchungen zur adressatenspezifischen Polyvalenz sprachlichen Handelns*. Tübingen: Niemeyer.
Lammer, Kerstin (2004): *Trauer verstehen. Formen – Erklärungen – Hilfen*. Neukirchen-Vluyn: Neukirchener Verlagshaus.
Liebsch, Burkhard (2006): *Revisionen der Trauer. In philosophischen, geschichtlichen, psychoanalytischen und ästhetischen Perspektiven*. Weilerswist: Velbrück.
Link, Jürgen (2013): *Versuch über den Normalismus. Wie Normalität produziert wird*. 5. Aufl. Göttingen: Vandenhoeck & Ruprecht.
Linke, Angelika (2001): Trauer, Öffentlichkeit und Intimität. Zum Wandel der Textsorte, Todesanzeige' in der zweiten Hälfte des 20. Jahrhunderts. In Ulla Fix, Stephan Habscheid & Josef Klein (Hrsg.), *Zur Kulturspezifik von Textsorten*, 195–223. Tübingen: Stauffenburg.
Lucius-Hoene, Gabriele & Arnulf Deppermann (2004): Narrative Identität und Positionierung. *Gesprächsforschung* 5, 166–183.
Marx, Konstanze (2019): Kollektive Trauer 2.0 zwischen Empathie und Medienkritik: ein Fallbeispiel. In Stefan Hauser, Roman Opilowski & Eva L. Wyss (Hrsg.), *Alternative Öffentlichkeiten. Soziale Medien zwischen Partizipation, Sharing und Vergemeinschaftung*, 109–130. Bielefeld: Transcript.
Meibauer, Jörg (2008): *Pragmatik. Eine Einführung*. Unveränd. Nachdruck d. 2., verbesserten Aufl. 2001. Tübingen: Narr.
Niehr, Thomas (2014): *Einführung in die linguistische Diskursanalyse*. Darmstadt: Wissenschaftliche Buchgesellschaft.
Ochsmann, Randolph (1993): *Angst vor Tod und Sterben. Beiträge zur Thanato-Psychologie*. Göttingen: Hogrefe.
Pappert, Steffen & Kersten Sven Roth (2016): Diskursrealisationen in Online-Foren. *Zeitschrift für Angewandte Linguistik* 65, 37–66.
Pappert, Steffen & Kersten Sven Roth (2019): Diskurspragmatische Perspektiven auf neue Öffentlichkeiten in Webforen. In Stefan Hauser, Roman Opilowski & Eva Lia Wyss (Hrsg.), *Alternative Öffentlichkeiten. Soziale Medien zwischen Partizipation, Sharing und Vergemeinschaftung*, 19–52. Bielefeld: Transcript.
Rentel, Nadine (2017): „Der Neurologe hätte die Nervenleitgeschwindigkeit messen müssen." Das kommunikative Aushandeln des Expertenstatus in deutschsprachigen Diskussionsforen der Medizin. *Linguistik online* 86 (7), 23–38.
Ripfel, Martha (1987): Was heißt Bewerten? *Deutsche Sprache* 2 (1987), 151–177.
Schütte, Christian (2014): Kommunikative Strategien in Ratgeberbüchern zum Thema „Trauer". In Michael Niehaus & Wim Peeters (Hrsg.), *Rat geben. Zu Theorie und Analyse des Beratungshandelns*, 133–158. Bielefeld: Transcript.
Schütte, Christian (2019): „Vielleicht hat wer ein ähnliches Schicksal." Eine textlinguistische Untersuchung von Threaderöffnungen in einem psychotherapeutischen Beratungsforum. In Ulrike Krieg-Holz & Christian Schütte (Hrsg.), *Textanfänge. Konzepte und Analysen aus linguistischer, literaturwissenschaftlicher und didaktischer Perspektive*, 33–60. Berlin: Frank & Timme.
Schwarz-Friesel, Monika (2013): *Sprache und Emotion*. 2., akt. u. erw. Aufl. Tübingen, Basel: Francke.
Schwarz-Friesel, Monika & Helge Skirl (2013): *Metapher*. 2., akt. Aufl. Heidelberg: Winter.
Seale, Clive (1998): *Constructing Death. The Sociology of Dying and Bereavement*. Cambridge: Cambridge University Press.

Sörries, Reiner (2012): *Herzliches Beileid. Eine Kulturgeschichte der Trauer.* Darmstadt: Primus.
Spitzmüller, Jürgen, Mi-Cha Flubacher & Christian Bendl (2017): Soziale Positionierung: Praxis und Praktik. Einführung in das Themenheft. *Soziale Positionierung als Praxis und Praktik. Theoretische Konzepte und methodische Zugänge. Wiener Linguistische Gazette* 81, 1–18.
Spitzmüller, Jürgen & Ingo H. Warnke (2011): *Diskurslinguistik. Eine Einführung in Theorien und Methoden der transtextuellen Sprachanalyse.* Berlin, Boston: De Gruyter.
Stein, Stephan (2008): Verbergen und Verschlüsseln in Todesanzeige und Nachruf. Über den Umgang mit Tod und Trauer in öffentlicher Kommunikation. In Steffen Pappert, Melanie Schröter & Ulla Fix (Hrsg.), *Verschlüsseln, Verbergen, Verdecken in öffentlicher und institutioneller Kommunikation*, 223–253. Berlin: Schmidt.
Stein, Stephan (2012): Zum Ausdruck von Emotionen in Todes- und Traueranzeigen – Textsorten- und kulturhistorische Überlegungen. In Inge Pohl & Horst Ehrhardt (Hrsg.), *Sprache und Emotion in öffentlicher Kommunikation*, 159–183. Frankfurt a.M. u. a.: Lang.
Thieme, Frank (2019): *Sterben und Tod in Deutschland. Eine Einführung in die Thanatosoziologie.* Wiesbaden: Springer VS.
Thiery, Heinz (2015): *Beratungscommunitys. Von der lokalen Beratung und Psychotherapie in Gruppen zur Onlineberatung in der Informationsgesellschaft.* Weinheim, Basel: Beltz Juventa.
Tienken, Susanne (2016): Sternenkinder – Sternenmamas. Soziale Kategorisierungen und relationale Identitätszuweisungen in Online-Trauerforen. In Edyta Grotek & Katarzyna Norkowska (Hrsg.), *Sprache und Identität – philologische Einblicke*, 167–177. Berlin: Frank & Timme.
Toulmin, Stephen E. (2003): *The Uses of Argument.* Updated ed. Cambridge: Cambridge University Press.
Walter, Tony (1994): *The Revival of Death.* London, New York: Routledge.
Worden, William (2001): Grief as Task. In Glenny Howarth & Oliver Leaman (Hrsg.), *Encyclopedia of Death and Dying*, 219–220. London, New York: Routledge.

Marina Iakushevich
„Immer mehr Menschen fallen in Depressionen". Mediale Konstruktionen einer Volkskrankheit

Abstract: Der Beitrag widmet sich der medialen Konstruktion des Krankheitsbildes der Depression in den deutschen Qualitätsmedien im Zeitraum 1954–2015. Im Fokus diskurslinguistischer Analysen stehen Diskurshandlungen verschiedener Diskursakteure und ihre Rolle bei der Konstitution des Krankheitsbildes der Depression. Am Beispiel einer grammatischen Konstruktion, ihrer Kontextualisierung und der diskursspezifischen Metaphorik werden Veränderungen in den diskursiven Strategien (Narration und Personalisierung) nachvollzogen.

Keywords: Depression, massenmediale Diskurse, Diskursanalyse, Diskursgrammatik, Konstruktion, Narration, Personalisierung

1 Mediale Realitätskonstruktion

Die Annahme, dass in den Massenmedien Realität konstruiert wird, wird in der Forschung seit den 1960er Jahren thematisiert (vgl. z. B. Gieber 1964; Galtung & Ruge 1965; Rosengren 1970; Schulz 1976). Die globale Frage, um die sich diese Untersuchungen drehen, ist das Verhältnis zwischen der „faktischen Realität" und der von den Medien vermittelten (vgl. Schulz 1976: 25). Allerdings zeigen die Studien, dass es unmöglich ist, seriöse wissenschaftliche Aussagen darüber zu treffen, ob in den Medien die faktische Realität überhaupt dargestellt werden kann. Schulz (1976) schlägt daher vor, die Medienrealität zu untersuchen, also die Art und Weise, wie etwas in den Medien dargestellt wird.

Luhmann (1975, 1988, 1995) geht noch weiter, indem er die Idee des operativen Konstruktivismus und der sozialen Realitätskonstruktion herausarbeitet: Die Realität ist in den kognitiven Operationen und nicht in der äußeren Welt verortet (vgl. Luhmann 1995: 9). Es gibt nicht die eine Welt „da draußen" (Luhmann 1988: 16), sondern verschiedene „Wirklichkeiten" (Luhmann 1995: 18), die auch die gesellschaftliche Kommunikation bedingen. Da die gesellschaftliche Kommunikation u. a. in den massenmedialen Diskursen realisiert wird, ist

---

Marina Iakushevich, Universität Innsbruck, Institut für Germanistik, Marina.Iakushevich@uibk.ac.at

es folgerichtig, dass der massenmediale Sprachgebrauch eine gesellschaftliche Domäne darstellt, in der Wirklichkeiten konstituiert werden. Die linguistische Diskursanalyse bietet hier mit ihren theoretischen Annahmen – auch zu der gesellschaftlichen Konstruktion der Realität (vgl. z. B. Spitzmüller & Warnke 2011: 52–64; Felder 2010: 17–18; Teubert 2019) – und dem methodischen Analyseinventar einen geeigneten Zugang zu den öffentlichen Diskursen.

2 Linguistische Diskursanalyse

Unter *Diskurs* verstehe ich – in Anlehnung an Foucault (1991, 1997) und für die germanistische Linguistik an Busse & Teubert (1994), Warnke (2009), Felder (2010), Spieß (2011), Spitzmüller & Warnke (2011) – ein thematisch, semantisch und zeitlich verbundenes Textgeflecht. Foucaults Überlegungen zum Diskurs betreffen allerdings die Sprache nur am Rande, obwohl er die sprachliche Materialisierung der Diskurse erwähnt: „[...] der Diskurs [ist] in seiner materiellen Wirklichkeit [...] gesprochenes oder geschriebenes Ding [...]" (Foucault 1991: 10). Erst die sprachwissenschaftliche Auseinandersetzung mit den Diskursen (so z. B. der programmatische Aufsatz von Busse & Teubert 1994) misst der sprachlichen Oberfläche eine wesentliche Bedeutung zu. Die sprachliche Oberfläche ist die Basis der Analysen, die diskursive Strukturen sichtbar werden lassen. Foucault spricht in diesem Zusammenhang von der Herausbildung der Gegenstände durch die Diskurse. Die Diskurse sind „[...] als Praktiken zu behandeln, die systematisch die Gegenstände bilden, von denen sie sprechen" (Foucault 1997: 74).

Die sprachliche Oberfläche ermöglicht also Zugänge zu Diskursen. Dabei wird unter der linguistischen Perspektive der Zusammenhang zwischen Sprache, Wissen und Gesellschaft fokussiert (vgl. Spitzmüller & Warnke 2011: 40–48, 52–64). Im Diskurs wird Wissen durch (sprachliche) Handlungen der Diskursakteure konstituiert, die in komplexe soziale Strukturen eingebunden sind: „Diskurse sind gesellschaftliche Praktiken, die sich sprachlich manifestieren und außersprachlich bedingt sind" (Spieß 2011: 125). Indem die Diskursakteure (sprachliche) Handlungen vollziehen, versuchen sie, Faktizität herzustellen und in den argumentativen Auseinandersetzungen ihre Geltungsansprüche durchzusetzen (vgl. Spitzmüller & Warnke 2011: 46–47; Felder 2013: 13–16). Die sprachlichen Handlungen von Diskursakteuren lassen sich nach folgenden Handlungstypen klassifizieren und analysieren: 1) Sachverhaltskonstituierung, 2) Sachverhaltsverknüpfung, 3) Sachverhaltsbewertung (vgl. Felder 2013: 118).

Die Diskursakteure treten in bestimmten sozialen Rollen auf: In den sprachlichen Handlungen kontextualisieren sie sprachliche Phänomene und konstituieren dabei Wissen. Spitzmüller & Warnke sprechen den Diskursakteuren den Status eines Scharniers zwischen den Einzeltexten und der transtextuellen Ebene zu (vgl. Spitzmüller & Warnke 2011: 136–137). Dabei greifen sie auf Foucaults Überlegungen zurück, der eine grundsätzliche Frage formuliert hat: „Wer spricht?" (Foucault 1997: 75). Auch Foucault thematisiert bereits den Status von Sprachinhabern, der ihnen ermöglicht, Diskurse zu gestalten (vgl. Foucault 1997: 75–76). Hierbei sind z. B. die Praktiken der Ausschließung zu nennen, bei denen bestimmte Themen im Laufe der Zeit zuerst mit einem Sprechverbot belegt sind, das sich dann kontinuierlich transformiert und in anderen Praktiken wiederfindet (vgl. Foucault 1991: 39 zu Sexualität).

Unter der Annahme einer generellen Perspektivität von Sprache (vgl. Köller 2004) verweist Felder (2013: 16–17) auf „Denkungsarten und Denkweisen", die von sprachlichen Phänomenen indiziert werden: Durch den spezifischen Sprachgebrauch von Diskursakteuren würden bestimmte Sichtweisen auf Sachverhalte festgelegt und Wissensrahmen abgesteckt (Felder 2010: 13–14). Dadurch werden Sachverhalte auf spezifische Weisen konstituiert, bewertet und mit anderen Sachverhalten verknüpft. Dies kann in diskursiven Auseinandersetzungen zur Folge haben, dass sich bestimmte, interessengeleitete Sichtweisen durchsetzen. Da Diskurse sich in der Öffentlichkeit manifestieren (vgl. Busse 1996: 347; Spieß 2011: 129), sind Massenmedien also der Ort, an dem Diskurse sichtbar werden. Massenmediale Texte sind daher, nicht zuletzt wegen ihrer Mehrfachadressierung (Kühn 1995), für diskurslinguistische Untersuchungen besonders geeignet, auch weil in den massenmedialen Diskursen gesellschaftlich relevante Themen gesetzt, verhandelt und verbreitet werden (vgl. van Dijk 2009).

3 Diskursthema und Korpuszusammenstellung

3.1 Mediale Medizindiskurse: Depression

Die Depression zählt zu den häufigsten Krankheiten: Laut WHO sind aktuell (Stand März 2020) mehr als 264 Millionen Menschen weltweit von der Depression betroffen.[1] Das deutsche Bundesministerium für Gesundheit schätzte 2019, mit Verweis auf die WHO, dass im Jahr 2020 Depressionen und affektive Störungen die zweithäufigste Volkskrankheit werden.[2] Abgesehen von persönlichem Leid,

---
[1] https://www.who.int/en/news-room/fact-sheets/detail/depression, letzter Zugriff 07.04.2020.
[2] http://www.bundesgesundheitsministerium.de/themen/praevention/gesundheitsgefahren/depression.html, letzter Zugriff 07.04.2020.

Beeinträchtigungen im alltäglichen Leben, die die an einer Depression Erkrankten erfahren, und im schlimmsten Fall einem Suizid, stellen Volkskrankheiten einen nicht unerheblichen wirtschaftlichen Faktor dar. Sie verursachen Krankschreibungen, verminderte Produktivität, Berufsunfähigkeit. Laut Berichten der deutschen Krankenkassen stehen psychische Erkrankungen bei den Frühberentungen an erster Stelle; dabei dominieren bei affektiven Störungen die Depressionen.[3]

So ist es verständlich, dass Krankheiten, als gesellschaftlich relevante Inhalte, in den medialen Diskursen ständig präsent sind. Die Gesundheit wird nicht nur als ein Wirtschaftsfaktor, sondern als ein hohes privates und gesellschaftliches Gut betrachtet. Die ständige Präsenz von medizinischen Themen veranlasst Busch, von „Medikalisierung" der öffentlichen Diskurse zu sprechen (Busch 2015: 369). Kickbusch beobachtet ein „signifikantes Ansteigen des öffentlichen und persönlichen Interesses an Gesundheit" (Kickbusch 2006: 17), das zu einer allgemeinen Durchdringung des gesellschaftlichen Diskurses mit Fragen zu Gesundheit und Krankheit führt (vgl. Kohring 2005: 27–28). Mediziner*innen beklagen Medikalisierungs- und Pathologisierungsprozesse in der öffentlichen Diskussion (vgl. Schneider & Strauß 2013: 217).

Unter Berücksichtigung der oben diskutierten Aspekte wurde das Analysekorpus nach folgenden Kriterien zusammengestellt. In den Archiven der deutschen Qualitätszeitungen *DIE ZEIT*, *DER SPIEGEL*, *FAZ* wurden nach dem Stichwort „Depression" Texte recherchiert. Ausgewählt wurden 696 Texte im Zeitraum 1954–2015, die die Krankheit Depression schwerpunktmäßig thematisieren, d. h. die Krankheitsdarstellungen mit Symptomen und Therapien.[4] Die Konzentration auf die Depressionssymptome in den Texten kann dadurch erklärt werden, dass auch die Fachdefinitionen von psychischen Krankheiten symptombasiert sind (hier vor allem ICD und DSM).[5] In den 1950ern und 1960ern tauchen nur

---

[3] Diese Angaben sind der Broschüre des Robert Koch Instituts Heft 51 *Depressive Erkrankungen* (2010) entnommen (https://www.rki.de/DE/Content/Gesundheitsmonitoring/Gesundheits berichterstattung/GBEDownloadsT/depression.html;jsessionid=53155C7E4C722B6804866485 6B3BB3BD.internet072?nn=2370692, letzter Zugriff 07.04.2020).

[4] Die Verteilung nach den einzelnen Medien und Jahrabschnitten ist folgende: *DIE ZEIT*: 261 Texte, *DER SPIEGEL*: 105 Texte und *FAZ* 330 Texte.

[5] ICD steht für International Statistical Classification of Diseases and Related Health Problems, die aktuell in der 10. Version von 2019 vorliegt, ICD-10, für Deutschland ICD-10-GM, (https://www.dimdi.de/static/de/klassifikationen/icd/icd-10-gm/kode-suche/htmlgm2019/ letzter Zugriff 9.04.2020); DSM ist Diagnostisches und statistisches Manual psychischer Störungen, das von der Amerikanischen Psychiatrischen Assoziation herausgegeben wird und aktuell in der 5. Version vorliegt, DSM-5, (https://www.psychiatry.org/psychiatrists/practice/ dsm, letzter Zugriff 9.04.2020).

einzelne Texte zu Depression auf, sieben Texte in der *ZEIT*, zwei Texte im *SPIEGEL*. Seit den 1990er Jahren wächst die Anzahl der Texte, nicht zuletzt dank den Online-Ausgaben: So sind z. B. in der *FAZ* in den 1990ern dreizehn Texte erscheinen, seit 2000 197. Die Texte sind in den Ressorts *Wissen, Wissenschaft* erschienen: Im Vordergrund der journalistischen Berichterstattung steht Wissensvermittlung.[6] Die nachfolgenden Analysen dienen der Beantwortung der in diesem Beitrag relevanten Forschungsfrage nach dem massenmedial konstituierten Krankheitsbild der Depression (im Sinne einer Sachverhaltskonstituierung nach Felder 2013: 118) und dessen Veränderungen im untersuchten Zeitraum. Dabei geht es vorrangig um die Darstellung der Krankheitssymptome aus der Perspektive verschiedener Diskursakteure. Das konkrete methodische Vorgehen besteht in der Analyse einer grammatischen Konstruktion und deren diskursiven Funktionen.

3.2 Diskursgrammatik

Die diskurslinguistische Annahme über den Zusammenhang von Sprache, Wissen und Gesellschaft kann in konkreten Analysen heißen, dass man indexikalische Beziehungen zwischen den sprachlichen Zeichen und gesellschaftlich relevanten Aspekten ihres Gebrauchs offenlegt. So postuliert Müller, dass „[...] sprachliche Zeichen kraft der Tatsache, dass sie in sozialen Zusammenhängen stehen, in indexikalischen Ordnungen ihres Gebrauchs zu verorten sind und diese gleichzeitig hervorbringen" (Müller 2016: 303). Seriell auftretende sprachliche Ausdrücke können als Spuren sozialer Interaktion gesehen werden: Ihr Gebrauch ist durch situative, soziale, aber auch historische und politische Parameter determiniert und wirkt auf sie zurück.

Im Folgenden konzentrieren sich die Analysen auf eine grammatische Konstruktion, die für die narrative Struktur der untersuchten Texte wesentlich ist, da sie die Komplikation (dazu weiter unten) (Labov & Waletzki 1967: 32) markiert.[7] Unter Konstruktion verstehe ich im Sinne der kognitiv-funktional orientierten Konstruktionsgrammatik „[...] PAIRINGS OF FORM WITH SEMANTIC OR DISCOURSE FUNCTION, including morphemes or words, idioms, partially lexically filled or fully general phrasal patterns" (Goldberg 2006: 5, Hervorhebung

---

[6] Die in der Medienwissenschaft und Publizistik etablierte Ansicht über den Wissenschaftsjournalismus als Berichterstattung aus der Wissenschaft in die Gesellschaft (vgl. Kohring 2005: 9) kann durchaus kritisch betrachtet werden, im Rahmen dieses Beitrags wird nur kurz darauf eingegangen.
[7] Die Wahl der Konstruktion ist den diskurssemantischen Überlegungen geschuldet, also *corpus based* (vgl. Spitzmüller & Warnke 2011: 39).

im Original). Die wesentliche Überlegung für diese Ausrichtung der Konstruktionsgrammatik war die Berücksichtigung des konkreten und kontextgebundenen Sprachgebrauchs, was gerade für diskurslinguistische Analysen sehr brauchbar ist. In der Tradition der kognitiv-funktional orientierten Konstruktionsgrammatik werden grammatische Muster analysiert als „[...] komplexe Konstellationen charakteristischer formaler und funktionaler Eigenschaften [...], die sich im situativen Sprachgebrauch als rekurrente Lösungen für bestimmte kommunikative Problem- und Aufgabenbereiche herausgebildet haben" (Bücker, Günthner & Imo 2015: 2). In den folgenden Analysen wird zu zeigen sein, welche konkreten konstruktionalen Eigenschaften auf der textuellen und diskursiven Ebene realisiert werden.

4 [[*in*][DET$_{akk}$][*Depression*][V]]: Konstruktion und Diskurs

Die konkreten Realisierungen der Konstruktion [[*in*][DET$_{akk}$][*Depression*][V]][8] wurden mit AntConc (Antony 2014) extrahiert.[9] Dabei zeigt sich, dass sich die lexikalische Ausfüllung des Verbalslots [V] und der direktive Präpositionalgebrauch in der Präpositionalphrase gegenseitig bedingen. Der verbale Slot wird von den Verben *fallen, verfallen, stürzen, rutschen, geraten* besetzt, wie in den folgenden Beispielen deutlich wird:
1) Ich *rutschte* zurück *in die Depression*, und wie bei den meisten verlief dieser Prozess so schleichend, dass ich es nicht merkte. (SPIEGEL-ONLINE 17.11.2009)
2) Während manche Patienten rasche, unvorhersehbare Umschwünge ihrer Stimmung erfahren, erleben andere vornehmlich die Höhenflüge der Manie oder *stürzen* regelmäßig *in Depressionen*. (FAZ, 21.02.2007, S. N2)
3) [...] oder ob sich im Oktober 1994 im kanadischen Langley drei halbwüchsige junge Männer umbrachten, indem sie Auspuffgase in ihr Auto leitetenin – in ihrem Abschiedsbrief hieß es, sie seien nach dem Tod des Rocksängers Kurt Cobain *„in Depressionen verfallen"*. (DER SPIEGEL 26.06.1995, S. 168)

Wie man anhand dieser Beispiele sehen kann, werden mit der Konstruktion subjektive, persönliche Erfahrungen der betroffenen Menschen versprachlicht.

---

8 Die Schreibweise entspricht den konstruktionsgrammatischen Konventionen.
9 Eine ausführliche Diskussion zum Status dieser Konstruktion s. Iakushevich (2020b).

Durch die Verben *fallen, verfallen, stürzen, rutschen, geraten* wird das Erkranken an einer Depression als ein ungeplanter, ungewollter und unkontrollierter Vorfall konzeptualisiert. Dieser Moment wird von den Menschen als ein Moment des absoluten Kontrollverlusts erlebt, ähnlich wie wenn man z. B. plötzlich ausrutscht und hinfällt. Die psychische Krankheit wird zu einer elementaren körperlichen Erfahrung, sie wird erlebt als ein plötzlicher, unvorhergesehener Wechsel von einer normalen Körperposition während der aufrechten Fortbewegung zu einer außergewöhnlichen Körperposition, nämlich auf dem Boden liegend. Vor dem Hintergrund der kognitiven Semantiktheorien kann man in diesen Beispielen die Bestätigung der These von Lakoff & Johnson sehen, dass kognitive und sprachliche Strukturen in den sensomotorischen Erfahrungen der Menschen verankert sind (Lakoff & Johnson 1980; vgl. Stöckl 2004: 73–79). Weitere synonyme Ausdrücke, mit denen diese Erfahrungen dargestellt werden, sind ebenfalls konsistent mit der Konzeptualisierung der Depression als Fall, Rutsch, Sturz: z. B. *in ein tiefes, schwarzes Loch fallen*.

Die Semantik dieser Konstruktionsrealisierungen liefert wichtige Aspekte bezüglich des medialen Krankheitsbilds der Depression. Die Depression wird dargestellt als ein Fall, eine Unterbrechung des gewöhnlichen Lebenslaufs der betroffenen Menschen. In der Semantik der Verben *fallen, verfallen, stürzen, rutschen, geraten* sowie der der gesamten Konstruktion ist der Aspekt der Temporalität ausgedrückt. Wenn auch *fallen* und *geraten* eine plötzliche, sehr schnelle Bewegung implizieren und *rutschen* eine eher langsame und länger andauernde, bezeichnen doch alle Verben eine Bewegung, die die Zustandsveränderung genau beschreiben.

Die Bedeutung der einzelnen Konstruktionselemente, der Präpositionalphrase, der Verbalphrase, aber auch der einzelnen Wörter *in, Depression, fallen, verfallen, stürzen, rutschen* ist in den untersuchten konkreten Gebrauchskontexten metaphorisch. *Depression* geht auf das lateinische *dēprimere* (herabdrücken, -senken) zurück (vgl. Pfeifer 2012: 215). Die direktionale Verwendung der Präposition *in* in den untersuchten Konstruktionsrealisierungen schließt eine rein physikalische Richtungsbezeichnung aus (vgl. Zifonun, Hoffmann & Strecker 1997: 2128), dasselbe gilt auch für die Verben. Auch die Gesamtbedeutung des Ausdrucks ist metaphorisch. Interessanterweise gibt es aber für diese metaphorische Bedeutung in dem hier relevanten Kontext keine wörtliche bzw. nicht metaphorische Entsprechung. Die Depression wird als ein Raum konzeptualisiert, in den man wider Willen und unvorbereitet gerät. Auf die gleiche Weise werden im Deutschen z. B. Emotionen konzeptualisiert und ebenfalls mit lokalen und direktiven Präpositionen ausgedrückt, z. B. *in Rage, in Wut, in Stimmung* (vgl. Zifonun, Hoffmann & Strecker 1997: 2128). Eine Depression dürfte aber natürlich viel komplexer sein als eine Emotion.

Das Erleben der Depression als ein plötzlicher Fall, Sturz, Rutsch verweist auf das Schicksalhafte dieser Krankheitserfahrung: Es ist nichts, was man durch eigenes schuldhaftes Handeln verursacht. Die Depression widerfährt einem, stößt einem zu.[10] Implizit wird damit die Frage nach einer persönlichen Schuld aufgeworfen. Was hat man falsch gemacht? Was hat zu der Erkrankung geführt? Im folgenden Beispiel ist diese Implizitheit im Ausdruck *nichteingestandene Affekte* sichtbar:

4) Bedrohlich wird die Verdrängung nur, wenn nichteingestandene Affekte in Depression oder Aggression führen, wenn der Betroffene mit der Verleugnung nicht leben kann. (ZEIT ONLINE, 05.02.1998)

Durch die Konzeptualisierung der Depression als Schicksal wird die Frage nach der persönlichen Schuld zurückgewiesen, die Depression kann jederzeit jeden treffen.

In der Darstellung als ein Schicksalsschlag, als etwas, was plötzlich, unerwartet und ungeplant in das Leben der Menschen tritt, wird die Depression als ein totaler Kontrollverlust über die eigenen Gefühle, Gedanken und Handlungen erlebt, als Verlust des Selbst, als etwas, was das gesamte Ich, die gesamte Persönlichkeit betrifft.[11] Bei den Menschen mit einer Depression wird eine geringe Agency vorausgesetzt, darunter wird die subjektive Überzeugung über die eigene Wirkmächtigkeit verstanden (vgl. Bandura 2000).[12] Während einer Depression fühlt man sich schwach, tatenlos, ausgeliefert, handlungsunfähig und umso aktiver erscheint die Krankheit. Die Depression wird personalisiert und als Feind, Aggressor, ein feindliches Gegenüber erlebt. Die betroffene Person sieht sich in einem Kampf mit einem Gegner, den man wie in einem Krieg bekämpfen und besiegen muss, sonst ist man selbst ein Verlierer und Unterlegener, wie unten im Beispiel 5 dargestellt. Damit wird die Metapher KRANKHEIT IST FEIND realisiert, bei der insbesondere der Aspekt des individuellen Kampfes, quasi Mann gegen Mann, zum Tragen kommt. Diese Metapher ist konsistent mit der Metapher KRANKHEIT IST KRIEG, die im Kontext vieler Krankheiten gebraucht wird.[13]

---

10 Syntaktisch ließe sich die Konstruktion nach Prädikatstypen klassifizieren (vgl. Hartmann 1961: 60), die ich um einen weiteren Typ, das widerfährt-Prädikat, erweitert habe (vgl. Iakushevich 2009: 13–15).

11 Ein bekanntes Werk über Depression des Soziologen Ehrenberg heißt *Das erschöpfte Selbst* (Ehrenberg 2013).

12 Agency war das Thema einer Datensitzung während des 4. Netzwerktreffens „Linguistik und Medizin" zum Thema *Sprache, Alter, Pflege* am 24. Januar 2020 am IDS in Mannheim.

13 Hier sei vor allem Susan Sontags berühmter Essay *Krankheit als Metapher* erwähnt, in dem sie explizit die Kriegs- und Kampfmetaphorik in Bezug auf Krebs thematisiert: „Es gibt den ‚Kampf' oder ‚Kreuzzug' gegen den Krebs, [...]; Menschen, die Krebs haben, sind ‚Krebsopfer'."

5) Der 25 Jahre alter Karlsruher gilt als ausgeglichener, eher zurückhaltender Mensch, ein Profi mit vorbildlicher Einstellung. Doch in den vergangenen Monaten ist es ihm schon ein paar Mal passiert, dass er, wenn er im Hotelzimmer sitzt, in ein „tiefes Loch" fällt. Diese „Durchhänger" bekämpft er, meist gemeinsam mit seinem Zimmergenossen Carsten Ramelow, mit Computerspielen. (FAZ 274/1999, S 53)

Die Depression als ein aktiv kämpfender Feind wird in den folgenden Beispielen sprachlich vor allem durch die Wahl der Verben konstituiert (meine Hervorhebungen in den Beispielen 6) – 7)):

6) Als Gewinn werten es die New Yorker Psychiater deshalb bereits, wenn das Gemütsleiden überhaupt erkannt wird. Nur so, glauben sie, können Kranke, denen *sich* die undurchdringlichen Schleier über die Seele *gelegt haben*, wenigstens vor dem Schlimmsten bewahrt werden. Bei Nachforschungen im Leben von Selbstmordopfern etwa zeigte sich, dass Depressionen die meisten von ihnen bis an die Schwelle des Todes *verfolgt hatten*. (DER SPIEGEL 38/1989, S. 232–234)

7) 20 Jahre *beherrschte* sie sein Leben, *raubte* ihm die Energie, *hinderte* ihn am Leben. Und *demütigte* ihn. [...] Fast hätte die Krankheit ihn *zerstört* – auch weil viele ihm seine Qualen nicht glaubten. (Spiegel-Online, 16.11.2009)

Die Agency zeigt sich in den obigen Beispielen als eine Eigenschaft, die der Depression zugesprochen wird und nicht den Menschen als handelnden Subjekten. Das mediale Krankheitsbild bekommt dadurch weitere Merkmale dazu. Die Darstellung der Depression als Agens und aktiv handelnde Instanz wird, genauso wie im Fall der oben diskutierten Konstruktion, aus der Perspektive der kranken Menschen vorgenommen. In den Beispielen 8) bis 9) werden subjektive Erfahrungen thematisiert; es ist das individuelle Wissen, das hier den Eingang in den Diskurs findet. Es kann von verschiedenen Akteuren in diskursiven Praktiken verhandelt, verbreitet, mit anderen Wissensbeständen verknüpft und zur Durchsetzung von Geltungsansprüchen verwendet werden (vgl. Felder 2013: 14–17).

(Sontag 1980: 62). Aktuell, 2020, bestimmt die Corona-Kriegsmetaphorik die medialen Diskurse in Deutschland und Österreich, nicht zuletzt deshalb, weil auch die medizinische Fachterminologie sich dieser Metaphorik bedient. So spricht man z. B. von „the trajectory and the impact of the COVID-19 epidemic" (van Damme et al. 2020: 1), „the most explosive COVID-19 epidemics" (van Damme et al. 2020: 3).

Mit den Ausdrücken *in eine Depression, fallen, verfallen, stürzen, rutschen* werden von den betroffenen Menschen, die in den untersuchten Diskursabschnitten als Diskursakteure fungieren, ihre quälenden, sehr individuellen und fundamentalen Erfahrungen mit der Depression versprachlicht. Gleichzeitig markieren sie einen Lebenseinschnitt, ein wichtiges Ereignis im Leben dieser Menschen. Die Depression wird erlebt als ein Hindernis auf dem Lebensweg, als eine Unterbrechung des Lebenslaufs, als etwas Schicksalhaftes, was den Menschen widerfährt. Solche Darstellungen konzeptualisieren die Krankheit als einen Weg (im Sinne der konzeptuellen Metapherntheorie nach Lakoff & Johnson 1980). Die Konzeptualisierung der Depression als ein Weg ist relevant zum einen für den massenmedialen Depressionsdiskurs,[14] zum anderen ist diese Metapher mit einer anderen Metapher konsistent, die in vielen Lebensbereichen allgegenwärtig zu sein scheint: LEBEN IST EIN WEG.[15]

Die Metapher DEPRESSION IST EIN WEG kann im untersuchten Diskursabschnitt als diskurskonstitutiv betrachtet werden (vgl. Spieß 2011, 2014: 46; Hampe 2017).[16] Unterschiedliche Aspekte der Krankheit konstituieren ein Krankheitsbild, das für den Diskurs als relevant erachtet wird und auf das in den diskursiven Aushandlungsprozessen immer wieder Bezug genommen wird. Auch hier spielt der Aspekt der Temporalität eine wesentliche Rolle. Die Depression wird als ein Prozess dargestellt, der von den Betroffenen erlebt und bewältigt werden muss. Wurde, wie oben dargestellt, der Moment des Erkrankens durch eine grammatische Konstruktion in seiner Punktualität, Plötzlichkeit dargestellt, wird die Krankheit als Prozess vor allem in der textuellen Organisationsstruktur sichtbar. Das Prozessuale, das Dauerhafte der Depression ist durch die Metapher DEPRESSION IST EIN WEG dargestellt, die nicht durch einzelne Lexeme realisiert, sondern durch z. T. mehrere sich anschließende Sätze.

Die nachfolgenden Beispiele zeigen exemplarisch mit Bezug auf einige Temporalmarker (Wortsemantik, Temporaladverbien, Tempus verbi), wie die Diskursmetapher DEPRESSION IST EIN WEG textuell realisiert wird (meine Hervorhebung):

8) Ohne ein Blatt vor den Mund zu nehmen, schildert die Autorin – mit vollem Bekenntnis zur mitunter resignativen Ausgangslage – ihr eigenes Erlebnis

---

[14] Dass nur bestimmte Diskursabschnitte und nicht der gesamte Diskurs zu einem Thema überhaupt untersucht werden können, geht schon aus Foucaults Diskursdefinition hervor, s. Kapitel 2 dieses Beitrags.
[15] Die Schreibweise in Großbuchstaben richtet sich nach der üblichen Tradition der kognitiven Metapherntheorien.
[16] Die depressionstypische Metaphorik in multimodalen medialen Kontexten habe ich ausführlich an einer anderen Stelle diskutiert (Iakushevich 2020a).

auf dem Leidensweg einer Depression. Auf ihm begegnete sie mehreren Ärzten, die einen Griff zum Rezeptblock für die ultima ratio hielten. Sie bringt aber auch die hierfür unabdingbare Kraft auf, die freie Arztwahl für sich in Anspruch zu nehmen, ohne in generelle Mediziner-Hetze zu verfallen. (ZEIT Online 11.10.1985)

9) *Lange* verschwieg sie diese Gedanken. "Ich schämte mich so dafür und habe versucht, mir nichts anmerken zu lassen", sagt Weimer. *Erst sechs Wochen* nach der Geburt vertraute sie sich einem Arzt an. [...]
Dann begann ein langer Weg. Gespräche, Selbsthilfegruppen, Mutter-Kind-Kur – *es dauerte mehrere Monate*, bis es ihr besserging, und ein Jahr, bis die Krankheit geheilt war. "Es muss nicht sein, dass so viele Frauen in diese Depression rutschen – und *so lange damit kämpfen*", sagt Weimer. Damit manche den Kampf schneller gewinnen können, gründete sie die "Blues Sisters". (FAZ 18.07.2007, S. 40)

Die Beispiele zeigen, wie komplex transtextuelle Diskursanalysen wirklich sind. An der Verwendung der Metapher DEPRESSION IST EIN WEG ist ersichtlich, dass die Analyse von einzelnen Metaphernlexemen, wie Spitzmüller & Warnke (2011: 201) in dem DIMEAN-Modell vorschlagen, nicht immer zielführend sein kann, da Metaphern oft nicht auf der Ebene der Einzellexeme funktionieren, sondern textuell und diskursiv realisiert werden.[17] In den analysierten Diskursabschnitten wird die Metapher diskurskonstituierend und -strukturierend verwendet. Dank dieser übergreifenden Metapher entsteht ein spezifisches mediales Bild der Depression, das zum großen Teil auf den subjektiven Erfahrungen Betroffener basiert. In diesen Erfahrungen ist der essentielle Moment des Erkrankens textuell durch eine Konstruktion markiert, die wiederum mit – in diesem medialen Kontext – depressionsspezifischen lexikalischen Füllungen versehen ist.

5 Diskursstrategien: Narration und Personalisierung

Die oben diskutierte Verwendung der Konstruktion [[*in*][DET$_{akk}$][*Depression*][V]] und die depressionstypische Metaphorik – die hier exemplarisch herausgegriffen werden – indizieren spezifische diskursive Strategien.

---

17 Siehe Hampe (2017: 7) zu "the dynamic multidimensional socio-cognitive model of metaphor".

Die Konstruktion [[*in*][DET_akk][*Depression*][V]] wird in dem untersuchten Diskursabschnitt hauptsächlich in narrativen Strukturen verwendet. Grundlegend für Narration ist „[...] die Zeit als Abfolge von Ereignissen." (Vogt 2014: 96). Die Temporalität, die mit verschiedenen Mitteln zum Ausdruck gebracht werden kann, kann also als eine grundlegende Voraussetzung für narrative Strukturen betrachtet werden. Auch für die textuelle Organisation wird die sequenzielle Abfolge von Ereignissen als wesentlich erachtet; Heinemann und Viehweger betonen dies in Bezug auf die chronologische Ordnung von illokutiven Handlungen (vgl. Heinemann & Viehweger 1991: 238).

Labov und Waletzky haben Narrationen als „oral versions of personal experience" definiert (Labov & Waletzky 1967), dabei stellen sie ebenfalls die temporale Abfolge in der Darstellung von persönlichen Erfahrungen (Labov & Waletzky 1967: 13; vgl. Brinker 2010: 61) in den Mittelpunkt ihrer Überlegungen. Die narrative Struktur besteht nach Labov und Waletzky in der linearen Abfolge von folgenden Kategorien: „orientation", „complication", „evaluation", „resolution", „coda" (Labov & Waletzky 1967: 32–39).[18] Laut Brinker (2010: 60–61) eignet sich diese Struktur, trotz berechtigter Kritik an ihr, für die Analysen thematischer Grundstrukturen narrativer Texte.

Für die medialen Diskursanalysen sind folgende Elemente brauchbar: der Aspekt der Temporalität, wie bereits oben diskutiert, und die Thematisierung von persönlichen Erfahrungen in den narrativen Kontexten.

Die Konstruktion [[*in*][DET_akk][*Depression*][V]] ist in dem untersuchten Korpus in narrative Textmuster eingebunden. Geschildert werden subjektive Erfahrungen der an einer Depression erkrankten Menschen, „complication" im Sinne von Labov & Waletzky. In den konkreten mikrotextuellen Kontexten, also der unmittelbaren textuellen Umgebung der Konstruktionsrealisierungen, wird die Subjektposition, meistens in der 1. Person Singular, von den erkrankten Personen eingenommen. Das Subjekt ist aus der Sicht der semantischen Rollen ein Experiens/Erfahrender (vgl. Polenz 1988: 170). Es werden, auch durch Zitate markiert, die persönlichen Geschichten dieser Menschen erzählt. Die Kranken werden somit zu Diskursakteuren, sie bringen eine zusätzliche Perspektive (im Sinne Köller 2004) in den Diskurs, sie bekommen eine Stimme (siehe Foucaults oben diskutierte Frage „Wer spricht?"). Ihre Perspektive ist einerseits individuell und subjektiv, aber auch vom Diskurs geprägt: Die Erfahrungen einer psychischen Krankheit sind nur der kranken Person zugänglich; eine psychische Krankheit ist für Außenstehende nicht notwendigerweise sichtbar und erkenn-

---

[18] Bubenhofer (2018: 373) spricht in seiner korpuslinguistischen Studie zu Geburtsberichten von „narrativen Topoi".

bar, wie es z. B. ein gebrochenes Bein ist. Die Art und Weise der Kommunikation über Krankheiten ist aber von gesellschaftlichen Konventionen beeinflusst.

Die Ausdrücke *in eine Depression fallen, verfallen, rutschen, geraten, stürzen* sind metaphorisch,[19] wie auch andere, ebenfalls psychiatrische Termini wie z. B. *niedergedrückte Stimmung, stimmungsaufhellend*. Allerdings gibt es für sie keine nichtmetaphorischen Entsprechungen. Feer (vgl. Feer 1987: 23) bemerkt, dass metaphorisches Sprechen für die abstrakten, höchst subjektiven Erfahrungen psychisch kranker Menschen oft die einzige Möglichkeit darstellt, die innerpsychischen Vorgänge zu versprachlichen und zu kommunizieren.[20]

Die subjektiven Erfahrungen kranker Menschen werden in dem untersuchten Diskursabschnitt vor allem in den narrativen Textstrukturen mit einem spezifischen narrativen Muster gebraucht. Heinemann & Viehweger definieren es als ein erlebnisorientiertes Strukturmuster (NARR II ERZÄHL-Strukturen) im Unterschied zu einem ergebnisorientierten Strukturmuster (NARR I REFERIER-Strukturen) (vgl. Heinemann & Viehweger 1991: 238–244). Beim erlebnisorientierten Strukturmuster geht es „[...] um die Kennzeichnung [s]einer Erlebnisperspektive, um die subjektive Charakterisierung der Ereignisse [...]" (Heinemann & Viehweger 1991: 242). Dabei spielt die Evaluation eine Rolle: Erzählt wird nur das, was aus der individuellen Perspektive relevant erscheint und nicht zwingend objektiv und überprüfbar sein muss. Im folgenden Beispiel beschreibt der an einer Depression erkrankte Mann, wie es sich für ihn anfühlt, in eine Depression zu fallen. Auffällig ist hier, dass er den Fall als langsam bezeichnet. Damit rückt seine subjektive Erlebnisperspektive in den Vordergrund, im Text auch als Zitat markiert. Die Zeitlichkeit des Erlebnisses wird hier besonders hervorgehoben, da sie aus der individuellen Perspektive als relevant eingeschätzt wird. An diesem Beispiel wird m. E. die besondere Konstellation der Konstruktion, ihrer lexikalischen Füllung in diesem spezifischen Kontext und den narrativen Textstrukturen sichtbar:

10) Schon viermal fiel der stämmige Zweiundsechzigjährige in schwere Depressionen, die zwischen drei Monaten und fast einem Jahr dauerten. In der Regel beginnt eine Depression mit Nachdenklichkeit und abgeschwächten Symptomen. „Man fällt langsam hinein und wacht auch langsam wieder auf. Einmal jedoch verschwanden sie über Nacht", erinnert er sich. (FAZ, 15.04.2002, S. 49)

---

19 Im Sinne der kognitiven Metapherntheorie nach Lakoff & Johnson (1980).
20 Zur Rolle von Metaphern bei der Symptomdarstellung in psychiatrischen Krankenakten s. Schuster (2010: 210–230).

Bemerkenswert ist außerdem, dass das Auftreten der Konstruktion [[*in*][DET$_{akk}$][*Depression*][V]] in dem untersuchten Diskursabschnitt mit dem Auftreten von narrativen Strukturen zusammenhängt. Der erste Beleg für den Konstruktionsgebrauch stammt aus dem Jahr 1995. Bis in die 1990er Jahre treten kranke Menschen als Diskursakteure nicht auf. Es gibt Berichte über anonyme Patienten*innen bzw. Klienten*innen, Symptome, Therapien und mögliche Ursachen der Depression. Seit den 1990er Jahren werden immer mehr persönliche Geschichten aus der Perspektive der Betroffenen erzählt. Zunehmend werden die Geschichten personalisiert: Konkrete Personen mit Namen und Bild erzählen selbst über ihre Krankheit, wobei sowohl Personen des öffentlichen Lebens wie z. B. Bundespolitiker und Sportler als auch Privatpersonen vertreten sind. Bis in die 1990er Jahre steht dagegen eine Außenperspektive auf die Depression im Mittelpunkt der medialen Aushandlungen. Zwar wird auch von depressiven Symptomen berichtet, aber aus der Sicht der beobachtenden Ärzt*innen, Therapeut*innen oder Journalist*innen. Die Kranken werden z. B. als „mürrisch-reizbar" oder „apathisch" charakterisiert (DER SPIEGEL 51, 1978) oder es wird eine typische Sprechzimmer-Situation beschrieben:

11) Da hockt der Patient", so schilderte kürzlich das deutsche Medizinal-Magazin „Euromed" eine typische Sprechzimmer-Situation, „gedrückt im allgemeinen Schlappgefühl, mit 'nem bißchen Traurigkeit unausgesprochener Herkunft; da sagt ihm sein Arzt in zudeckender Weise, wie schön doch die Sonne draußen scheine, und er – der Patient – habe doch so fröhliche Buben." (DER SPIEGEL, 04.11.1968, S. 202)

Die kranken Menschen treten im Diskurs nur als Objekte auf, sie sind keine Diskursakteure, ihnen wird keine Rolle zugestanden und kein Rederecht erteilt. Bis in die 1990er Jahre sind an der Depression erkrankte Menschen vom medialen Diskurs ausgeschlossen (vgl. dazu Foucaults (1991: 39) Ausschließungsfunktion). Die subjektive Perspektive der Betroffenen ist zu dieser Zeit noch irrelevant und dadurch nicht vorhanden. Auf der textuellen Ebene äußert sich dies z. B. durch Fehlen von narrativen Strukturen.

Treten die Kranken als Diskursakteure auf, bewirkt das nicht nur Veränderungen in textuellen Mustern, sondern in den Prozessen der medialen Konstituierung[21] des Krankheitsbildes der Depression. Mit ihren individuellen Erfahrungen, ihrer subjektiven Perspektive kommunizieren die Kranken öffentlich ihre individuellen Wirklichkeiten. Damit erheben sie Geltungsansprüche: Ihr individuelles

---

[21] Zur Unterscheidung von Konstruktion und Konstitution s. Spitzmüller & Warnke (2011: 43–48).

Laienwissen wird öffentlich, medial präsent und wahrgenommen. Dieses medizinische Alltagswissen wird diskursiv verarbeitet, da es als relevant eingeschätzt wird (vgl. Felder 2013: 15). Die Kranken werden dank ihrer Aufnahme in den Diskurs aufgewertet, als Diskursakteure konstituieren sie das mediale Krankheitsbild der Depression mit.

Die Wissensbestände der an einer Depression leidenden Menschen werden im medialen Diskurs mit weiteren Wissensbeständen verknüpft, z. B. mit dem Wissen von Fachexpert*innen aus der Medizin, Psychologie und Psychiatrie, Neurologie, Chemie. Dies zeigt sich in bestimmten Textstrukturen, die in Diskursmuster übergehen. Auf der mikrotextuellen Ebene können an die narrativen Elemente argumentative, deskriptive oder explikative (im Sinne von thematischen Entfaltungsstrukturen) angeknüpft werden. Insbesondere seit den 2000er Jahren tritt dieses textuelle Muster auf: Als Einstieg dient eine persönliche Geschichte, die von der betroffenen Person selbst erzählt wird. Die Geschichte konzentriert sich auf die Schilderungen von Depressionssymptomen aus der subjektiven Sicht der/des Kranken. Darauf folgen medizinische Erklärungen zu Depression, es wird nach Krankheitsursachen geforscht, Expert*innen werden interviewt, Therapien und Medikamente vorgestellt. Diese sprachlichen Handlungen werden von verschiedenen Akteuren ausgeführt, dabei können Expert*innen Wirkmechanismen von menschlichen Körperfunktionen oder Medikamente beschreiben und erklären und für eine bestimmte Therapieform plädieren. Dieses textuelle Muster wird immer wieder aufgegriffen und wiederholt. In dem untersuchten Diskursabschnitt lässt es sich in allen drei Medien ab den 2000er Jahren beobachten. Auf der übergeordneten diskursiven Ebene bildet sich dadurch auch ein spezifisches Muster, ein komplexer Zusammenhang zwischen den einzelnen Diskursakteuren und ihren Handlungen, zwischen den einzelnen Wissensbeständen, Themen und Subthemen. Daraus entstehen neue intertextuelle und interdiskursive Verflechtungen zu anderen Themen und Diskursen.

Aus der medienwissenschaftlichen Perspektive wird dabei ein weiterer Aspekt relevant, unter dem dieses diskursive Muster bewertet werden kann. Unterschiedliche Diskursakteure können Personen, Institutionen, Organisationen usw. sein. Die Präsenz von Personen als Diskursakteuren ist zwar in dem untersuchten Diskursabschnitt von Anfang an gegeben, das mediale Krankheitsbild wird aber zuerst vor allem von Expert*innen und Journalist*innen konstituiert. Das Merkmal „Personalisierung", medienwissenschaftlich definiert als „[...] die zunehmende Orientierung an (prominenten) Personen bei der Vermittlung von Medieninhalten." (Bentele, Brosius & Jarren 2013: 214–215), wird intensiver genutzt. Bis in die 1990er Jahre wird über die Depression berichtet, es werden *Krankheits*geschichten erzählt. Danach, durch die neuen Diskursakteure, werden Inhalte stärker personalisiert, die Depression wird personalisiert, es werden *Kranken*geschichten erzählt.

6 Schlussbetrachtung

Der Beitrag hat gezeigt, wie das massenmediale Krankheitsbild der Depression konstituiert wird. Dabei wurde der Fokus insbesondere auf die Handlungen verschiedener Diskursakteure gelegt. In dem untersuchten Diskursabschnitt konnten folgende Entwicklungen festgestellt werden: In dem untersuchten Zeitraum 1954–2015 verändert sich die Konstellation der Diskursakteure. Die an einer Depression erkrankten Menschen treten seit den 1990er Jahren als Diskursakteure hinzu und konstituieren mit ihrer individuellen Perspektive und ihren subjektiven Erfahrungen das mediale Bild der Depression mit. Ihr Wissen wird im Diskurs als relevant erachtet und spielt in den diskursiven Sinnaushandlungen eine Rolle. Damit einher gehen weitere mediale Veränderungen wie die zunehmende Personalisierung des Depressionsdiskurses, die sich in den narrativen Strukturen äußert. *Krankheits*geschichten werden zu *Kranken*geschichten. Die Veränderungen im medialen Diskurs sind Anzeichen (im Sinne indexikalischer Beziehungen zwischen Sprache und Gesellschaft nach Müller 2016) dafür, dass sich die gesellschaftliche Bewertung der Depression, die Relevanz dieser Krankheit nicht nur für einzelne Betroffene, sondern auch für die gesamte Gesellschaft geändert hat.

In dem untersuchten Diskursabschnitt wird Depression als eine Krankheit dargestellt, die als ein totaler Kontrollverlust über das ganze Leben und über das Selbst erfahren wird. Die Depression wird als etwas Schicksalhaftes erlebt, dem man passiv gegenübersteht, als ein Feind, der aktiv angreift und einen vernichtenden Kampf gegen den erkrankten Menschen führt. Gleichzeitig wird die Depression als ein Stück Lebensweg, als ein Lebensabschnitt erlebt, der bewältigt werden muss.

Die diskursgrammatischen Analysen zeigen exemplarisch den Zusammenhang zwischen sprachlichen Oberflächenphänomenen, dem im Diskurs verhandelten Wissen und dessen Relevanz für die öffentlichen Diskurse. Die Konstruktionen im Sinne der KxG ermöglichen dabei einen guten Analysezugriff. Zudem zeigen die Analysen, dass psychische Krankheiten wie die Depression einen hohen Nachrichtenwert haben.

Literatur

Antony, Laurence (2014): *AntConc (Version 3.4.4.w)* [Computer Software]. Tokyo: Waseda University. http://www.laurenceanthony.net/.

Bandura, Albert (2000): Exercise on Human Agency Through Collective Efficacy. *Current Directions in Psychological Science* 9 (3), 75–78.

Bentele, Günter, Hans-Bernd Brosius & Otfried Jarren (2013): *Lexikon Kommunikations- und Medienwissenschaft*. Wiesbaden: Springer Fachmedien.

Brinker, Klaus (2010): *Linguistische Textanalyse. Eine Einführung in Grundbegriffe und Methoden*. 7. Aufl. Berlin: Erich Schmidt.

Brünner, Gisela (2011): *Gesundheit durchs Fernsehen. Linguistische Untersuchungen zur Vermittlung medizinischen Wissens und Aufklärung in Gesundheitsfragen*. Duisburg: Rhein-Ruhr.

Bubenhofer, Noah (2018): Serialität der Singularität. Korpusanalyse narrativer Muster in Geburtsberichten. *Zeitschrift für Literaturwissenschaft und Linguistik* 48, 357–388.

Bücker, Jörg, Susanne Günthner & Wolfgang Imo (2015): Einleitung. In Jörg Bücker, Susanne Günthner & Wolfgang Imo (Hrsg.), *Konstruktionsgrammatik V: Konstruktionen im Spannungsfeld von sequenziellen Mustern, kommunikativen Gattungen und Textsorten*, 1–14. Tübingen: Stauffenburg.

Busch, Albert (1999): Semantische Vertikalität und diskursive Grundkonzepte in der Gesundheitskommunikation. In Jürg Niederhauser & Kirsten Adamzik (Hrsg.), *Wissenschaftssprache und Umgangssprache in Kontakt*, 103–122. Frankfurt a.M.: Peter Lang.

Busch, Albert (2015): Medizindiskurse: Mediale Räume der Experten-Laien-Kommunikation. In Albert Busch & Thomas Spranz-Fogasy (Hrsg.), *Handbuch Sprache in der Medizin*, 369–386. Berlin, Boston: De Gruyter.

Busse, Dietrich (1996): Öffentlichkeit als Raum für Diskurse. Entfaltungsbedingungen für Bedeutungswandel im öffentlichen Sprachgebrauch. In Karin Böke, Matthias Jung & Martin Wengeler (Hrsg.), *Öffentlicher Sprachgebrauch. Praktische, theoretische und historische Perspektiven. Georg Stötzel zum 60. Geburtstag gewidmet*, 347–358. Opladen: Westdeutscher Verlag.

Busse, Dietrich & Wolfgang Teubert (1994): Ist Diskurs ein sprachwissenschaftliches Objekt? In Dietrich Busse, Fritz Hermanns & Wolfgang Teubert (Hrsg.), *Begriffsgeschichte und Diskursgeschichte. Methodenfragen und Forschungsergebnisse der historischen Semantik*, 10–18. Opladen: Westdeutscher Verlag.

Dijk, Teun Adrian van (2009): *Discourse and Context. A Sociocognitive Approach*. Cambridge: Cambridge University Press.

Ehrenberg, Alain (2013): *Das erschöpfte Selbst. Depression und Gesellschaft in der Gegenwart*. 7. Aufl. Frankfurt a.M.: Suhrkamp.

Feer, Hans (1987): *Die Sprache der Psychiatrie. Eine linguistische Untersuchung*. Berlin: Springer.

Felder, Ekkehard (2009): Sprache – das Tor zur Welt? Perspektiven und Tendenzen in sprachlichen Äußerungen. In Ekkehard Felder (Hrsg.), *Sprache*, 13–57. Berlin: Springer.

Felder, Ekkehard (2010): Semantische Kämpfe – Die Macht des deklarativen in Fachdiskursen. In Thomas Fuchs & Grit Schwarzkopf (Hrsg.), *Verantwortlichkeit – nur eine Illusion?*, 13–59. Heidelberg: Winter.

Felder, Ekkehard (2012): Pragma-semiotische Textarbeit und der hermeneutische Nutzen von Korpusanalysen für die linguistische Mediendiskursanalyse. In Ekkehard Felder, Marcus Müller & Friedemann Vogel (Hrsg.), *Korpuspragmatik. Thematische Korpora als Basis diskurslinguistischer Analysen*, 115–174. Berlin, Boston: De Gruyter.

Felder, Ekkehard (2013): Faktizitätsherstellung mittels handlungsleitender Konzepte und agonaler Zentren. Der diskursive Wettkampf um Geltungsansprüche. In Ekkehard Felder (Hrsg.), *Faktizitätsherstellung in Diskursen. Die Macht des Deklarativen*, 13–28. Berlin, Boston: De Gruyter.

Foucault, Michel (1991): *Die Ordnung des Diskurses*. Mit einem Essay von Ralf Konersmann. Frankfurt a.M.: Suhrkamp.

Foucault, Michel (1997): *Archäologie des Wissens*. 8. Aufl. Frankfurt a.M.: Suhrkamp.

Galtung, Johan & Mari Holmboe Ruge (1965): The Structure of the Foreign News. The Presentation of the Congo, Cuba and Cyprus Crises in Four Norwegian Newspapers. *Journal of Peace Research* 2, 64–91.

Gieber, Walter (1964): News is what Neswpapermen Make it. In Lewis Anthony Dexter & David Manning White (Hrsg.), *People, Society, and Mass Communications*, 173–180. New York: Free Press of Glencoe.

Goldberg, Adele (2006): *Constructions at Work. The Nature of Generalization in Language*. Oxford: Oxford University Press.

Hampe, Beate (2017): Embodiment and Discourse: Dimensions and Dynamics of Contemporary Metaphor Theory. In Beate Hampe (Hrsg.), *Metaphor. Embodied Cognition and Discourse*, 3–23. Cambridge: Cambridge University Press.

Hartmann, Peter (1961): *Zur Theorie der Sprachwissenschaft*. Assen: van Gorcum

Heinemann, Wolfgang & Dieter Viehweger (1991): *Textlinguistik. Eine Einführung*. Tübingen: Niemeyer.

Iakushevich, Marina (2009): *Stydno! Du sollst dich was schämen! Ein deutsch-russischer Sprachvergleich der Kosmetikwerbung*. Frankfurt a.M.: Peter Lang.

Iakushevich, Marina (2020a): „In der Seelenfinsternis gefangen" Metaphern der Depression in den Deutschen Qualitätsmedien. *Der Sprachdienst* 64 (6), 260–272.

Iakushevich, Marina (2020b): Konstruktionen und ihre Leistungen in massenmedialen Patho- und Salutodiskursen: Depression und Burnout. In Michel Lefèvre & Katharina Mucha (Hrsg.), *Konstruktionen, Kollokationen, Muster*, 207–222. Tübingen: Stauffenburg.

Kickbusch, Ilona (2006): *Die Gesundheitsgesellschaft*. Hamburg: Verlag für Gesundheitsförderung.

Köller, Wilhelm (2004): *Perspektivität und Sprache: zur Struktur von Objektivierungsformen in Bildern, im Denken und in der Sprache*. Berlin, Boston: De Gruyter.

Kohring, Matthias (2005): *Wissenschaftsjournalismus. Forschungsüberblick und Theorieentwurf*. Konstanz: UVK.

Kühn, Peter (1995): *Mehrfachadressierung*. Tübingen: Niemeyer.

Labov, William & Joshua Waletzky (1967): Narrative Analysis: Oral Versions of Personal Experience. In June Helm (Hrsg.), *Essays on the Verbal and Visual Arts*, 12–44. Seattle, London: University of Washington Press.

Lakoff, George & Mark Johnson (1980): *Metaphors We Live By*. Chicago: University of Chicago Press.

Luhmann, Niklas (1975): Veränderungen im System gesellschaftlicher Kommunikation und die Massenmedien. In Oskar Schatz (Hrsg.), *Die elektronische Revolution. Wie gefährlich sind die Massenmedien?*, 13–30. Graz: Styria.

Luhmann, Niklas (1988): *Erkenntnis als Konstruktion*. Bern: Bentelli.
Luhmann, Niklas (1995): *Die Realität der Massenmedien*. Opladen: Westdeutscher Verlag.
Müller, Marcus (2016): Diskursgrammatik als Grammatik indexikalischer Ordnungen. In Jianhua Zhu, Jin Zhao & Michael Szurawitzki (Hrsg.), *Akten des XIII. internationalen Germanistenkongresses Shanghai 2015*, 303–307. Frankfurt a.M.: Peter Lang.
Pfeifer, Wolfgang (2012): *Etymologisches Wörterbuch des Deutschen*. Koblenz: Edition Kramer.
Polenz, Peter von (1988): *Deutsche Satzsemantik. Grundbegriffe des Zwischen-den-Zeilen-Lesens*. 2. Aufl. Berlin, New York: De Gruyter.
Rosengren, Karl Erik (1970): International News: Intra and Extra Media Date. *Acta Sociologica* 13, 96–109.
Schneider, Wolfgang & Bernhard Strauß (2013): Medikalisierung. *Psychotherapeut* 58, 217–218.
Schulz, Winfried (1976): *Die Konstruktion von Realität in den Nachrichtenmedien. Analyse der aktuellen Berichterstattung*. Freiburg, München: Karl Alber.
Schuster, Britt-Marie (2010): *Auf dem Weg zur Fachsprache. Sprachliche Professionalisierung in der psychiatrischen Schreibpraxis (1800–1939)*. Berlin, New York: De Gruyter.
Sontag, Susan (1980): *Krankheit als Metapher*. 2. Aufl. München, Wien: Carl Hanser.
Spieß, Constanze (2011): *Diskurshandlungen. Theorie und Methode linguistischer Diskursanalyse am Beispiel der Bioethikdebatte*. Berlin, Boston: De Gruyter.
Spieß, Constanze (2014): Linguistische Metaphernanalyse. In Matthias Junge & Anne-Katrin Hoklas (Hrsg.), *Methoden der Metaphernforschung*, 31–58. Wiesbaden: Springer.
Spitzmüller, Jürgen & Ingo H. Warnke (2011): *Diskurslinguistik. Eine Einführung in Theorien und Methoden der transtextuellen Sprachanalyse*. Berlin, Boston: De Gruyter.
Stöckl, Hartmut (2004): *Die Sprache im Bild – Das Bild in der Sprache. Zur Verknüpfung von Sprache und Bild im massenmedialen Text*. Berlin, Boston: De Gruyter.
Vogt, Jochen (2014): *Aspekte erzählender Prosa. Eine Einführung in Erzähltechnik und Romantheorie*. 11. Aufl. München: Fink.
Teubert, Wolfgang (2019): Im Kopf oder im Diskurs: wo ist unsere Welt? Sprache und Denken. *teksti i dyskurs – text und diskurs* 12, 25–47.
Van Damme, Wim, Ritwik Dahake, Alexandre Delamou et al. (2020): The COVID-19 pandemic: diverse contexts; different epidemics – how and why? *BMJ Global Health* 5: e003098. doi: 10.1136/bmjgh-2020-003098.
Warnke, Ingo (2009): Die sprachliche Konstituierung von geteiltem Wissen in Diskursen. In Ekkehard Felder & Marcus Müller (Hrsg.), *Wissen durch Sprache. Theorie, Praxis und Erkenntnisinteresse des Forschungsnetzwerks „Sprache und Wissen"*, 113–140. Berlin, Boston: De Gruyter.
Zifonun, Gisela, Ludger Hoffmann & Bruno Strecker (Hrsg.) (1997): *Grammatik der deutschen Sprache*. 3 Bde. Berlin, New York: De Gruyter.

Pavla Schäfer

Schulmedizinische und homöopathische Lehrbücher als Ort der Verfestigung und Tradierung von Denkstilen

Abstract: Vor dem Hintergrund der Kontroverse über den Status von Homöopathie werden im Forschungsprojekt homöopathische und schulmedizinische Lehrbücher untersucht. Beide Richtungen der Heilkunde werden als verschiedene Denkkollektive mit unterschiedlichen Denkstilen aufgefasst. Lehrbücher dienen der Einführung von Neulingen in den esoterischen Kreis und das dort konstruierte Wissen erschließt Karrierewege innerhalb betreffender Denkkollektive. Auf diese Weise werden in Lehrbüchern Denkstile stabilisiert und weitertradiert. Im Aufsatz wird diese denkstilrelevante Funktion von Lehrbüchern ausgeführt und begründet. Am Beispiel von Vorworten und Inhaltsverzeichnissen wird aufgezeigt, wie sich schulmedizinische und homöopathische Lehrbücher systematisch unterscheiden und wie die Unterschiede mit den korrespondierenden Denkstilen zusammenhängen.

Keywords: Lehrbücher, Denkstile, Denkkollektive, Homöopathie, Schulmedizin, Sprachgebrauchsmuster

1 Einleitung

In den ersten Dekaden des 21. Jahrhunderts ist eine öffentliche Kontroverse entfacht, die bereits seit dem frühen 19. Jahrhundert immer wieder die Gemüter erregt. Es geht um den Status der Homöopathie und deren Beziehung zu der jeweils als wissenschaftlich anerkannten Medizin, der sog. „Schulmedizin". Im Jahr 2018 sind zwei offizielle Stellungnahmen von involvierten Akteursgruppen veröffentlicht worden. Die Schulmedizin positioniert sich mit dem Münsteraner Memorandum Homöopathie,[1] in dem es u. a. heißt: „Auch wenn Homöopathie im Wissenschaftsbetrieb präsent ist, ist sie nicht wissenschaftlich fundiert. Ihre Grundlagen Potenzieren und Simile-Prinzip widersprechen sicheren wissen-

---

1 Vgl. https://muensteraner-kreis.de (3.11.2021).

Pavla Schäfer, Universität Greifswald, Institut für Deutsche Philologie, pavla.schaefer@uni-greifswald.de

Open Access. © 2021 Pavla Schäfer, publiziert von De Gruyter. Dieses Werk ist lizenziert unter einer Creative Commons Namensnennung - Nicht-kommerziell - Keine Bearbeitung 4.0 International Lizenz.
https://doi.org/10.1515/9783110688696-024

schaftlichen Erkenntnissen, die Homöopathie ist demnach der Esoterik zuzurechnen." Matthiessen (2018: 172) kritisiert darauf hin, dass „als Ausdruck von Ignoranz oder einer bewussten Stimmungsmache gegen die Homöopathie wissenschaftliche Fehlinformationen lanciert" werden.

Was solche Kontroversen aus linguistischer Sicht untersuchungswert macht, ist die Tatsache, dass darin die Grenzen zwischen verschiedenen Diskurspositionen explizit konstruiert, die Linien klar gezogen werden – wie die Grenze zwischen Wissenschaft und Esoterik im Münsteraner Memorandum. In Kontroversen werden Phänomene, die normalerweise als sedimentierte Phänomene latent bleiben, konfrontiert, explizit verglichen, auf- und abgewertet. Im Fokus der vorliegenden Untersuchung steht das Konzept der Denkstile nach Ludwik Fleck ([1935] 2015), das zu solchen sedimentierten Phänomenen gehört (vgl. Kalwa 2018). Flecks Lehre ist für das Forschungsprojekt[2] geeignet, weil darin die wissenssoziologischen Aspekte des Erkenntnisprozesses im Vordergrund stehen und Denken als eine soziale Tätigkeit begriffen wird. Der Untersuchungsgegenstand sind schulmedizinische und homöopathische Lehrbücher in ihrer Funktion zur Konstruktion und Tradierung denkstilspezifischen Wissens. Ich nehme Folgendes an:

- Schulmedizin und Homöopathie können theoretisch als unterschiedliche Denkkollektive mit unterschiedlichen Denkstilen aufgefasst werden. Da die Schulmedizin stark ausdifferenziert ist, wird der Fokus auf die Innere Medizin als eine Kerndisziplin der Schulmedizin gelegt.
- Denkstile sind sedimentierte, tiefenstrukturelle Phänomene, die diskursiv entstehen, ab einem bestimmten Entwicklungsstadium zur Selbstverständlichkeit werden und nicht mehr zur Disposition stehen. Im innerfachlichen Diskurs bleiben somit Denkstile i.d.R. latent. Auf der sprachlichen Oberfläche werden sie vor allem in Kontroversen mit anderen Denkkollektiven sichtbar (vgl. Radeiski 2015: 368).
- Denkstile manifestieren sich auf der sprachlichen Ebene durch spezifische Inventare von Sprachgebrauchsmustern. Diese Inventare bilden die zu untersuchenden Sprachstile.
- Sprachgebrauchsmuster fungieren als Kontextualisierungshinweise und somit als Indikatoren für Denkstile.

Auf der Grundlage dieser Annahmen soll im Forschungsprojekt untersucht werden,

---

[2] Diese exemplarische Studie ist im Kontext eines laufenden, von der DFG finanzierten Projektes entstanden. Zur Projektkonzeption vgl. Schäfer (2018). Nach dem Erscheinen des Aufsatzes wurde die darin vorgesehene Berücksichtigung der Naturheilkunde aufgegeben.

- welches Wissen in den Lehrbüchern konstruiert wird und wie,
- welche Unterschiede und Gemeinsamkeiten die Lehrbücher aufweisen und auf welchen Ebenen und
- inwiefern die ermittelten Unterschiede auf unterschiedliche Denkstile zurückgeführt werden können.

Die vorliegende exemplarische Studie konzentriert sich auf Vorworte und Inhaltsverzeichnisse und bildet den Einstieg in die erste Projektphase. Im Kapitel 2 wird zunächst theoretisch diskutiert, welche Rolle Lehrbücher für Denkkollektive spielen. Anschließend (Kapitel 3) wird die methodische Grundlage präsentiert, auf der das Projekt und die exemplarische Studie aufbauen, und das Korpus vorgestellt. Im Kapitel 4 werden die zentralen Unterschiede zwischen den untersuchten Vorworten und Inhaltsverzeichnissen dargestellt. Kapitel 5 bietet eine Zusammenfassung.

2 Lehrbücher als denkstilrelevante Textsorte

Die Auswahl dieser didaktischen Textsorte trägt der zentralen Einsicht Flecks Rechnung, dass Denkstile „das Ergebnis theoretischer und praktischer Ausbildung der gegebenen Person" sind (Andersen et al. 2018b: 34) und als solche erlernt werden können – und müssen. Flecks Denkstillehre ist sozialkonstruktivistisch angelegt. Er geht davon aus, dass Wissen und somit auch Tatsachen keine objektiven Größen sind, sondern in der Interaktion innerhalb von Denkkollektiven konstruiert werden und somit stets relativ sind. Denkkollektive sind Gemeinschaften „der Menschen, die im Gedankenaustausch oder in gedanklicher Wechselwirkung stehen" (Fleck 2015: 54). Sie sind „Träger geschichtlicher Entwicklung eines Denkgebietes, eines bestimmten Wissensbestandes und Kulturstandes, also eines besonderen Denkstiles" (Fleck 2015: 55). Denkstile werden als soziale Gebilde modelliert, die durch Interaktion im konkreten soziokulturellen und historischen Kontext entstehen. Sie zeichnen sich durch „gerichtetes Wahrnehmen mit entsprechendem gedanklichen und sachlichen Verarbeiten des Wahrgenommenen" aus (Fleck 2015: 130) und münden darin, dass das, „[w]as ganz außerhalb der Sphäre denkstilkonformer Ideen und Problemformulierungen liegt, [...] sich meist nicht nur der expliziten Problematisierung, sondern sogar der Wahrnehmung" (Knobloch 2011: 11) entzieht. Dadurch führen Denkstile zur „Beharrungstendenz" von Denkkollektiven und zur „Harmonie der Täuschung" (Fleck 2015: 40–53). Die Beharrung auf einem Denkstil ist allerdings keine bloße Trägheit eines Denkkollektivs, sondern sie wird durch aktives Handeln ausgeführt (vgl. Andersen et al.

2018: 54). Es handelt sich um eine stilgemäße Umdeutung, die „eingeübt und in den verschiedenen Qualifikationsschritten einer wissenschaftlichen Karriere und durch Kontrollen (Prüfungen) sanktioniert [wird]" (Andersen et al. 2018b: 54). Somit können Lehrbücher als institutionalisierter Ort der Beharrungstendenz eines Denkkollektivs angesehen werden.

Die zentrale Frage einer linguistischen Denkstilanalyse lautet: „Was tun WissenschaftlerInnen einer bestimmten Disziplin – was *dürfen* sie tun, was *müssen* sie tun –, um anerkannte Erkenntnis(angebote) zu produzieren, und *wie* tun sie es?" (Andersen et al. 2018b: 36). Denkstile können praxeologisch interpretiert werden als „konkrete, disziplinär erworbene und inkorporierte Praktiken der Erkenntnisfindung" (Andersen et al. 2018b: 36). Der Sprachstil ist dann ein Teil des Denkstils, sie gehen ineinander über. Neben der Sprache spielen auch andere Handlungen wie grafische Darstellungen, körperliche Handlungsabläufe (z. B. im Labor) und der Gebrauch von Geräten eine wichtige Rolle. Andersen et al. (2018) machen deutlich, dass Ausdrucks- und Denkstile Kontextualisierungspotenzial haben. Sie kontextualisieren „Wissenschaftlichkeit", sie entscheiden somit darüber, was in einem Denkkollektiv als wissenschaftlich gilt und zu gelten hat. Dieser Aspekt spielt in der Debatte um den Status der Homöopathie eine wesentliche Rolle. Aufgrund ihres Kontextualisierungspotenzials sind Denkstile indexikalisch, sie „tragen Spuren vorgängiger Gebrauchskontexte, die damit in die Kontextualisierung mit eingehen" (Andersen et al. 2018: 47). Für die vorliegende Untersuchung ist das zentral, da Sprachgebrauchsmuster als Indikatoren für Denkstile operationalisiert werden.

Fleck (2015: 146–164) nimmt eine kreisförmige Struktur der Denkkollektive an, in deren Mitte die „speziellen Fachmänner" stehen, die den Kern des esoterischen Kreises bilden. Aus dem Gegensatz von fachmännischem und populärem Wissen leitet Fleck vier verschiedene „denksoziale Formen" ab (vgl. Fleck 2015: 148; vgl. auch Andersen et al. 2018: 20–26): die „Zeitschriftenwissenschaft", die „Handbuchwissenschaft", die „populäre Wissenschaft" und die „Lehrbuchwissenschaft". Letztere sorgt für die „Einweihung in die Wissenschaft nach besonderen pädagogischen Methoden" (Fleck 2015: 148) und steht hier im Vordergrund.

Ein Lehrbuch ist nach Schlösser (2012: 32) ein

> auf gesicherten Erkenntnissen der Wissenschaft aufbauendes, überwiegend für die Hochschulbildung einsetzbares Buch, das einen bestimmten didaktisch aufbereiteten Themenbereich abhandelt und im Sinne einer Konsolidierung verschiedene Forschungspositionen parallel beinhalten kann. Ein Lehrbuch hat dem Namen nach die Aufgabe *zu lehren*. Diese Lehre kann auch im Selbststudium stattfinden.

Die Funktion von Lehrbüchern ergibt sich aus dem zu erreichenden Übergang der „Lehrlinge" aus dem exoterischen in den esoterischen Kreis. Dieser Übergang geht mit dem Aneignen von Wissensbeständen aus dem jeweiligen Denkkollektiv einher. Dabei ist nach Fleck (2015: 137) jede didaktische Einführung „wörtlich eine Hineinführung, ein sanfter Zwang". Der „sanfte Zwang" wird u. a. dadurch sichtbar, dass das in Lehrbüchern kodifizierte Wissen in Prüfungsleistungen abgefragt und erwartet wird. Es gilt als Kompetenzausweis und somit als Voraussetzung für die Zugehörigkeit zum esoterischen Kreis. Gleichzeitig mit der Konstruktion fachspezifischen Wissens werden berufliche Identitäten konstruiert (vgl. Hilbig & Schumann 2015: 49).

Lehrbücher repräsentieren stets eine Momentaufnahme der jeweiligen Disziplin. Sie halten einen Wissensstand fest, „der durch die aktive Forschung bereits überholt ist" (Hilbig & Schumann 2015: 49). Diese ständige Anpassung an das jeweils gültige Wissen eines Denkkollektivs macht Lehrbücher zu „Manifestationen kulturell gewachsener Wissensordnungen" (Abel 2015: 13) und somit zu einem aufschlussreichen Untersuchungsgegenstand für die Denkstilforschung. Mit der Quasi-Objektivierung von kanonischem Wissen durch die Lehrbücher geht die Tendenz einher, „die Dynamiken der Wissens- und Wissenschaftsentwicklungen sowie die mit diesen nicht selten verbundenen Diskontinuitäten entweder zu vernachlässigen oder sie im Sinne eines linearen Fortschritts zu modellieren" (Abel 2015: 16). Lehrbücher sind nach Abel stets im fachinternen Diskurs positioniert. Die Positionierung geschieht nicht nur durch eine explizite Markierung des eigenen Standpunktes, sondern auch durch Ausblendung anderer Positionen: „Lehrbücher sind bereits dann positioniert, wenn konkurrierende Methoden, Inhalte und Epistemologien in ihnen erst gar nicht thematisiert werden" (Abel 2015: 15). Aus diesem Grund ist die Berücksichtigung von thematischen Lücken bei der Analyse besonders relevant. Auf einer übergeordneten Ebene können Lehrbücher ebenfalls in überdisziplinären und gesellschaftlichen Diskursen positioniert sein. Bei den zu untersuchenden Lehrbüchern kann dies erwartet werden, da die gesellschaftliche Kontroverse einen omnipräsenten Wissenshintergrund darstellt. Trotz der Konzentration auf die Strategien der Stabilisierung von Wissen macht Abel (2015: 20) ebenfalls deutlich, dass Lehrbücher gleichzeitig Wege für neues Wissen ermöglichen bzw. vorbereiten. Die Kenntnis des *State of the Art* der jeweiligen Disziplin ist dabei eine Voraussetzung für Neuerungen, denn „das Neue ist stets auch abhängig von dem, wogegen es sich absetzt" (Abel 2015: 20).

Lehrbücher werden nicht nur nach rein fachlichen Gesichtspunkten gestaltet. Didaktische Überlegungen sowie verlagstechnische und ökonomische Überlegungen hinsichtlich der bestmöglichen Vermarktung im „Kampf der Lehrbücher" (Abel 2015: 17) fließen ebenfalls in die Planung und Gestaltung ein. Lehrwerke entstehen so an der Schnittstelle verschiedener Denkkollektive (Fachleute, DidaktikerInnen, Verlagspersonal). Auch Fleck (2015: 140–141) geht davon aus, dass Denkkollektive „sich räumlich und zeitlich vielfach überkreuzen und in Beziehung zueinander treten" und dass eine Person mehreren Denkkollektiven gleichzeitig angehören kann. In der vorliegenden Studie wird – bewusst vereinfachend – angenommen, dass Überlegungen, die aus dem didaktischen und ökonomischen Denkstil resultieren, bei schulmedizinischen und homöopathischen Lehrwerken vergleichbar sind. So werden beispielsweise in allen untersuchten Lehrwerken Gestaltungsmittel angewendet, die der didaktischen Textfunktion inhärent sind, wie Gliederung durch Typographie, Farben und Zwischenüberschriften, Verwendung von Merksätzen und Informationskästen, Definitionen, Grafiken, Bildern, Tabellen etc. *Dass* solche Mittel benutzt werden, dient der didaktischen Funktion und der Vermarktung. *Wie* diese Mittel in Bezug auf fachliche Inhalte benutzt werden, welche Sachverhalte wie versprachlicht und visualisiert werden, wie sie gegliedert werden etc., das wird dem fachspezifischen Denkstil zugerechnet. Dabei handelt es sich um eine analytische Trennung. Sie ist jedoch notwendig, um den Fokus der Analyse auf die Unterschiede zwischen den fachlichen Denkstilen zu lenken und nicht bei Unterschieden in der Didaktisierung der Inhalte stehen zu bleiben.

Die denkstiltheoretische Konzeptualisierung medizinischer Fachtexte ist in der linguistischen Forschung bisher nur vereinzelt vorgenommen worden (vgl. Ylönen 2011) und bietet eine neue Perspektive auf dieses Feld. Medizinische Lehrwerke wurden aus sprachwissenschaftlicher Perspektive und mit Blick auf die Etablierung von Denkstilen bisher nicht untersucht. Als Inspirationsquelle können einige Studien aus anderen Disziplinen dienen – z. B. die betriebswirtschaftliche Studie von Schlösser (2012) oder die erziehungswissenschaftliche Studie von Hilbig & Schumann (2015). Die erziehungswissenschaftliche Untersuchung von Schumann (2015) kommt dem Erkenntnisinteresse der vorliegenden Studie am nächsten. Auch Schumann stützt sich theoretisch auf Fleck und untersucht einführende Lehrwerke aus der Erziehungswissenschaft, Neurowissenschaft und Genetik. Die zentrale Vergleichskategorie bilden dabei die Menschenbilder. Methodisch orientiert sich Schumann an Jäger (1999) und konzentriert sich auf Metaphern, Argumentationsmuster und explizite Menschenbild-Aussagen.

3 Korpus und Methode

Die Überlegungen zu möglichen Textsorten orientierten sich zunächst an den „denksozialen Formen" nach Fleck: Fachartikel, Handbücher, Fachwörterbücher und populärwissenschaftliche Ratgeber wurden ebenfalls in Erwägung gezogen. Schrittweise wurde der Fokus auf Lehrbücher eingeengt. Durch die Festlegung einer Textsorte, die der kontrastiven Untersuchung zugrunde liegt, soll verhindert werden, dass textsortenspezifische Unterschiede in der Gesamtschau fälschlicherweise als Denkstilspezifika missinterpretiert werden. Die Zuordnung der Lehrbücher zu homöopathischer oder schulmedizinischer Fachliteratur basiert ausschließlich auf der Selbstverortung, die in allen Lehrbüchern explizit erfolgt. Das Korpus enthält digitale Versionen von Lehrwerken zur Inneren Medizin und Homöopathie, die der Vermittlung von Basiswissen dienen und nach 2000 erschienen sind. Zusätzlich wurden in das homöopathische Teilkorpus zwei einzelne Kapitel aus Lehrbüchern zur Naturheilkunde aufgenommen, die der Homöopathie gewidmet sind.[3] Aktuell besteht das Korpus aus folgenden Texten, wobei eine Erweiterung um weitere Titel nicht ausgeschlossen ist:

1. [IM1] *Basislehrbuch Innere Medizin* (Braun & Müller-Wieland 2018, 6. Aufl.)
2. [IM2] *Innere Medizin* (H. Greten, Rinninger & T. Greten 2010, 13. Aufl.)
3. [IM3] *Kurzlehrbuch Innere Medizin* (Baenkler et al. 2015, 3. Aufl.)
4. [IM4] *Innere Medizin* (Piper 2013, 2. Aufl.)
5. [IM5] *Basiswissen Innere Medizin* (Prinz 2012, 1. Aufl.)
6. [HP1] *BASICS Homöopathie* (Lohmann 2009, 1. Aufl.)
7. [HP2] *Lehrbuch Homöopathie. Grundlagen und Praxis der klassischen Homöopathie.* (Genneper & Wegener 2017, 4. Aufl.)
8. [HP3] *Lehrbuch Homöopathie. Band 1: Grundlagen und Anwendung.* (Köhler 2012, 10. Aufl.)
9. [HP4] *Leitfaden Homöopathie* (Geißler & Quak 2017, 3. Aufl.)
10. [HP5] Kapitel zu HP im *Lehrbuch Naturheilverfahren* (Kraft & Stange 2010, 1. Aufl.)
11. [HP6] Kapitel zu HP im *Leitfaden Naturheilkunde. Methoden, Konzepte und praktische Anwendung* (Schmiedel & Augustin 2017, 7. Aufl.)

---

3 Ein Vergleich von einzelnen Kapiteln mit gesamten Lehrbüchern ist nicht auf allen Ebenen sinnvoll möglich (z. B. in Bezug auf Umfang, Gliederung, Rahmung etc.), was im Projekt kritisch reflektiert wird.

Im Forschungsprojekt wird ein dreistufiges Verfahren verfolgt, das textlinguistisches und korpuslinguistisches Analysevorgehen verbindet (zur Methode vgl. Schäfer 2018). Der vorliegende Aufsatz ist in der ersten Projektphase verortet. In dieser Phase wird eine textlinguistische, hermeneutisch ausgerichtete qualitative Analyse durchgeführt. Die Grundlage dafür bildet ein Teilkorpus – das sog. „Querschnittskorpus". Es besteht aus ausgewählten und miteinander vergleichbaren Textteilen aus allen Lehrbüchern im Gesamtkorpus. Eingeschlossen werden Vorworte, ggf. Begleitworte, Inhaltsverzeichnisse, einleitende Kapitel (wenn vorhanden) und mindestens ein Kapitel zu einem Organsystem, das in möglichst allen Lehrbüchern behandelt wird. Durch den Vergleich von ausgewählten Textteilen aus allen Lehrbüchern soll sichergestellt werden, dass die beobachteten Unterschiede nicht lediglich autoren- oder lehrbuchspezifisch sind. In der zweiten Projektphase wird das Gesamtkorpus mithilfe von korpuslinguistischen Analyseinstrumenten analysiert. In der dritten Projektphase werden schließlich die Ergebnisse aus beiden Analyseschritten aufeinander bezogen und vor dem Hintergrund der Denkstillehre interpretiert. Dabei ist entscheidend, dass Denkstile nicht als Analysekategorien, sondern als Erklärungskategorien bei der Auswertung der Analyseergebnisse fungieren. Das methodische Vorgehen ist im Forschungsprogramm der Korpuspragmatik zu verorten (vgl. Felder, Müller & Vogel 2012). In beiden Analysephasen ist die Annahme ausschlaggebend, dass es „in unterschiedlichen sozialen Kontexten oder Diskursen je andere Sprachgebrauchsmuster sind, die typisch sind bzw. dort spezifische pragmatische Funktionen erfüllen" (Hein & Bubenhofer 2015: 180). Somit fungieren Sprachgebrauchsmuster als Kontextualisierungshinweise und als Indikatoren für Denkstile.

Aus dem Querschnittskorpus werden im Folgenden exemplarisch Vorworte (13 inkl. Vorworte zu älteren Auflagen) und Inhaltsverzeichnisse (9) herausgegriffen und untersucht. Vorworte sind der strukturelle Ort, an dem die HerausgeberInnen bzw. AutorInnen die Möglichkeit haben, ihre Ziele, Anliegen, konzeptionellen und methodischen Entscheidungen u.v.m. zu benennen und zu reflektieren. Die Inhaltsverzeichnisse geben Einblick in die Ordnung komplexer Sachverhalte, die als Manifestation denkstilspezifischer Wissensbestände aufgefasst werden kann, denn „[a]ndere Einteilungen und Wissensordnungen sowie andere Lehrbücher sind und bleiben jederzeit möglich" (Abel 2015: 14). Berücksichtigt werden die folgenden Kategorien:
– Vorworte: Umfang, Themen, besonderes Augenmerk, Akteure, Begründung der Relevanz des Fachs, Begründung für neue Auflagen, Bezug auf Gliederung und Inhalte des Lehrbuches, Bezug auf andere Denkkollektive, Benennung der Funktionen und Zielgruppen der Lehrbücher, thematische Lücken
– Inhaltsverzeichnisse: Gliederung, Reihenfolge der Inhalte, Formulierung von Überschriften

4 Exemplarische Analyse

4.1 Vorworte

Gemeinsam sind allen dreizehn Vorworten Inhalte, die sich aus deren Verortung am Anfang eines Lehrbuchs ergeben, z. B. die Nennung der Ziele, Hinweise auf die Buchkonzeption, Wünsche für das Lehrbuch bzw. die LeserInnen. Sie werden von den Buchherausgebern bzw. AutorInnen verfasst. Die Vorworte in Lehrbüchern zur Inneren Medizin sind tendenziell etwas kürzer als Vorworte in homöopathischen Lehrbüchern, die meistens 1–1,5 Seiten lang sind. Typische Merkmale von Vorworten zur Inneren Medizin sind die folgenden.

Die Relevanz des Faches wird durchgehend vorausgesetzt und nicht explizit begründet. Zielgruppe(n) der Bücher sind Studierende, einmal auch „Assistenten in der Weiterbildung und Ärzte" (Vorwort, IM4). Die Innere Medizin wird als eine komplexe, stark ausdifferenzierte Disziplin dargestellt, die sich ständig wandelt. Dadurch werden die neuen Auflagen begründet. Am ausführlichsten wird auf den Wandel im Vorwort zu IM1 eingegangen, wo ausgeprägte Metaphorik verwendet wird: „Die Innere Medizin als ein weites Feld zu bezeichnen, wäre die Untertreibung des Jahrhunderts. Es handelt sich vielmehr um einen riesigen Ozean, der an einigen Stellen extrem tief (und durchaus auch lernunfreundlich) ist. Dieses Meer ist in ständiger Bewegung und verändert sein Aussehen." In den meisten Vorworten wird die Konzeption des Buches vorgestellt, bei Neuauflagen werden Neuerungen und Konstanten hervorgehoben. Die Funktionen der Lehrbücher bzw. ihrer Teile werden explizit genannt. Das Ziel ist es z. B., „die Inhalte der Inneren Medizin zu Ihrem bestmöglichen Nutzen [...] aufzubereiten" (IM2) und das „Verständnis von Pathophysiologie und klinischen Fakten zu erleichtern" (IM4). Einzelne Elemente der Lehrbücher erfüllen zusätzlich spezifische Funktionen. So sollen z. B. die enthaltenen Fallbeispiele einen „ausgezeichneten Praxisbezug herstellen und das Gelesene zusätzlich vertiefen" (IM2). Der Expertstatus der Herausgeber und der BeitragsautorInnen wird durch Titel und beruflichen Status, durch Verweise auf leitende Positionen in wichtigen Institutionen und durch Publikationstätigkeit hervorgehoben. Alle Vorworte enthalten (teils ausführliche) Danksagungen. Es werden keine anderen Richtungen der Heilkunde genannt und keine Bezüge zur gesellschaftlichen Kontroverse hergestellt. Dies ist nach Abel (2015: 15) als ein Beispiel für epistemologische Positionierung durch Ausblendung zu werten. Der Selbstbezug geschieht 12-mal durch die Bezeichnung des Faches „Innere Medizin" und einmal nur durch „die Medizin". Die Texte sind sachlich geschrieben und bis auf eine Ausnahme in IM1 ohne auffällige Metaphorik.

Das Lehrbuch IM1 von Braun & Müller-Wieland 2018 nimmt eine besondere Stellung unter den fünf untersuchten Lehrbüchern der Inneren Medizin ein. Die Besonderheit ergibt sich daraus, dass dem Inhaltsverzeichnis mehrere Textteile vorangestellt sind. In den Textteilen *Gedanken zur ärztlichen Kunst, Gesundheit?, An unsere Leser* und *Der Zugang zum Buch* setzen die Autoren auf einer Reflexionsebene über ihr eigenes Fach an, die in den anderen Lehrbüchern nicht vorhanden ist.

> Wie kann man dieses Meer zu fassen kriegen (oder anders ausgedrückt: Wie bekommt man diesen großen Kasten in den kleinen Kasten – unseren Kopf)? Zum einen, indem wir uns auf die Grundlage besinnen: Gerade die ruhige empathische Anamneseerhebung und der ganz persönliche (und eben auch körperliche) Kontakt zum Patienten ist weiterhin die Grundlage der Medizin, die durch keinen Laborwert, kein Großgerät und keine „Digitalisierung" zu ersetzen ist. Die wache Beobachtung unserer Patienten, das Kümmern (und bisweilen auch bekümmern) gepaart mit Selbstkritik und Lernbereitschaft ist der beste Lehrer. (An unsere Leser, IM1)

Diese Reflexion mündet in ein einleitendes Kapitel:

> Der Verflechtung von Gesundheit und Lebensstil haben wir in einem einführenden Kapitel **„Heilen und Helfen"** sowie durch die Rubriken „Praxisbezug" Rechnung getragen. Diese in rote Rahmen gefasste Rubrik greift das Dilemma auf, dass uns Krankheit oft genug als Problem des Arztes begegnet, und wir dabei aus dem Blick verlieren, dass sie zuallererst ein Problem des **Patienten** ist, welches dessen Alltag, sein Selbstgefühl und sein Selbstbild auf oft einschneidende Weise verändert. (Der Zugang zum Buch, IM1, Hervorhebungen i.O.)

Die Autoren erheben den Anspruch, ein „Lehrbuch der Zukunft" entworfen zu haben, und bitten die LeserInnen: „Lassen Sie uns wissen, ob wir Ihren Anforderungen an das Lehrbuch der Zukunft gerecht geworden sind" (Der Zugang zum Buch, IM1).

Im Vergleich zu den skizzierten Merkmalen weisen Vorworte aus homöopathischen Lehrbüchern einige systematische Unterschiede auf. Zunächst fällt die starke Selbstbezüglichkeit auf. Insgesamt wird die Selbstreferenz durch *homöopath** in Vorworten und Inhaltsverzeichnissen der vier Lehrbücher 342-mal verwendet. In den Vorworten wird das Selbstverständnis der klassischen Homöopathie als einer phänomenologisch orientierten Wissenschaft konstruiert, die einen menschengemäßen Ansatz verfolgt, sich seit über 200 Jahren historisch bewährt hat und entsprechend auf der universitären Ebene gelehrt und erforscht werden sollte. Dieser Appell führt zu einer argumentativen Vertextung der Vorworte. Zwei Beispiele sollen das verdeutlichen:

> [...] Blick auf das, was Homöopathie eigentlich ist: **eine wissenschaftliche Arzneiheilmethode**, deren Ausübung sich **nach klaren Regeln** richtet und der **im Gegensatz zur naturwissenschaftlichen Medizin ein menschengemäßer Ansatz** zugrunde liegt.
> (Vorwort zur 1. Auflage, HP 2 Hervorhebungen P.S.)

> Die Methode ist **seit über 200 Jahren bewährt**. Sie betrachtet den Menschen in **seiner körperlichen, emotionalen und geistigen Gesamtheit** als Individuum. Sie hilft bei akuten und chronischen Erkrankungen. Die Arzneien sind **schonend und nebenwirkungsfrei**. [...] Ein wichtiger Grund ist aber auch, dass viele Patienten **von den schulmedizinischen Konzepten nicht ausreichend profitiert haben** und deshalb anderweitig Hilfe suchen. Für diese Patienten ist die klassische Homöopathie eine **erfolgversprechende Alternative (oft die Einzige)** und, wie sich in der Praxis zeigt, auch eine **bewährte**, da viele Leiden **deutlich gebessert oder sogar geheilt** werden. [...] Trotzdem fehlt bis heute die Möglichkeit, die klassische Homöopathie **auf universitärer Ebene zu erlernen oder zu erforschen**.
> (Vorwort zur 3. Auflage, HP4 Hervorhebungen P.S.)

Durch den Bezug auf universitäre Lehre und Forschung wird – teils sehr explizit, teils eher implizit – auf den gesundheitspolitischen Diskurs und auf die dominante Stellung der Schulmedizin verwiesen. Dabei verfahren die AutorInnen der Vorworte sehr unterschiedlich. Das Spektrum innerhalb der elf Vorworte reicht von keiner expliziten Thematisierung der Schulmedizin und der Kontroverse (HP1 und HP2) über eine sehr kritische Auseinandersetzung (HP4) bis hin zum Lob des schulmedizinischen Fortschritts (HP3, Vorwort zur 1. Aufl.). Innerhalb einzelner Lehrbuchkapitel gehen jedoch alle Lehrbücher auf die Schulmedizin ein.

Von der Homöopathie wird ein Konzept der komplementärmedizinischen Gesundheitsversorgung entworfen, in dem sie neben der Schulmedizin eine gleichberechtigte Stellung einnimmt:

> Die Homöopathie kann vieles zur **Gesamtmedizin** beitragen. [...] Die verschiedenen Therapieverfahren haben im Rahmen der Gesamtmedizin **je nach Situation des Kranken ihr Optimum und ihre Grenzen**. Deshalb sollten in unserer Zeit **Streit und Hochmut ein Ende finden durch brüderliches Miteinander**. Wir alle sind **nur dem Kranken verpflichtet** – keiner Ideologie oder einer bestimmten Therapierichtung. Jeder kann von jedem lernen.
> (Vorwort zur 1. Auflage, HP3; Hervorhebungen P.S.)[4]

Hand in Hand mit dem Entwurf einer Gesamtmedizin geht die Erwähnung von gescheiterten homöopathischen Projekten. Die folgende Textpassage aus HP4 (Vorwort zur 3. Auflage) drückt am deutlichsten die Frustration über die wiederholten Rückschläge aus (Hervorhebungen P.S):

---

4 Dieses starke Plädoyer für ein „brüderliches Miteinander" hat Köhler in der ersten Auflage seines Lehrbuchs im Jahr 1982 formuliert. Matthiessen (2018) spricht in der Stellungnahme von einer „vollorchestrierte[n] Gesundheitsversorgung, die den individuell unterschiedlichen Bedürfnissen und Präferenzen der Bevölkerung zu entsprechen sucht, eine[r] Integrative[n] Medizin [...]."

Viele Bemühungen um die **Professionalisierung der Homöopathie** [...] wurden seit 2009 – dem Jahr, in dem die 2. Auflage unseres Leitfadens erschienen ist – unternommen. Einiges ist gelungen, vieles aber auch in verschiedenen Projektentwicklungsstadien **hängen geblieben oder gescheitert**. [...] Dieses Projekt **scheiterte nur wenige Tage vor Vollendung** am plötzlichen und unerwarteten Rückzug eines wichtigen Kooperationspartners. [...] Auch diese **endete überraschend** mit einem Rückzug der Hochschule – **nach starken medialen Angriffen** gegen dieses Projekt.

Benannt werden auch Akteure des Gegendiskurses – „eine Gruppe von Wissenschaftsideologen (‚Skeptikerbewegung')". Die Publikation der Lehrbücher wird mit der Hoffnung auf Besserung der Stellung der Homöopathie verbunden:

> Die Herausgeber haben den großen Wunsch, dass mit dieser 3. Auflage des Leitfaden Homöopathie auch die **Ernsthaftigkeit und Gewissenhaftigkeit klassisch homöopathisch arbeitender Ärzte** dokumentiert wird und sich so Wege eröffnen, die Aus- und Weiterbildung in unserem Tätigkeitsbereich auf ein dem Erfolg, der Beliebtheit und der Verbreitung der Methode **angemessenes akademisches Niveau** zu heben.
> (Vorwort zur 3. Auflage, HP4; Hervorhebungen P.S.)

Neben den Rückschlägen der Homöopathie als Ganzes werden auch Unsicherheiten und individuelle Fehlschläge von HomöopathInnen thematisiert, die sich in Weiterbildungsseminaren zeigen und denen durch die Lehrbücher entgegengewirkt werden soll, denn „Fehlschläge in der homöopathischen Arbeit beruhen nicht selten auf elementaren Missverständnissen und Kenntnislücken" (Vorwort, HP2). So wird die Relevanz der Lehrbücher durch den akuten Bedarf nach Klärung und Orientierung begründet.

Der Frustration über die Rückschläge steht die positiv geladene Lexik gegenüber, die die Begeisterung für das Fach ausdrückt, z. B. „[I]ch möchte Ihnen in diesem BASICS einen verständlichen Einblick in die klassische Homöopathie geben, um **Ihr Interesse zu wecken**, sich näher mit dieser **faszinierenden Heilmethode** auseinanderzusetzen" (Vorwort, HP1; Herv. P.S.). Ein so formuliertes Ziel kommt in den Lehrbüchern zur Inneren Medizin nicht vor, denn dort wird das Interesse am Fach vorausgesetzt. Das Selbstverständnis der Homöopathie, durch die Lehrbücher erst überhaupt das Interesse wecken zu müssen, zeigt ihre schwächere Position im Diskurs. Um dieses Ziel zu erreichen, wird an die Offenheit und Unbefangenheit der LeserInnen appelliert:

> Wir hoffen nunmehr, mit der 3. Auflage des Lehrbuchs **unsere gemeinsame Sache** noch besser fördern zu können und dem **unbefangenen Leser** einen schnellen und doch gründlichen Einstieg in die Homöopathie zu ermöglichen.
> (Vorwort zur 3. Auflage, HP2; Hervorhebungen P.S.)

In drei Vorworte sind Zitate eingebettet, die einiges über das Selbstverständnis der Homöopathie aussagen. In HP3 und HP4 (Vorwort zur 1. Auflage) wird Hahnemann zitiert. In HP1 zitiert die Autorin aus *Narziß und Goldmund* von Hermann Hesse: „An jedem Menschen die Merkmale finden, die ihn von den andern unterscheiden, heißt, ihn erkennen." Dieses Zitat betont die phänomenologisch orientierte Herangehensweise der Homöopathie.

4.2 Inhaltsverzeichnisse

Die Lehrbücher zur Inneren Medizin sind nach Organsystemen und Organen bzw. nach Krankheitseinheiten gegliedert. Außer in IM1 gibt es keine einleitenden Kapitel, die der Reflexion über das Fach dienen würden. Die Gliederung der Bücher wird durch typografische Mittel wie Farbkodierung und Schriftgröße unterstützt. Die Überschriften von Hauptkapiteln sind typischerweise nach folgenden Mustern formuliert:
- Konstruktion [Krankheiten GEN NP] – z. B. *Krankheiten des Herz-Kreislauf-Systems, der Atmungswege, der Verdauungsorgane, des Immunsystems*
- Wortbildungskonstruktion mit [-krankheiten] oder [-störungen][5] – z. B. *Ernährungs- und Stoffwechselkrankheiten, Herzrhythmusstörungen*
- Bezeichnung des Organs/Organsystems – z. B. *Blut und blutbildende Organe, Lunge*
- Bezeichnung konkreter Krankheit/Diagnose – z. B. *Pulmonale Hypertonie und Cor pulmonale; Kardiomyopathien und Herztumore*

Diese Gliederung entspricht der gedanklichen Ordnung des menschlichen Körpers in einzelne Organsysteme und der zunehmenden Spezialisierung. Der vollkommenen „Parzellierung" des menschlichen Körpers in seine Einzelteile versuchen die Herausgeber von IM3 im Vorwort entgegenzuwirken, wenn sie die „vielfachen Beziehungen zwischen den Organsystemen" erwähnen. Am Ende der Lehrbücher stehen in IM2, IM3 und IM4 Übersichtskapitel, die „Referenzbereiche klinisch wichtiger Laborparameter" (IM2) auflisten. Die Festlegung von „Referenzbereichen" bzw. „Normalbereichen" (IM3 und IM4) ergibt sich aus statistischen Auswertungen von klinischen Studien mit großen Probandengruppen. Dieses Vorgehen ist typisch für die naturwissenschaftlich basierte Forschungsmethodologie.

---

5 Die Störungsmetapher legt ein mechanisches Menschenbild nahe.

Eine Besonderheit stellt das Lehrbuch IM1 (Braun & Müller-Wieland 2018) dar, wie bereits im Zusammenhang mit dem Vorwort dargestellt wurde. Auffällig ist im Vergleich zu anderen Lehrbüchern, dass dem ersten Kapitel „Herz" ein einleitendes Kapitel „Helfen und Heilen" vorangestellt ist. Dieses Kapitel enthält u. a. eine Definition von „Gesundheit", reflektiert die Chancen und Grenzen medizinischer Forschung, den Wandel des Berufs und stellt die Frage nach der Gesundheit von ÄrztInnen. Im Anschluss an dieses Kapitel wird das Lehrbuch typisch nach Organen gegliedert. Eine Änderung erfährt aber der Aufbau der einzelnen Abschnitte, der im Vorwort explizit als Abweichung von einer herrschenden Lehrbuchtradition bezeichnet wird:

> Im Mittelpunkt unserer Bemühungen steht der **betroffene Patient. In Abweichung von der medizinischen Lehrbuchtradition** haben wir deshalb die Rubrik „Klinik" vor die Abschnitte „Ätiologie" und „Pathogenese" gestellt – wir sind der Meinung, dass dies eher dem Ablauf der Begegnung zwischen Arzt und Patient entspricht: Der „Leidende" konfrontiert uns zuerst mit seinen Beschwerden und Symptomen und erst darauf aufbauend machen wir uns Gedanken über die Hintergründe seiner Krankheit.
> (Der Zugang zum Buch, IM1, Hervorhebungen P.S.)

Abgerundet wird das Lehrbuch IM1 mit einem Kapitel „Prävention, Palliation und seelische und soziale Gesundheit" – auch diese Inhalte sind ausschließlich hier zu finden.

Die homöopathischen Lehrbücher sind ganz anders aufgebaut. Der Fokus liegt auf den Grundlagen der Homöopathie, die sehr ausführlich dargestellt und reflektiert werden. In allen Lehrbüchern fallen eine starke Selbstbezüglichkeit und Selbstreflexivität auf, die Hand in Hand gehen mit der Abgrenzung von der Schulmedizin (in homöopathischer Terminologie der „Allopathie"). In Kapitelüberschriften fällt die systematische Selbstreferenz durch „Homöopathie" bzw. „homöopathisch" auf – z. B. „Grundlagen der Homöopathie", „Homöopathische Symptomenlehre/Gabenlehre/Anamnese" u. a. Außer in HP1 ist aus allen Inhaltsverzeichnissen ersichtlich, dass auf die Allopathie eingegangen wird – z. B. „Kritik an der allopathischen Medizin" (HP3) oder „Allopathie und Homöopathie" (HP4). Typische Inhalte sind:

- Beziehung zur Allopathie, Gegenüberstellung von Homöopathie und Allopathie
- Definition von Gesundheit und Krankheit aus Sicht der Homöopathie und Allopathie
- Historische Einordnung der Entstehung von Homöopathie und ihr Wandel bis heute
- Samuel Hahnemann als Begründer der Homöopathie, sein Organon als Gründungswerk, historische Einordnung seiner Tätigkeit, Vita, Experimente etc.

- Rolle des Repertoriums
- Arzneimittellehre, Potenzen und Dosierung
- Symptomlehre und Abgrenzung vom schulmedizinischen Symptombegriff
- Grundlagen des homöopathischen Anamnesegesprächs inkl. konkreter Gesprächspraktiken
- Darstellung und Reflexion der homöopathischen Forschung, Begründung der Wissenschaftlichkeit und der phänomenologischen Herangehensweise

Die Anwendung wird anhand von Fallbeispielen verdeutlicht – am ausführlichsten in HP2, wo ein ganzes Kapitel mit 16 verschiedenen Fallbeispielen die Anwendung demonstriert. Im Vergleich zu schulmedizinischen Lehrbüchern umfassen die Homöopathie-Lehrbücher eine größere Bandbreite an thematischen Bereichen. Die Auswahl der als relevant erachteten Inhalte kann in zwei Richtungen interpretiert werden. Zum einen handelt es sich um die zentralen Aspekte des homöopathischen Denkstils, die in einem Einführungswerk nicht fehlen dürfen. Zum anderen wird die Auswahl offensichtlich durch die andauernde öffentliche Kontroverse beeinflusst. So sind beispielsweise die Ausführungen zum eigenen Selbstverständnis, zur Definition von Gesundheit und Krankheit und zur Wissenschaftlichkeit der Homöopathie eindeutig vor dem Hintergrund des öffentlichen Diskurses zu lesen. Die Lehrbücher liefern damit Argumente für die Homöopathie und versuchen, den KritikerInnen den Wind aus den Segeln zu nehmen.

5 Zusammenfassung und Ausblick

Vor dem Hintergrund der anhaltenden Kontroverse werden im vorgestellten Forschungsprojekt Lehrbücher für Innere Medizin und Homöopathie untersucht. Durch die Aufnahme in ein Lehrbuch werden die ausgewählten Wissensbestände kanonisiert und zu gültigen Tatsachen innerhalb des Faches erhoben. Auf diese Weise können Lehrbücher „ein wirksamer Bestandteil der Autoritätsgeschichte des Wissens und der Wissenschaften einer Epoche sein" (Abel 2015: 11).

Aus dem Gesamtkorpus wurden exemplarisch Vorworte und Inhaltsverzeichnisse näher betrachtet, was den Einstieg in die erste Projektphase darstellt. Es wurden systematische Unterschiede in behandelten Inhalten und deren Strukturierung sichtbar, was auf unterschiedliche Konzeptualisierungen des konstruierten Wissens und auf Unterschiede im Selbstverständnis hindeutet. Die Unterschiede kann man wie folgt zusammenfassen:

Lehrbücher zur Inneren Medizin:
- Relevanz des Faches vorausgesetzt, kein Begründungsaufwand
- keine Reflexion eigener Grundannahmen, Herangehensweise, Geschichte etc.
- kaum Selbstreferenzen, Darstellung als allgemeingültige Tatsachen
- keine Erwähnung alternativer Ansätze
- keine Erwähnung von Misserfolgen und Rückschlägen
- keine Erwähnung gesellschaftlicher und gesundheitspolitischer Rahmenbedingungen
- Ordnung nach Organsystemen, keine einleitenden Grundlagenkapitel
- Abschnitte zu Normalbereichen für Laborwerte

Lehrbücher zur Homöopathie:
- größerer Begründungsaufwand, argumentative Strategien
- ausgeprägte Selbstreferenzen und Selbstreflexion – Geschichte, Begriffe, Methoden, Grenzen u. a.
- Bezug zur Allopathie – Abgrenzung, Annahmen, Begriffe, Methoden u. a.
- Hinweise auf gesellschaftliche und gesundheitspolitische Rahmenbedingungen
- Entwurf einer Gesamtmedizin
- Plädoyer für universitäre Verankerung der Homöopathie
- Nennung von Rückschlägen

Die ermittelten Gemeinsamkeiten ergeben sich aus den funktionellen Merkmalen der Textsorte und der didaktischen Funktion des Lehrbuchs – z. B. Benennung der Zielgruppen und Funktionen des Buches, Wünsche und Hoffnungen für das Buch, Typographie und Farbe als Gliederungsmittel.

Die Analyse hat die de facto gegebene Machtasymmetrie der untersuchten Denkkollektive auf der sprachlichen Ebene bestätigt. Während die Innere Medizin aus der Position des Stärkeren keinerlei Bezüge zur Homöopathie herstellt und ihre Inhalte mit einem selbstverständlichen Wahrheitsanspruch formuliert, formuliert die Homöopathie ihr Selbstverständnis explizit in Abgrenzung zur Allopathie. Diesen Befund kann man so interpretieren, dass die Homöopathie aus der Defensive heraus agiert und ihre schwächere Position durch ihr sprachliches Handeln ständig aktualisiert. Die Beziehung zwischen den beiden Denkkollektiven ist auch deswegen asymmetrisch, weil die Schulmedizin die Homöopathie als Ganzes infrage stellt und aus dem wissenschaftlichen Diskurs in einen esoterischen Diskurs hinausdrängen will. Die Homöopathie stellt die Schulmedizin hingegen nicht grundsätzlich infrage. Kritisiert werden einzelne Aspekte des schulmedizinischen Denkstils (u. a. das mechanische Menschenbild, die Definition von Gesundheit) und ihr Alleinstellungsanspruch. Sie plädiert für Komplementarität und Kommunikation auf Augenhöhe – d. h. auf der universitären Ebene. Dieser Anspruch wird dadurch untermauert, dass es bereits viele homöopathisch arbeitende Ärztinnen und Ärzte gibt, die vorleben, dass Komplementarität im klinischen Alltag möglich ist. Auch die Autorin von HP1 bezeichnet sich als „homöopathische Ärztin" (Vorwort, HP1).

Eine besondere Stellung unter den Lehrbüchern zur Inneren Medizin nimmt das Lehrbuch IM1 ein. Seine Herausgeber legen viel Wert auf PatientInnen als zentralen Bezugspunkt ärztlichen Handelns. Sie reflektieren diesen Fokus und sehen sich dadurch zu Änderungen der traditionellen Lehrbuchstruktur veranlasst. Darüber hinaus führen sie Themen ins Lehrbuch ein, die in keinem der anderen Lehrwerke behandelt werden. Das Abheben auf die Reflexionsebene unterscheidet IM1 von den anderen schulmedizinischen Lehrbüchern und ähnelt den homöopathischen Lehrbüchern. Es ist nicht ausgeschlossen, dass diese Reflexion durch den gesellschaftlichen Diskurs angeregt oder bestärkt wurde, denn gerade die hervorgehobenen Punkte (Fokus auf PatientInnen, Definition von Gesundheit, Möglichkeiten und Grenzen des Heilens u. a.) zählen zu den stärksten Kritikpunkten an der Schulmedizin. Auch innerhalb der Schulmedizin selbst werden aber die kritisierten Aspekte bereits diskutiert (z. B. die Patientenzentrierung mit dem Konzept des „Share Decision Making"). Das kann ein Beispiel dafür sein, dass in der Lehrbuchwissenschaft Wissen kodifiziert wird, dass in der Zeitschriftenwissenschaft bereits lange vorhanden oder sogar wieder überholt ist. Durch die Kodifizierung solchen Wissens in Lehrbüchern werden neue Generationen zukünftiger ExpertInnen anders ausgebildet, sodass Lehrbücher auch neue Wege für Entwicklungen im Fach vorbereiten können (vgl. Abel 2015: 20). Sie haben das Potenzial, auf dem Fundament gesicherten, aktuell konsensfähigen Wissens Verschiebungen und Modifikationen des Denkstils anzustoßen. Die mediale Präsenz der Kontroverse um Homöopathie bildet darüber hinaus einen Rahmen, in dem ohnehin Denkstile thematisiert und reflektiert werden, sodass möglicherweise gerade solche Kontroversen fruchtbaren Boden für Veränderungen beider involvierter Denkstile bilden können.

Literatur

Abel, Günter (2015): Strategien der Stabilisierung von Wissen – der Fall der Lehrbücher. In Uta Hassler (Hrsg.), *Der Lehrbuchdiskurs über das Bauen*, 10–25. Zürich: vdf Hochschulverlag.

Andersen, Christiane, Ulla Fix & Jürgen Schiewe (Hrsg.) (2018a): *Denkstile in der deutschen Sprachwissenschaft. Bausteine einer Fachgeschichte aus dem Blickwinkel der Wissenschaftstheorie Ludwik Flecks*. Berlin: Erich Schmidt.

Andersen, Christiane, Magnus P. Ängsal, Waldemar Czachur, Philipp Dreesen, Ulla Fix, Nina Kalwa, Jana Kiesendahl, Jürgen Schiewe, Jürgen Spitzmüller & Barbara Zimmermann (2018b): Erkenntnis als soziale Praxis. Ludwik Flecks Wissenschaftstheorie aus sprachwissenschaftlicher Sicht. In Christiane Andersen, Ulla Fix & Jürgen Schiewe (Hrsg.), *Denkstile in der deutschen Sprachwissenschaft. Bausteine einer Fachgeschichte aus dem Blickwinkel der Wissenschaftstheorie Ludwik Flecks*, 11–65. Berlin: Erich Schmidt.

Eckart, Wolfgang U. (2017): *Geschichte, Theorie und Ethik der Medizin*. 8., überarb. Aufl. Berlin, Heidelberg: Springer.

Felder, Ekkehard, Marcus Müller & Friedemann Vogel (Hrsg.) (2012): *Korpuspragmatik. Thematische Korpora als Basis diskurslinguistischer Analysen*. Berlin, Boston: De Gruyter.

Fleck, Ludwik (2011): Das Problem einer Theorie des Erkennens. In Ludwik Fleck, *Denkstile und Tatsachen. Gesammelte Schriften und Zeugnisse*. Hrsg. von Sylwia Werner und Claus Zittel, 260–309. Berlin: Suhrkamp.

Fleck, Ludwik (2015 [1935]): *Entstehung und Entwicklung einer wissenschaftlichen Tatsache. Einführung in die Lehre vom Denkstil und Denkkollektiv*. Mit einer Einleitung herausgegeben von Lothar Schäfer und Thomas Schnelle. 10. Aufl. Frankfurt a.M.: Suhrkamp.

Hein, Katrin & Noah Bubenhofer (2015): Korpuslinguistik konstruktionsgrammatisch. Diskursspezifische n-Gramme zwischen statistischer Signifikanz und semantisch-pragmatischem Mehrwert. In Alexander Ziem & Alexander Lasch (Hrsg.), *Konstruktionsgrammatik IV. Konstruktionen als soziale Konventionen und kognitive Routinen*, 179–206. Tübingen: Stauffenburg.

Hilbig, Henrik & Katharina Schumann (2015): Die Rolle von Lehrbüchern in Ludwik Flecks Lehre von Denkstil und Denkkollektiv. In Peter Kauder & Peter Vogel (Hrsg.), *Lehrbücher der Erziehungswissenschaft – ein Spiegel der Disziplin?*, 43–50. Bad Heilbrunn: Julius Klinkhardt.

Jäger, Siegfried (1999): *Kritische Diskursanalyse. Eine Einführung*. 2., überarb. u. erw. Auflage. Duisburg: Diss-Studien.

Kalwa, Nina (2018): Vom Sediment an die Oberfläche. Die Manifestation von Denkstilen in der wissenschaftlichen Kontroverse. In Christiane Andersen, Ulla Fix & Jürgen Schiewe (Hrsg.), *Denkstile in der deutschen Sprachwissenschaft. Bausteine einer Fachgeschichte aus dem Blickwinkel der Wissenschaftstheorie Ludwik Flecks*, 209–231. Berlin: Erich Schmidt.

Knobloch, Clemens (2011): *Sprachauffassungen. Studien zur Ideengeschichte der Sprachwissenschaft*. Frankfurt a.M.: Peter Lang.

Matthiessen, Peter F. (2018): Homöopathie und intellektuelle Redlichkeit – Eine Stellungnahme. *Deutsche Zeitschrift für Onkologie* 50, 172–177.

Radeiski, Bettina (2015): Konstitution von Denkkollektiven und kollektive Selbstvergewisserung durch abgrenzende Metadiskurse. Was kann die aktuelle Diskursforschung von Ludwik Flecks Theorie der Denkstile lernen? In Heidrun Kämper & Ingo H. Warnke (Hrsg.), *Diskurs – Interdisziplinär. Zugänge, Gegenstände, Perspektiven*, 359–375. Berlin, Boston: De Gruyter.

Schäfer, Pavla (2018): Formelhafter Sprachgebrauch in Fachdiskursen der Schulmedizin, Naturheilkunde und Homöopathie – Erste Überlegungen zu einem Forschungsvorhaben. In Sören Stumpf & Natalia Filatkina (Hrsg.), *Formelhafte Sprache im Text und Diskurs*, 311–350. Berlin, Boston: De Gruyter.

Schlösser, Barbara (2012): *Die Gestaltung moderner Lehrbücher. Eine Untersuchung am Beispiel betriebswissenschaftlicher Studienliteratur*. Baden-Baden: Nomos.

Schumann, Katharina (2015): *Menschenbilder in Erziehungswissenschaft, Neurowissenschaften und Genetik. Eine vergleichende Analyse*. Weinheim, Basel: Beltz Juventa.

Ylönen, Sabine (2011): Denkstil und Sprache/n in den Wissenschaften. Mit Beispielen aus der Medizin. *Zeitschrift für angewandte Linguistik* 55, 1–22.

IV Interdisziplinäre Perspektiven

Ulrich Wiesmann
Das Überbringen ernster Nachrichten in der Medizin

Abstract: Die Aufklärung über eine schwerwiegende Erkrankung und deren Behandlung ist eine häufige und zugleich anspruchsvolle ärztliche Aufgabe. In der medizinpsychologischen Lehre und ärztlichen Fortbildung hat sich ein patientenzentriertes Aufklärungsmodell (SPIKES) bewährt, das vier wesentliche Ziele der Übermittlung ernster Nachrichten berücksichtigt: Informationssammlung von Seiten des Patienten, Vermittlung medizinscher Information, emotionale Unterstützung des Patienten und Sicherstellung der Kooperation bei der Entwicklung eines Behandlungsplanes. Das Überbringen ernster Nachrichten ist eine schwierige professionelle Aufgabe und erfordert ein hohes Ausmaß an kommunikativer und sprachlicher Kompetenz für die Gesprächsgestaltung. Ein gutes Gespräch ist schlussendlich daran zu erkennen, dass ein Austausch von Informationen stattgefunden hat und ein Miteinander möglich ist.

Keywords: Arzt-Patienten-Kommunikation, ärztliche Aufklärung, ärztliche Gesprächsführung, Überbringen ernster Nachrichten

1 Einleitung

Das Übermitteln ernster Diagnosen ist eine schwierige und herausfordernde ärztliche Aufgabe. Es ist offenkundig, dass dem Dialog mit der Patientin/dem Patienten und damit der sprachlichen Gestaltung eine besondere Rolle zukommt. Wie noch zu zeigen sein wird, ist nicht nur wichtig, *was* Ärztinnen und Ärzte im Rahmen ihrer Aufklärungs- und Informationspflicht sagen, sondern *wie* sie es sagen. Das Wie impliziert die Art und Weise, wie der Arzt[1] für sich die Beziehung zum Patienten gestaltet – inwiefern es ihm gelingt, angemessen in die Patientenwirklichkeit – in

---

1 Wenn in diesem Beitrag von „Arzt" oder „Patient" gesprochen wird, so referiere ich damit auf die Rolle von Ärztinnen und Ärzten und Patientinnen und Patienten, die diese in den behandelten Gesprächen einnehmen. An manchen Stellen, in denen ich Bezug auf konkrete Befragungen oder Praktiken einer Gruppe von Ärztinnen und Ärzten oder Patientinnen und Patienten nehme, markiere ich dies durch die Verwendung der Doppelform.

Ulrich Wiesmann, Universitätsmedizin Greifswald, Institut für Medizinische Psychologie, Ulrich.Wiesmann@med.uni-greifswald.de

Open Access. © 2021 Ulrich Wiesmann, publiziert von De Gruyter. Dieses Werk ist lizenziert unter einer Creative Commons Namensnennung - Nicht-kommerziell - Keine Bearbeitung 4.0 International Lizenz.
https://doi.org/10.1515/9783110688696-025

diesen Mikrokosmos – einzutauchen und ein vertrauensvolles Arbeitsbündnis auf den Weg zu bringen, so dass der Patient spürt: *„Ich bin gemeint"*. Sprachwissenschaftlich könnte man sagen, dass in einem gelingenden Gespräch der Arzt die Bedeutungsstruktur des Patienten erfasst und dass andererseits der Patient die medizinische Bedeutungsstruktur versteht.

Ich beschreibe aus medizinpsychologischer Sicht, wie effektive und nachhaltige patientenzentrierte Aufklärungsgespräche gestaltet werden können, so dass beide Seiten – Arzt und Patient – davon profitieren und die medizinische Behandlung optimiert wird. Exemplarisch stelle ich das SPIKES-Protokoll vor (Baile et al. 2000), das sich als Orientierungsrahmen für das ärztliche Aufklärungsgespräch gut eignet. Mit diesem Modell haben wir in der vorklinischen Ausbildung des Medizinstudiums in Greifswald seit 15 Jahren gute Erfahrungen gemacht (Wiesmann, Niehörster & Hannich 2009; Wiesmann et al. 2012). So ist das Institut für Medizinische Psychologie eines der ersten in Deutschland gewesen, das das Überbringen ernster Nachrichten erfahrungsbezogen – in Interaktion mit Simulationspatienten – im Medizinstudium vermittelt hat.

Was sind eigentlich ernste Nachrichten in der Medizin? In der internationalen englischsprachigen Forschung, die in den 1990er Jahren ihren Ausgang fand, hat sich der Ausdruck *„breaking bad news"* etabliert. Die Anwendung dieses unglücklichen Begriffs im Gespräch – *„Ich habe leider schlechte Nachrichten für Sie ..."* – halte ich für ethisch-moralisch problematisch, denn er kann desillusionierend wirken und Hoffnungslosigkeit und Ohnmacht auslösen. Ich bevorzuge daher den Ausdruck *„ernste Nachrichten"*.

Robert Buckman (1992) definiert „schlechte" Nachrichten als jede Information, die die Sicht einer Person auf ihre Zukunft in nachteiliger und ernster Weise beeinflusst. Fallowfield & Jenkins (2004) sprechen von einer Information, die auf Seiten einer Person eine negative Veränderung erzeugt hinsichtlich ihrer gegenwärtigen und zukünftigen Erwartungen. Ptacek & Eberhard (1996) sprechen von einem kognitiven, verhaltensbezogenen oder emotionalen Defizit, das in einer Person entsteht, die eine ernste Nachricht mit fortdauernden Konsequenzen für die eigene Gesundheit erhält. Offensichtliche Beispiele dafür wären: einer Mutter mitzuteilen, dass ihr Baby tot ist; Eltern zu sagen, dass ihr einziges Kind nach einem Unfall einen irreversiblen Hirnschaden hat; einem 45-jährigen Vater von fünf Kindern eine schlimme Krebsdiagnose zu übermitteln. Es gibt aber auch weniger offensichtliche Beispiele: einem selbständigen Dachdecker mitzuteilen, dass er an einer milden Form von Epilepsie leidet. Auch bei einer solchen weniger dramatisch anmutenden Patientengeschichte können neben den körperlichen auch soziale, emotionale und berufsbezogene Problematiken (wie z. B. eine Existenznot) durch die Diagnosemitteilung ausgelöst werden.

Diese Definitionen verdeutlichen die Bedeutung medizinpsychologischen Wissens, d. h. Kenntnisse über Verhalten und Erleben des Kranken, und unterstreichen die Wichtigkeit bio-psycho-sozialen Denkens in der Medizin (Koerfer & Albus 2018), insofern als „das biopsychosoziale Modell sowohl ein Erkenntnis- und Behandlungsmodell als auch ein Beziehungs- und Kommunikationsmodell" (Koerfer, Kilarski & Albus 2018: 155) impliziert. Es liegt in der Natur der Dinge, dass ernste Nachrichten immer eine subjektive Komponente haben: Der Patient ist der Betroffene und Leidtragende, und der Arzt als Außenstehender kann sich im Vorfeld nicht unbedingt sicher sein, welche Bedeutung eine Diagnose für den Patienten hat. Die Rezeption einer ernsten Nachricht hängt von individuellen Lebenserfahrungen, von der Persönlichkeit, von religiösen Überzeugungen und philosophischer Lebensanschauung, vom wahrgenommenen sozialen Rückhalt und der psychischen Widerstandsfähigkeit etc. des Patienten ab. Es wird deutlich, dass sich auf der Grundlage der bio-psycho-sozialen Ontogenese des Kranken die jeweilige Bedeutungsstruktur manifestiert. Das Mitteilen ernster Nachrichten ist in allen medizinischen Bereichen eine diffizile ärztliche Aufgabe. In diesem Beitrag möchte ich mich schwerpunktmäßig auf die Onkologie konzentrieren (Wiesmann 2014).

Die ernste Nachricht – eine onkologische Diagnose – löst bei dem Betroffenen in der Regel eine existenzielle Krise aus (Tschuschke 2006). Krebs wird assoziiert mit Leiden-Müssen, Sterben-Müssen, Tod. Die körperliche Unversehrtheit, die Gesunden so selbstverständlich erscheint, ist fundamental bedroht; der eigene Körper funktioniert nicht mehr so, wie er es sonst getan hat. Der Aktionsradius ist eingeschränkt; viele Aktivitäten können nicht mehr oder nur noch eingeschränkt ausgeführt werden. Es stellt sich ein Autonomieverlust ein, d. h. die psychologische Kontrolle und die Selbstbestimmung sind eingeschränkt oder gar verloren. Identität und Selbstwertgefühl werden stark erschüttert, auch in Folge von Stigmatisierungsprozessen und sozialer Isolierung (Faller 1998). Entsprechend gleicht die Gefühlswelt einer Achterbahnfahrt; Angst, Depression, Aggression/Wut gelten allerdings als „schwierige Emotionen", die auf Seiten der Ärzte häufig Unsicherheit oder gar Hilflosigkeit auslösen, was wiederum dazu führen kann, dass Menschen mit „schwierigen" Emotionen als „schwierige Patienten" wahrgenommen werden. Das ist nicht das, was Patienten brauchen. Vor dem Hintergrund einer chronischen Erkrankung mit bedrohlichen bio-psycho-sozialen Auswirkungen bedarf es einer grundlegend vertrauensvoll und partizipativ gestalteten Beziehung zwischen Arzt und Patient, in der die subjektive Befindlichkeit des Patienten ihren Platz hat.

2 Problembereiche der ärztlichen Kommunikation mit schwerkranken Menschen

Fragt man Ärztinnen und Ärzte nach Problembereichen in der Kommunikation mit schwerkranken Menschen, so wird das Mitteilen ernster Nachrichten an erster Stelle genannt (Husebø 2006). Die übrigen angeführten Problemgebiete – ein informiertes Einverständnis erzielen, mit Angehörigen sprechen, Diskussion von Therapiealternativen sowie psychosoziale Probleme ansprechen – sind ärztliche Aufgaben, die im Rahmen der Übermittlung ernster Befunde eine Rolle spielen. Das Mitteilen ernster Nachrichten ist somit eine komplexe Angelegenheit, was ein breites Spektrum kommunikativer Fertigkeiten erfordert.

Was macht nun diese Aufgabe so schwierig? Als erstes führen ärztliche Kolleginnen und Kollegen schwierige Rahmenbedingungen an (Husebø 2006). Ärztliche Tätigkeit erfolgt häufig unter Zeitdruck, so dass wenig Zeit für den einzelnen Patienten bleibt. Der Kostendruck komme hinzu, was eine monetäre Fokussierung ärztlicher Leistungen mit sich bringt. Das ärztliche Gespräch werde schlecht vergütet; es ist insbesondere bei Kassenpatienten „nicht erlösrelevant". Die EBM-Ziffer 03230 „Problemorientiertes ärztliches Gespräch, das aufgrund von Art und Schwere der Erkrankung erforderlich ist" sieht für abrechenbare 10 Minuten einen Wert von 9,74 € vor.

Ein zweiter Grund ist die unzureichende patientenzentrierte Ausbildung in der Gesprächsführung. Die traditionelle akademische Ausbildung favorisiert ein paternalistisches Modell der Gesprächsgestaltung, nach welchem der Arzt väterlich anordnet, verordnet und im besten Sinne des Patienten entscheidet. Zeit- und Kostendruck im ärztlichen Alltag mögen Gründe dafür sein, dass Ärzte wenig in ihre kommunikative Fort- und Weiterbildung investieren und monetär gewinnbringendere Veranstaltungen besuchen. Unzureichende kommunikative Schulung wiederum kann zu emotionaler Überforderung führen und stellt langfristig ein Risikofaktor für Burnout und psychische Störungen unter Ärzten dar (Blanchard et al. 2010; Brown et al. 2009). Insofern ist eine arztzentrierte Gesprächsführung im Sinne einer Distanzierung vom Patienten eine erst einmal naheliegende Strategie für die eigene Psychohygiene.

Ein dritter Grund liegt in der Komplexität einer ernsten Nachricht, die Anforderungen an die Fachlichkeit bzw. das ärztliche Wissen stellt. Es stellen sich viele Fragen, die mit medizinischem Problemlösen assoziiert sind: Handelt es sich um eine Erstdiagnose oder ein Rezidiv? Müssen Therapieziele geändert werden – von einer kurativen, heilenden Ausrichtung hin zu einer palliativen, lindernden Behandlung? Worüber muss aufgeklärt werden: über weitere diagnostische Tests, über komplexe therapeutische Optionen und ihre Nebenwirkungen, über Unsicherheiten bezüglich einer optimalen Behandlung, über Möglichkeiten der Teilnahme an klinischen Untersuchungen, über Randomisierung? Bei Beantwortung dieser Fragen konzentrieren sich Ärzte auf die Vermittlung von „Fakten" zur Krankheit und verlieren leicht die Perspektive des Kranken aus den Augen.

Der vierte Grund ist, dass das Überbringen ernster Nachrichten an sich eine psychophysiologisch stressreiche Tätigkeit ist (Studer, Danuser & Gomez 2017), insbesondere dann, wenn das Gespräch unter Zeitdruck stattfindet. Der Arzt als Überbringer ernster Nachrichten erfährt starke Emotionen, fühlt sich für die Nachricht in hohem Maße verantwortlich, fürchtet negative Bewertung von Patienten, Angehörigen und anderen. Dieser Stress erhöht den Widerwillen gegenüber der Vermittlung der „Wahrheit am Krankenbett". Dieser Stress erhöht sich dadurch, dass der Patient als Empfänger der schlechten Nachricht als „gestresst" wahrgenommen wird.

3 Gute klinische Praxis

Es ist das Verdienst von Silverman, Kurtz & Draper (2013), die drei klassischen klinischen Schlüsselqualifikationen – medizinisch-technisches Wissen, körperliche Untersuchung und medizinisches Problemlösen – um die Kommunikation als vierte klinische Kompetenz erweitert zu haben. Kommunikation wird verstanden als eine basale klinische Fertigkeit, die man erlernen kann – so wie das Blutdruck messen, das Auskultieren, das Lesen eines Röntgenbildes oder das Interpretieren des großen Blutbildes. Genauer gesagt ist Kommunikation eine Abfolge gelernter Fertigkeiten. In diesem Sinne ist das Überbringen ernster Nachrichten darstellbar als ein Set von Vorgehensweisen, wie sie beispielsweise im SPIKES-Protokoll beschrieben sind (Baile et al. 2000). Alle vier Schlüsselqualifikationen zusammen machen eine gute klinische Praxis aus.

In der klinischen Praxis ist es häufig so, dass sich Medizinstudierende und junge Ärztinnen und Ärzte Kommunikation und Gesprächsführung entweder durch eigene persönliche Erfahrung aneignen – *learning by doing* – oder durch Lernen am Modell, d. h. sie beobachten ihre Dozentinnen und Dozenten und andere klinische Vorbilder – *observational learning*. Dies ist insofern problematisch, als „ungünstige" Verhaltensweisen in der Kommunikation nicht hinterfragt werden und unreflektiert übernommen werden. Die Vorbilder in der Klinik zeigen in der Regel keine patientenzentrierten Kommunikationsformen, sondern vermitteln Formen der medizinischen Problemlösung und die Art und Weise, wie man zu einer medizinischen Diagnose kommt. Das macht die Fernsehserie *Doctor House* so erfolgreich.

Ferner ist es wichtig zu wissen, dass das Wissen über wirkungsvolle Kommunikation alleine nicht ausreichend ist. Wenn ich weiß, wie ich patientenzentriert kommunizieren soll, ist das zwar eine gute Voraussetzung, aber es heißt dann noch lange nicht, dass ich auch in der Lage bin, mein Wissen in adäquates Verhalten umzusetzen. Das bedeutet, es muss eine Lernumgebung geschaffen werden, in der individuelle Rückmeldungen über Verhaltensausführungen zur Behebung der eigenen Schwächen und Konsolidierung der Stärken erfolgen können. Das Erlernen, Beibehalten und Verbessern kommunikativer Fertigkeiten ist eine lebenslange Aufgabe. Man kann ein hohes Niveau erreichen, aber man lernt nie aus ...

Silverman et al. (2013) unterscheiden drei Klassen von Fertigkeiten (*Skills*): inhaltliche, prozessbezogene und wahrnehmungsbezogene Fertigkeiten. Inhaltliche Fertigkeiten fußen auf der medizinischen Wissensbasis, die Ärzte sich erarbeitet haben (*evidence-based medicine*). Es handelt sich um die Sachinformation an den Patienten, d. h. worüber der Arzt wie informiert (z. B. einfache Sprache vs. komplizierte Ausdrucksweise, fachsprachlich vs. alltagssprachlich, strukturiert vs. chaotisch, prägnant vs. weitschweifig) (Schulz von Thun 1990). Prozessbezogene Fertigkeiten beziehen sich auf die Gestaltung der Arzt-Patienten-Beziehung, nämlich wie man Fragen stellt, zuhört, strukturiert, die emotionale Situation des Patienten erfasst, kurzum: wie man das Vertrauen des Patienten gewinnt. Die wahrnehmungsbezogenen Fertigkeiten adressieren die Bewusstheit über eigene Befindlichkeiten und über das eigene Denken, über Sympathie oder Antipathie und mögliche Variationen des Unbehagens dem Patienten gegenüber, über Voreingenommenheiten und Vorurteile. Sie dienen der Beantwortung der Frage, inwiefern sich der Arzt zu einem gegebenen Zeitpunkt auf den Mikrokosmos des Patienten einlassen kann und was ihn davon abhält.

Mit Fertigkeiten allein ist es nicht getan. Aus Sicht einer patientenzentrierten Gesprächsführung geht es schlussendlich darum, mit welchen grundsätzlichen *Haltungen* der Arzt seinem Patienten begegnet, damit dieser *Vertrauen* fassen und sich öffnen kann. Eine authentische Begegnung mit dem Mikrokosmos des Patienten erfordert bestimmte ethisch-moralische Grundhaltungen: Akzeptanz, Empathie und Kongruenz (Aue, Bader & Lühmann 1995; Wiesmann & Hannich 2009). Mit *Akzeptanz* (oder sorgender Zuwendung) ist gemeint, dass dem Patienten unbedingte Wertschätzung entgegengebracht werden sollte, unabhängig von seinen Unzulänglichkeiten und Schwächen, von seinen Persönlichkeitseigenschaften und von anderen Merkmalen (soziale Klasse, politische Einstellung etc.). Das bedeutet, dass der Arzt seine eigenen Wertvorstellungen und Einstellungen nicht zum Kriterium seiner Zugewandtheit machen darf. Eine akzeptierende und wertschätzende Haltung führt dazu, dass Patienten sich öffnen und mögliche Abwehrhaltungen lockern. Dadurch werden auf Seiten des Patienten negative Gefühle (Angst, Scham, Schuld) verringert, und Selbstachtung und Selbstwertgefühl steigen.

Empathie bedeutet einfühlendes Verstehen. Mit einer empathischen Grundhaltung ist die professionelle Person in der Lage, sich in die oftmals verwirrenden und widersprüchlichen Gefühle des Patienten hineinzuversetzen und das emotionale Erleben und die subjektive Bedeutung des Krankseins zu erfassen. Eine empathische Grundhaltung führt dazu, dass Patienten ihre Gefühle besser wahrnehmen und ausdrücken lernen und im Falle von Gefühlsverwirrungen klären und strukturieren können. Damit wird die Introspektionsfähigkeit auf Seiten des Patienten gefördert, die grundlegend für konstruktive Prozesse der Krankheitsverarbeitung ist.

Kongruenz (oder Echtheit) bedeutet, dass der Arzt sich nicht verstellt, sondern aufrichtig und integer auftritt, so dass die Persönlichkeit für den Patienten erkennbar bleibt. In diesem Zusammenhang spielen die o. g. wahrnehmungsbezogenen Fähigkeiten eine wesentliche Rolle. Ein kongruentes Auftreten führt zu Vertrauensbildung, weil der Arzt als Person für den Patienten transparenter wird.

Auf der Grundlage der ärztlichen Haltungen und kommunikativen Fertigkeiten kann eine individualisierte Aufklärung erfolgen, und zwar in dem Sinne, dass die Aufklärung über Diagnose und Behandlung sich nach den Bedürfnissen des Patienten richten muss und nicht umgekehrt. Einerseits ist der Patient nicht immer in der Lage, die volle Wahrheit zu hören. Der Patient hat das Recht darauf, die Wahrheit am Krankenbett nicht hören zu wollen, und der Arzt sollte das respektieren. Andererseits darf der Arzt den Patienten nicht belügen (Husebø 2006).

4 Warum ist das Mitteilen-Können ernster Nachrichten wichtig?

Erstens ist es eine häufige und belastende Aufgabe. Klinikärzte tun dies in ihrer Karriere tausendfach. Die Übermittlung der Diagnose „Krebs" ist für Ärzte sehr aversiv. Es fühlt sich an, als würde man jemandem vor den Kopf schlagen oder eine Bombe zünden. Die Problematik ist insbesondere dann hoch, wenn der Arzt unerfahren, der Patient jung oder wenn die Aussichten auf eine kurative Behandlung gering sind.

Zweitens: Patienten wollen die Wahrheit. Etwa 95% der Patienten wollen Aufklärung über die Diagnose und ca. 85% wollen gar eine Aufklärung über die Prognose (Husebø 2006). Mit anderen Worten: Patienten geben dem Arzt ein klares Mandat zur Offenheit und Kooperation. Fast alle Patienten mit fortgeschrittener Krankheit und infauster Prognose wissen selbst, wie es um sie steht. Patienten sind hellhörig und lesen die non-verbalen Botschaften. Sie ziehen Schlüsse aus den Informationen, die ihnen bereits vorliegen. Sie haben Befürchtungen. Patienten wissen mehr um ihre Krankheit und Prognose, als Ärzte vermuten.

Drittens gibt es ethische und juristische Imperative, als da sind: *Informed consent* (informierte Einwilligung, will heißen die von Information und Aufklärung getragene Einwilligung des Patienten in Eingriffe), die Patienten-Autonomie (sein Recht auf Information und Selbstbestimmung) sowie, wie gehabt, die ärztliche Aufklärungspflicht (Husebø 2006).

Das vierte Argument ist das entscheidende: Die klinischen *Outcomes* (Behandlungsergebnisse) verbessern sich (Back et al. 2005; Silverman et al. 2013). Die Art und Weise der Aufklärung beeinflusst das Verständnis der Information, die Therapiemotivation, die Zufriedenheit mit der medizinischen Versorgung, das Ausmaß an Hoffnung sowie die psychologische Anpassung. Des Weiteren verordnen „aufklärende" Ärzte seltener *„medizinisch fragwürdige"* harte Behandlungen. Entgegen aller Befürchtung führt Aufklärung nicht zu psychischer „Dekompensation", sondern ganz im Gegenteil wird die individuelle Lebensqualität gewahrt.

5 Das SPIKES-Protokoll

Als Beispiel für eine individualisierte Aufklärung möchte ich das SPIKES- Protokoll von Baile et al. (2000) vorstellen. SPIKES ist ein Akronym. Jeder der sechs Buchstaben bezeichnet einen Schritt bei der Übermittlung ernster Nachrichten.
1. Das Gespräch beginnen (**S**ETTING UP the Interview)
2. Die Sichtweise des Patienten aufnehmen (Assessing the Patient's **P**ERCEPTION)
3. Die Aufforderung des Patienten erhalten (Obtaining the Patient's **I**NVITATION)
4. Wissen und Informationen vermitteln (Giving **K**NOWLEDGE and Information to the Patient)
5. Auf die Gefühle des Patienten durch empathisches Verhalten eingehen (Addressing the Patient's **E**MOTIONS with Empathic Responses)
6. Sich auf eine gemeinsame Strategie verständigen und Zusammenfassung (**S**TRATEGY and SUMMARY)

Schritt 1: *SETTING UP the Interview.* Bevor das Gespräch beginnt, ist es wichtig, sich auf das Gespräch vorzubereiten, und dies sowohl inhaltlich (*„Was will ich sagen?"*) als auch von der Selbstwahrnehmung her (*„Bin ich innerlich bereit dazu?"*). Idealerweise sollte die Aufklärung dialogisch erfolgen, d. h. eine erfahrene Pflegekraft sollte am Gespräch aktiv teilnehmen. Das hat viele Vorteile, wobei der gemeinsame Informationsstand hervorzuheben ist.

Ernste Nachrichten sollten selbstredend in einer ungestörten Umgebung übermittelt werden; für Privatsphäre sollte also gesorgt sein. Zeitliche Beschränkungen sollten expliziert und mögliche Unterbrechungen gemanagt werden. Nach Möglichkeit sollten Angehörige einbezogen werden.

Die Gesprächsteilnehmer sollten sitzen, d. h. auf angemessenem Augenkontakt bei gleicher Augenhöhe ist zu achten. Die Beziehungsgestaltung zum Patienten steht im Vordergrund.

Schritt 2: *Assessing the Patient's PERCEPTION.* Bevor die medizinischen Befunde besprochen werden, ist es empfehlenswert, den Patienten sprechen zu lassen (Strategie: *Before you tell, ask.*) Über offene Fragen bekommen die Kliniker ein gutes Bild davon, wie der Patient die medizinische Situation wahrnimmt (z. B. *„Was wurde ihnen bisher mitgeteilt?"*). Dann ist es nämlich möglich, Fehlinformationen zu korrigieren oder die weitere Informationsvermittlung auf das Krankheitsverständnis des Patienten zuzuschneiden. Außerdem ist es dann auch möglich, Abwehrprozesse zu erkennen, wie z. B. Verleugnung, Wunschdenken, Auslassen wichtiger aber ungünstiger Informationen über die Krankheit, unrealistische Erwartungen an die Behandlung.

Schritt 3: *Obtaining the Patient's INVITATION.* Die Mehrheit der Patienten will vollständig informiert werden über Diagnose, Prognose und Details der Erkrankung, aber eben nicht alle. So ist es wichtig, genau hinzuhören (*„Was will der Patient? Äußert er explizit den Wunsch nach vollständiger Informierung oder weicht er aus?"*). Das Vermeiden von Informationen ist ein gültiger psychologischer Bewältigungsmechanismus. Die Aufgabe des Arztes besteht darin, die Botschaften nach den Bedürfnissen des Patienten zu strukturieren, ihn nicht zu überfordern. Gegebenenfalls sollte ein neuer Termin angeboten werden.

Schritt 4: *Giving KNOWLEDGE and Information to the Patient.* Es hat sich als hilfreich erwiesen, zu Beginn eine Warnung auszusprechen (*„Die Befunde sind leider ernst."*). Dies verringert den Schock und erleichtert die Informationsverarbeitung.

Bei der Vermittlung medizinischer Fakten ist darauf zu achten, dies in der Sprache des Patienten zu tun. Fachausdrücke sind zu vermeiden (z. B. „gestreut" anstatt „metastasiert" oder „Gewebeprobe" anstatt „Biopsie"). Auch exzessive Unverblümtheit ist zu vermeiden (*„Sie haben einen sehr schlimmen Krebs und werden sterben, wenn Sie sich nicht sofort behandeln lassen"*). Dies kann dazu führen, dass der Patient sich anschließend isoliert fühlt und später wütend wird. Der Überbringer der Nachricht wird auf diese Weise zum Schuldigen gemacht. Informationen sollten „häppchenweise" vermittelt und das Verständnis des Patienten sollte jeweils gesichert werden. Wenn die Prognose schlecht ist: Man sagt niemals *„Es gibt nichts mehr, was wir für Sie tun können."* Das legt irrigerweise nahe, dass eine gute Schmerzkontrolle und Symptombehandlung nicht möglich sind. Das wäre fatal.

Schritt 5: *Addressing the Patient's EMOTIONS with Empathic Responses.* Das ist die schwierigste Aufgabe: die psychologische Unterstützung des Patienten. Patienten zeigen ein riesiges Spektrum emotionaler Reaktionen (von Schock, Trauer, Wut bis hin zu Gleichgültigkeit und Teilnahmslosigkeit). Hier ist es wichtig, dass der Arzt empathisch reagiert. Empathie zeigen bedeutet einfühlendes Verstehen. Es geht darum, sich in die Gefühlslage des Patienten hineinzuversetzen und die Gefühle zu benennen. Dadurch entsteht eine Atmosphäre der Offenheit und des Vertrauens. Der Patient kann sich auf seine Gefühle einlassen, die heftig, bedrohlich und oftmals auch widersprüchlich sind. Empathie zeigen heißt Hilfe zum Gefühlsausdruck und zur Gefühlsabklärung geben und den „Gefühlshaushalt" strukturieren helfen. Der Patient fühlt sich ernst genommen und lernt, die Emotion mit der Wirklichkeit zu verbinden. Die Isolation des Patienten wird durchbrochen.

Schritt 6: **S**TRATEGY and SUMMARY. Hier geht es darum, einen patientengerechten Abschluss zu finden. Eine Hilfe ist die Zusammenfassung der wesentlichen Punkte, die zuvor besprochen worden sind. Es gibt gute Erfahrungen damit, dem Patienten und Angehörigen eine Audio-Aufzeichnung des Aufklärungsgespräches mit nach Hause zu geben. Bevor Therapieoptionen diskutiert werden, sollte die Bereitschaft des Patienten geprüft werden, inwiefern er sich auf einen Therapieplan einlassen kann oder nicht. Wenn ja, sind die Aussichten gut, dass er sich in der Zukunft wahrscheinlich weniger ängstlich und unsicher fühlen wird. Die Partizipation des Patienten ist von entscheidender Bedeutung.

Das Mitteilen ernster Nachrichten ist ein Prozess. Es ist mit einem Mal nicht getan, sondern es findet wiederholt statt. Patienten brauchen Zeit. Sie sind nicht immer gleich offen für die Wahrheit, die innere Bereitschaft ändert sich. Es ist daher angebracht, grundsätzlich Wiederholungsmöglichkeiten einzuplanen. Daher sollte man immer am Ende des Gesprächs einen neuen Termin anbieten und gleichzeitig den Patienten aktiv einbeziehen, z. B. indem man ihn bittet, das Gespräch selbst vorzubereiten *(„Schreiben Sie auf, welche Fragen Sie geklärt haben möchten")*, und darüber entscheiden lässt, wer noch mit anwesend sein soll.

6 Fazit

Die folgenden zwei Sätze fassen die Quintessenz dieses Beitrags zusammen: Ärzte sind nicht für die ernste Nachricht verantwortlich. Aber sie sind verantwortlich dafür, *wie* sie die ernste Nachricht Patienten und ihren Angehörigen vermitteln.

Das bedeutet, dass Sprache nicht nur aus Wörtern besteht. Wie etwas gesagt wird, ist vielleicht noch wichtiger als das, was gesagt wird. Sprache ist also insbesondere in der Medizin ein machtvolles Werkzeug, das vom Arzt reflektiert eingesetzt werden sollte. Mit dem *Wie* ist die Beziehungsgestaltung verbunden – inwiefern der Arzt die Beziehung eher autoritär ausfüllt oder eher partnerschaftlich versteht.

Ärztliche Aufklärung ist *keine* Einbahnstraße im Sinne eines Übertragungsprozesses medizinischer Informationen vom Sender Arzt zum Empfänger Patient. Die Verantwortung des Arztes endet also nicht damit, dass *einmalig* die ernste Nachricht gesendet worden ist. Vielmehr ist Kommunikation ein Interaktionsprozess, wobei die Interaktion erst vollständig ist, wenn der Arzt als Sender vom Empfänger Patient eine Rückmeldung bekommt, wie die Nachricht interpretiert wird, ob sie verstanden wurde und welchen Einfluss diese Nachricht auf den Patienten hat. Es geht um die wechselseitige Eruierung sprachlich vermittelter Bedeutungsstrukturen.

Die Gesprächsgestaltung als solche ist allerdings eine professionelle Aufgabe. Im besten Fall gelingt es dem Arzt, über patientenzentrierte Kommunikation eine gemeinsame Basis zu bereiten, auf der man sich gegenseitig kennenlernen und wertschätzen lernen kann. Es geht schlussendlich um eine Angleichung der Mikrokosmen von Arzt und Patient. Man könnte auch von Sprachwelten sprechen – mit guter Kommunikation kann erreicht werden, dass sich subjektive Welten und subjektive Wirklichkeiten einander annähern.

Effektive Kommunikation fördert ein Gefühl von Sicherheit auf Seiten des Patienten. Wenn ein Patient sich sicher fühlt, kann er sich gut orientieren. Er versteht seine Situation und er versteht, was er im Gespräch erwarten kann, er kann z. B. einordnen, warum der Arzt jetzt gerade einen bestimmten Fragenkatalog von Symptomen abfragt usw. Wenn der Patient sich sicher fühlt, vergrößert sich der ärztliche Handlungsspielraum.

Effektive Kommunikation ist auf Behandlungsergebnisse fokussiert. Sie ist also nicht *L'art pour l'art*, sondern ist darauf ausgerichtet, medizinische Probleme zu identifizieren und zu lösen. Dies geschieht am gewinnbringendsten durch ein Miteinander von Arzt und Patient. Wenn ein echter Dialog mit dem Patienten entsteht, sind die Weichen für eine gute Zusammenarbeit und für eine partizipative Entscheidungsfindung in der medizinischen Behandlung gestellt.

Die gute Nachricht ist, dass effektive Kommunikation erlernbar ist. Meines Erachtens ist *Breaking Serious News* nur ein Spezialfall der Arzt-Patienten-Beziehung und sollte in ein allgemeines Curriculum über patientenzentrierte Gesprächsführung eingebettet sein. Die empirische Forschung belegt, dass sich die Schulung kommunikativer Kompetenzen lohnt (Fallowfield et al. 2002). Die prozessorientierten Fertigkeiten verbessern sich, d. h. geschulte Betreuer gehen auf die Patientenwirklichkeit ein. Sie lassen die Patienten häufiger zu Wort kommen, indem sie weniger geschlossene Fragen stellen (weniger arztzentriertes Verhalten zeigen) und gleichzeitig verstärkt offene Fragen stellen und die Patienten ermutigen, dass sie über die individuelle Bedeutung der Diagnose und Prognose nachdenken. Sie sind empathischer, d. h. sie ermutigen die Patienten auch, negative Gefühle auszudrücken, und machen deutlich, dass diese Reaktionen natürlich sind und dazu gehören.

Und schlussendlich sind Ärzte zufriedener und gesünder, wenn sie gelernt haben, effektiv zu kommunizieren. Es hat günstige Auswirkungen auf die Persönlichkeitsentwicklung des Arztes. Daher sollte ein entsprechendes Weiterbildungsprogramm fest in Ausbildungs- und Weiterbildungscurricula enthalten sein. Zukünftig wird es darum gehen, den Zugang zu bzw. die Verfügbarkeit von kommunikativen Weiterbildungsmaßnahmen in klinischen Settings zu sichern, und zwar geht es um eine langfristige Implementierung dieser in klinische Settings.

Da liegt nach wie vor der Hase im Pfeffer.

Literatur

Aue, Michael, Birgit Bader & Jörg Lühmann (1995): *Krankheits- und Sterbebegleitung. Ausbildung, Krisenintervention, Training.* Weinheim: Beltz.

Back, Anthony L., Robert M. Arnold, Walter F. Baile, James A. Tulsky & Kelly Fryer-Edwards (2005): Approaching difficult communication tasks in oncology. *CA Cancer J Clin* 55 (3), 164–177.

Baile, Walter F., Robert Buckman, Renato Lenzi, Gary Glober, Estela A. Beale & Andrzej P. Kudelka (2000): SPIKES – A six-step protocol for delivering bad news: application to the patient with cancer. *Oncologist* 5 (4), 302–311.

Blanchard, P., D. Truchot, L. Albiges-Sauvin, S. Dewas, Y. Pointreau, M. Rodrigues, A. Xhaard, Y. Loriot, P. Giraud, J. C. Soria & G. Kantor (2010): Prevalence and causes of burnout amongst oncology residents: a comprehensive nationwide cross-sectional study. *European Journal of Cancer* 46 (15), 2708–2715.

Brown, Rhonda, Stewart Dunn, Karen Byrnes, Richard Morris, Paul Heinrich & Joanne Shaw (2009): Doctors' stress responses and poor communication performance in simulated bad-news consultations. *Academic Medicine* 84 (11), 1595–1602.

Buckman, Robert (1992): *How to break bad news – A guide for health care professionals.* Baltimore: John Hopkins University Press.

Faller, Hermann (1998): *Krankheitsverarbeitung bei Krebskranken.* Göttingen: Verlag für Angewandte Psychologie.

Fallowfield, Lesley & Valerie Jenkins (2004): Communicating sad, bad, and difficult news in medicine. *Lancet* 363 (9405), 312–319.
Fallowfield, Lesley, Valerie Jenkins, Verr Farewell, Jacky Saul, Anthony Duffy & Rebecca Eves (2002): Efficacy of a Cancer Research UK communication skills training model for oncologists: a randomised controlled trial. *Lancet oncology* 359 (9307), 650–656.
Husebø, Stein (2006): Kommunikation. In Stein Husebø & Eberhard Klaschik (Hrsg.), *Palliativmedizin: Grundlagen und Praxis – Schmerztherapie – Gesprächsführung – Ethik*, 143–201. Berlin: Springer.
Koerfer, Armin & Christian Albus (Hrsg.) (2018): *Kommunikative Kompetenz in der Medizin. Ein Lehrbuch zur Theorie, Didaktik, Praxis und Evaluation der ärztlichen Gesprächsführung.* Göttingen: Verlag für Gesprächsführung.
Koerfer, Armin, Laura L. Kilarski & Christian Albus (2018): Biopsychosoziale Medizin. In Armin Koerfer & Christian Albus (Hrsg.), *Kommunikative Kompetenz in der Medizin. Ein Lehrbuch zur Theorie, Didaktik, Praxis und Evaluation der ärztlichen Gesprächsführung*, 155–194. Göttingen: Verlag für Gesprächsführung.
Ptacek, John T. & Tara L. Eberhardt (1996): Breaking bad news. A review of the literature. *JAMA the journal of the American Medical Association* 276 (6), 496–502.
Schulz von Thun, Friedemann (1990): *Miteinander reden 1. Störungen und Klärungen. Allgemeine Psychologie der Kommunikation.* Reinbek: Rowohlt.
Silverman, Jonathan, Suzanne Kurtz & Juliet Draper (2013): *Skills for communicating with patients*, 3rd edn. Oxford: Radcliffe.
Studer, Regina Katharina, Brigitta Danuser & Patrick Gomez (2017): Physicians' psychophysiological stress reaction in medical communication of bad news: A critical literature review. *International Journal of Psychophysiology* 120, 14–22.
Tschuschke, Volker (2006): *Psychoonkologie. Psychologische Aspekte der Entstehung und Bewältigung von Krebs.* Stuttgart, New York: Schattauer
Wiesmann, Ulrich (2014): Oncology. In Alex C. Michalos (Hrsg.), *Encyclopedia of Quality of Life and Well-Being Research*, 4489–4496. Dordrecht: Springer.
Wiesmann, Ulrich & Hans-Joachim Hannich (2009): Ethische Prinzipien im Umgang mit älteren Patienten. *Journal für Anästhesiologie und Intensivmedizin* 16 (2), 54–58.
Wiesmann, Ulrich, Gabriele Niehörster & Hans-Joachim Hannich (2009): Medizinpsychologische Lehre innovativ gestalten: Förderung von Kommunikations- und Forschungskompetenzen in der vorklinischen Ausbildung. *Zeitschrift für Medizinische Psychologie* 18 (2), 88–96.
Wiesmann, Ulrich, Gabriele Niehörster, Wolfgang Hannöver, Christine Altenstein, Jeannette Riedel, Kati Möbius & Hans-Joachim Hannich (2012): Das Greifswalder Lehrkonzept Medizinische Psychologie im Studienjahr 2007/08: Förderung von Kommunikations- und Forschungskompetenzen in der vorklinischen Ausbildung. In Ulrich Wiesmann, Christine Altenstein, Wolfgang Hannöver, Ulrike Plötz & Jeannette Riedel (Hrsg.), *„Der Kopf ist rund, damit das Denken die Richtung wechseln kann" – Facetten der Medizinischen Psychologie in Greifswald. Eine Hommage anlässlich des 60. Geburtstags von Hans-Joachim Hannich*, 3–17. Lengerich: Pabst.

Sandra Reimann

Sprachwissenschaftliche Analysen zur Kommunikation auf medizinischen Selbsthilfe-Plattformen – ein Beitrag zur Qualitätssicherung im interdisziplinären Kontext

Abstract: Die Interaktion zwischen medizinischen Laien auf Selbsthilfeplattformen ist mittlerweile als wichtiger Teil der Kommunikation über Gesundheit und Krankheit in der Gesellschaft zu verstehen. Es handelt sich dabei nicht um Fachkommunikation im engeren Sinne; fachliche Inhalte werden aber durchaus verhandelt, was beispielsweise Auswirkungen auf die weiteren Strategien Betroffener zur Bewältigung ihrer Krankheit und auch die Kommunikation mit Fachleuten haben kann. Ein interessantes Beispiel aus Sicht der Angewandten Linguistik ist dabei der Umgang von Laien mit fachlichen Kurzwörtern. Die folgenden Ausführungen sollen deshalb einen Beitrag sowohl zur Qualitätssicherung der Kommunikation auf Medizin-Foren ohne Expert*innen-Beteiligung leisten als auch – im späteren Verlauf – zur pragmatischen Erforschung sprachlicher Kürze.[1]

Keywords: Wissenstransfer, Qualitätssicherung, Laien-Laien-Kommunikation, Selbsthilfeplattformen, Sprachliche Kürze

1 „Der Patient im Netz" – eine Hinführung aus linguistisch-funktionaler Sicht

Die Rolle der Patient*innen hat sich mit den Möglichkeiten des Internets verändert. Die Betroffenen agieren tendenziell eigenständiger, was auch vom Gesundheitswesen verlangt wird (Adhärenz/Compliance): Nicht zuletzt der Kostendruck

---

1 Der Beitrag ist parallel zu meinen Überlegungen (aus anderer Perspektive) für eine Festschrift entstanden und wurde schließlich eine gekürzte und leicht geänderte Fassung dieses Festschriftbeitrags (Reimann, im Druck).

Sandra Reimann, Universität Oulu (Finnland), Germanistik, sandra.reimann@oulu.fi; Universität Regensburg (Deutschland), Institut für Germanistik, Deutsche Sprachwissenschaft, sandra.reimann@ur.de

Open Access. © 2021 Sandra Reimann, published by De Gruyter. Dieses Werk ist lizenziert unter einer Creative Commons Namensnennung - Nicht-kommerziell - Keine Bearbeitung 4.0 International Lizenz.
https://doi.org/10.1515/9783110688696-026

macht eine effizientere Interaktion zwischen den Beteiligten notwendig (vgl. z. B. Thielscher & Schulte-Sutrum 2016). Die Patient*innen sollen dabei gut informiert sein und sich bei gesundheitlichen Problemen aktiv und verantwortlich am Entscheidungsprozess hinsichtlich therapeutischer Maßnahmen beteiligen. Für die Patient*innen ist der Zugriff aufs Internet eine bedeutende Informationsquelle geworden (z. B. Diaz et al. 2002)[2] – sie gehen heute gerne zuerst ins Netz und dann erst zum Arzt/zur Ärztin (z. B. Fritzen 2015)[3] –, die somit auch im medizinischen Diskurs allgemein zu berücksichtigen ist (Busch & Spranz-Fogasy 2015: 353).[4]

Dass es einen Bedarf am Austausch von Betroffenen bzw. medizinischen Laien untereinander gibt, zeigen Selbsthilfegruppen seit langem (u. a. zur Geschichte der Selbsthilfegruppen international, insbesondere bei Drogen- und Alkoholsucht, siehe Flora, Raftopoulos & Pontikes 2010; zur Bedeutung von Selbsthilfegruppen international am Beispiel der USA – sowohl face to face als auch online – siehe Williams 2019).

Die Möglichkeiten der Informationsbeschaffung und des Austauschs unter Laien sind in den vergangenen Jahren durch digitale Angebote im Internet gestiegen (siehe z. B. auch Nickel et al. 2020): Erfahrungsberichte werden online gestellt, Bewertungen für Ärzte, Ärztinnen und Kliniken abgegeben und Selbsthilfe im Internet und in den Sozialen Medien in Anspruch genommen.[5] Ein naheliegender Vorteil der Kommunikation ohne Ärzte und Ärztinnen ist beispielsweise der Austausch unter Gleichgesinnten, wie z. B. folgender Ausschnitt aus dem Beitrag (Posting) #16 eines Threads[6] des Prostatakrebsdiskussionsforums des Bundesverbandes Prostatakrebs Selbsthilfe e.V. (BPS & KISP 2020b), um das es im Verlauf des Beitrags noch gehen wird, explizit zeigt: *Leider haben die meisten im Bekanntenkreis wenig oder gar keine Betroffene mit denen sie sich austauschen können.* Das erste Posting des Threads enthält Fragen, die den Wissenstransfer medizinischer

---

[2] Quinn et al. (2013) weisen darauf hin, dass sich das Internet insbesondere bei Tumor-Erkrankungen in den letzten Jahren als primäre Quelle für die Suche und den Austausch von Informationen entwickelt hat.
[3] Vgl. auch Breyer & Burger (2014) (dort findet sich auch der Teiltitel dieses Kapitels). Siehe die Ausführungen zur zugehörigen Arbeitsgruppe in Kap. 2.
[4] Zu Textsorten in der Medizin (heute) und dabei auch zur Bedeutung des Laien-Laien-Diskurses im Hinblick auf deren mögliche „Wirkung auf die Fachkommunikation" und den „zunehmend dialogisch-orientierten Wissenstransfer" vgl. Weinreich (2015: 401).
[5] Exemplarisch zum Teilen von medizinischen Informationen in Sozialen Medien vgl. z. B. Moorhead et al. (2013) sowie Byron, Albury & Evers (2013). Zu anderen digitalen Angeboten im Internet vgl. z. B. Johnson & Ambrose (2006) über Online-Neo-Tribes zum Austausch über Multiple Sklerose und den Einsatz von „Storytelling"; zum Teilen von „Erzählungen" über das Thema ‚Geburt' in Online-Foren siehe Tienken (2013).
[6] Aus Datenschutzgründen werden die Links der Posts nicht genannt, auch wenn der Zutritt zur Plattform und die Rezeption der Beiträge kein Passwort erfordern.

Inhalte betreffen (z. B. *Nun zu meinen Fragen: Auf dem Überweisungszettel des Urologen standen folgende Werte: PSA* [Zahlen genannt; S. R.]; *G3; Gleason* [... Zahl genannt; S. R.] / *Was haben diese Werte nun zu bedeuten? Natürlich habe ich schon ein bisschen gegoogelt*), sich aber auch auf die Arzt-Patienten-Kommunikation und die Erfahrung anderer Betroffener beziehen (z. B. *Was kommt nun auf meinen Vater zu?; ... von euren Erfahrungen berichten ... Mein Vater versteht von dem ganzen Fach-Chinesisch mit dem er bisher konfrontiert wurde, fast nichts.*). Korrekturen der Antworten – das kann hier nur angedeutet werden – erfolgen allerdings lediglich innerhalb der Gruppe der Kommunizierenden, zu denen (offiziell) keine Fachleute gehören.

Neben den Chancen der verschiedenen Online-Angebote für medizinische Laien hinsichtlich „*Information, Interaktion* und *Therapie*" (Kleinke 2015: 413; Hervorhebung im Original) werden in der Literatur auch Risiken und Grenzen behandelt (siehe dazu Link 2019: 165–166, die einen Überblick zu Gesundheitsportalen und Online-Communitys gibt).

Aus der Perspektive der germanistischen Linguistik ist festzuhalten, dass die Kommunikation von medizinischen Laien untereinander im Internet noch nicht umfassend untersucht ist. Als Grundlage zur linguistischen Beschäftigung mit den Orten und Formen der Kommunikation medizinischer Laien im Netz kann beispielsweise die Zusammenschau zu Gesundheitsangeboten und -kommunikation im Netz von Rossmann und Stehr (2019) verstanden werden. Auch die Übersicht von Kleinke (2015) ist hier zu nennen: Sie geht u. a. auch auf die (teils moderierten) medizinischen Online-Selbsthilfegruppen (OSHGen) ein und erwähnt dabei Rollen (z. B. *Expert Patients*) und Funktionen („(emotionales) Empowerment") der Beteiligten neben den in der Literatur (s. z. B. oben Link 2019) bereits thematisierten Risiken „virtueller und nicht-virtueller medizinischer Laienkommunikation (z. B. zu langes Verweilen im Laiensystem und Unterlassen von Vorsorgemaßnahmen – vgl. Busch 1994; Potts 2005; Darcy & Dooley 2007; Eysenbach u. a. 2004)". Weiter gibt Kleinke (2015: 416–417) einen knappen Überblick über bisherige Forschungen zu Online-Selbsthilfegruppen, die auch die sprachwissenschaftliche Perspektive einschließen. Zu nennen sind ferner auch die Beiträge im Special Issue „Language and Health Online" (Linguistik Online, 2017).

Die folgende Untersuchung soll einen Beitrag zu mehreren Bereichen der Angewandten Linguistik leisten: erstens allgemein zu Analysen der Kommunikation auf Medizin-Foren ohne Expert*innen-Beteiligung, welche bisher kaum untersucht wurde,[7] zweitens zur Qualitätssicherung auf solchen Foren und drittens

---

7 Siehe die umfangreiche sprachwissenschaftliche Studie der Verfasserin zur Kommunikation auf der moderierten Selbsthilfeplattform *hungrig-online.de* für Menschen mit Essstörungen, die seitens der psychosomatischen Medizin mit der Motivation angeregt wurde, zu prüfen, ob die Kommunikation auf dieser Plattform sich positiv auf den Bewältigungsprozess der Krankheit

zur pragmatischen Erforschung sprachlicher Kürze, welche beim Wissenstransfer eine Rolle spielt und über die Vermittlungsfunktion und die Frage nach der Verständlichkeit wiederum Auswirkungen auf die Qualität der Kommunikation hat. Dabei kann sich der Begriff der Qualität auf unterschiedliche Bereiche beziehen: Es kann z. B. die medizinisch-fachliche Korrektheit (soweit festlegbar) interessieren, die Hinzuziehung zuverlässiger Quellen (Transparenz) oder die Berücksichtigung der Netiquette[8] der Plattform (wenn vorhanden). Grundsätzlich geht es darum, Einblicke zu bekommen, wie die User*innen von der Kommunikation profitieren können.

2 Programmatische Überlegungen zum Beitrag der Sprachwissenschaft bei der Qualitätssicherung medizinischer Selbsthilfeplattformen – am Beispiel der Plattform Prostatakrebs-Selbsthilfe e. V.

Die folgenden Ausführungen sind im Kontext des Forschungsprojekts der interdisziplinären Regensburger Arbeitsgruppe „Der Patient im Netz" (Medizin/Urologie, Medienwissenschaft, Medieninformatik und Informationswissenschaft, Sprachwissenschaft) zu sehen. Es wurde mit dem Ziel initiiert, die Qualität von Webseiten, Ärzteportalen, Selbsthilfegruppen, Diskussions- und Patientenforen zu Volkskrankheiten in Bezug auf die europäischen urologischen Leitlinien (EAU[9]) und im Hinblick auf die Zielgruppe „Patienten/Laien" zu untersuchen und Handlungsempfehlungen zum Umgang mit diesen Angeboten zu verfassen (siehe dazu z. B. Bruendl et al. 2018). Es geht also einerseits um eine Qualitätssicherung

---

auswirken kann. Hintergrund ist ein grundsätzliches Bedürfnis seitens der psychosomatischen Medizin, die Wirksamkeit von Behandlungsmethoden und des Austauschs von Betroffenen im Internet nachzuweisen – vor allem im Hinblick und als Reaktion auf die therapeutische Unterversorgung und die steigende Zahl der von Essstörungen oder auch anderen (psychosomatischen) Krankheiten Betroffenen (Reimann 2018; siehe auch Reimann 2020, 2019 und 2012).
8 Siehe zur Netiquette z. B. früh Storrer & Waldenberger (1998); außerdem seien Sharf (1999), Misoch (2006: 177–185), Kayany (2004), Strawbridge (2006), Bendel (2010) sowie Slivová & Kozík (2014) erwähnt.
9 European Association of Urology: https://uroweb.org/guideline/prostate-cancer/ (letzter Zugriff am 27.03.2021).

aus medizinisch-fachlicher Sicht, andererseits um eine zielgruppengerechte Kommunikation (gegenüber medizinischen Laien).[10]

Das Korpus stammt von den Seiten des Prostatakrebs-Diskussionsforums des Bundesverbands Prostatakrebs Selbsthilfe e. V. (BPS), einer Online-Selbsthilfeplattform für Prostatakrebs-Patienten. Im Forum sind 5.659 Benutzer*innen tätig, die seit 2004 131.965 Beiträge zu 11.318 Themen verfasst haben (Stand: 02.08.2021).[11] Es gibt zwei offizielle Rollen: „Benutzer*in" (Betroffene, Angehörige) und „Moderator". Diese Rolle wird derzeit nur von einer einzigen Person ausgeübt: Es handelt sich um einen selbst von der Krankheit Betroffenen, der medizinischer Laie ist und die Netiquette[12] prüfen soll: Darin geht es ausschließlich um das kommunikativ-sozial angemessene Miteinander der Kommunikationsteilnehmer*innen (und nicht um die fachlich-medizinische Perspektive).[13]

Zum Vorgehen aus sprachwissenschaftlicher Sicht sind zunächst Vorüberlegungen anzustellen; vor allem ist zuerst zu fragen: Welchen Beitrag kann hier die Sprachwissenschaft überhaupt leisten? Es ist nämlich davon auszugehen, dass der Austausch über medizinische Sachverhalte thematisch bedingt – das Prostata-Karzinom ist „die häufigste Krebserkrankung des Mannes"[14] – sicher einen hohen Stellenwert in der Kommunikation hat.

Festzuhalten ist: Zur Qualität der Kommunikation hinsichtlich medizinischer Korrektheit der behandelten Themen kann die Sprachwissenschaft im engeren Sinne nichts beitragen; stattdessen könnte beispielsweise ein Abgleich mit den medizinischen Leitlinien[15] erfolgen und/oder die Kommentierung/Bewertung der

---

10 Zu „mangelnde[r] Qualität und Quellentransparenz" vgl. auch Rossmann & Stehr (2019: 409–412).
11 BPS (2020a), Webseite: https://www.prostatakrebs-bps.de/ (letzter Zugriff am 02.08.2021). BPS & KISP (2020b), Webseite *Prostatakrebs-Diskussionsforum*: https://forum.prostatakrebs-bps.de/ (letzter Zugriff am 02.08.2021); das Diskussionsforum wird von BPS und KISP, „Kontakt, Informations- und Selbsthilfestelle zum Prostatakrebs", betrieben.
12 Siehe Bundesverband Prostatakrebs Selbsthilfe e. V. (2021): *Forumsregeln*: https://prostatakrebs-bps.de/forum/forumsregeln/ (letzter Zugriff am 15.07.2021).
13 Weiterführende Anmerkungen zur Rollendifferenzierung und Funktion der beteiligten Akteure auf Selbsthilfeplattformen finden sich bei Reimann (2018), zur Prostata-Plattform speziell siehe Reimann (im Druck). Dort auch Näheres zum Wissenstransfer unter Laien und die in der Literatur schon ansatzweise diskutierten Konsequenzen für den Gesundheidsdiskurs generell (siehe u. a. Weinreich (2015): 401).
14 Als Quelle kann z. B. Maximilian Burger, Direktor der Klinik für Urologie am Caritas-Krankenhaus St. Josef, Regensburg, genannt werden, hier: https://www.caritas-regensburg.de/aktuelles/presse/prostatakrebs-frueh-erkannt–gefahr-geba (letzter Zugriff am 25.09.2020).
15 Leitlinienprogramm Onkologie (2018): https://www.leitlinienprogramm-onkologie.de/fileadmin/user_upload/Downloads/Leitlinien/Prostata_5_0/LL_Prostata_Langversion_5.0.pdf (letzter Zugriff am 14.04.2020).

für die Untersuchung herangezogenen Forentexte durch medizinische Expert*innen, um beispielsweise folgende Fragen zu beantworten: Welche Informationen sind falsch oder unvollständig? Wie viele Informationen gehen auf dem Weg von Patient A zu Patient B verloren? Für eine erste medizinische Bewertung ausgewählter Beispiele zum Umgang mit Kurzwörtern wurde der Urologe Johannes Breyer aus der Arbeitsgruppe „Der Patient im Netz" hinzugezogen.[16]

Die Rolle der Sprachwissenschaft dürfte zunächst sein, über die Kommunikation zu reflektieren, schließlich Mittlerin und Moderatorin gegenüber der Medizin, die die fachliche Bewertung vornehmen kann, zu sein und abschließend Handlungsempfehlungen für die Verbesserung der Kommunikation zu geben.

Sprachwissenschaftlichen Untersuchungen zugrundeliegende Fragen auf einer solchen Medizin-Plattform könnten dabei folgende sein:
– Wer sind die an der Kommunikation Beteiligten?
– Welche Themen werden verhandelt (z. B. zu Diagnostik, Therapie und Prävention, zwischenmenschlichen Erfahrungen) und wie werden sie im Austausch versprachlicht (z. B. subjektiv/emotional)?
– Wie wird medizinischer Fachwortschatz (Fachwörter, Kurzwörter) eingesetzt (z. B. hinsichtlich der Verständlichkeit)?
– Welche Mechanismen der Reflexion finden sich?
– Auf welche Weise wird evtl. intramediale (Sprach-)Kritik der Beteiligten (Benutzer*in, Moderator) ausgeübt?
– Welche Funktionen der Plattform zeigen sich über die Postings?

Im Folgenden erfolgt eine Fokussierung auf sprachliche Kürze[17] und dabei auf den Kurzwortgebrauch im Rahmen der vorliegenden Laien-Laien-Kommunikation, weil hier explizit der Wissenstransfer – in dem Fall unter Laien – eine Rolle spielt: Wird er überhaupt vorgenommen? Wenn das der Fall ist, werden folgende Fragen relevant: Wie wird der Wissenstransfer durchgeführt (z. B. Einsatz von Vollformen und somit Auflösen der Kurzwörter, Beispiele, Übersetzungen, Anführen von Quellen,

---

16 Die Befragung hat Bettina Dums (Universität Regensburg) durchgeführt. Alle Anmerkungen des Urologen Johannes Breyer zum Wissenstransfer stammen aus einem Gespräch bzw. schriftlichen Kommentaren vom 19.03.2019 (siehe Dums (2020)). Die darauf aufbauenden Untersuchungen von Bettina Dums (2021) zur P(-Selbsthilfe-Plattform gehen in den vorliegenden Beitrag ein.
17 In jüngerer Zeit wird dabei verstärkt zur Theorie kurzer Texte geforscht, z. B. Hausendorf (2009), Janich (2015), Leyhausen (2007), Lorenz & Nehrlich (2019), Nikula (2015) und Pappert & Roth (2021). Siever (2011) behandelt alle möglichen Aspekte der Kürze aus linguistischer Sicht.

Verweise, Formen des Erklärens, weiterführende Informationen für den Laien)?[18] Welche Formen finden sich (wie häufig)? Welche Bedeutungen werden den Kurzwörtern zugeschrieben? Vor allem bei den fachsprachlichen Kurzwörtern stellt sich zunächst die Frage der inhaltlich angemessenen Dekodierung durch die medizinischen Laien. Lässt sich aus der Kommunikation erkennen, mit welcher Bedeutung das Kurzwort im vorliegenden Kontext verwendet wird? Werden Schwierigkeiten bei der Entschlüsselung kommuniziert? Wenn ja: Wie wird darauf reagiert? Werden mögliche Verstehensprobleme vorweggenommen und wird ein Wissenstransfer angebahnt? In der folgenden Analyse geht es um den zum Zeitpunkt der Analyse 70 Beiträge umfassenden Thread „Neu hier, Bitte um Informationen",[19] da hier schon aufgrund des Titels Wissenstransfer zu erwarten ist.

3 Wissenstransfer, Fachlichkeit und sprachliche Kürze – Analysen zum Kurzwortgebrauch im Thread „Neu hier, Bitte um Informationen"

Hauptmerkmal des Kurzworts ist eine Veränderung der Ausdrucksseite im Vergleich zur zugehörigen Vollform; eine inhaltliche Modifikation liegt in der Regel nicht vor. Kurzwörter finden sich in 37 der insgesamt 70 Beiträge zum vorliegenden Thread; insgesamt werden Kurzwörter 105-mal zum Einsatz gebracht, wobei 35 verschiedene Kurzwörter verwendet werden. An diesem Thread sind 22 User aktiv beteiligt. Acht dieser User schreiben nur einen einzigen Beitrag. Die meisten Beiträge, die ein User verfasst, sind elf. Die meisten Kurzwörter (je sieben) kommen in den Beiträgen #1 (Eröffnungsbeitrag der Fragestellerin mit unmarkierten Zitaten von auf einer Überweisung aufgeführten Kurzwörtern) und #50 (ein Beitrag des Moderators) vor.[20]

---

[18] Beispiele und Formen des Erklärens im medizinischen Kontext finden sich beispielsweise bei Brünner (2011), Wiese (2002) und Schuldt (1998), zu weiteren Themen siehe auch Thim-Mabrey & Rössler (2020). Wegen der Vergleichbarkeit hinsichtlich zielgruppenspezifischer Gestaltung sind auch die Leitlinien (für medizinische Expert*innen) und Patienteninformationen (für Laien) zu verschiedenen Krankheiten interessant. Sie finden sich bei AWMF online: https://www.awmf.org/leitlinien.html (letzter Zugriff am 27.03.2021).
[19] Thread *Neu hier, Bitte um Informationen*: https://forum.prostatakrebs-bps.de/showthread.php?10690-Neu-hier-Bitte-um-Informationen (letzter Zugriff am 21.04.2020).
[20] Die folgend genannte erste Zahl steht für den Beitrag, die zweite für die Stelle, an der das Kurzwort in der „Kurzwortreihe" dieses Beitrags steht (z. B. 50–6 BPS: Beitrag 50, sechstes Kurzwort in diesem Beitrag).

Am häufigsten lassen sich die Kurzwörter *PSA* (Ersterwähnung: 01–1 *PSA-Wert*) und *PK* (12–1) nachweisen – nämlich je elf Mal. Zum ersten Beispiel findet sich nie die Vollform *Prostataspezifisches Antigen*.[21] Im zweiten Fall liegt die Vollform *Prostatakrebs* neun Mal in sieben Beiträgen vor (#1, #2 (2-mal), #4, #10, #48, #50 (2-mal), #53).

Bei den Vollformen finden sich besonders häufig jene zu *Uro* (Ersterwähnung in Beitrag #7: *Uro-Onkologen*, ein Kompositum mit unisegmentalem Kurzwort (Kopfwort)); eine Vollform gibt es 33-mal – in den Beiträgen #1 (3-mal), #3, #6 (3), #7, #8 (3), #9 (3), #11, #12 (6), #13, #16 (2), #19 (4), #32 (2), #53, #58 und #60. Die Vollformen lauten: *Urologe(n)* (29-mal), *Urologie* (2-mal) und *Urologie-Studium* (2-mal).

Insgesamt handelt es sich überwiegend um Kurzwörter mit fachsprachlicher Bedeutung bzw. entsprechendem Zusammenhang oder Hintergrund. Nicht der medizinischen Fachsprache zugeordnet werden nur wenige Beispiele wie *PDF-Datei, Docs* und *TE* (= Threadersteller*in).

Klassifiziert nach Kurzwortbildungstypen kommen multisegmentale Kurzwörter (siehe etwa Fleischer & Barz 2012),[22] z. B. *NW* aus zwei Segmenten und *COPD* aus vier Segmenten, fast doppelt so häufig vor wie unisegmentale Kurzwörter (z. B. die Kopfwörter *Gleason, Szinti*).

Lediglich zu elf Kurzwörtern, also etwa einem Drittel, gibt es – an möglicherweise irgendeiner Stelle im Thread – auch Vollformen. Das ist eher wenig vor dem Hintergrund des Wissenstransfers. Zudem werden sie in den seltensten Fällen – dazu unten mehr – in Bezug zur Kurzform gebracht. Ansonsten treten beispielsweise Voll- und Kurzform in unterschiedlichen Beiträgen auf. Andererseits kann man ein gemeinsames Vorwissen der User auf dieser Plattform annehmen, das nicht zuletzt auf den vom Moderator der Plattform verfassten Text „Erster Rat" (Basiswissen")[23] zurückzuführen sein dürfte: Dieser Text wird beispielsweise im hier

---

21 Siehe z. B. die Erklärung in der sog. Patientenleitlinie „Früherkennung von Prostatakrebs – Information für Männer" im Leitlinienprogramm Onkologie (2015): Patientenleitlinie_Prostatakrebs_Fruehkerkennung_2015.pdf (letzter Zugriff am 27.03.2021).
22 Zur Kurzwortforschung exemplarisch z. B. Balnat (2011), Greule (2007), Kobler-Trill (1994).
23 Das aus dem Forum herunterladbare Dokument „Erster Rat.pdf" (Damm 2020) wird von den Usern umgangssprachlich als „Basiswissen" bezeichnet. Auf 209 Seiten hat der Moderator des Forums eine Einführung in das Thema Prostatakrebs erstellt, die einen zentralen Informationstext für die Nutzergemeinschaft des Forums darstellt. Aus der Perspektive des Wissenstransfers und der Qualitätssicherung – darauf wird folgend nicht weiter eingegangen – ist dabei positiv anzumerken, dass der Moderator – ein medizinischer Laie – das Dokument ständig verbessert und regelmäßig überarbeitet (zuletzt am 31.03.2020, Stand: 30.04.2020). Download-Link: http://www.prostatakrebse.de/informationen/pdf/Erster%20Rat.pdf (letzter Zugriff am 30.04.2020). Für die Analyse wurde die Version vom 31.03.2019 benutzt, die auf medizinische Korrektheit von Johannes Breyer (Urologe und Mitglied der Arbeitsgruppe „Der Patient im Netz") überprüft und

untersuchten Thread bereits zum ersten Mal in Beitrag 2 – also als Antwort auf den Eröffnungsbeitrag – genannt (*Oben auf dieser Seite gibt es einen gelben Link der auf „Basiswissen" verweist. Dieses Buch kann viele Deiner Fragen beantworten.*).[24] Die Beispiele, zu denen sich Vollformen finden, lauten: *Gleason* (9/2 *Gleason Score*[25]; hinzu kommt ein Mal die Kurzform *GS 8*), *Uniklinik* (2/1 *Universitätsklinikum*), *Uro-Onkologen* (4/33; zu *Uro* finden sich die Vollformen *Urologe*, *Urologie-Studium*), *PCa-Geschichte* (6/3 *Prostatakarzinom*[26]: Die Vollform bezieht sich also nur auf das Kurzwort), *Szinti* (1/10; folgende Vollformen treten auf: *Knochenszintigraphie, Skelettszintigraphie, Szintigraphie, Szintigramm*[27]), *PK* (11/9; 8-mal *Prostatakrebs*, 1-mal *Prostatakrebszentrum*), *OP* (9/2 *Operation*), *RPE* (3/3 *Prostatektomie*[28]), *Da Vinci* (2/1 *da-Vinci-System*), *Prostata* (1/9; Vollform wie bei *PK*) und *NW* (1/2 *Nebenwirkung(en)*). Vollformen zu *Uro*, *Szinti* und *PK* bzw. *Prostata* treten also am häufigsten auf. Das zuletzt genannte Kurzwort – einmaliges Auftreten in Beitrag #31 – dürfte als umgangssprachliche Variante mit intertextuellem Bezug interpretierbar sein, weil es strukturell an die populäre[29] Konstruktion „Ich habe Rücken" (nach Hape Kerkelings Figur „Horst Schlämmer") erinnert:

---

insgesamt recht positiv beurteilt wurde. Neben diesem Dokument gibt es auch ein Abkürzungsverzeichnis, das ebenfalls vom Moderator erstellt wurde. Download-Link: http://prostatakrebse. de/informationen/pdf/abkuerzungen.pdf (letzter Zugriff am 24.07.2021). Probleme mit der Auffindbarkeit dieser Texte werden auch in den Postings thematisiert (siehe u. a. Dums 2021: 55).
24 Überhaupt werden die Möglichkeiten der Hypertextualität und des intertextuellen Verweisens (auch auf andere Online-Angebote) in diesem Thread gerne genutzt, was interessant sein dürfte mit Blick auf digitales User-Schreiben im Zusammenhang mit Wissenstransfer.
25 „9/2" bedeutet, dass neun Mal die Kurzform und zwei Mal die/eine Vollform auftritt. Im Anschluss an die Zahlenkombination wird dann die Vollform genannt.
26 Die Vollform *Prostatakarzinom* zum Kurzwort *PCa* wird in der oben erwähnten Leitlinie in Kap. „1.10. Verwendete Abkürzungen" (S. 15) genannt. Das Kurzwort dürfte auf das englischsprachige Fachwort *prostate cancer* zurückzuführen sein.
27 Johannes Breyer vermerkt zum Kurzwort aus fachsprachlicher Sicht: „Szinti ist eine umgangssprachliche Abkürzung für Szintigraphie. Die Szintigraphie bezeichnet eine Untersuchungsmodalität ähnlich eines CT oder MRT. Daher ist es im Einzelfall wichtig zu spezifizieren, um was genau es sich handelt: Skelettszintigraphie oder Schilddrüsenszintigraphie etc. Im Falle des Prostatakarzinoms handelt es sich immer um eine Skelettszintigraphie (Knochenszintigraphie würde sinngemäß das Gleiche bedeuten, ist allerdings auch eher umgangssprachlich)".
28 Das Adjektiv *radikale* (für „R") fehlt in allen drei Erwähnungen, die ausschließlich in Beitrag #19 – also nicht im Beitrag, in dem das Kurzwort vorkommt – zu finden sind.
29 Zum Beispiel Personalfitness (2017): https://www.personalfitness.de/lifestyle/292 (23.05.2017) oder Gala (2007): https://www.gala.de/stars/news/hape-kerkeling-ich-habe-ruecken—20006850.html (letzter Zugriff jeweils am 01.10.2020).

Wenn ich in meinem mUnfeld schaue dann kenne ich schon so viele die die selbe blöde Krankheit Prostata mit und ohne Op durchmachen.

Es handelt sich dabei – wie angesprochen – um ein Kurzwort zur Vollform *Prostatakrebs*, welche sich acht Mal findet. Thematisch passen dazu die weiteren (inhaltlich synonymen) Benennungen *PK* (*Prostatakrebs*), *PCa* und *Pca* (*Prostatakarzinom*).

Die Kurzwörter sind häufig Teil von Komposita, allerdings fehlen bei komplexen Formen oftmals die grammatisch/orthographisch notwendigen Bindestriche zwischen den unmittelbaren Konstituenten: *PCa-Geschichte*, *PSA-Wert* (auch *PSA Wert*), *DKG zertifiziertes Zentrum*, *PI RADS 2*, *PSMA-PET/CT* (auch *PSMA PET/CT*), *Abdomen MRT*, *Uniklinik*, *Uro-Onkologen*, *PK-Rezidiv*, *PK-Zentren*.

Dabei gibt es zu einigen der genannten Kurzwörter in Komposita keine Vollformen. Das gilt für folgende: *PSA-Wert* (11-mal; *PSA = Prostataspezifisches Antigen*), *Abdomen MRT* (9-mal; *MRT = Magnetresonanztomografie*), *PSMA-PET/CT* (3-mal; *PSMA = Prostataspezifisches Membranantigen*, *PET = Positronen-Emissions-Tomografie*, *CT = Computertomografie*), *DKG zertifiziertes Zentrum* (1-mal; *DKG = Deutsche Krebsgesellschaft*) und *PI RADS 2* (1-mal; *Prostata Imaging – Reporting and Data System Version 2*).[30]

Im Hinblick auf den Umgang mit den verwendeten Kurzwörtern lässt sich nur in fünf Fällen in den insgesamt 70 Beiträgen von einer Art Wissenstransfer sprechen. Das betrifft die Kurzwörter *ADT*, *Gleason*, *RPE*, *Da Vinci* [*Da-Vinci*] und *mpMRT*. Alle anderen vorkommenden Kurzformen werden nicht in Bezug zur Vollform gebracht.

Das Kurzwort *ADT* – ein multisegmentales Buchstabenkurzwort aus drei Segmenten – kommt nur einmal vor, und zwar in Beitrag #3, also sehr früh in diesem Thread und fast unmittelbar nach dem Eröffnungsposting: *Bei der berücksichtigung des Alters, und dem Ergebnis von Glasson 8, wird von den Urologen oft eine ADT (Anti-Hormon-Behandlung) empfohlen.* Der Wissenstransfer durch den medizinischen Laien erfolgt durch eine Erklärung in Klammern: *ADT (Anti-Hormon-Behandlung)*. Der User geht also davon aus, dass die Fragestellerin noch über wenig Vorwissen verfügt.

Das unisegmentale Kurzwort (Kopfwort) *Gleason* findet sich erstmals im Eröffnungsposting: *Auf dem Überweisungszettel des Urologen standen folgende Werte:* PSA [Zahlen genannt; S. R.]*; G3; Gleason 8 / Was haben diese Werte zu*

---

[30] Die meisten Vollformen wurden über das medizinische Nachschlagewerk Pschyrembel (https://www.pschyrembel.de/) ermittelt, die Vollform zu *DKG* stammt von der Seite https://www.krebsgesellschaft.de/ (letzter Zugriff am 01.09.2020). Zu *PI RADS 2* siehe z. B. https://radiopaedia.org/articles/prostate-imaging-reporting-and-data-system-pi-rads-1 (letzter Zugriff am 01.10.2020).

bedeuten? Insgesamt kommt es acht Mal vor, die Vollform findet sich zwei Mal (Beiträge #5 und #19). Eine Erklärung wird bei der zweiten Erwähnung vorgenommen. Der Verfasser geht direkt und gleich zu Beginn seines Beitrags auf die Fragestellerin ein: *Gleason Score bildet die Aggressivität des Tumors ab. Als Basis 6 (3 + 3) Niedrigrisiko bis 10 (5 + 5) Hochrisiko.*

Das Kurzwort *RPE* – ein multisegmentales Buchstabenkurzwort aus drei Segmenten – kommt drei Mal vor, und zwar immer in Beitrag #17. Der Wissenstransfer erfolgt über den Versuch einer Erklärung quasi durch vergleichende Negation und den Verweis auf Beispiele:

> *Die ist – ob roboter-assistiert oder minimal invasiv oder offen – kein Eingriff wie Blinddarm oder einen Stent setzen. Du kannst dazu hier oder auf myprostate.eu Fallbeispiele lesen und deinem Vater nahebringen.*

Das unisegmentale Kurzwort (Kopfwort) *Da Vinci* [*Da-Vinci*] findet sich zwei Mal (Beiträge #18, #24), die Vollform *da-Vinci-System* ein Mal (Beitrag #19). Dort – im Kontext der Vollform – erfolgt der Verweis auf den vom Moderator – und medizinischen Laien – verfassten Text „Basiswissen" auf der Prostata-Plattform: *Göttingen bietet auch die schonende Variante mit dem da-Vinci-System an (Abschnitt 8.1.4 im „Basiswissen").*

Das Kurzwort *mpMRT* – ein multisegmentales Buchstabenkurzwort aus fünf Segmenten – kommt erstmals in Beitrag #5 vor (insgesamt sieben Mal: Beiträge #5, #47 (2-mal), #50 (2-mal), #53 (2-mal)); eine Vollform – sie lautet *multiparametrische Magnetresonanztomographie*[31] – ist in keinem Beitrag vorhanden. Bei der letzten Nennung in Beitrag #53 erfolgt ein Wissenstransfer mittels der Erläuterung von Folgen und Optionen verschiedener Diagnosemöglichkeiten inklusive persönlicher Überlegungen des Users:

> *Die einmalige systemische Sextantenbiopsie ist alleine nicht besser als ein mpMRT nach PI RADS 2. Letzteres ermöglicht zusätzlich eine gute Prognose auf extrakapsuläre Ausbreitung und Samenblaseninfiltration. Ferner ist es Voraussetzung für eine Fusionsbiopsie, und diese wiederum erlaubt zuverlässiger, AS oder fokale Behandlungen einzusetzen. Warum das nicht in die Leitlinie Einlaß findet, weiß ich nicht. Kosten/Nutzen kann es nicht sein. Und natürlich würden den Urologen Hunderttausende von Biopsien entzogen – dafür müßte man ihnen (als guter Verhandler) in der Leitlinie vielleicht ein Screening schenken, schließlich haben irgendwann fast alle ein (häufig erstmal kleines) PCa.*

---

31 Prostata Hilfe Deutschland [sic!], Ausführungen des Urologen Frank Schiefelbein zum Terminus *mpMRT*: https://www.prostata-hilfe-deutschland.de/prostata-news/multiparametrische-mrt-mpmrt (letzter Zugriff am 27.03.2021).

4 Zur Qualitätssicherung – Bewertung und Handlungsempfehlungen der Kommunikation auf Selbsthilfeplattformen

Der medizinisch-fachlich korrekte Umgang mit den Kurzwörtern *ADT*, *Gleason*, *RPE*, *Da Vinci* [*Da-Vinci*] und *mpMRT*, zu denen Strategien des Wissenstransfers durch die User der Plattform ausfindig gemacht werden konnten, kann aus sprachwissenschaftlicher Sicht nicht beurteilt werden. Die Ausführungen der User wurden daher einem Mediziner der interdisziplinären Regensburger Arbeitsgruppe „Der Patient im Netz" zur Bewertung vorgelegt, um mittels des exemplarisch untersuchten Materials und der Beschäftigung mit Kurzwörtern einen ersten Eindruck davon zu bekommen, ob Handlungsbedarf hinsichtlich der Qualitätssicherung besteht. Als korrekt stuft der Urologe Johannes Breyer die Erklärung zum *Gleason Score* ein, die er lediglich dahingehend ergänzt, dass das „Wachstumsmuster des Tumors" beschrieben und „hiermit eine Aussage über die Aggressivität des Tumors" gegeben wird. Auch die Aussagen zum *Da-Vinci-System* ergänzt der Experte lediglich (die Ausführungen im „Basiswissen" stuft er als korrekt ein): „Die robotisch-assistierte Operation kann man als schonender bezeichnen. Die Patienten sind schneller auf den Beinen, haben weniger Schmerzen, kleinere Wunden und es sind weniger Bluttransfusionen erforderlich"; weiter sei dieses Fachwort der „Eigenname des Operationsroboters". Die Erklärungen zum Kurzwort *ADT* (*Anti-Hormon-Behandlung*) werden korrigiert: „Eigentlich Hormonentzugsbehandlung".[32] Bei zwei Beispielen übt der Mediziner Kritik am vorgenommen Wissenstransfer durch Laien. Die Ausführungen zum Kurzwort *RPE* findet er „sehr unspezifisch und laienhaft. Operative radikale Entfernung von Prostata und Samenblasen." Die Kommunikation zum Kurzwort zur *mpMRT* bezeichnet der medizinische Experte teils als „korrekt", „nicht korrekt" und „tendenziös". Ergänzt sei noch, dass das oben erwähnte Kurzwort *PK* für Prostatakrebs – laut Johannes Breyer – „fachsprachlich so nicht üblich" sei.

Resümierend kann festgehalten werden, dass in den 70 Beitragen des ausgewählten Threads eine breite Palette an Kurzwörtern zu finden ist, die im Rahmen der vorliegenden Laien-Laien-Kommunikation (aus der Perspektive des Fachs Medizin) zum Einsatz kamen. Die meisten Kurzwörter gehören in den

---

32 Die ermittelte Vollform zu *ADT* lautet „Androgendeprivationstherapie" (Takeda Pharma Vertriebs GmbH & Co. KG, prostata.de: Eintrag „ADT": https://www.prostata.de/lexikon/adt. Letzter Zugriff am 08.07.2020).

fachlichen Kontext. Selten erfolgt dabei ein Wissenstransfer von Laie zu Laie. Mutmaßlich wird von gemeinsamem Vorwissen und von der Lektüre des vom Moderator erstellten Texts „Erster Rat (Basiswissen)", auf den im vorliegenden Thread bereits in Beitrag 2 hingewiesen wird, ausgegangen oder nicht über Verständnisprobleme reflektiert. Dass der unbegleitete Austausch fachlicher Themen Falschinformationen übermitteln kann, wird durch die Kommentare des hinzugezogenen Urologen Johannes Breyer deutlich. So wäre zu überlegen, wie mit diesem Ergebnis umzugehen ist: Man könnte beispielsweise Fachleute einsetzen, die die Kommunikation auf der Laien-Laien-Plattform – zumindest zeitweise – betreuen, bewerten und gegebenenfalls korrigieren. Auch ein gut sichtbarer Hinweis auf die Rollen und Funktionen der Beteiligten auf der Plattform könnte zur Qualitätssicherung beitragen. Die Linguistik kann den medizinischen Fachleuten Hinweise auf „Stolpersteine" beim Wissenstransfer durch Laien geben (z. B. bieten sich Analysen zum Umgang mit Fachwortschatz (über den Kurzwortgebrauch hinaus) durch medizinische Expert*innen an). Man könnte auch Transparenz hinsichtlich der Quellen bei der Heranziehung medizinischer Informationen einfordern. Aus der Perspektive der Qualitätssicherung ist nämlich weiter festzuhalten, dass auf der Prostatakrebs-Plattform – nach den bisherigen exemplarischen Untersuchungen auch über den Kurzwortgebrauch hinaus – die Kommunikation über medizinisch-fachliches Wissen (Therapien usw.) dominiert. Dabei ist Vorsicht bei der Rezeption dieser (medizinisch-fachlichen) Themen geboten, da in der Regel nur medizinische Laien kommunizieren: Es besteht das Problem medizinischer Korrektheit, fehlender Korrektur der Beiträge und vermutlich der selektiven Wahrnehmung durch die User, die in der Regel als Betroffene auch aus ihrer persönlichen Perspektive kommunizieren;[33] dabei geht es auch um das Klammern an jeden Strohhalm bei schweren Krankheiten. Mit Blick auf die beteiligten Akteure in Online-Foren wie der Prostataplattform – medizinische Expert*innen sind (offiziell) nicht dabei – ist daher das Einholen einer Zweitmeinung anzuraten: Für die Informationsfunktion im engeren Sinne (als Informationsbeschaffung) wäre es wohl besser, andere Ratgeber-Plattformen zu nutzen, z. B. *Onmeda* (Online-Diskussion teilweise noch mit Expert*innenrat: Beteiligung von Mediziner*innen als Ratgeber*innen),[34] oder den Weg in eine Arztpraxis auf sich zu nehmen.

---

[33] Albert Busch (1999: 105) beispielsweise weist darauf hin, dass medizinisches Laienwissen bzw. „gemeinsprachliche Bedeutungen" zu Gesundheit und Krankheit u. a. geprägt sind „von nichtfachlichen Stereotypen (Vorwissen)", „von der (intertextuellen) Einbindung in Diskurse" und „vom Medium".
[34] Onmeda.de (letzter Zugriff 09.07.2021).

Literatur

Forschungsliteratur

Balnat, Vincent (2011): *Kurzwortbildung im Gegenwartsdeutschen*. Hildesheim, Zürich, New York: Olms.

Bendel, Oliver (2010): Netiquette 2.0 – der Knigge für das Internet. *Netzwoche* 5, 40–41.

Breyer, Johannes & Maximilian Burger (2014): Der Patient im Netz – Chance oder Risiko? *Mitteilungen des Regensburger Verbunds für Werbeforschung (RVW)*. Online-Magazin 2 (2014), 33–35. http://epub.uni-regensburg.de/rvw.html/ (letzter Zugriff 09.07.2021).

Bruendl, Johannes, Clemens Rothbauer, Bernd Ludwig, Bernhard Dotzler, Christian Wolff, Sandra Reimann, Hendrik Borgmann, Maximilian Burger & Johannes Breyer (2018): Accordance of Online Health Information on Prostate Cancer with the European Association of Urology Guidelines. *Urologia Internationalis* 100 (3), 288–293.

Brünner, Gisela (2011): *Gesundheit durchs Fernsehen – Linguistische Untersuchungen zur Vermittlung medizinischen Wissens und Aufklärung in Gesundheitssendungen*. Duisburg: Universitätsverlag Rhein-Ruhr.

Busch, Albert (1999): Semantische Vertikalitätstypik und diskursive Grundkonzepte in der Gesundheitskommunikation. In Kirsten Adamzik & Jürg Niederhauser (Hrsg.), *Wissenschaftssprache und Umgangssprache im Kontakt* (Germanistische Arbeiten zu Sprache und Kulturgeschichte 38), 103–122. Frankfurt a. M. u. a.: Peter Lang.

Busch, Albert (1994): *Laienkommunikation. Vertikalitätsuntersuchungen zu medizinischen Experten-Laien-Kommunikationen*. Frankfurt a. M. u. a.: Peter Lang.

Busch, Albert & Thomas Spranz-Fogasy (2015): Sprache in der Medizin. In Ekkehard Felder & Andreas Gardt (Hrsg.), *Handbuch Sprache und Wissen* (Handbücher Sprachwissen 1), 335–357. Berlin, Boston: De Gruyter.

Byron, Paul, Kath Albury & Clifton Evers (2013): „It would be weird to have that on Facebook": young people's use of social media and the risk of sharing sexual health information. *Reproductive health matters* 21 (41), 35–44.

Darcy, Alison M., Barbara Dooley (2007): A clinical profile of participants in an online support group. *European Eating Disorders Review* 15 (3), 185–195.

Diaz, Joseph A., Rebecca A. Griffith, James J. Ng, Steven E. Reinert, Peter D. Friedmann & Anne W. Moulton (2002): Patients' use of the Internet for medical information. *Journal of General Internal Medicine* 17 (3), 180–185.

Dums, Bettina (2021): *Wissenstransfer im Hypertext. Sprachwissenschaftliche Analysen zum Online-Diskussionsforum des Bundesverbandes Prostatakrebs Selbsthilfe e. V.* Unveröffentlichte Masterarbeit an der Universität Regensburg.

Dums, Bettina (2020): *‚Neu hier, Bitte um Informationen'. Fachsprachliche Kurzwörter und Wissenstransfer auf dem Prostata-Krebs-Diskussionsforum des Bundesverbandes Prostatakrebs-Selbsthilfe e.V.* Unveröffentlichte Modularbeit an der Universität Regensburg.

Eysenbach, Gunter u. a. (2004): Health related virtual communities and electronic support groups. Systematic review of the effects of online peer to peer interactions. *British Medical Journal* 328 (7449), 1166.

Fleischer, Wolfgang & Irmhild Barz (2012): *Wortbildung der deutschen Gegenwartssprache*. 4., völlig neu bearb. Aufl. Berlin, Boston: De Gruyter.

Flora, Katerina, Antonios Raftopoulos & Theodote Pontikes (2010): A Look at the Evolution of the Self-Help Movement. *Journal of Groups in Addiction and Recovery* 5 (3), 214–225.

Greule, Albrecht (2007): Kurzwörter in historischer Sicht. In Jochen A. Bär, Thorsten Roelcke & Anja Steinhauer (Hrsg.), *Sprachliche Kürze. Konzeptuelle, strukturelle und pragmatische Aspekte*, 118–130. Berlin, New York: De Gruyter.

Hausendorf, Heiko (2009): Kleine Texte. Über Randerscheinungen von Textualität. *Germanistik in der Schweiz – Onlinezeitschrift der Schweizerischen Akademischen Gesellschaft für Germanistik* 6, 5–19.

Janich, Nina (2015): Kurze Texte und Kurztexte – transtextuell vernetzt?. In Mariann Skog-Södersved, Ewald Reuter & Christian Rink (Hrsg.), *Kurze Texte und Intertextualität. Ausgewählte Beiträge der GeFoText-Konferenz vom 26.9. in Vaasa*, 27–48. Frankfurt a. M.: Peter Lang.

Johnson, Grace J. & Paul J. Ambrose (2006): Neo-tribes: The power and potential of online communities in health care. *Communications of the ACM* 49 (1), 107–113.

Kayany, Joseph M. (2004): Internet Etiquette (Netiquette). In Hossein Bidgoli (Hrsg.), *The Internet Encyclopedia Volume 2 (G–O)*, 274–285. Hoboken: Wiley.

Kleinke, Sonja (2015): Internetforen: Laiendiskurs Gesundheit. In Albert Busch & Thomas Spranz-Fogasy (Hrsg.), *Handbuch Sprache in der Medizin* (Handbücher Sprachwissen 11), 405–422. Berlin, Boston: De Gruyter.

Kobler-Trill, Dorothea (1994): *Das Kurzwort im Deutschen. Eine Untersuchung zu Definition, Typologie und Entwicklung* (Germanistische Linguistik, 149). Tübingen: Niemeyer (Reprint De Gruyter 2013).

Leyhausen, Katja (2007): Kurze Texte: eine theoretische Einordnung. In Jochen A. Bär, Thorsten Roelcke & Anja Steinhauer (Hrsg.), *Sprachliche Kürze. Konzeptuelle, strukturelle und pragmatische Aspekte*, 339–364. Berlin, New York: De Gruyter.

Link, Elena (2019): Gesundheitskommunikation mittels Gesundheitsportalen und Online-Communities. In Constanze Rossmann & Matthias R. Hastall (Hrsg.), *Handbuch der Gesundheitskommunikation. Kommunikationswissenschaftliche Perspektiven*, 159–169. Wiesbaden: Springer VS.

Locher, Miriam A. & Franziska Thurnherr (Hrsg.) (2017): *Linguistik Online: Special Issue „Language and Health Online"*.

Lorenz, Matthias N. & Thomas Nehrlich (2019): Kleists Anekdoten – Zur Größe der Kleinen Formen. In Andrea Allerkamp, Günter Blamberger, Anne Fleig, Barbara Gribritz, Hannah Lotte Lund & Martin Roussel (Hrsg.), *Kleist-Jahrbuch 2019*, 231–235. Stuttgart: Metzler.

Misoch, Sabina (2006): *Online-Kommunikation* (UTB 2835). Konstanz: UVK.

Moorhead, S. Anne, Diane E. Hazlett, Laura Harrison, Jennifer K. Carroll, Anthea Irwin & Ciska Hoving (2013): A new dimension of health care: systematic review of the uses, benefits, and limitations of social media for health communication. *Journal of medical Internet research* 15 (4), e85; doi: 10.2196/jmir.1933 (17 Seiten).

Nickel, Stefan, Katharina Bremer, Marie-Luise Dierks, Marius Haack, Silke Schwinn, Bernhard Borgetto & Christopher Kofahl (2020): Digitalisierung in der gesundheitlichen Selbsthilfe. Ergebnisse einer Online-Umfrage bei Selbsthilfeorganisationen. In Deutsche Arbeitsgemeinschaft Selbsthilfegruppen e.V., *Selbsthilfegruppenjahrbuch 2020*, 142–153. Gießen. https://www.uke.de/extern/dish/ergebnisse.html (letzter Zugriff 10.11.2020).

Nikula, Henrik (2015): „Ist ein Abstract kürzer als sein Bezugstext? Zum Begriff der Kürze". In Mariann Skog-Södersved, Ewald Reuter & Christian Rink (Hrsg.), *Kurze Texte und*

Intertextualität. Ausgewählte Beiträge der GeFoText-Konferenz vom 26.9. in Vaasa, 63–75. Frankfurt a. M.: Peter Lang.
Pappert, Steffen & Kersten Sven Roth (Hrsg.) (2021): *Kleine Texte*. Frankfurt a. M.: Peter Lang.
Potts, Henry W. W. (2005): Online support groups. An overlooked resource for patients. *He@lth Information on the Internet* 44 (1), 6–8.
Quinn, Edel M., Mark A. Corrigan, Seamus M. McHugh, David Murphy, John O' Mullane, Arnold D. Hill & Henry Paul Redmond (2013): Who`s talking about breast cancer? Analysis of daily breast cancer posts on the internet. *Breast* 22 (1), 24–27.
Reimann, Sandra (im Druck): Form braucht Bedeutung: Zum Wissenstransfer fachlicher Kurzwörter durch und für medizinische Laien am Beispiel der Plattform Prostatakrebs-Selbsthilfe e.V. In Lars Bülow, Günter Koch, Ulrike Krieg-Holz & Igor Trost (Hrsg.), *Remotivierung in der Sprache – Auf der Suche nach Form und Bedeutung* (Linguistik in Empirie und Theorie). Heidelberg: Springer-Verlag/Metzler (Springer-Nature).
Reimann, Sandra (2020): Stress – nicht nur im Studium. Sprachwissenschaftliche Untersuchungen zur Selbsthilfe-Kommunikation im Internet als Problemlösungsstrategie und Beitrag zu „E-Mental Health". In Matthias Johannes Bauer & Thomas Seppelfricke (Hrsg.), *Stress im Studium. Stressempfinden und Stressbewältigung bei Studierenden*, 207–226. München: Utz.
Reimann, Sandra (2019): „Und hab total den Heulanfall bekommen". Emotionskulturen im Netz am Beispiel der Selbsthilfeplattform www.hungrig-online.de. In Stefan Hauser, Martin Luginbühl & Susanne Tienken (Hrsg.), *Mediale Emotionskulturen* (Sprache – Kommunikation – Medien 12), 201–218. Frankfurt a. M.: Peter Lang.
Reimann, Sandra (2018): *Sprache des Hungerns. Selbstreflexion, Diagnostik und sprachwissenschaftliche Untersuchungen der Internetplattform www.hungrig-online.de*. Tübingen: Narr.
Reimann, Sandra (2012): „Experten" unter sich – Besonderheiten des Sprachgebrauchs im Selbsthilfeforum hungrig-online.de. In Christian Braun (Hrsg.), *Sprache und Geheimnis. Sondersprachenforschung im Spannungsfeld zwischen Arkanem und Profanem* (Lingua Historica. Studien und Quellen zur Geschichte der deutschen Sprache und Literatur 4), 141–158. Berlin: Akademie.
Roelcke, Thorsten (2016): Ärzte, Pfleger und Patienten: Zur Typologie deutscher Fachkommunikation in einer mehrsprachigen Gesellschaft. *Symbolae Cassovienses. Kaschauer Beiträge zur Sprache und Kultur. Košické listy o jazyku a kultúre* 1, 107–126.
Rossmann, Constanze & Paula Stehr (2019): Gesundheitskommunikation im Internet. Erscheinungsformen, Potenziale, Grenzen. In Wolfgang Schweiger & Klaus Beck (Hrsg.), *Handbuch Online-Kommunikation*, 393–419. 2., vollst. überarb. Aufl. Wiesbaden: Springer VS.
Schuldt, Janina (1998): Sorten fachbezogener Vermittlungstexte IV: Beipackzettel. In Lothar Hoffmann, Hartwig Kalverkämper & Herbert Ernst Wiegand (Hrsg.), *Fachsprachen* (Handbücher zur Sprach- und Kommunikationswissenschaft 14,1), 583–587. Berlin, New York: De Gruyter.
Sharf, Barbara F. (1999): Beyond netiquette. The ethics of doing naturalistic discourse research on the internet. In Steve Jones (Hrsg.), *Doing Internet research: Critical issues and methods for examining the Net*, 243–256. Thousand Oakes: Sage.
Siever, Torsten (2011): *Texte i. d. Enge. Sprachökonomische Reduktion in stark raumbegrenzten Textsorten*. Frankfurt a. M.: Peter Lang.

Slivová, Jozefína & Tomáš Kozík (2014): Netiquette in electronic communication. *International Journal of Engineering Pedagogy (iJEP)* 4 (3), 67–70.
Storrer, Angelika & Sandra Waldenberger (1998): Zwischen Grice und Knigge: Die Netiketten im Internet. In Hans Strohner, Lorenz Sichelschmidt & Martina Hielscher (Hrsg.), *Medium Sprache* (Forum Angewandte Linguistik 34), 63–77. Frankfurt a. M.: Peter Lang.
Strawbridge, Matthew (2006): *Netiquette: Internet etiquette in the age of the blog.* Cambridgeshire: Software Reference.
Tienken, Susanne (2013): Sharing. Zum Teilen von Erzählungen in Onlineforen. In Laura Álvarez López, Charlotta Seiler Brylla & Philip Shaw (Hrsg.), *Computer-Media ted Discourse across Languages*, 17–43. Stockholm: Acta Universitatis Stockholmiensis.
Thielscher, Christian & Britta Schulte-Sutrum (2016): Die Entwicklung der Arzt-Patienten-Beziehung in Deutschland in den letzten Jahren aus Sicht von Vertretern der Ärztekammern und der Kassenärztlichen Vereinigungen. *Das Gesundheitswesen* 78, 8–13.
Thim-Mabrey, Christiane & Paul Rössler (Hrsg.) (2020): *Verständliches Erklären und Instruieren: Sprachwissenschaftliche Untersuchungen zu Beispielen medialer, fachlicher, behördlicher und betrieblicher Kommunikation.* Regensburg: Universitätsbibliothek Regensburg.
Weinreich, Cornelia (2015): Fachinterne und fachexterne Textsorten in der Medizin. In Albert Busch & Thomas Spranz-Fogasy (Hrsg.), *Handbuch Sprache in der Medizin* (Handbücher Sprachwissen 11), 389–404. Berlin, Bosten: De Gruyter.
Wiese, Ingrid (2002): Bereich Medizin: Fachsprache und Wissenstransfer. *Der Deutschunterricht* 54 (5), 34–45.

Weitere Online-Quellen

AWMF online – Das Portal der wissenschaftlichen Medizin: https://www.awmf.org/leitlinien.html (letzter Zugriff am 27.03.2021).
BPS: Bundesverband Prostatakrebs Selbsthilfe e.V. (2021): Forumsregeln. https://prostatakrebs-bps.de/forum/forumsregeln/ (letzter Zugriff 15.07.2021).
BPS: Bundesverband Prostatakrebs Selbsthilfe e.V. (2020a): Webseite. https://www.prostatakrebs-bps.de/ (letzter Zugriff 02.08.2021).
BPS & KISP (Bundesverband Prostatakrebs Selbsthilfe e.V. & Kontakt-, Informations- und Selbsthilfestelle zum Prostatakrebs) (2020b): Prostatakrebs-Diskussionsforum. https://forum.prostatakrebs-bps.de/ (letzter Zugriff 02.08.2021).
Caritasverband für die Diözese Regensburg e.V.: Gesundheit. Prostatakrebs! Früh erkannt – Gefahr gebannt! https://www.caritas-regensburg.de/aktuelles/presse/prostatakrebs-frueh-erkannt-gefahr-geba (letzter Zugriff 27.03.2021).
Damm, Ralf-Rainer (2021): Prostatakrebs-bezogene Abkürzungen und Fachausdrücke Deutsch und Englisch (PDF). *Prostatakrebs-Diskussionsforum* (Webseite). http://prostatakrebse.de/informationen/pdf/abkuerzungen.pdf (letzter Zugriff 24.07.2021).
Damm, Ralf-Rainer (2020): Bei mir wurde Prostatakrebs festgestellt – was nun? Ein Nachschlagwerk zum Prostatakrebs für von dieser Erkrankung Betroffene und ihre Angehörigen sowie ein erster (aber auch zweiter und dritter) Rat nach der Krebsdiagnose (PDF). *Prostatakrebs-Diskussionsforum* (Webseite). www.prostatakrebse.de/informationen/pdf/Erster%20Rat.pdf (letzter Zugriff 30.04.2020).

DKG (Deutsche Krebsgesellschaft). https://www.krebsgesellschaft.de/ (letzter Zugriff 01.09.2020).

EmAnJoTo (2018): Neu hier, Bitte um Informationen (Thread). *Prostatakrebs-Diskussionsforum* (Webseite). https://forum.prostatakrebs-bps.de/showthread.php?10690-Neu-hier-Bitte-um-Informationen (letzter Zugriff 21.04.2020).

European Association of Urology: https://uroweb.org/guideline/prostate-cancer/ (letzter Zugriff 27.03.2021).

Fritzen, Florentine (2015): Google dir deine Krankheit. Internet als Arzt. *Frankfurter Allgemeine Zeitung (FAZ.NET)*. http://www.faz.net/aktuell/gesellschaft/gesundheit/immer-mehr-kranke-suchen-rat-in-internet-13850242.html (letzter Zugriff 23.06.2017).

Gala (2007): Hape Kerkeling „Ich habe Rücken!" https://www.gala.de/stars/news/hape-kerkeling—ich-habe-ruecken—20006850.html (letzter Zugriff 01.10.2020).

Leitlinienprogramm Onkologie (2018): *Interdisziplinäre Leitlinie der Qualität S3 zur Früherkennung, Diagnose und Therapie der verschiedenen Stadien des Prostatakarzinoms Version 5.0.* https://www.leitlinienprogramm-onkologie.de/filead min/user_upload/Downloads/Leitlinien/Prostata_5_0/LL_Prostata_Langversion_5.0.pdf (letzter Zugriff 14.04.2020).

Leitlinienprogramm Onkologie (2015): *Früherkennung Prostatakrebs*. https://www.leitlinien programm-onkologie.de/patientenleitlinien/prostatakrebs/ (letzter Zugriff 27.03.2021).

Onmeda.de (2020): *Männergesundheit & Urologie. Online-Diskussion* (Thread). https://www.onmeda.de/forum/m%C3%A4nnergesundheit (letzter Zugriff 10.11.2020).

Personalfitness (2017): *Rückenschmerzen. „Ich hab Rücken!"*. https://www.personalfitness.de/lifestyle/292 (letzter Zugriff 01.10.2020).

Prostata Hilfe Deutschland: https://www.prostata-hilfe-deutschland.de/prostata-news/multi parametrische-mrt-mpmrt (letzter Zugriff 27.03.2021).

Pschyrembel Online: https://www.pschyrembel.de/ (letzter Zugriff 01.10.2020).

Radiopaedia (2020): Prostate Imaging-Reporting and Data System (PI-RADS). https://radiopae dia.org/articles/prostate-imaging-reporting-and-data-system-pi-rads-1 (letzter Zugriff 1.10.2020).

Takeda Pharma Vertriebs GmbH & Co. KG: prostata.de (letzter Zugriff 08.07.2020).

Williams, Ray (2019): The Problem With the Self-Help Movement: https://raywilliams.ca/prob lem-self-help-movement/ (letzter Zugriff 16.07.2021).

Wolf-Andreas Liebert

Psychopathologie der Erleuchtung
Psychiatrisch-linguistische Lektüren spiritueller Erwachenserzählungen

1 Normalität und die Ordnung des Außerordentlichen

Psychiatrische Diagnosen basieren auf einer seltsamen, doppelten Binarität von *gesund – krank* und *normal – krank* (Finzen 2018). Der Ausdruck *krank* (mit den verwandten Ausdrücken *psychisch krank, verrückt* u.a.) hat zwei Gegensätze: *normal* und *gesund*. Damit werden *gesund* und *normal* teilsynonym, d.h. sie werden in bestimmten Kontexten in gleicher Weise verwendet. Das Gesunde ist damit zumindest teilweise gleichbedeutend mit dem Normalen. Daher argumentiert der Psychiater Asmus Finzen (2018), dass der Normalitätsbegriff immer auch in medizinischen und psychiatrischen Diagnosen enthalten sei. Diese Unterscheidung und die jeweiligen Grenzen, die durch sie gezogen werden, sind historisch bedingt, wie Foucault in seinem Werk *Wahnsinn und Gesellschaft* gezeigt hat (Foucault 2018). Die Grenzen des Normalen verlaufen aber nicht nur in der Zeit, sondern auch intra- und interkulturell innerhalb eines Zeitschnittes. Während intrakulturelle Normalitätsverschiebungen noch mit dem Als-Ob-Modus verstanden werden können (eine Person hat sich beispielsweise als Prinzessin verkleidet, weiß aber, dass sie keine ist), ist dies bei interkulturell verschiedenen Normalitäten nicht mehr ganz so einfach mit dem Als-Ob-Modus erklärbar. Im Falle von anderen Normalitäten unterschiedlicher Kulturen argumentieren einige Ethnolog*innen wie Viveiros de Castro (2016), dass man von verschiedenen Ontologien, also verschiedenen Wirklichkeiten ausgehen müsse. Was normal ist, variiert also in und zwischen den Kulturen. In der Karnevalszeit gilt eine andere Normalität, in anderen Kulturen gibt es andere außerordentliche Zeiten, die eine eigene Ordnung aufweisen. Wer im Karneval als Protagonist auftreten will, *muss* sich kostümieren, aber *nur* hier, kommt er außerhalb der Karnevalszeit so zur Arbeit oder geht etwa mit einem Zorrokostüm in eine Bank, wird ihm sein Irrtum saisonaler Normalität schmerzhaft bewusst gemacht werden. Sektionale Normalität: Der Schamane wird als ‚vorwissenschaftlich' des Feldes der Rationalität verwiesen. Normalität, ob sektional oder saisonal, wird damit als Diskursprozess und Diskursfaktor deutlich, die sich beide mit Macht

Wolf-Andreas Liebert, Universität Koblenz-Landau, Campus Koblenz, Institut für Germanistik, liebert@uni-koblenz.de

Open Access. © 2021 Wolf-Andreas Liebert, publiziert von De Gruyter. Dieses Werk ist lizenziert unter einer Creative Commons Namensnennung - Nicht-kommerziell - Keine Bearbeitung 4.0 International Lizenz.
https://doi.org/10.1515/9783110688696-027

gegen ein ungeregeltes Überschreiten der Grenzen stemmen. Immer wenn diese Grenzen nicht eingehalten werden, droht das Nichtnormale zu einem Kranken zu werden, das durch entsprechende Behandlung verändert werden muss.

2 Ist Religion der Wahnsinn?

Doch wie verhält sich dies mit Religionen? Religion gehört zweifellos zur Normalität – oder nicht? In meiner Beschäftigung mit Erwachsenserzählungen (Liebert i. E.) ist mir aufgefallen, dass es in sprachlicher Hinsicht Ähnlichkeiten mit Texten psychisch Kranker gibt. Manchmal musste nur der kulturelle Kontext verändert werden, um statt eines religiösen Textes einen „Fall" zu haben, ebenso konnte ein „Fall" auch als – im psychiatrischen Sinne – „nicht abweichend" gedeutet werden, wenn angenommen wurde, der oder die Sprechende sei ein gläubiger Mensch.

Ist Glaube also ein Kontext, der für saisonale oder sektionale Normalität entscheidend ist? Gibt es ein Verhältnis von Texten psychisch kranker und religiöser Menschen? Und was können wir daraus für unser Verständnis von Normalität und ihrer sprachlich-kulturellen Konstitution lernen? Die Behandlung dieser Fragen wird durch die Kenntnis einer weiteren Frage bedingt, nämlich wie Religion und Religiosität in der Psychiatrie und Psychotherapie selbst aufgefasst und bewertet werden.

Daran schließt sich eine weitere Frage an, nämlich wie Religion und Religiosität in der Psychiatrie und Psychotherapie selbst aufgefasst und bewertet werden. Müssten Moses oder Abraham heute als Psychotiker in die psychiatrische Klinik, weil sie göttliche Stimmen gehört haben und sich letzterer dieser Stimme auch dann noch unterworfen hat, als die Stimme ihn zum Opfermord seines Sohnes aufforderte? Ist Religion also per se Wahnsinn? Würde ein:e Psychiater:in diese Frage zu Gesicht bekommen, würde sie diese empört zurückweisen und zu Recht auf die lange Tradition der Beschäftigung der Psychiatrie mit dem Phänomenfeld Religiosität verweisen. Jedoch dürften sich in naturwissenschaftlichen Disziplinen, als die sich die Psychiatrie zumeist versteht, durchaus solche skeptischen Positionen zeigen. Für Sigmund Freud war Religion nur eine Illusion, eine Kindheitsphantasie, für Karl Marx ein traumerzeugendes Sedativ, um Machtverhältnisse zu zementieren. Allein durch die Möglichkeit dieser Frage manifestiert sich eine historische Verschiebung, was normal ist und was nicht. Der Glaube an ein wie auch immer geartetes Göttliches, das jenseits dieser Welt auf diese Welt machtvoll einwirkt, war bis ins 19. Jahrhundert in den meisten Kulturen Europas das „Normale". Das atheistisch-materialistische Paradigma wird erst im Verlauf der Aufklärung und mit der Erzeugung von Herrschaftswissen mächtig.

Mehr und mehr musste man sich zu einer transzendenten oder einer nicht-transzendenten Haltung positionieren (vgl. Liebert 2017, 2018): Glaubst du oder glaubst du nicht? Die *Gretchenfrage* wird im Faust des 19. Jahrhunderts gestellt. Die Positionierung: transzendent oder non-transzendent ist spätestens seit dieser Zeit zu einem agonalen Zentrum[1] geworden. Kurze Zeit schien es so, als würde die transzendente Positionierung im 20. Jahrhundert einer Säkularisierung zum Opfer fallen und sich auflösen. Seitdem aber säkulare Ordnungen wieder zerbrochen und neue Fundamentalismen entstanden sind, erscheint die transzendente Positionierung in neuen Formen wieder machtvoll in der globalisierten Welt.[2] Daher muss sich auch die Psychiatrie – zähneknirschend soweit sie atheistisch positioniert ist – mit dem Thema Religion verstärkt beschäftigen und die Grenze zwischen ‚normalpsychologischer' Religiosität und krankhaften Fällen wie religiösem Wahn, Psychosen und anderen Erkrankungen ziehen: Wie erkenne ich, ob jemand einfach religiös ist oder als krank diagnostiziert werden muss, ob hier eine ‚Störung' vorliegt? Im Pragmatismuskonzept von William James (1997) ist es schön einfach, da wird die Validität religiöser Erfahrung an den *Ergebnissen* gemessen. Die einfachen Fälle sind die Religionsgründer, die mit genügend historischem Abstand als erfolgreich gelten können – ihnen kann eine authentische Religiosität zugesprochen werden. Doch was ist mit den vielen anderen? Und was ist mit den Gegenwärtigen? Auf Jesus und eine an ihn anschließende machtvolle Geschichte des Christentums hätten seine Zeitgenossen wohl nicht gesetzt. Woher weiß ich also als behandelnder Arzt, ob ich eine leidende Kreatur vor mir habe, die Stimmen hört, oder den Gründer einer neuen Religion, der sich dereinst in den Geschichtsbüchern verewigen wird, falls ich ihn nicht falsch diagnostiziere? Michael Schödlbauer spitzt dieses Dilemma am Beispiel eines Weltuntergangspropheten in der Fußgängerzone zu, an dem sich für ihn zeigt „auf welch schwankendem Boden hier nicht nur der fragliche Prophet auf seiner Kiste, sondern auch der Psychiater mit seinem klinischen Urteil steht" (Schödlbauer 2016: 262).

3 Die Gretchenfrage stellt sich in der Psychiatrie anders als in der Religionslinguistik

Das Themenfeld Religion, Spiritualität oder veränderte Bewusstseinszustände wird in der Psychiatrie unter dem Stichwort *Religionspsychopathologie* schon

---

[1] Zur Agonalität vgl. Felder (2006).
[2] Zur „postsäkularen Gesellschaft" vgl. Habermas (2012: insb. 308–327).

lange diskutiert (vgl. Schödlbauer 2016: 263–302). Seit den Nullerjahren gibt es eine zunehmende Zahl von Publikationen, in denen auch die Forderung erhoben wird, Religion und Spiritualität als Konzept in die Psychotherapie, etwa als Copingstrategie oder Resilienzstärkung, zu integrieren (vgl. Bucher 2007; Grom 2007; Mönter 2007; Mundhenk 2010; Vaitl 2012; Reiser 2019). Diese Debatte ist ausgesprochen spannend. Doch – wie denken Psychiater*innen eigentlich? Während es noch Anfang des 20. Jahrhunderts verschiedene Schulen der Psychiatrie gab, hat der Druck, zu einheitlichen (d.h. standardisierten) Diagnosen und zu einer Vergleichbarkeit von Forschungsergebnissen zu kommen, in den letzten Dekaden zwei schon länger bestehende internationale Klassifikationssysteme zu mächtigen Akteuren heranwachsen lassen. Es handelt sich um das Werk *International Statistical Classification of Diseases and Related Health Problems*, kurz ICD, und das *Diagnostic and Statistical Manual of Mental Disorders*, kurz DSM, die beide auch in jeweils aktueller Auflage auf Deutsch im Hogrefe-Verlag erscheinen und je nach Auflage mit bestimmten Ziffern versehen werden (APA 2018; Dilling, Mombour & Schmidt 2015). Religion spielt dabei eine untergeordnete Rolle, auch wenn im *DSM* deutlich mehr Dynamik erkennbar ist, was sich am Beispiel der Geschichte der Kategorie „Religiöses oder Spirituelles Problem" zeigt (Lukoff 2017). Für die folgende Argumentation entscheidend ist der Objektivitätsanspruch, der etwa vom Hogrefe-Verlag für beide Werke reklamiert wird: „Beide Klassifikationen stellen eindeutige Störungskriterien für eine objektive Diagnostik bereit."[3] Beide Systeme stellen so eine internationale Verständigungsgrundlage dar, die aber von kulturellen Normalitätsvorstellungen durchzogen ist. So zeigt sich die kulturell konstruierte Antonymie von *normal* und *gesund* auch in diesen beiden Werken. Beispielsweise wurde in früheren Versionen Homosexualität noch als „Störung" aufgeführt. Transsexualität ist derzeit noch eine „Störung", soll aber in der nächsten Auflage des *ICD* als „Störung" entfernt werden. In der aktuellen Fassung ist „Computerspielabhängigkeit" als neue „Störung" aufgenommen worden, die bis vor kurzem noch keine „Störung" war. Auch wurde der Depressionsbegriff erweitert, der nun auch leichtere Formen wie emotionale Verstimmungen einschließt. Ist nun der statistische Anstieg von Depressionen auf die Invasion dieser Klassifikationen in bisher als normal geltende Bereiche zurückzuführen oder haben sie ‚tatsächlich' zugenommen? Beide Diagnosesysteme, das *ICD* der WHO wie das *DSM* der American Psychiatric Association, basieren auf einem deskriptiven Symptommodell, mit dem eine ‚Störung' in Bezug auf die jeweiligen Normalitäten

---

3 https://www.hogrefe.de/themen/klinik/artikeldetailansicht/DSM%20und%20ICD-313, letzter Zugriff: 14. 9. 2020.

diagnostiziert, indem sie klassifiziert wird. Sie legt aber aus dem Störungsfeld heraus zuallererst fest, was normal ist und was Störung. Es könnte nun vorgebracht werden, diese Klassifikationssysteme passten sich ja offensichtlich der Entwicklung der Gesellschaft an, so seien etwa für den „Code F 44.3 Trance- und Besessenheitszustände" religiöse Kontexte exkludiert worden. Diesem Argument könnte aber vorgehalten werden, es basiere auf einem naturalistischen Gesellschaftsbegriff, als sei immer schon klar, wie die Gesellschaft gerade aussehe und wie sie sich entwickle, als könne auf ein Klassifikationssystem von Gesellschaft zurückgegriffen werden. Für Gesellschaft und ihre Entwicklung gibt es aber kein solches Klassifikationssystem. Zudem würde eine solche Argumentation verkennen, dass der Psychiatrie keine Beobachterposition außerhalb der Gesellschaft zukommt, sondern dass die Psychiatrie als wichtiger Machtfaktor *in* der Gesellschaft wirkt.

Bevor jedoch überhaupt eine Situation zustande kommt, in der ein Psychiater mithilfe dieser Klassifikationssprachen Patienten diagnostiziert, geht der psychiatrischen Diagnose zunächst in der Regel ein leidender Mensch und eine Alltagsdiagnose psychiatrischer Laien, z.B. der Nachbarn, voraus, die im Wesentlichen in einer hermeneutischen Störung der Umwelt gründet: Die entsprechende Person leidet und verletzt möglicherweise Normen der sozialen Angepasstheit und ist in verschiedenen Verhaltens- und Kommunikationsdimensionen für ihre Mitmenschen unverständlich.

Wenn Menschen ‚fruchtlos' sind, also nicht das realisieren, was in der jeweiligen Kultur als Erfolg gilt, dann müssen sich diejenigen, die von der Person eine Veränderung fordern, nicht besonders rechtfertigen. Der Rechtfertigungsdruck ist für diese psychiatrischen Störungsmodelle jedoch groß, wenn es sich dabei um Personen handelt, die zwar Merkmale psychischer Krankheiten zeigen, nach einer bestimmten Zeit jedoch in der Gesellschaft positiv herausgehoben und als besonders wertvoll anerkannt werden. Dazu zählen v.a. Innovatoren in den Kulturbereichen Technik, Philosophie, Literatur, Kunst, Musik und Religion. Das Feld der Religion ist hier besonders interessant, da es – wie eben bereits angedeutet – selbst dem Diskurs über den Wahnsinn unterworfen ist (vgl. Freud 1927; Marx 1956; Foucault 2018; Schödlbauer 2016). Insofern hält der Diskurs auch eine Position bereit, die besonders gern von Atheisten vertreten wird, wonach *allein das Bekenntnis zu einer Religion* nicht nur ein Symptom anzeigt, sondern zugleich auch die Diagnose einer psychischen Störung bedeutet: „Der Begriff ‚religiöser Wahn' gilt unter Atheisten als Pleonasmus" (Schödlbauer 2016: 262). Um diese und andere Selbstkategorisierungen und -beschreibungen ernst zu nehmen und keine verdeckten Vorab-Diagnosen zu erstellen, versucht die Religionslinguistik nicht nur transzendente, sondern auch nicht-transzendente Haltungen als Positionierungen zu verstehen (vgl. Liebert 2017, 2018). Die im 19. Jahrhundert aufgeworfene Gretchenfrage ist hier also keine moralische, sondern eine sachliche, die auch an den Psychiater gerichtet ist, selbst wenn dieser einen atheistischen Glauben haben sollte: „Nun sag', wie hast du's *nicht* mit der Religion?" So ergeben sich aus dem Bisherigen zwei Hinsichten, die Religionslinguistik und psychiatrische Praxis vermitteln: Wie fassen zeitgenössische Berichte außergewöhnliche Erfahrungen im religiösen Bereich sprachlich und wie interpretieren Psychiater*innen dies vor dem Hintergrund psychiatrisch-diagnostischer Deskriptoren?

4 Psychiatrie und Religionslinguistik im Dialogischen Experteninterview

Das Feld von Erwachenserzählungen ist in der Spätmoderne recht vielfältig. Diese Textsorte kann weit in die Vergangenheit zurückverfolgt werden und wurde vielfältig erforscht, auch in der Linguistik (vgl. Lasch 2005). Mein religionslinguistisches Interesse gilt in erster Linie der spätmodernen informellen Religiosität, die in der Religionswissenschaft und Religionssoziologie mit Begriffen wie Esoterik, Spiritualität oder Selbstermächtigung beschrieben wird (vgl. Gebhardt, Engelbrecht & Bochinger 2005; Bochinger, Engelbrecht & Gebhardt 2009; Knoblauch 2009). Die Erwachenserzählungen in diesem Feld können grob eingeteilt werden in prominente Literatur, die eine sehr große Reichweite besitzt, und graue Literatur, die in kleinen Auflagen oder im Selbstverlag on- und offline erscheint. Für diese ersten Überlegungen wurden zwei Beispiele aus dem Feld der prominenten Texte ausgewählt, ein Text von Eckhart Tolle und einer von Suzanne Segal, die gleich noch näher vorgestellt werden.

Zunächst wurde ein Facharzt für Psychiatrie/Psychotherapie gefunden, der einen solchen Dialog über dieses Thema grundsätzlich für sinnvoll hielt. Danach wurden die Texte *Jetzt! Die Kraft der Gegenwart. Ein Leitfaden zum spirituellen Erwachen* von Eckhart Tolle (2011) und *Kollision mit der Unendlichkeit. Ein Leben jenseits des persönlichen Selbst* von Suzanne Segal (2010) als Textgrundlage für das Gespräch vereinbart. Es folgte eine mehrwöchige Zeit für das Einzelstudium der Texte und danach wurden zwei Gespräche vereinbart, bei denen die Texte anhand von vorliegenden Auszügen gemeinsam interpretiert wurden. Diese gemeinsamen Interpretationen wurden aufgezeichnet und als Interview (nicht als Sprachdatum) verschriftet.[4] Beide erhielten danach die Möglichkeit, die eigenen verschrifteten

---

4 Dies bedeutet z. B. auch, dass die intensive gesprächsbegleitende Rückmeldeaktivität des Interviewers in Form von Rückmeldepartikeln nicht (durchgängig) als eigener Gesprächsbeitrag bzw. in Partiturschreibweise dargestellt wird.

Gesprächsbeiträge nach eigenem Ermessen zu ändern. Dieser Text letzter Hand geht in die folgenden Überlegungen ein.[5] Das hier skizzierte Vorgehen hat sich als relativ aufwändig erwiesen, insbesondere die zeitliche Koordinierung, die Vorbereitungen, der relativ große Textumfang, das Erklären des Settings etc. machen diese Methode zu einem sehr langsamen Verfahren.

Um die Ergebnisse dieser beiden Gespräche soll es nun gehen, um zum einen das dialogische Interpretationsformat zu diskutieren, und um zum anderen die Frage zu klären, welche Erkenntnis wir über den Begriff des Normalen bzw. der Normalität daraus gewinnen können.

Methodisch lässt sich dieses Verfahren in den qualitativen Kanon einordnen, nämlich als neue Form des Experteninterviews, das „Dialogisches Experteninterview" genannt werden soll: Nicht ein*e neutrale*r Fragende*r fragt, sondern zwei unterschiedliche Expert*innen lesen diskursiv den Text, wobei ein*e Expert*in damit eine (offengelegte) Fragestellung verfolgt. Es geht also nicht um eine Deutungsmusteranalyse des Interviewpartners wie im ‚diskursiven Interview' (Ullrich 2020), sondern um die dialogisch-hermeneutische Entfaltung eines gemeinsamen Textverständnisses bis hin zu elaborierten schriftlichen Artikulationen. Dieses kann und wird in der Regel auch reflexive und selbstreflexive Momente und damit auch Hinweise auf Deutungsmuster enthalten. Die Thematisierung von Deutungsmustern geschieht bei diesem dialogischen Format allerdings nicht nur beim Interviewten, sondern auch bei der Person, die das Interview führt. Beide sind insofern Peers, als sie Expert*innen auf ihrem jeweiligen Gebiet sind. Man könnte dieses Verfahren daher auch interdisziplinäre oder multiperspektivische Lektüre nennen, bei der eine Person die Fragestellung bestimmt.

Im Folgenden sollen nun die Textgrundlagen und die Lektüreergebnisse des Dialogischen Experteninterviews vorgestellt werden. Im ersten Interview ging es um den Text von Eckhart Tolle (2011), im zweiten Interview um den Text von Suzanne Segal (2010).

5 Eckhart Tolles *Jetzt!*: Ewige Glückseligkeit oder wahnhaftes Erleben?

Der Deutsch-Kanadier Eckhart Tolle wurde 1948 als Ulrich Leonard Tolle geboren und ist derzeit die bekannteste Person in der Szene der informellen Religiosität.

---

5 Aufgrund des Umfangs sind die vollständigen Interviews nicht für die vorliegende Publikation, sondern für einen größeren Projektrahmen vorgesehen.

Seine Bücher haben eine Auflage von über 8 Millionen Exemplaren und werden in mehr als 30 Sprachen übersetzt. Er ist weltweit tätig und betreut Tolle-TV, eine Webinar-Plattform mit über 30 Millionen Teilnehmern. Sein erstes und nach wie vor bedeutendstes Buch ist das vorhin genannte *Jetzt! Die Kraft der Gegenwart. Ein Leitfaden zum spirituellen Erwachen*, das auch Textgrundlage für das dialogische Experteninterview war.[6]

Linguistisch ließe sich hier viel zur Textsorte, zur Textfunktion, zur Textstruktur und zum Stil der Texte Tolles sagen (vgl. dazu Liebert i. E.). Dies soll aber zu Gunsten der Ergebnisdarstellung der interdisziplinären Lektüre zurückgestellt werden. Im Folgenden sind: P = Dr. Markus Doetsch (Psychiater) und L = Prof. Dr. Wolf-Andreas Liebert (Linguist).

> P: Eckhart Tolle kann anschaulich beschreiben, was er erlebt hat. Also die innere Wende, wenn man das so sagen darf. Dabei erkennt man ein häufig beschriebenes Muster bedeutsamer religiöser Erfahrung, die mir zum Beispiel aus vielen Textstellen des Alten und Neuen Testamentes und Bekehrungs- und Erweckungserlebnissen von Glaubensgründern bekannt ist. Nach einer ersten Phase tiefer existentieller Verunsicherung, Zerknirschtheit, oft auch Verzweiflung folgt eine alles verändernde, außergewöhnliche Erfahrung, die erstmals in das Leben der Person einbricht. Fast immer wird betont, dass dieses Erleben nicht selbst erzeugt wird, sondern einem irgendwie widerfährt oder sich eine wichtige Erkenntnis mit völliger Evidenz ergibt. Und danach ist das Leben nicht mehr wie zuvor. Das gilt als ein Hauptkriterium für eine bedeutsame religiöse oder allgemeiner spirituelle Erfahrung: das Angefasst-Werden oder Ergriffensein von etwas Anderem und danach bin ich nicht mehr derselbe und ich kann/möchte auch nicht mehr mein bisheriges Leben unverändert weiterführen. Eckhart Tolles Beschreibungen sind eigentlich noch im normalpsychologischen Bereich für kulturell vorbekanntes spirituelles Erleben, es sei denn, man zweifelt aus ideologisch-weltanschaulichen Gründen die Normalität von Religion und Spiritualität prinzipiell an. Und bezeichnend dafür, dass Eckhart Tolle eigentlich keine gravierende, also beispielsweise psychotische Erkrankung haben kann, ist seine fortbestehende Selbstreflexion in unmittelbarer Nähe zur Erfahrung und der Sachverhalt, dass er danach im Leben gut klarkommt, aus seinen Einsichten ein diskutierbares theoretisches System entwickelt und zwischenmenschlich scheinbar unbeeinträchtigt kontaktfähig bleibt. Einschränkend ist zu betonen, dass psychopathologische Aussagen zu Textdokumenten ohne persönlichen Kontakt zur erlebenden Person eigentlich nicht erfolgen sollten oder Einschätzungen zumindest mit größter Vorsicht und unter Vorbehalt zu treffen sind. Eckart Tolle beschreibt eine längere Phase der existentiellen Verzweiflung und des Unglücklichseins, dabei scheint er sich mit Fragen seiner Identität und des Lebenssinns beschäftigt zu haben. Ob es sich um eine klinisch relevante Depression handelte, lässt sich rückblickend nicht sicher entscheiden, aber auch nicht ausschließen. Unübersehbar kommt es dann zu einem Moment der völligen Klarheit und Einsicht, also eine Art Eingebung oder Erleuchtung. Ich gehe davon

---

[6] Diese Textgrundlage (insb. S. 15–18) kann hier aufgrund der Umfangbegrenzung nicht wiedergegeben werden, ist aber als Buchpublikation gut verfügbar.

aus, dass er zum besagten Thema lange gegrübelt und einiges gelesen hat. Der Kernsatz „ich kann mit mir nicht mehr leben" mit der sich anschließenden Ausführung „Bin ich einer oder zwei? Wenn ich nicht mit mir selbst leben kann, muss es zwei von mir geben, das Ich und das Selbst, mit denen ich nicht leben kann" verweist auf eine vorausgehende Auseinandersetzung mit diesen psychologischen und philosophischen Begriffen sowie vermutlich auch mit in weitestem Sinne buddhistischer Literatur. Zwar existieren bedeutsame Erweckungs- und Bekehrungsbeschreibungen, in denen die Person ohne jegliche Vorentwicklung von einer göttlichen Erfahrung oder Erleuchtung getroffen wird (und die auch gerne als Beweis für eine wirkmächtige Transzendenz angeführt werden), dennoch sind spirituelle Erfahrungen häufig durch Suchen und Sehnsüchte vorgeformt, wie meines Erachtens auch bei Eckhart Tolle. Anschließend berichtet er von einem „Energiewirbel", einem Hineingesaugtwerden in eine Leere und er hört die Worte „Wehre dich nicht". Hier verlässt er den Bereich des uns vertrauten Alltagsbewusstseins und macht Erfahrungen, die nicht jedem Menschen geläufig sind oder am ehesten in ähnlicher Form sich in einem Traum ereignen können, wobei er definitiv in diesem Moment nicht träumt. Psychopathologisch könnte man die Frage stellen, ob er möglicherweise Halluzinationen erlebte und seine Erfahrung ein wahnhaftes religiöses Erleben darstellte. Dagegen spricht, dass die Stimme aus seiner Brust kam und nur kurzzeitig vorlag, am ehesten handelt es sich um komplexe imaginative Erfahrungen, die durchaus eine sehr körperlich konkrete Dimension annehmen können, ohne dass sein Realitätsgefühl bleibend beeinträchtigt wird. Anschließend berichtet er von einem ausgesprochenen Glückszustand, ein Hochgefühl mit einer Art innerer Erleuchtung. Dabei bleibt er sehr geordnet, eine Kontinuität des Erlebens mit Sinnhaftigkeit ist gegeben, meines Erachtens ist dies nicht psychotisch.

L: Aber in der Zeit ist er ja schon aus dem Alltag rausgefallen. Er sitzt auf der Parkbank...

P: Zugegebenermaßen ist diese Passage rückblickend besonders schwierig einzuschätzen. 5 Monate in einem ununterbrochenen Gefühl der Glückseligkeit sind selten und es wäre sehr hilfreich, ihn damals gesprochen und beobachtet zu haben. Psychiatrisch könnten theoretisch eine hypomanische Phase, eine Glückspsychose oder allgemeiner ein positiver religiöser Wahn vorliegen. Selten halten diese Zustände aber kontinuierlich an, oft zeigen sich dabei erhebliche Schwankungen und gerade religiöse Wahnerlebnisse kippen durchaus oft in negative Wahneinfälle, Rettung und Untergang wechseln sich ab mit durchaus auch erheblichen Gefahren für die betroffene Person. Wichtig ist die Differenzierung, ob er nur aus dem Alltag fällt oder auch aus der Realität. In Anbetracht seines weiteren Lebensverlaufes und einer doch eindrucksmäßig fortbestehenden basalen Lebens- und Steuerungsfähigkeit auch während seiner Glücksphase scheint mir auch rückblickend keine schwerwiegende psychiatrische Erkrankung im Sinne einer Psychose vorgelegen zu haben. Mit Abstand betrachtet handelt es sich um einen besonderen, von der üblichen westlichen Norm abweichenden Lebenslauf, der nun aber doch als „besonders erfolgreich" einzustufen ist und das mit erstaunlicher Kontinuität. Hierzu könnte man natürlich psychodynamische oder allgemeiner entwicklungspsychologische Vermutungen anstellen, die im Zusammenhang mit Bekehrungs- und Erleuchtungserlebnissen vermutet werden, die aber ohne eine therapeutische Beziehung auch etwas Anmaßendes haben und nur eine Sichtweise auf eine primär existentielle Erfahrung darstellen.

(Interview 1, 29.1.2019)

Diese Passage zeigt den hohen Reflexionsgrad des Psychiaters, der sich ständig vergegenwärtigt, dass es sich hier um eine Schrifttext-Interpretation handelt und er daher Fragen simuliert, die in einer Face-to-Face-Situation gestellt werden müssten. Das vorsichtige Abtasten von möglichen Krankheitsbildern zeigt aber auch eine Gradwanderung zwischen religiösem Erleben und einer möglichen Krankheit. Dabei werden auch mögliche Vorurteile atheistischer oder religiöser Psychiater genannt und die genannten Klassifikationssysteme abgetastet.

Um die Grenzsituation stärker zu elizitieren, verschärfte der Interviewer L. daher die Situation, indem er den Erzähler der Tolle'schen Erwachenserzählung als Störfall in eine psychiatrische Gesprächssituation versetzte:

> L: Wenn wir nun annehmen, dass Herr Tolle oder eine Person mit gleicher biografischer Erzählung in die Praxis eines Psychiaters gekommen wäre. Würde der Psychiater dann eine der eben genannten Diagnosen fällen?

> P: Er würde sicherlich versuchen, das Erleben der Person möglichst exakt zu erfassen und vertiefende Fragen stellen, um zwischen einer vielleicht auch den Psychiater irritierenden außergewöhnlichen Erfahrung und einer akuten Erkrankung zu unterscheiden. Wichtige Fragen wären, ob die Person noch einen Perspektivwechsel übernehmen kann, ob er zwischen inneren Einsichten und äußerer Alltagswelt unterscheiden kann, ob er sein Erlebnis als von außen gemacht erfährt und wie die Stimmung und sein Antrieb einzustufen sind, nicht fehlen darf die Frage nach suizidalen oder aggressiven Impulsen. Ergeben sich dabei erhebliche Auffälligkeiten, könnte eine der oben erwähnten Diagnosen zustande kommen, ansonsten würde man sich für ein abwartendes Verhalten entscheiden.

> L: Ich meine auch speziell in der Phase, in der er diesen Schub hatte. Wenn er, statt sich fünf Monate glückselig auf die Parkbank zu setzen, in die Ambulanz gekommen wäre. Nach dem Erstgespräch hätte der Psychiater dann sowas gesagt wie ‚Das war eine einmalige Episode in seinem Leben.' oder ‚Ein wunderbarer spiritueller Durchbruch!' Wäre das möglich gewesen?

> P: Das bleibt eine rückblickend schwierige Frage. Festzuhalten ist nochmals, dass der Psychiater die Aufgabe hat, eine mögliche Erkrankung oder Gefährdung zu erkennen und eventuell Hilfe anzubieten. Wichtig ist festzuhalten, dass Herr Tolle definitiv nicht in eine Ambulanz oder Praxis kam. Daraus lässt sich schließen, dass er damals keinen Leidensdruck hatte und auch sein durchaus vorhandenes Umfeld keine Veranlassung für eine Untersuchung sah, was für ein doch zumindest einigermaßen realitätsangepasstes Verhalten spricht. Natürlich ist es denkbar, dass je nach Interaktion und Rückmeldungen von Herrn Tolle eine psychiatrische Diagnose gestellt worden wäre und man eine Verlaufsbeobachtung angeboten hätte, um einen eventuell doch eintretenden Stimmungswechsel und Gefährdungsmomente zu erkennen. Gratulieren zum „spirituellen Durchbruch" könnte man nur, wenn man sich zutraut, in dem jeweiligen spirituellen Kontext der Person kundig zu sein und es auch tatsächlich als authentische Erfahrung einschätzt. Psychiater sind prognostisch meistens vorsichtig, da man

im klinischen Alltag schon viele Überraschungen erlebt hat und die Kehrseite von erkrankungsbedingten Glücksgefühlen zu Genüge kennengelernt hat.

L: „Kehrseite vom Glücksgefühl" heißt dann...?

P: Die gehobene oder ekstatische Stimmung kippt in einen depressiven Zustand oder in ein negatives Wahnerleben wie zum Beispiel der Verdammnis, Schuldigkeit oder Nichtigkeit. Inwiefern es bei „echten spirituellen Erfahrungen" zu Krisen kommen kann, ist schwierig einzuschätzen, meines Wissens hatten aber auch beglückte und erleuchtete Personen zumindest im christlichen Kontext schlimme Phasen des Zweifels und der „dunklen Nacht". Psychiatrische Erkrankungen können mit lange gehobener Stimmungslage einhergehen, häufiger sind aber polare Umschwünge wie der Wechsel zwischen Manie und Depression, extreme Angst und Glück in der Angst-Glückspsychose und Auserwählung und Verdammnis im religiösen Wahn. Damit verbunden sein können Suizidalität und selten auch Fremdgefährdung aufgrund der Realitätsverkennung.

(Interview 1, 29.1.2019)

Solange sich also niemand an einem Menschen stört, der über einen längeren Zeitraum nichts anderes zu brauchen scheint, als auf einer Bank zu sitzen, und dabei auch noch permanent ein Glücksgefühl ausstrahlt, wird es auch keine Interaktion mit der Psychiatrie geben. Allerdings kann „je nach Interaktion und Rückmeldungen" dann doch noch „eine psychiatrische Diagnose gestellt" werden. Auch Eckhart Tolle hätte daher unter bestimmten Umständen ein ‚Fall' werden können. Der Grund liegt aber nicht in einer wie auch immer gearteten ‚Böswilligkeit' des Psychiaters, sondern in den gesellschaftlichen Mechanismen, die einsetzen, wie der Frage nach der Haftung, die eintritt, wenn sich der Psychiater geirrt haben sollte, in seinen Erfahrungen, wie ekstatische Zustände „kippen" können, wie wenig Vertrauen er letztlich in die Stabilität eines solchen Glücksgefühls setzen kann, in seiner Unsicherheit, religiöse Zustände erkennen und einschätzen zu können.

6 Suzanne Segals *Kollision*: Erwachen in den Alptraum?

Die Textgrundlage des zweiten Gesprächs stammt aus Suzanne Segals Autobiografie *Kollision mit der Unendlichkeit. Ein Leben jenseits des persönlichen Selbst* (2010). Es handelt sich hier ebenfalls um ein weit verbreitetes Buch, das auch viele Reaktionen und Kommentare in Publikationen und im Internet hervorgerufen hat. Suzanne Segal war mehrfach vergeblich in psychiatrischer Behandlung und hat sich mit verschiedenen spirituellen Lehrern ausgetauscht, bevor sie selbst spirituelle Lehrerin wurde. Sie verstarb früh an einem Hirntumor.[7]

Der Fall Suzanne Segal ist hinsichtlich der Frage, ob es sich um ein spirituelles Erwachen oder um eine Form psychischer Krankheit handelt, stark umstritten. Sie selbst thematisiert dies in ihrem Buch immer wieder. Ihr Pendeln zwischen spirituellen Lehrern und Psychiatern ist ebenfalls Ausdruck dieser Ambivalenz. Dieser Diskurs soll an dieser Stelle allerdings nicht weiter ausgeführt werden.

Anders als im ersten Text (Tolle 2011) erzählt Suzanne Segal (2010) viele Details über ihr Alltagsleben und ihre Familiengeschichte, so dass die Interpretation des Psychiaters viele Anknüpfungspunkte findet und das Interview über Segals Erwachenserzählung deutlich anders verläuft als das erste.

> P: Beim Lesen des Segaltextes entsteht schnell der Eindruck, dass es sich auf der Phänomenebene um ein Depersonalisationssyndrom handelt. Darunter versteht man ein umschriebenes Erkrankungsbild, das unter dem zusammenhängenden Begriff Depersonalisations- und Derealisationssyndrom mit einer eigenständigen ICD- und auch DSM-Nummer versehen ist. Viele Diagnosekriterien scheinen zuzutreffen, wobei es individuell ausgestaltet ist und einige Angaben vorliegen, die schon etwas atypisch oder exzentrisch sind und die Frage aufwerfen, ob die Symptomatik darüber hinaus geht und zusätzliche Diagnosen zu stellen sind wie eine eng damit verbundene dissoziative Störung und ein depressives Syndrom. In der Sekundärliteratur zu Suzanne Segal im Internet, beispielsweise bei Wikipedia, wird erwähnt, dass sie psychiatrisch vorgestellt wurde und mehrere dieser Diagnosen vermutet wurden. (....) Depersonalisation beschreibt einen Zustand, in dem man sich selbst nicht richtig spüren kann, der Zugang zur eigenen Person und dem emotionalen Erleben ist beeinträchtigt oder fehlt fast völlig, man kommt sich fremd vor und kaum trennbar davon erscheint einem die Umgebung unwirklich und fern oder fremd. Es handelt sich nicht um ein psychotisches Erleben, wobei es auch bei psychotischen Erkrankungen zu Depersonalisationen kommen kann, die dann aber eine nochmals extremere Dimension annehmen und mit dem Gefühl des Gemachten, also durch eine Außeneinwirkung verursacht, verbunden sind. Das stellt immer ein Hauptkriterium für psychotisches Erleben dar, der Eindruck oder die Überzeugung der äußeren Beeinflussung. Beim Depersonalisations-Derealisationssyndrom habe ich nicht mehr den vollen Zugriff auf meine Person und die Welt. Aber ich habe noch eine realistische Wahrnehmung, dass ich dies gerade erlebe. Man könnte auch sagen, „mir kommt alles unwirklich vor oder ich bin nicht richtig bei mir". Im normalen Sprachgebrauch existieren einige gängige Formulierungen zu dieser Erlebnisform. Dass sie selbst ihr Erleben als „Leerwerden" deutet, basiert vermutlich auf ihrer Vorbildung. Sie hat sich im Vorfeld mit vielen spirituellen Fragen beschäftigt. Unter anderem war sie schon bei Gurus gewesen und hat sich mit indisch-buddhistischen Schriften auseinandergesetzt.
>
> (Interview 2, 12.3.2019)

---

[7] Wie eben bei der Analyse von Eckhart Tolles *Jetzt!* (2011) kann der Text von Suzanne Segal (insb. S. 64-70) hier nicht dargestellt werden; auch dieser Text ist jedoch gut verfügbar.

In diesem Fall legt sich der Psychiater wiederum in Würdigung möglicher ekstatischer Zustände eindeutig auf eine Diagnose fest:

> P: Also die meisten Psychiater würden in Kenntnis der Diagnosekriterien und des Erkrankungsbildes ruhig reagieren und beispielsweise sagen: „Ja, wissen Sie, was sie da erleben, ist gar nicht so ein seltenes Phänomen, das aus vielfältigen Gründen auftreten kann. Sie müssen nicht befürchten, dass sie verrückt werden und Sie dürfen auch darauf bauen, dass es wieder besser wird". So könnte eine erste Antwort lauten.
> (Interview 2, 12.3.2019)

Der Text von Suzanne Segal erzählt ihre Geschichte im Gegensatz zu Tolles Text bis ins kleinste Detail. Detailreichtum und Detaillierungsgrad sind ein wesentliches Stilmittel ihrer Erzählung. Diese Erwachsenserzählung wurde vom Psychiater im Verlauf durchgängig als sogenanntes Derealisations-/Depersonalisationssyndrom interpretiert. Durch Segals Darstellung ihrer Familienkonstellationen wurde im Gesprächsverlauf auch die Familiensituation in die Deutung einbezogen, was hier nicht im Einzelnen dargestellt werden kann. Dass Suzanne Segals Autobiografie das Dokument eines spirituellen Erwachens ist, wurde vom Psychiater jedoch klar bestritten, dagegen wurde eine psychische Erkrankung angenommen. Segals teils ekstatische, hyperbolische Beschreibungen, insbesondere die Darstellung der sie behandelnden Psychiater und Psychotherapeuten, die ihren Fall in kein Schema einordnen konnten, wurden als „histrionisch" klassifiziert:

> P: Die beschriebenen Erfahrungen kann ich schwerlich als spirituelles Erlebnis deuten. Ich finde es im gesamten Text sehr irritierend, dass sie eine durchweg negative Erfahrung als spirituelles Erleben einstuft. Es ist kein glücklicher oder erlöster Zustand, es scheint eine einzige Quälerei zu sein, so wie sie sich beschreibt. Eine lebensdienliche Erkenntnis scheint zu fehlen. Völlig irritierend ist auch die Erklärung eines von ihr aufgesuchten spirituellen Lehrers, der sie zu ihren schmerzhaften und beängstigenden Erfahrungen beglückwünscht. Man fragt sich, ob der Lehrer überhaupt ernsthaft zugehört hat oder zynisch veranlagt ist.
> (Interview 2, 12.3.2019)

Die Erzählerin wird in der gemeinsamen Lektüre als eine Person in Not gesehen, die innerhalb ihrer Erzählung jedoch als unheilbar erscheint und sich als erwacht bezeichnet. Dieses ‚Erwachen' wird vom Psychiater als psychische Erkrankung gedeutet, die prinzipiell heilbar gewesen wäre. Es gibt jedoch einige Textstellen in Segals Text, die den Psychiater dennoch leicht unsicher werden lassen, so dass dieses zweite dialogische Experteninterview zwar zu einem klareren Ergebnis als das erste kommt, aber bestimmte Unsicherheiten eben bestehen bleiben.

7 Fazit

Die linguistische Hypothese über Ähnlichkeiten religiöser Sprache mit der Sprache von psychisch Kranken hat durch die beiden Interviews zu grundlegenden Fragen über die Grenzen von Normalität und die Einbettung dieser Frage und ihrer möglichen Antworten in vorgängige Normalitätsdiskurse geführt. Einerseits zeigt sich die Macht des *ICD* und des *DSM* in der psychiatrischen Deutung. Die Rolle von *ICD* und *DSM* ist selbst Gegenstand psychiatrischer Diskurse, sogar für die hier diskutierte Frage nach der Normalitätsgrenze religiöser Erfahrung und psychischer Erkrankung (vgl. z.B. Allmon 2013). Auch der interviewte Psychiater zeigte sich in den Interviews dieser Diskursmacht bewusst, es finden sich häufig reflektierende und auch selbstironische Passagen dazu. Dies unterstreicht die mächtige Diskursposition, die *ICD* und *DSM* einnehmen. Diskurslinguistisch müssen sie daher als zentrale Deutungsmuster betrachtet werde, die in jedem psychiatrischen Gespräch zum Tragen kommen. Sie besitzen im Sinne Foucaults Diskursmacht und können nach Bruno Latours Akteur-Netzwerk-Idee als eigene Akteure betrachtet werden, auch wenn wechselnde Autorenkollektive dafür verantwortlich zeichnen (Latour 2014).

Ein weiteres Ergebnis ist die Positionierung in Bezug auf Transzendenz: Der Psychiater vertrat die Ansicht, dass ein Psychiater, je nachdem, wie er sich zur Transzendenz positioniert, religiöse Erlebnisse anders interpretieren wird. Dies stellt eine anregende Hypothese für weitere Untersuchungen dar.

Das agonale Zentrum zwischen transzendenter und non-transzendenter Positionierung wurde kurz historisch skizziert, in den Interviews wird es auch mehrmals thematisiert. Die Kategorie der trans-transzendenten Positionierung könnte helfen, das Feld in grundsätzlicher Weise offener zu gestalten. Neben der Frage nach geschlossener Gewissheit in den transzendenten und non-transzendenten Positionierungen könnte so auch die Frage nach dialogischem Glauben, also einer offenen Gewissheit, gestellt werden. Diese müsste aber von vornherein insbesondere durch eine geeignete Textauswahl eingeleitet werden.

Es wurde in den Interviews auch deutlich, dass es in bestimmten Kontexten durchaus möglich wäre, dass selbst reflektierte Psychiater bestimmte religiöse Erfahrungen als psychische Krankheit deuten würden, ja sogar müssten, selbst wenn für sie darin eine große Unsicherheit liegen würde. Anderseits gibt es klare Fälle mit geringer Unsicherheit, wie die rätselhafte Erwachenserzählung von Suzanne Segal. Hier erweist sich das klinische Deutungsmuster des Derealisations-/Depersonalisationssyndroms als durchgängiger Interpretationsleitfaden, der sich durch die gesamte Segal'sche Erzählung zieht.

Die Methode des Dialogischen Experteninterviews konnte im Verlauf des Interviews immer deutlicher ausgearbeitet werden. Ausgangspunkt war die Annahme, etwas (teilnehmend) beobachten zu können und ‚Daten' zu erheben. Diese Annahme entpuppte sich zunehmend als illusionär. Durch den Interviewprozess wurde die Datenerhebung immer mehr zu einer Ko-Kreation: Die Vorstellung von zu gewinnenden Daten wurde schließlich ganz verworfen zugunsten eines gemeinsam zu schreibenden (Teil-)Textes über die Phänomene, über die gesprochen wurde. Aus dem ursprünglich einmal geplanten ‚Datum' trat immer deutlicher ein Gesprächspartner mit eigenen Vorstellungen, eigenem Stil, eigenem Wissen und einer eigenen Sprache hervor, der in seiner Eigenständigkeit und Widerständigkeit nun in diesem Text Autorschaft beanspruchen konnte. Es handelt sich also um eine Ko-Autorschaft an den dialogischen Teiltexten innerhalb des Aufsatzes.[8]

8 Offene Fragen

Die ersten Annäherungen an einen Antworthorizont zur Frage, wie die Grenze zwischen psychischer Erkrankung und religiöser Erfahrung zu ziehen sei und welche Rolle sprachliche und Erfahrungsmerkmale aus religionslinguistischer und psychiatrischer Sicht spielen können, werfen unmittelbar neue Fragen auf, noch bevor die zuvor gestellten in befriedigender Weise beantwortet wären: Wie mächtig sind die Werke *ICD* und *DSM* wirklich? Ist die Verführung ihrer Verständigungseinheit so groß, dass sie die Frage nach ihrer Validität vergessen macht? Können religiöse Erfahrungen überhaupt in einer auf Störung angelegten Klassifikation als solche erkannt und damit von einer weiteren Diagnosestellung ausgeschlossen werden? Gibt es religiöse Menschen, die aufgrund der eben genannten Faktoren falsch diagnostiziert wurden? Welche Erwachsenerzählungen sind letztlich Berichte von psychischer Not und Krankheit? Hierzu gibt es bereits grundlegende Diskurse und auch sprachreflexive Arbeiten in der Psychiatrie (z.B. Peteet et al. 2011; Chandler 2012), die sich eine Diskurslinguistik aneignen müsste, um in ein ernsthaftes Gespräch über diese Frage eintreten zu können.

Neben vielen weiteren Fragen im Zuge der Interviews – ob es etwa mit dem Bedeutungsverlust der christlichen Kirchen auch einen Wandel in der religiösen Psychopathologie gebe – stellt sich schließlich die Frage nach der Wirksamkeit der Alternativen psychiatrischer Deutungen von Wahnsinn, wie z.B. solchen aus

---

8 Für die vorliegenden Interviews wurde der Gesprächspartner gefragt, in welcher Weise er genannt werden will.

dem künstlerischen Bereich. Dies regt insbesondere zur weiteren Frage an, ob sich in der spirituellen Literatur informeller Religiosität nicht selbst auch Deutungen von Wahn finden. Ein erster Blick darauf ist vielversprechend, müsste aber noch weiter untersucht wurden.

Literatur

Allmon, Allison L. (2013): Religion and the DSM: From Pathology to Possibilities. *Journal of Religion and Health* 52 (2), 538–549.
American Psychiatric Association (APA) (Hrsg.) (2018): *Diagnostisches und Statistisches Manual Psychischer Störungen. DSM-5.* 2., korrigierte Aufl. Göttingen, Bern, Wien u.a.: Hogrefe.
Bochinger, Christoph, Martin Engelbrecht, Winfried Gebhardt (Hrsg.) (2009): *Die unsichtbare Religion in der sichtbaren Religion. Formen spiritueller Orientierung in der religiösen Gegenwartskultur.* Stuttgart: Kohlhammer.
Bucher, Anton A. (2007): *Psychologie der Spiritualität. Handbuch.* Weinheim, Basel: Beltz.
Chandler, Emily (2012): Religious and Spiritual Issues in DSM-5: Matters of the Mind and Searching of the Soul. In: Issues in Mental Health Nursing, 33(9), 577–582.
Dilling, Horst, Werner Mombour, Martin H. Schmidt (Hrsg.) (2015): *Internationale Klassifikation psychischer Störungen. ICD-10.* Göttingen, Bern, Wien u.a.: Hogrefe.
Felder, Ekkehard (Hrsg.) (2006): *Semantische Kämpfe. Macht und Sprache in den Wissenschaften.* Berlin, New York: De Gruyter.
Finzen, Asmus (2018): *Normalität. Die ungezähmte Kategorie in Psychiatrie und Gesellschaft.* Köln: Psychiatrie-Verlag.
Foucault, Michel (2018): *Wahnsinn und Gesellschaft. Eine Geschichte des Wahns im Zeitalter der Vernunft.* 23. Aufl. Frankfurt a.M.: Suhrkamp.
Freud, Sigmund (1927): Die Zukunft einer Illusion. *Gesammelte Werke. Bd. 14*, 325–380. https://www.textlog.de/sigmund-freud-zukunft-illusion.html (letzter Zugriff: 29.09.2018).
Gebhardt, Winfried, Martin Engelbrecht, Christoph Bochinger (2005): Die Selbstermächtigung des religiösen Subjekts. Der „spirituelle Wanderer" als Idealtypus spätmoderner Religiosität. *Zeitschrift für Religionswissenschaft* 13, 133–151.
Grom, Bernhard (2007): *Religionspsychologie.* 3., vollst. überarb. Aufl. München: Kösel.
Habermas, Jürgen (2012): *Nachmetaphysisches Denken II. Aufsätze und Repliken.* Berlin: Suhrkamp.
James, William (1997): *Die Vielfalt religiöser Erfahrung. Eine Studie über die menschliche Natur* (Insel Taschenbuch 1784). Frankfurt a.M.: Insel.
Knoblauch, Hubert (2009): *Populäre Religion. Auf dem Weg in eine spirituelle Gesellschaft.* Frankfurt a.M.: Campus.
Lasch, Alexander (2005): *Beschreibungen des Lebens in der Zeit. Zur Kommunikation biographischer Texte in den pietistischen Gemeinschaften der Herrnhuter Brüdergemeine und der Dresdner Diakonissenschwesternschaft im 19. Jahrhundert.* Münster u.a.: LIT.
Latour, Bruno (2014): *Existenzweisen. Eine Anthropologie der Modernen.* Berlin: Suhrkamp.

Liebert, Wolf-Andreas (2017): Religionslinguistik. Theoretische und methodische Grundlagen. In Alexander Lasch & Wolf-Andreas Liebert (Hrsg.), *Sprache und Religion*. (Handbücher Sprachwissen 18), 7–36. Berlin, Boston: De Gruyter.

Liebert, Wolf-Andreas (2018): Können wir mit Engeln sprechen? Über die eigenartige (Un-)Wirklichkeit der Verständigung im Religiösen. In Ekkehard Felder & Andreas Gardt (Hrsg.), *Wirklichkeit oder Konstruktion? Sprachtheoretische und interdisziplinäre Aspekte einer brisanten Alternative*, 162–193. Berlin, Boston: De Gruyter.

Liebert, Wolf-Andreas (i. E.): Lost in Enlightenment. Zur sprachlichen Darstellung von Erwachenserlebnissen in spätmoderner, informeller Religiosität. In Moritz von Kalckreuth (Hrsg.), *Philosophische Anthropologie und Religion. Religiöse Erfahrung, soziokulturelle Praxis und die Frage nach dem Menschen* (Philosophische Anthropologie). Berlin, Boston: De Gruyter.

Lukoff, David (2017): Die Kategorie „Religiöses oder Spirituelles Problem" im DSM-IV und DSM-5. In Liane Hofmann & Patrizia Heise (Hrsg.), *Spiritualität und spirituelle Krisen. Handbuch zu Theorie, Forschung und Praxis*, 32-46. Stuttgart: Schattauer.

Marx, Karl (1956): Zur Kritik der Hegelschen Rechtsphilosophie. Einleitung. In Karl Marx & Friedrich Engels, *Werke. Band 1*. Berlin. http://www.zeno.org/nid/2000921464X (letzter Zugriff: 29.09.2018).

Mönter, Norbert (Hrsg.) (2007): *Seelische Erkrankung, Religion und Sinndeutung*. Bonn: Psychiatrie-Verlag.

Mundhenk, Ronald (2010): *Lebt Gott in der Psychiatrie? Erkundungen und Begegnungen*. Neumünster: Paranus.

Peteet, John R., Francis G. Lu, William E. Narrow (Hrsg.) (2011): *Religious and Spiritual Issues in Psychiatric Diagnosis: A Research Agenda for DSM-V*. Arlington: American Psychiatric Association.

Reiser, Franz (2018): *Menschen mehr gerecht werden: Zur Religiosität bzw. Spiritualität von Patientinnen und Patienten in Psychiatrie und Psychotherapie*. Würzburg: Echter.

Schödlbauer, Michael (2016): *Wahnbegegnungen. Zugänge zur Paranoia* (Anthropologische Psychiatrie 1). Köln: Psychiatrie-Verlag.

Ullrich, Carsten G. (2020): *Das Diskursive Interview. Methodische und methodologische Grundlagen*. 2. Aufl. Wiesbaden: Verlag für Sozialwissenschaften.

Vaitl, Dieter (2012): *Veränderte Bewusstseinszustände. Grundlagen – Techniken – Phänomenologie*. Stuttgart: Schattauer.

Viveiros de Castro, Eduardo (2016): „Perspektiventausch". In Irene Albers & Anselm Franke (Hrsg.), *Animismus. Revisionen der Moderne*, 73–93. Zürich: Diaphanes.

Quellen

Segal, Suzanne (2010): *Kollision mit der Unendlichkeit. Ein Leben jenseits des persönlichen Selbst*. 4. Aufl. Reinbek bei Hamburg: Rowohlt.

Tolle, Eckhart (2011): *Jetzt! Die Kraft der Gegenwart. Ein Leitfaden zum spirituellen Erwachen*. 11. Aufl. Bielefeld: Kamphausen.

Heike Knerich, Joachim Opp

Medizinische und gesprächslinguistische Perspektiven auf Arzt-Patient-Gespräche mit Kindern und Jugendlichen

Abstract: In diesem Beitrag wird die interdisziplinäre Zusammenarbeit zwischen Medizin und Linguistik, genauer Kinderneurologie/Epileptologie und klinischer Gesprächslinguistik, anhand des Projekts „Linguistische Differenzialtypologie von epileptischen und nicht epileptischen Anfällen bei jugendlichen Patienten" exemplifiziert. Damit wird fokussiert und veranschaulicht, wie eine konversationsanalytisch basierte Auswertung von Arzt-Patient-Gesprächen einen direkten diagnostischen Nutzen haben kann.

Keywords: Linguistik und Medizin, Linguistische Differenzialdiagnostik, Gesprächsanalyse, Epilepsie, medizinische Kommunikation, Kinder und Jugendliche

1 Einleitung

Interdisziplinäres Arbeiten etabliert sich unserer Erfahrung nach langfristig, wenn die beteiligten Disziplinen einen substanziellen Nutzen aus der gemeinsamen Arbeit ziehen. Die seit 2013 bestehende Forschungskooperation zwischen dem Sozialpädiatrischen Zentrum des Ev. Krankenhauses Oberhausen und dem Lehrstuhl für Sprache und Kommunikation an der Universität Bielefeld baut – mit teilweise personeller Konstanz – auf Vorgängerprojekten auf, in denen Medizin und Konversationsanalyse seit 1999 interdisziplinär zusammenarbeiten (vgl. Gülich 2006: 6). In den derzeit laufenden Projekten werden der Medizin von der Linguistik neue Wege eröffnet, um schwierige Diagnosen zu stellen, wenn die Apparatemedizin an ihre Grenzen kommt. Die Linguistik hingegen profitiert vom Feldzugang: Mit den Daten, die von den Ärzt*innen aufgezeichnet werden, können interdisziplinäre und gesprächslinguistische Fragestellungen an authentischem Material bearbeitet werden, das aus einem hoch relevanten institutionellen Feld stammt.

Heike Knerich, Universität Bielefeld, Fakultät für Linguistik und Literaturwissenschaft, AG Sprache und Kommunikation, heike.knerich@uni-bielefeld.de
Joachim Opp, Ev. Krankenhaus Oberhausen, Chefarzt Sozialpädiatrisches Zentrum, joachim.opp@eko.de

Die direkte Zusammenarbeit ermöglicht es darüber hinaus, linguistische Ergebnisse direkt an die Ärzt*innen zurückzugeben, mit ihnen zu besprechen, weiter zu bearbeiten (vgl. auch Gülich 2006: 7) und anschließend auch für didaktische Zwecke im Bereich der medizinischen Kommunikation aufzubereiten.

Im Folgenden stellen wir unsere Zusammenarbeit am Beispiel des Projekts „Linguistische Differenzialtypologie von epileptischen und nicht epileptischen Anfällen bei jugendlichen Patienten" (EpiLing-J) vor.

Dazu erläutern wir zunächst die medizinische Problemstellung, dass Anfälle ganz unterschiedliche Ursachen haben können und dass dem Gespräch über den Anfall diagnostisch oft die entscheidende Bedeutung zukommt, da dieser bei der ärztlichen Konsultation und den Untersuchungen i.d.R. schon vorbei ist. Weil Gespräche somit zentral sind, können diese diagnostisch und empirisch genutzt werden, indem sie mit einer fundierten Methodologie ausgewertet werden.

Die gesprächsanalytische Auswertung stellen wir im Anschluss dar. Zunächst zeigen wir exemplarisch und auszugsweise die zentrale Arbeit der Einzelfallanalysen und der darauf beruhenden Fallvergleiche. Die hierauf basierende Analyse mit einer Scoring-Tabelle, in der bisherige gesprächslinguistisch erarbeitete Merkmale nach differenzialdiagnostischen Kriterien zusammengefasst sind, stellen wir danach dar. Sowohl Ergebnis dieser Analysen als auch Ausgangspunkt für die weitere interdisziplinäre Forschung sind zum einen Unterschiede der gesprächsweisen Darstellung von Anfällen zwischen Jugendlichen und Erwachsenen als auch über die Vorgängerprojekte hinausgehende neue linguistische Merkmale in diesen Schilderungen.

Abschließend diskutieren wir dann den Gewinn unserer interdisziplinären Arbeit und geben einen Ausblick auf weitere aktuelle und geplante gemeinsame Projekte.

2 Die medizinische Problemstellung im EpiLing-J-Projekt

Anfallserkrankungen sind dadurch gekennzeichnet, dass die Patient*innen in der Zeit, in der sie nicht an Anfällen leiden, gesund und nicht beeinträchtigt sind. Nur für die Dauer des Anfalls führt eine psychiatrische oder neurologische Störung dazu, dass sie nicht mehr über sich selbst verfügen können. Bis auf wenige Ausnahmen lassen sich Anfallserkrankungen entweder den Epilepsien oder den dissoziativen Anfällen zuordnen. Epilepsien sind Erkrankungen, bei denen eine angeborene oder erworbene Hirnfunktionsstörung zu Anfällen führt. Bei dissoziativen Anfällen dagegen führt eine psychiatrische Störung dazu, dass Patient*innen phasenweise nicht mehr über ihren Körper verfügen können. Es gibt also eine Dissoziation zwischen Körper und Geist. Für die Zeit des Anfalls besteht in aller Regel eine Erinnerungslücke ebenso wie bei den meisten epileptischen Anfällen (vgl. Opp 2015).

Die Unterscheidung dieser beiden Anfallsformen ist so schwierig, dass 20–30 % der Patient*innen, die wegen therapieschwieriger Epilepsien in ein Epilepsiezentrum eingewiesen werden, gar keine Epilepsie haben, sondern dissoziative Anfälle (vgl. Benbadis 2006). Es vergehen im Schnitt sieben Jahre, bis die richtige Diagnose einer dissoziativen Störung gestellt wird (vgl. Reuber et al. 2002). Je mehr Zeit bis dahin vergeht, umso mehr Schaden bedeutet es für die Betroffenen. Dieser entsteht erstens durch unnötige invasive ärztliche Maßnahmen, die im Versuch unternommen werden, einen vermeintlichen epileptischen Anfall aggressiv zu durchbrechen. Zweitens entsteht er durch jahrelange, frustrane Dauermedikation mit Substanzen gegen Epilepsie, die oft auch mit Nebenwirkungen einhergeht. Drittens verzögert sich der Zugang zu einer bei dissoziativen Anfällen dringend erforderlichen psychotherapeutischen Behandlung (vgl. Schöndienst 2017).

Da Patient*innen in der Regel im Intervall zwischen den Anfällen symptomlos sind, hat der Arzt/die Ärztin bei der Konsultation das Problem, dass die neurologische Untersuchung meist keinen Schlüssel zur Diagnose liefert. Die Messung der Hirnströme (Elektroenzephalogramm/EEG) zeigt im Intervall zwischen den Anfällen nur bei der Hälfte der Epilepsie-Patient*innen tatsächlich epilepsietypische Potenziale. Es gibt zudem auch falsch positive EEG-Befunde: Im Kindesalter kann das EEG deutlich häufiger als im Erwachsenenalter epilepsietypische Potenziale zeigen, obwohl gar keine Epilepsie vorliegt (vgl. Borusiak et al. 2010). Ärzt*innen brauchen also weitere Kriterien, die ihnen die Unterscheidung ermöglichen.

Schon in den neunziger Jahren des letzten Jahrhunderts konnte in Bielefeld die Arbeitsgruppe um Elisabeth Gülich und Martin Schöndienst zeigen, dass sich die Art, in der Patient*innen ihre Anfälle schildern, abhängig davon deutlich unterscheidet, ob die Ursache der Anfälle eine Epilepsie oder eine dissoziative Störung ist. Die Unterschiede zwischen den verschiedenen Diagnosen zeigen sich aber kaum im Inhalt der Schilderung, denn sowohl bei epileptischen als auch bei dissoziativen Anfällen können Patient*innen inhaltlich zum Anfall wenig sagen, da für beide Anfallsformen für die Zeit der Bewusstlosigkeit eine Erinnerungslücke vorliegt. Wenn Patientinnen und Patienten im ärztlichen Gespräch Raum und Zeit gegeben wird, ihre eigenen Relevanzen zu setzen, fallen jedoch Unterschiede auf: zum einen in den sprachlich-kommunikativen Verfahren, mittels derer Anfälle geschildert werden, und zum anderen in der Art und Weise, wie Patient*innen in der Interaktion auf ärztliche Fragen und Äußerungen reagieren (vgl. beispielsweise

Schwabe et al. 2008; Gülich & Schöndienst 2000; Opp, Frank-Job & Knerich 2015; Schöndienst 2017). Dies führen wir im folgenden Abschnitt weiter aus.

3 Zur Methode der linguistischen Analyse von Gesprächen über Anfälle

Die sprachlich-kommunikativen, differenzialdiagnostisch nutzbaren Unterschiede in Schilderungen von epileptischen und dissoziativen Anfällen werden mit der Methode der konversationsanalytisch basierten Gesprächsanalyse ermittelt. Dies ist eine qualitativ-explorative Forschungsmethode, die der Frage nachgeht, wie Interaktant*innen Sprache in der Kommunikation verwenden und wie sie damit ihre soziale Wirklichkeit konstruieren (vgl. z. B. Bergmann 1981: 11–16; Gülich & Mondada 2008: 13). Methodisch zentral ist dabei die Berücksichtigung der Sequenzialität und Interaktivität des Gesprächsprozesses. Das Gespräch wird also entlang seines zeitlichen Verlaufs rekonstruiert und die Analyse berücksichtigt die Perspektive der Gesprächsteilnehmer*innen sowie die gemeinsame Herstellung von Äußerungen und größeren Einheiten wie Erklärungen oder Erzählungen. Grundsätzlich wird zudem davon ausgegangen, dass eine Interaktion auf allen Ebenen geordnet verläuft und dass die Gesprächsbeteiligten Methoden – sogenannte Ethnomethoden – verwenden, um ihre Äußerungen zu gestalten und ihre Interaktion zu organisieren. Diese stehen kompetenten Mitgliedern einer Gesellschaft oder einer gesellschaftlichen Subgruppe zur Verfügung (vgl. auch Deppermann 2008: 7–8).

Diese Ethnomethoden oder konversationellen Verfahren gilt es methodisch fundiert und reflektiert zu rekonstruieren, so dass grundsätzlich auch andere Forscher*innen mit denselben Daten unter Anwendung der Gesprächsanalyse zu vergleichbaren Ergebnissen kommen sollten. Als Datenbasis für diese Forschung sollten Gespräche dienen, in denen das Vorkommen und die Gestaltung der Gesprächsmerkmale nicht durch die Aufnahme beeinflusst werden (vgl. Deppermann 2008: 25).

Eine genaue Transkription ist notwendige Grundlage der Analyse, um die Phänomene und die zeitliche Struktur der flüchtigen Gesprächsereignisse erfassen und auswerten zu können. Besonders deutlich wird dies an Pausen, Atemgeräuschen, Häsitationsphänomenen und gleichzeitigem Sprechen.

Für die hier beschriebenen interdisziplinären Projekte zeichnen Ärzt*innen in der Klinik Gespräche auf – aus forschungspragmatischen Gründen vorwiegend mit einem Diktiergerät, in einigen Fällen auch als Videoaufzeichnung. Kinder bzw. Jugendliche und deren Erziehungsberechtigte werden ausführlich und altersgruppenspezifisch über das Projekt informiert und ihr Einverständnis wird auf dieser Basis eingeholt; auch die Ethikanträge laufen über die Klinik. Die Gespräche werden von medizinischer Seite einem Sub-Korpus zugeordnet (Anfallskorpus, Bauchschmerzkorpus, Kollapskorpus etc.).

Diese Daten werden dann von Linguist*innen nach gesprächsanalytischen Konventionen transkribiert (GAT2, Selting et al. 2009). Dabei nutzen wir die Software ExMaraLDA (Schmidt 2012), um zeitlich mit der Audiodatei alignierte Transkripte zu erstellen, die für eine methodisch erweiterte Auswertung händisch und automatisch annotiert werden können. Die GAT2-Transkripte und die Aufnahmen werden dann gesprächsanalytisch ausgewertet: Zum einen führen wir auf der Basis interdisziplinärer Datensitzungen Einzelfallstudien und Fallvergleiche durch, die in weiteren Projekten weiter ausgewertet werden. Im Epi-Ling-J-Projekt beziehen wir uns zum anderen auf bestehende Forschung zur linguistisch-gesprächsanalytischen Differenzialdiagnostik anfallsartiger Erkrankungen (vgl. z. B. Gülich & Schöndienst 1999, 2000; Surmann 2005; Schöndienst 2017) und deren Zusammenfassung in Form einer Scoring-Tabelle (vgl. Reuber et al. 2009). Beides stellen wir im Folgenden exemplarisch dar, wir beginnen mit einem Fallvergleich.

3.1 Exemplarische Darstellung eines Fallvergleichs

Um unsere Arbeitsweise zu veranschaulichen, stellen wir zunächst die Anfangsphase von Anamnesegespräch A01 und A02 einander gegenüber. Diese als Videoaufzeichnung vorliegenden Gespräche sind aus folgenden Gründen gut vergleichbar: Die Patientinnen sind etwa gleich alt und der Arzt beginnt mit einer Erzählaufforderung, mit der er den Patientinnen die Verantwortung für einen anschließenden längeren narrativen Gesprächsschritt übergibt, einem sogenannten „globalen Zugzwang" (Quasthoff 2001: 1303). Die Patientinnen kommen somit zu Gesprächsbeginn beide länger zu Wort, obwohl im Gespräch A02 die Mutter der Patientin anwesend ist, während Patientin 01 alleine mit dem Arzt spricht (triadisches vs. dyadisches Gespräch). Im Folgenden geben wir zunächst die relevanten Sequenzen als Transkriptausschnitt wieder, vergleichen diesen dann tabellarisch und erläutern anschließend einige Aspekte des überblicksartigen Vergleichs detaillierter.

Ausschnitt 1: Anamnesegespräch 01, P01 ist 16 Jahre alt, dyadisches Gespräch
```
01    A01:   ((geht zum Schreibtisch)) hhh° GUT(1.2)
02           ja h°(.) dann erZÄHlen sie mal;
03    P01:   (1.6) <<p> was DENN,
```

```
04              was soll ich erZÄHlen?>
05     A01:     (---) hm::: warum/ wie sie hierHER gekommen sind-=
06              =was was was das proBLEM ist,
07     P01:     (---) also: ich war ähm: (.) ARbeiten?
08              um sieben UHR,
09     A01:     (1.7) hm_HM?
10     P01:     ja dAnn ähm: war meine ERste aufgabe-
11              (0.2) zu SPÜlen,
12              (0.7) morgens is es IMmer so-
13              °hhh (0.4) dann: war eigentlich alles oKAY-
14              (0.3) ich hatte auch daVOR eine woche krAnkenschein,
15              (0.2) weil ich UMgekippt bin-
16     A01:     (1.0) hm_HM,
17     P01:     (0.3) und: ähm: (1.3) ja dann (1.4) ich WEIß nicht-=
18              =ich bin einfach UMgekippt;
19              ich (0.3) also mir war auch nicht SCHLECHT oder so?
20              (0.8) und dann hab ich angefangen zu ZITtern?
21              (0.3) aber (0.4) ja (.) ich war halt nicht (0.9) nicht DA.
22     A01:     (1.9) hm_hm;
23     P01:     (0.6) hm_ja (2.5) also (0.2) ich war so: (1.1)
                wie HEIßt das,
24              (2.3) so: KOmisch-=
25              =ich wusste nicht waru/ (0.3) ich bin hie/
                warum bin ich jEtzt aufm BOden?
26     A01:     (0.3) hm_HM-
27     P01:     ja (1.4) <<p> keine_AHnung->
28              (1.4) passiert mir aber ÖFters;
29     A01:     ((nickt))
30     P01:     aber das mit dem so (.) SO ähm:-
31              mit dem ZITtern und so (.) (nicht eigentlich.)
32     A01:     (4.0) hm_HM;
33     P01:     (0.4) ja.
                ((… Auslassung: möglicher Grund Stress,
                kurze Erwähnung einer anderen Episode))
40     A01:     (1.6) und das (0.8) kommt von ganz alLEIne;
41     P01:     (2.5) wie-
42     A01:     öhm (1.0) HEUte früh;
43              das (0.1) WAR/ (1.0)
44              das KOMMT einfach so-
45              (0.3) oder?
```

46		(0.8) was ist ihr geFÜHL-
47	P01:	ja MANchmal/
48		also °hhh äh:: letzte WOCHe?
49		(0.2) war mir g_ganz schnell so sch_SCHWARZ vorn augen?
50		(0.5) aber HEUte/
51		heute eigentlich NICHTS;
52		(0.5) also HEUte bin ich einfach umgekippt;
53		<<p> ja (0.8) umgekippt> (0.7) ich weiß AUCH nicht;
54		(2.3) aber ich war !NUR! am zittern-
55		(1.0) die GANze zeit;
56	A01:	(1.2) hm_HM-
57	P01:	(0.3) ((unverständlich))
58	A01:	(4.8) <<p> und (1.0) hm_hm> (0.4) und DANN?
59		(1.0) sie waren am ZITtern?
60	P01:	(0.8) hm_ja (.) und (0.4)
		dann is KRANkenwagen (.) [gekommen.]
61	A01:	[hm]
62		(12.9)

Ausschnitt 2: Anamnesegespräch 02, P02 ist 17 Jahre alt, triadisches Gespräch

01	A02:	(1.0) °hhh hhh° ((Schritte, 2.21 Sek)) <<gehaucht> SO->
02		vielleicht f::angen wir einfach mal_mit (0.6) GEStern an,
03		(1.3) (sie können) mal erZÄHLen-
04	P02:	(1.62) ja halt <<all> ich stand> an der HALtestelle halt?=
05		=UND ähm (.) <<tief> ja: gestern (is eben) so viel SCHNEE gefall_n> und so-=
06		=die BUSse die kamen alle zu spÄt-=
07		=es war s:o (0.8) gegen SIEben uhr?
08	A02:	(-) hm_[HM,]
09	P02:	[erst] so zwanzig minuten (da/dann) geWARtet,=
10		=u:/ ich stAnd auch die GANZze zeit,
11		(0.75) auf_einmal hab ich <<len> zuRÜCKgeguckt> un_mir wurd <<p> so_n bisschen> (.) SCHWINdelig,=
12		=und_ich hab dan~ so_n ((macht Geste mit den Händen)) (0.48) <<all> ich weiß AUCH nicht>
13		so_n richtig (.) !MERK!würdiges gefühl bekomm/;=
14		=aber_das KENN ich schon;
15		°h ich wusste da dann schon be[SCHEID-]
16	A02:	[hm_HM-]
17	P02:	(0.78) aber ((räuspern)) <<all> dass ich jetzt davon

```
                    beWUSSTlos wurde,
18                  das_is jetzt dies_mal> nur das ZWEIte mal;
19                  (--) °h dann hab ich mich HINgesetzt erstma?
20                  (--) °hh <<kopfschüttelnd> ja h° un_dann> (--) is
                    irgendwie <<all> alles WEG;>=
21                  =und DANN (.) <<all> kann ich mich nur dran erInnern>
                    dass ich_im <<hoch> KRANkenwagen war,=
22                  =und_äh:> (0.68) <<acc> mich dann jemand da_AUSgefragt
                    hat->=
23                  =der nots/ NOTarzt wohl,
24                  wie ich HEIße,
25                  und_äh die ähm ((zieht Nase hoch)) (1.23)
                    <<dim> KRANkenkassenkarte und sowas [alles;>]
26      A02:                                           [hm_HM- ]
27      P02:        (1.4) ja-
28      A02:        ((schreibt 3.2 Sek)) (1.44) HM_hm.
29                  (-) und das_n geFÜHL was sie kannten;
30                  VORher schon;=
31                  =wie/_wie oft KOMMT_das,
```

Tab. 1: Überblick über einige Unterschiede zwischen den Sequenzen.

Anamnesegespräch 01	Anamnesegespräch 02
A01 setzt unspezifischen globalen Zugzwang, der eine narrative Rekonstruktion nahelegt: *„erZÄHlen sie mal"*	A02 setzt spezifischen globalen Zugzwang, der eine narrative Rekonstruktionen eines bestimmten Vorfalls nahelegt: *„GEStern", „sie können mal erZÄHLen-"*
P01 fragt zurück, A01 macht zwei Angebote: *„warum/wie sie hierHER gekommen sind-was das proBLEM ist"*	P02 beginnt eine episodische narrative Rekonstruktion
P01 erzählt Episode mit Fokus auf situativen Elementen, eher minimal narrativ	P02 erzählt Episode mit situativen Elementen und eigener Wahrnehmung, strukturell vollständige episodisch-narrative Rekonstruktion
Keine klare narrative Gestaltschließung: *„ja (1.4) ≪p> keine_AHnung >"* Abschließende Generalisierung: *„passiert mir aber ÖFters;"*	Klare narrative Gestaltschließung, P02 bezieht sich gestaltschließend auf eigene Erinnerungen nach der Bewusstlosigkeit

Tab. 1 (fortgesetzt)

Anamnesegespräch 01	Anamnesegespräch 02
Umkippen als zentrales Element, Zittern als weiteres wichtiges Symptom	Entwicklung einer Symptomatik: schwindelig, Geste, merkwürdiges Gefühl, Gefühl der Bekanntheit/des Bescheidwissens; Bewusstlosigkeit ist ein Aspekt unter diesen
Generalisierende/holistische Formulierungen bzgl. der ‚Lücke': „(1.3) ja dann (1.4) ich WEIß nicht- = =ich bin einfach UMgekippt; ich war halt nicht (0.9) nicht DA. keine_AHnung heute eigentlich NICHTS; (0.5) also HEUte bin ich einfach umgekippt; ≪p>ja (0.8) umgekippt> (0.7) ich weiß AUCH nicht;"	Formulierungsarbeit und Konturierung bzgl. der ‚Lücke': „ = und_ich hab dann so_n ((macht Geste mit den Händen)) (0.48) ≪all> ich weiß AUCh nicht> so_n richtig (.) !MERK!würdiges geFühl bekomm/; = […] (0.9) dann hab ich mich HINgesetzt erstmal (–) °hh ≪kopfschüttelnd> ja h° un_dann> (–) is irgendwie ≪all> alles WEG; ≥ =und DANN (.) ≪all> kann ich mich nur dran erInnern dass ich_im ≪hoch> KRANkenwagen war, = "
Viele längere und lange Pausen	Wenige Pausen, Planungspausen
A01: Rückfrage zu Vorgefühlen (Z. 40–46). Erneuter globaler Zugzwang („und DANN? (1.0) sie waren am ZITtern?"), den P01 minimal und vor allem abschließend bedient („P01: hm_ja (.) und (0.4) dann is KRANkenwagen (.) [gekommen.]")	A02: Rückfrage zu einem Aspekt (Z. 29–31)

Anhand des tabellarischen Vergleichs (siehe Tab. 1) sollten bereits einige zentrale Unterschiede deutlich geworden sein, die nun näher erläutert werden sollen:

Die „Phase der eingeschränkten Selbstverfügbarkeit" bzw. der „Lücke" (Gülich & Schöndienst 2000: 12, 14, 38) oder „Gap" (Reuber et al. 2009: Appendix A) ist Teil des Anfalls und umfasst nicht nur eine Bewusstlosigkeit, sondern auch beispielsweise eine eingeschränkte motorische Kontrolle oder verzerrte Sinneswahrnehmungen. Der sprachlich-kommunikative Umgang der Patient*innen mit der Beschreibung der „Lücke" liefert Hinweise auf die Art der Anfallserkrankung: Eine klare Konturierung der Lücke, bei der die Patientin darstellt, was sie wahrgenommen oder empfunden hat sowie an was sie sich vor der Bewusstlosigkeit noch und danach wieder erinnert, verweist eher auf epileptische Anfälle, besonders wenn noch Formulierungsarbeit (vgl. Gülich 1994) zu beobachten ist. Holistische Aussagen wie „ich bin dann weg" ohne Formulierungsarbeit verweisen eher auf dissoziative Anfälle, besonders wenn der Patient auch sonst wenig berichtet oder ausschließlich auf situative Umstände fokussiert, so dass die Bewusstlosigkeit oder die eingeschränkte Selbstverfügbarkeit als zentrales Element der Anfallsbeschreibung hervortritt (vgl. auch Gülich & Schöndienst 2000: 12, 14, 38; Reuber et al. 2009: Appendix A). Diese differenzialdiagnostischen Kriterien verweisen damit für Patientin P01 auf dissoziative und für Patientin P02 auf epileptische Anfälle.

Bei der Betrachtung der Beispiele wird auch deutlich, dass eine starke Vereinfachung der Merkmale oder ein reines Suchen oder Zählen einer Phrase wie „ich bin weg" nicht zu einer differenzialdiagnostischen Unterscheidung führen kann: Beide Patientinnen verwenden holistische Phrasen, P01 vorwiegend Varianten von „ich weiß (auch) nicht" und „ich bin (einfach) umgekippt", bei P02 sind zwei Äußerungen holistisch: „«all> ich weiß AUch nicht >" (Z. 12) bzw. „un_dann (–) is «all> irgendwie alles weg" (Z. 20). Aber bei P02 sind diese sequenziell in die Beschreibung der subjektiven Wahrnehmung und in eine genaue Konturierung der Lücke unter Verwendung von Formulierungsarbeit eingebettet.

Über diese bereits für Erwachsene beschriebenen Merkmale hinaus fällt im Fallvergleich zum einen die Pausenstruktur auf. In Anamnesegespräch 01 finden sich deutlich mehr und längere Pausen als in Anamnesegespräch 02 (auch über die hier gezeigten Sequenzen hinaus). Zum anderen erzählen zwar beide Patientinnen eine Anfallsepisode, unterscheiden sich aber darin, wie sie dies tun. Um dies konkretisieren zu können, erläutern wir zunächst knapp einige Aspekte der gesprächslinguistischen Perspektive auf das Erzählen.

Bei der episodisch-narrativen Rekonstruktion (vgl. auch Knerich & Haagen in diesem Band; Gülich 2017) wird ein Vorfall aus der Vergangenheit so rekonstruiert, dass die Chronologie der Abläufe erhalten bleibt (vgl. Labov & Waletzky 1967; Labov 1972) und die Perspektive der Erzähler*in deutlich wird. Die narrative Rekonstruktion selbst ist inhaltlich strukturiert in eine Situierung, mit der die Situation beschrieben wird und Protagonist*innen eingeführt werden, einen Handlungsablauf, der zumindest minimal ungewöhnlich ist, d. h. einen Planbruch aufweist, mit dem die Protagonist*innen umgehen, einen Abschluss und eine Rückführung in die Jetztzeit des Gesprächs. Zur globalen Strukturierung gehören auch die Platzierung von Zuhöreraktivitäten und die konversationelle Einbettung von Erzählungen in den Gesprächsverlauf (vgl. Quasthoff 2001: 1294).

Auf der interaktiven Ebene ist eine Erzählung immer eine gemeinsame Leistung, ein *interactional achievement* (vgl. Schegloff 1982), denn alle Beteiligten tragen sowohl dazu bei, dass eine Person das Rederecht für eine längere narrative Einheit erhält, als auch zu deren Ausführlichkeit und Ausgestaltung (vgl. Selting 2010).

Innerhalb des Erzählens greifen drei narrative Zugzwänge, der Detaillierungs-, der Relevantsetzungs- und Kondensierungs- sowie der Gestaltschließungszwang:

Erzähler*innen stehen unter den Zugzwängen, sich an die Abfolge der erlebten Ereignisse zu halten, diese detailliert wiederzugeben, allerdings dennoch nur das ausführlich zu erzählen, was – in der aktuellen Erzählsituation – relevant ist und somit zu gewichten und zu bewerten, sowie die Episode in einer für das Gegenüber erkennbaren Weise inhaltlich und strukturell abzuschließen (vgl. Kallmeyer & Schütze 1977: 187–188).

Sprachliche Mittel beim Erzählen sind starke Detaillierung, zumindest phasenweise, „szenisches Präsens" in diesen Phasen, direkte Redewiedergabe oder Gedankenwiedergabe und evaluative/expressive Mittel (vgl. Quasthoff 1980: 27–29).

Auf dieser Basis kann festgehalten werden, dass beide Patientinnen beginnen, ihr Anfallserlebnis als Episode zu situieren. Patientin 02 behält die episodisch-narrative Form bei und ergänzt die situativen Elemente mit einer detaillierten Darstellung ihrer eigenen Wahrnehmung, verwendet ‚Dichte Konstruktionen' (vgl. Günthner 2006) als Mittel der Inszenierung (Z. 09) sowie narratives Präsens am Höhepunkt der Erzählung (Z. 20). Zudem nimmt sie eine klare narrative Gestaltschließung vor, indem sie sich auf ihre eigenen Erinnerungen nach der Bewusstlosigkeit bezieht (Z. 21–25). Die Darstellung von Patientin 01 wird dagegen nach der Situierung detailärmer und es erfolgt keine klare Gestaltschließung, sondern die Markierung einer epistemischen Unsicherheit bezüglich der eigenen Erfahrung („ja (1.4) «p> keine_AHnung->", Z. 27) und eine abschließende Generalisierung („passiert mir aber ÖFters;", Z. 26). Auch der Arzt A01 markiert mit einem erneuten narrativen Zugzwang (Z. 58–59), dass ein narrativer Abschluss noch aussteht.

Nach dieser exemplarischen Darstellung einiger Aspekte eines Fallvergleichs soll nun die Arbeit mit der – auf den Ergebnissen derartiger Fallstudien und -vergleiche bei erwachsenen Anfallspatient*innen beruhenden – Scoring-Tabelle von Reuber et al. (2009) dargestellt werden.

3.2 Analyse mit einer Scoring-Tabelle

Bei dieser Scoring-Tabelle handelt es sich um eine systematisierte Anleitung zur differenzialdiagnostisch fokussierten qualitativen Analyse mit vorgegebenen Analysekategorien. Sie fasst die gesamten EpiLing-Ergebnisse (vgl. Gülich & Schöndienst 1999; Surmann 2005; Schwabe et al. 2008) in knapper, strukturierter Form zusammen. Diese Analysekategorien beziehen sich auf den lockeren Gesprächsleitfaden dieser Projekte, der einen möglichst offenen Gesprächsbeginn vorsieht, d. h. dass der Arzt/die Ärztin den Patient*innen ermöglicht, eigene Relevanzen zu setzen, und ihnen Zeit für ihre Ausführungen gibt. Wenn die Patientin/der Patient dann nicht oder nicht ausführlich auf folgende Aspekte Bezug genommen hat, soll im weiteren Verlauf des Gesprächs nach ihnen gefragt werden: der erste, der letzte und der schlimmste Anfall, die Wahrnehmung der „Lücke" und ob es Strategien gibt, mit denen der Anfall abgewendet oder gestoppt werden kann, sogenannte Anfallsunterbrechungsstrategien (vgl. Schwabe et al. 2008; Jenkins et al. 2015).

Die Analysekategorien werden in der Scoring-Tabelle als 17 Items formuliert und in drei Gruppen eingeteilt (vgl. Reuber et al. 2009): Der Bereich Interaktion (A) bezieht sich darauf, ob die Anfallsbeschreibung selbst- oder fremdinitiiert erfolgt und ob Patient*in oder Arzt/Ärztin dann im Verlauf den Fokus auf der Anfallsbeschreibung beibehält. Der Bereich der thematischen Merkmale (B) umfasst z. B. die Relevantsetzung von Anfallssymptomen und die Thematisierung der eigenen Wahrnehmung und Erinnerung. Im Bereich der sprachlichen Merkmale im engeren Sinne (C) wird die Formulierungsweise untersucht: Es wird herausgearbeitet, ob die Patient*innen Formulierungsarbeit – auch im Kontext von Unbeschreibbarkeit (vgl. Gülich & Schöndienst 1999; Gülich 2005) – aufwenden oder holistische Aussagen tätigen. Des Weiteren wird der Umgang mit Negationen in Form von kontextualisierten vs. absoluten Negationen analysiert, z. B. „ich weiß nichts mehr" vs. „ich kann mich noch erinnern, dass ..., dann weiß ich erst wieder, wie ... ". Auch die konzeptionelle Metaphorik in der Anfallsbeschreibung nach Surmann (2005) gehört in diesen Bereich, d. h. ob Patient*innen den Anfall „als außen verortete, selbsttätig agierende, bedrohliche Entität" (Surmann 2005: 230) konzeptualisieren, gegen die sie sich aktiv stellen können, ob sie dies nicht tun oder ob ein insgesamt inkonsistentes Metaphernkonzept vorliegt (vgl. Surmann 2005). Da sich diese Merkmale auf das gesamte Gespräch beziehen und weil Unterschiede zu erwachsenen Anfallspatient*innen bestehen, konnten wir in unserem exemplarischen Fallvergleich nicht alle diese Merkmale zeigen.

Wir weisen an dieser Stelle darauf hin, dass die sprachlich-kommunikativen differenzialdiagnostischen Merkmale mit einer genauen konversationsanalytischen Exploration von authentischer Interaktion rekonstruiert wurden, wie wir es anhand des Fallvergleichs der Gesprächsanfänge illustriert haben (vgl. auch Surmann (2005) zur Vorgehensweise).

Im EpiLing-J-Projekt haben wir zusätzlich zu den Einzelfallstudien und -vergleichen 20 Gespräche mit Hilfe dieser für erwachsene Patient*innen formulierten Scoring-Tabelle analysiert, um herauszufinden, ob wir diesen Zugang unverändert zur linguistischen Differenzialdiagnostik verwenden können. Dies ist jedoch nicht möglich, da wir in unserem Korpus von Gesprächen mit anfallskranken Kindern und Jugendlichen Unterschiede zu den sprachlich-kommunikativen Merkmalen in Gesprächen mit erwachsenen Anfallspatient*innen gefunden sowie neue Merkmale rekonstruiert haben. Dies stellen wir im Folgenden dar.

3.3 Unterschiede zu Erwachsenen und neue Merkmale

Für unser Korpus können wir nach einer Auswertung mit der Scoring-Tabelle festhalten, dass es sich in einigen Aspekten von den bisher untersuchten Anamnesegesprächen mit Erwachsenen unterscheidet: Im Bereich der sprachlichen Mittel (C) finden wir zwar auch bei den jungen Anfallspatient*innen Formulierungsarbeit, diese ist aber weniger komplex: Es gibt nur in Ausnahmefällen Reformulierungsketten oder adversative Strukturen im Kontext von Unbeschreibbarkeit, sondern eher Pausen, Abbrüche und Neuansätze, Präzisierungen und Detaillierungen ohne Reformulierungsindikatoren sowie eine Veranschaulichung mittels Gesten und Imitieren des Anfalls oder bestimmter Anfallsphasen (vgl. Patientin P02, Z. 11–13).

Der deutlichste Unterschied zu den Anamnesegesprächen mit erwachsenen Anfallspatient*innen besteht darin, dass die metaphorische Konzeptualisierung des Anfalls als bedrohliche Entität (s. o.) in unserem Korpus sehr selten und dann auch nur in reduzierter Form zu finden ist. Für erwachsene Patient*innen mit fokalen epileptischen Anfällen kann gezeigt werden, dass verschiedene sprachliche Phänomene zusammenwirken und ein Gesamtbild konstituieren (vgl. Surmann 2005: 168). Da dies in unserem Korpus in keinem Fall beobachtbar ist, konnte es in den exemplarischen Fallanalysen der Gesprächsanfänge auch nicht gezeigt werden. Allerdings findet sich später im Gespräch mit Patientin P02 eine – im Vergleich zu den Ergebnissen von Surmann (2005) reduzierte – Konzeptualisierung des Anfalls als agentiv und von außen kommend: „also es kommt", „es kam ja immer", „und dann kam das so gerade". Die Konzeptualisierung eines Kampfs bzw. einer Auseinandersetzung mit dem Anfall war in unserem Korpus bislang gar nicht zu finden.

Bei unseren Analysen mit der Scoring-Tabelle haben wir auch neue sprachlich-kommunikative Phänomene rekonstruiert: zum einen die Positionierung zum Anfall und zum anderen „Verwischungsverfahren" (vgl. Frank-Job i. E.). Letztere sind Verfahren, mit denen Patient*innen zuvor Gesagtes sukzessive zurücknehmen, einschränken, abschwächen und sogar negieren, so dass am Ende der Äußerung für das Gegenüber keine Anknüpfungsmöglichkeiten bleiben. An diesen Stellen im Gespräch entstehen dann oftmals längere Pausen und thematische Brüche (vgl. Frank-Job i. E.). Zudem wollen wir die narrativen Rekonstruktionsaktivitäten noch weiter differenzialdiagnostisch auswerten.

Aufgrund der Unterschiede zu erwachsenen Patient*innen und auf Basis der noch weiter auszuarbeitenden potentiell differenzialdiagnostisch relevanten Merkmale entwickeln wir derzeit ein neues linguistisch-gesprächsanalytisches Diagnoseinstrument für jugendliche Anfallspatient*innen, das dann in einer verblindeten Studie überprüft werden soll.

4 Nutzen der interdisziplinären Zusammenarbeit

Für die Linguistik ist es ein Gewinn, Daten direkt aus dem Feld zu erhalten, die von den Ärztinnen und Ärzten aufgezeichnet werden. Bislang war es möglich, die Einwilligung so zu gestalten, dass neben interdisziplinären Arbeiten (Opp, Frank-Job & Knerich 2015; Opp & Frank-Job 2017; Frank-Job, Knerich & Opp 2020) auch gesprächslinguistische Fragestellungen an diesem authentischen Material bearbeitet werden können. Weiterführend sind auch computerlinguistische Projekte in Arbeit. Auch dass gegebenenfalls weitere Informationen auf unkomplizierte Weise erhoben werden können, beispielsweise zur Situation aber auch zum Sprachstand der jungen Patient*innen, ist ein großer Vorteil der engen interdisziplinären Zusammenarbeit, da diese Informationen auch für erweiterte, z. B. soziolinguistische, Fragestellungen genutzt werden können.

Ärztinnen und Ärzte können von der gesprächslinguistischen Forschung in vielerlei Hinsicht profitieren. Durch die linguistische Analyse wird die Irritation verstehbar, die alle erfahrenen Epileptolog*innen aus Gesprächen mit Patient*innen mit dissoziativen Anfällen kennen. Aus dem Erfahrungswissen, wie man sich häufig in diesen Interaktionen fühlt, wird durch die linguistische Aufarbeitung eine fassbare und vermittelbare Beschreibung sprachlich-kommunikativer Merkmale. Ärzt*innen erhalten so ein Handwerkszeug, das sie im Alltag anwenden können.

Auch haben wir im Rahmen von Vorträgen vor medizinischem Publikum die Botschaft vermitteln können, dass man die Relevantsetzung der Patient*innen nur dann erfahren kann, wenn man ihnen eine wirklich offene Eingangsfrage stellt und ihnen so zumindest in den ersten Minuten des Gesprächs die Möglichkeit gibt, wirklich frei und ungesteuert zu erzählen. Geschlossene Fragen, wie sie im üblichen medizinischen Kontext oft vorkommen, lassen die oben beschriebenen sprachlichen Muster dagegen nicht sichtbar werden.

Als besonders ertragreich erwiesen sich zudem interdisziplinäre Workshops, bei denen das gleiche Gespräch zunächst aus medizinischer und dann aus linguistischer Sicht beleuchtet und erklärt wurde. Ärzt*innen erhalten so die Möglichkeit, frühzeitiger als bisher die Diagnose dissoziative Anfälle zu stellen und so den Patientinnen und Patienten langjährige Fehlbehandlungen zu ersparen. Allerdings ist die linguistische Auswertung für die einzelnen Patient*innen, die ihr Einverständnis für diese Form der Analyse geben, bislang noch ohne größeren Nutzen: Der Zeitaufwand für die Transkription und die Analyse ist so hoch, dass der diagnostische Prozess in den meisten Fällen bereits abgeschlossen ist, bevor eine linguistische Einschätzung vorliegt.

Auf politischer Ebene nutzen wir unsere Forschungsergebnisse, um zu zeigen, dass das ärztliche Gespräch nicht nur eine zwischenmenschliche Qualität hat, sondern dass es auch als diagnostisches Instrument eine belegbare Wichtigkeit hat, die – je nach Fragestellung – an manchen Stellen auch den apparativen Untersuchungen überlegen ist.

5 Ausblick: begonnene und geplante Projekte

Im Ausblick sollen zunächst direkte Nachfolgeprojekte und dann weiterführende Projekte kurz vorgestellt werden: Das neue Diagnosemanual, d. h. unsere Erweiterung der vorgestellten Scoring-Tabelle, soll zeitnah vervollständigt und evaluiert werden, um es bald für Ärzt*innen nutzbar zu machen. Dazu ist eine intensive qualitative Auseinandersetzung mit den Daten nötig. Daran anschließend soll diese gesprächslinguistische Differenzialdiagnostik so kondensiert werden, dass sie Ärzt*innen in knapper Form im Rahmen von Fortbildungen vermittelt werden kann (vgl. auch Jenkins et al. 2015).

In weiterführenden Projekten gehen wir der Frage nach, ob auch für andere Krankheiten sprachlich-kommunikative Merkmale ermittelt werden können, die auf organische bzw. psychische Ursachen hinweisen: Neben dissoziativen Anfällen gibt es noch eine Reihe weiterer Erkrankungen, von denen vermutet wird, dass ihnen eine ähnliche Pathophysiologie zugrunde liegt. Daher wollen wir untersuchen, ob sich auch dissoziative Bewegungsstörungen, zum Beispiel dissoziative Lähmungen, durch ähnliche sprachlich-kommunikative Verfahren seitens der Patient*innen auszeichnen, wie sie für das Sprechen über dissoziative Anfälle beobachtet werden können. Eine weitere wichtige Frage ist, ob die linguistisch-differenzialdiagnostischen Kriterien, die wir als typisch für epileptische Anfälle herausgearbeitet haben, nur für diese spezifisch sind oder ob sie für alle organisch bedingten Bewusstseinsstörungen gelten. Dies soll an einem Korpus von 22 Gesprächen untersucht werden, die mit Patient*innen geführt wurden, die im Rahmen eines Kreislaufkollapses das Bewusstsein verloren haben. Denn auch bei Kollapszuständen ist die ärztliche diagnostische Zuordnung oft schwierig, weil sich bei der körperlichen und der neurologischen Untersuchung sowie bei EKG- und Blutdruckmessungen nach dem Ereignis oft kein auffälliger Befund mehr erheben lässt. Deshalb wären auch hier zusätzliche linguistische Kriterien, mit denen die Diagnose anhand des Gesprächs gestellt werden kann, außerordentlich hilfreich für den medizinischen Bereich.

Für Bauchschmerzen werten wir Gespräche mit Kindern und Jugendlichen aus, die stationär im Krankenhaus aufgenommen werden (LASS-Studie: Linguistische Analyse von Schmerzschilderungen bei Kindern und Jugendlichen). Allerdings besteht ein deutlicher Unterschied zu Anfallserkrankungen: Es gibt zwar Patient*innen, die sowohl dissoziative Anfälle als auch epileptische Anfälle haben (vgl. Schöndienst 2017), aber das einzelne Anfallsereignis selbst ist letztlich immer entweder dissoziativ oder epileptisch. Dies lässt sich durch die Fälle beweisen, in denen während des Anfalls die Ableitung eines EEG erfolgt. Dagegen spielen der ärztlichen Erfahrung nach bei einem Kind mit Bauchschmerzen selbst dann psychische Faktoren eine relevante Rolle, wenn die Ursache eine Blinddarmentzündung oder eine chronisch entzündliche Darmerkrankung ist. Die Frage ist nun, ob sich >hier dennoch sprachlich-kommunikative Kriterien rekonstruieren lassen, mit denen man anhand der Schilderungen unterscheiden kann zwischen Bauchschmerzen, deren Ursache vornehmlich im psychischen Bereich zu suchen ist, und Bauchschmerzen, die eine medizinisch klar fassbare organische Ursache haben.

Literatur

Benbadis, Selim R. (2006): The EEG in nonepileptic seizures. *Journal of Clinical Neurophysiology* 24 (4), 340–52.

Bergmann, Jörg R. (1981): Ethnomethodologische Konversationsanalyse. In Peter Schröder & Hugo Steger (Hrsg.), *Dialogforschung. Jahrbuch 1980 des Instituts für Deutsche Sprache*, 9–51. Düsseldorf: Schwann.

Borusiak, Peter, Matthias Zilbauer & Andreas C.W. Jenke (2010): Prevalence of epileptiform discharges in healthy children – New data from a propsective study using digital EEG. *Epilepsia* 51 (7), 1528–1167.

Deppermann, Arnulf (2008): *Gespräche analysieren*. Wiesbaden: VS.

Frank-Job, Barbara (i. E.): Aushandlungen von Wissenszuständen in Gesprächen mit jugendlichen Anfallspatienten. In Julia Genz & Paul Gévaudan (Hrsg.), *Sprechen, Schreiben, Erzählen. Polyphonie in literarischen, medizinischen und pflegewissenschaftlichen Diskursen [Tagungstitel]*, tba. Göttingen: Vandenhoeck & Ruprecht.

Frank-Job, Barbara, Heike Knerich & Joachim Opp (2020): Interaktive Verfahren beim Sprechen über Angst in Anamnesegesprächen mit jugendlichen Patienten. In Barbara Frank-Job & Joachim Michael (Hrsg.), *Angstsprachen. Interdisziplinäre Zugänge zur kommunikativen Auseinandersetzung mit Angst*, 169–187. Wiesbaden: Springer VS.

Gülich, Elisabeth (1994): Formulierungsarbeit im Gespräch. In Světla Čmejrková, František Daneš & Eva Havlová (Hrsg.), *Writing vs Speaking. Language, Text, Discourse, Communication*, 77–95. Tübingen: Narr.

Gülich, Elisabeth (2005): Unbeschreibbarkeit: Rhetorischer Topos – Gattungsmerkmal – Formulierungsressource. *Gesprächsforschung – Online-Zeitschrift zur verbalen Interaktion* 6, 222–244.

Gülich Elisabeth (2006): Das Alltagsgeschäft der Interdisziplinarität. *Deutsche Sprache – Zeitschrift für Theorie, Praxis, Dokumentation* 34 (1–2), 6–17.

Gülich, Elisabeth (2017): Medizin. In Matías Martínez (Hrsg.), *Erzählen: Ein interdisziplinäres Handbuch*, 140–148. Stuttgart: Metzler.

Gülich, Elisabeth & Lorenza Mondada (2008): *Konversationsanalyse. Eine Einführung am Beispiel des Französischen.* Tübingen: Niemeyer.

Gülich, Elisabeth & Martin Schöndienst (1999): Das ist unheimlich schwer zu beschreiben. Formulierungsmuster in Krankheitsbeschreibungen anfallskranker Patienten: differentialdiagnostische und therapeutische Aspekte. *Psychotherapie und Sozialwissenschaft. Zeitschrift für Qualitative Forschung* 1, 199-227.

Gülich, Elisabeth & Martin Schöndienst (2000): Ansätze zu einer linguistischen Differentialtypologie epileptischer und anderer anfallsartiger Störungen. Methodologie und Anwendungsperspektiven. Vortragsmanuskript. https://www.uni-bielefeld.de/lili/forschung/projekte/epiling/Publikationen/Differentialtypologie.pdf (letzter Zugriff: 25.02.2020).

Günthner, Susanne (2006): Grammatische Analysen der kommunikativen Praxis – ‚Dichte Konstruktionen' in der Interaktion. In Arnulf Deppermann, Reinhard Fiehler & Thomas Spranz-Fogasy (Hrsg.), *Grammatik und Interaktion – Untersuchungen zum Zusammenhang von grammatischen Strukturen und Gesprächsprozessen*, 95–122. Radolfzell: Verlag für Gesprächsforschung.

Jenkins, Laura, Jeremy Cosgrove, Katie Ekberg, Ammar Kheder, Dilra Sokhi & Markus Reuber (2015): A brief conversation analytic communication intervention can change history-taking in the seizure clinic. *Epilepsy & Behavior* 52 (Pt A), 62–67.

Kallmeyer, Werner & Fritz Schütze (1977): Zur Konstitution von Kommunikationsschemata der Sachverhaltsdarstellung. In Dirk Wegner (Hrsg.), *Gesprächsanalysen. Vorträge, gehalten anlässlich des 5. Kolloquiums des Instituts für Kommunikationsforschung und Phonetik 1976, Bonn, 14.-16. Oktober 1976*, 159–274. Hamburg: Helmut Buske.

Labov, William (1972): The transformation of experience in narrative syntax. In William Labov, *Language in the inner city. Studies in the Black English vernacular*, 354–396. Philadelphia: University of Philadelphia Press.

Labov, William & Josua Waletzky (1967): Narrative analysis: Oral versions of personal experience. In June Helm (Hrsg.), *Essays on the Verbal and Visual Arts*, 12–44. Seattle: University of Washington Press.

Opp, Joachim (2015): Diagnostisches Vorgehen bei Verdacht auf dissoziative Anfälle. *Pädiatrische Praxis* 84, 197–203.

Opp, Joachim & Barbara Frank-Job (2017): Hypothesen zur Genese dissoziativer Anfälle anhand der Anfallsschilderungen. *Zeitschrift für Epileptologie* 30 (1), 34–38.

Opp, Joachim, Barbara Frank-Job & Heike Knerich (2015): Linguistische Analyse von Anfallsschilderungen zur Unterscheidung epileptischer und dissoziativer Anfälle. *Neuropädiatrie in Klinik und Praxis* 14 (1), 2–10.

Quasthoff, Uta (2001): ‚Erzählen' als interaktive Gesprächsstruktur. In Gerd Antos, Klaus Brinker, Wolfgang Heinemann & Sven F. Sager (Hrsg), *Text- und Gesprächslinguistik. Ein internationales Handbuch zeitgenössischer Forschung*, 1293-1309. Berlin, New York: De Gruyter.

Quasthoff, Uta M. (1980): *Erzählen in Gesprächen. Linguistische Untersuchungen zu Strukturen und Funktionen am Beispiel einer Kommunikation des Alltags*. Tübingen: Narr.

Reuber, Markus, Guillén Fernández, Jürgen Bauer, Christoph Helmstaedter & Christian E. Elger (2002): Diagnostic delay in psychogenic nonepileptic seizures. *Neurology* 58 (3): 493–495.

Reuber, Markus, Chiara Monzoni, Basil Sharrack & Leendert Plug (2009): Using interactional and linguistic analysis to distinguish between epileptic and psychogenic nonepileptic seizures: A prospective, blinded multirater study. *Epilepsy & Behavior* 16 (1), 139–144.

Schegloff, Emanuel A. (1982): Discourse as an Interactional Achievement: Some Uses of ‚uh huh' and Other Things that Come Between Sentences. In Deborah Tannen (Hrsg.), *Analyzing Discourse: Text and Talk*, 71–93. Washington, DC: Georgetown University Press.

Schmidt, Thomas (2012): EXMARaLDA and the FOLK tools. *Proceedings of LREC. ELRA*, 236–240.

Schöndienst, Martin (2017): Zur differenzialdiagnostischen und -therapeutischen Bedeutung diskursiver Stile bei dissoziativen versus epileptischen Patienten. In Annegret Eckart-Henn & Carsten Spitzer (Hrsg.), *Dissoziative Bewusstseinsstörungen – Grundlagen, Klinik, Therapie*, 293–309. 2. Auflage. Stuttgart: Schattauer.

Schwabe, Meike, Markus Reuber, Martin Schöndienst & Elisabeth Gülich (2008): Listening to people with seizures: How can Conversation Analysis help in the differential diagnosis of seizure disorders? *Communication & Medicine* 5 (1), 59–72.

Selting, Margret (2010): Affectivity in Conversational Storytelling: An Analysis of Displays of Anger or Indignation in Complaint Stories. *Pragmatics* 20 (2), 229–277.

Selting, Margret, Peter Auer, Dagmar Barth-Weingarten, ... & Susanne Uhmann (2009): Gesprächsanalytisches Transkriptionssystem 2 (GAT 2). *Gesprächsforschung – Online-Zeitschrift zur verbalen Interaktion* 10, 353–402.

Surmann, Volker (2005): *Anfallsbilder. Metaphorische Konzepte im Sprechen anfallskranker Menschen*. Würzburg: Königshausen & Neumann.

GAT 2-Transkriptionskonventionen

[ ]	Überlappungen und Simultansprechen
°h / h°	Ein- bzw. Ausatmen von ca. 0.2–0.5 Sek. Dauer
°hh / hh°	Ein- bzw. Ausatmen von ca. 0.5–0.8 Sek. Dauer
°hhh / hhh°	Ein- bzw. Ausatmen von ca. 0.8–1.0 Sek. Dauer
(.)	Mikropause (bis ca. 0.2 Sek.)
(-)	kurze Pause (bis ca. 0.5 Sek.)
(1.5)	Pause in Sekunden (gemessen)
?	Tonhöhenbewegung: hoch steigend
,	Tonhöhenbewegung: mittel steigend
-	Tonhöhenbewegung: gleichbleibend
;	Tonhöhenbewegung: mittel fallend
.	Tonhöhenbewegung: tief fallend
und_äh	Verschleifungen innerhalb von Einheiten
äh öh äm	Verzögerungssignale, sog. „gefüllte Pausen"
haha hehe hihi	silbisches Lachen
((hustet))	Para- und außersprachliche Handlungen (sofern kein multimodales Display)
≪lachend≫	Sprachbegleitende para- und außersprachliche Ereignisse (mit Angabe der Reichweite)
≪:-)≫ soo>	„smile voice"
hm ja nein nee	einsilbige Rezeptionssignale
hm_hm ja_a nei_ein nee_e	zweisilbige Rezeptionssignale
ʔhmʔhm,	mit Glottalverschlüssen, meistens verneinend
(xxx), (xxx xxx)	ein bzw. zwei unverständliche Silben
(solche)	vermuteter Wortlaut
(also/alo)	mögliche Alternativen
((unverständlich, ca. 3 Sek))	unverständliche Passage mit Angabe der Dauer
((. . .))	Auslassung im Transkript
→	Verweis auf im Text behandelte Transkriptzeile
=	schneller Anschluss
:	Dehnung, Längung (ca. 0.2 Sek.–0.5 Sek.)
::	Dehnung, Längung (ca. 0.5–0.8 Sek.)
:::	Dehnung, Längung (ca. 0.8–1.0 Sek.)
ʔ	Abbruch durch Glottalverschluss
akZENT	Fokusakzent
akzEnt	Nebenakzent
ak!ZENT!	extra starker Akzent
↑↓	auffällige Tonhöhensprung (nach oben/nach unten)
≪f(f)≫	laut/sehr laut (mit Angabe der Reichweite)
≪p(p)≫	leise/sehr leise (mit Angabe der Reichweite)
≪len≫	langsam (mit Angabe der Reichweite)
≪h≫	hohes Tonhöhenregister (mit Angabe der Reichweite)

Open Access. © 2021 Heike Knerich et al., publiziert von De Gruyter. Dieses Werk ist lizenziert unter einer Creative Commons Namensnennung - Nicht-kommerziell - Keine Bearbeitung 4.0 International Lizenz.
https://doi.org/10.1515/9783110688696-029

Weiterführende Hinweise in:
Selting, Margret, Peter Auer & Dagmar Barth-Weingarten et al. (2009): Gesprächsanalytisches Transkriptionssystem 2 (GAT 2). *Gesprächsforschung – Online-Zeitschrift zur verbalen Interaktion* 10, 353–402. Im Internet unter: http://www.gespraechsforschung-online.de/fileadmin/dateien/heft2009/px-gat2.pdf (Stand: 8.8.2021).

www.ingramcontent.com/pod-product-compliance
Lightning Source LLC
Chambersburg PA
CBHW051532230426
43669CB00015B/2579